AF261995

EAUX MINÉRALES

ET

STATIONS CLIMATÉRIQUES

DE L'EUROPE

163
152 (3)

EAUX MINÉRALES

ET

STATIONS CLIMATÉRIQUES

DE L'EUROPE

TRAITEMENT DES MALADIES CHRONIQUES
PAR LES EAUX MINÉRALES ET LES CLIMATS

PAR

Les Dʳˢ H. WEBER et F. Parkes WEBER

MEMBRES DU COLLÈGE DES MÉDECINS DE LONDRES

TRADUIT AVEC NOTES SUR LA 2ᵉ ÉDITION ANGLAISE

PAR

<table>
<tr><td>A. DOYON
MÉDECIN INSPECTEUR DES EAUX
D'URIAGE</td><td>P. SPILLMANN
PROFESSEUR DE CLINIQUE MÉDICALE
A L'UNIVERSITÉ DE NANCY</td></tr>
</table>

PARIS

G. STEINHEIL, ÉDITEUR

2, RUE CASIMIR-DELAVIGNE, 2

1899

BIBLIOTHÈQUE NATIONALE — PARIS — IMPRIMÉS

PRÉFACE DES TRADUCTEURS

Un médecin praticien est à l'heure actuelle fort embarrassé pour trouver, dans les ouvrages dont il dispose, des renseignements précis sur les différentes stations balnéaires, le mode d'action des diverses eaux minérales, leurs indications dans le traitement des maladies chroniques. En dehors des eaux minérales il est souvent consulté sur le choix d'une station maritime, d'un climat d'altitude, si important aujourd'hui dans le traitement des convalescences, des anémies, de la tuberculose et des maladies du système nerveux, etc..., sans parler des cures de raisin, de fruits, de lait et de petit lait, et même des établissements destinés au traitement spécial des maladies de l'estomac, du cœur, des articulations, etc...

Le livre des Drs H. et P. Weber comprend, sous une forme concise, la description succincte et cependant très complète de tous les établissements de l'Europe (eaux minérales, bains de mer, stations climatériques, sanatoria). La partie clinique n'a pas été oubliée; plusieurs chapitres sont consacrés aux indications spéciales des eaux minérales, des stations maritimes, des stations climatériques.

Les auteurs ont fait une part très grande aux stations françaises.

La grande expérience des Drs H. et P. Weber, le

succès qu'avait déjà obtenu notre traduction du *Traité de climatothérapie* du Dr H. Weber, nous ont engagés à présenter au public médical français le *Traité des eaux minérales* du même auteur, dont la première édition anglaise a été épuisée dans l'espace d'une année. Nous croyons rendre service à nos confrères en mettant entre leurs mains un ouvrage qui leur permettra de donner un avis sur le choix d'une station balnéaire, maritime ou climatérique, choix souvent fort délicat et fort embarrassant quand on ne possède pas de données suffisantes sur la question.

Cette traduction a été faite sur l'édition revue et augmentée des « Stations balnéaires et des eaux minérales de l'Europe » ; les auteurs y ont introduit de nouveaux et importants chapitres, notamment les chapitres XVIII et XIX qui sont consacrés, le premier aux stations climatériques de l'intérieur des terres, le second aux cures de raisin, aux cures diététiques et aux sanatoria destinés à des traitements spéciaux.

Enfin les auteurs ont ajouté un autre chapitre pour indiquer les localités destinées aux cures complémentaires.

MM. Weber ont visité la plupart des stations minérales les plus importantes afin de pouvoir en donner une description aussi exacte que possible.

A. DOYON. — P. SPILLMANN.

PRÉFACE

Ce livre a pour but de fournir quelques notions élémentaires sur les eaux minérales de l'Europe, les méthodes de traitement adoptées pour chacune d'elles, les affections et les états morbides que leur usage peut guérir ou améliorer. Bien qu'il ait déjà paru un grand nombre d'ouvrages de balnéothérapie, spécialement en France et en Allemagne, ainsi que le montre la bibliographie placée à la fin de ce volume, un livre concis comme celui-ci, dans lequel on trouvera facilement les indications générales nécessaires, peut avoir quelque utilité pour les personnes qui n'ont pas à leur disposition de traité plus complet.

L'effet du traitement par les eaux minérales (balnéothérapie) ne pouvant être séparé de celui produit par l'usage externe ou interne de l'eau pure (hydrothérapie), le premier chapitre est consacré à de courtes considérations sur l'hydrothérapie en général. Les chapitres 2 et 3 traitent de la classification des eaux minérales et de leur action sur l'organisme. Dans le 4ᵉ chapitre nous avons étudié le climat, l'hygiène et les changements dans le genre de vie en ce qui concerne la part qu'ils ont dans le traitement balnéaire ; le massage et les exercices musculaires aux eaux sont également signalés. Ce qui a trait à la surveillance médicale, à la cure complémentaire « after-cure », etc., trouve sa place dans le 5ᵉ chapitre. Les onze chapitres suivants sont consacrés au mode d'emploi des différentes classes d'eaux minérales et à des notices sur les diverses sources. Les stations maritimes (nous devons observer qu'il n'a pas été fait de distinction dans ce chapitre entre les véritables bains de mer et les localités maritimes plutôt fréquentées comme stations climatériques) forment l'objet du 17ᵉ chapitre. Dans le dernier chapitre nous avons essayé d'indiquer quel est le traitement balnéothérapique qui convient le mieux aux diverses maladies et états morbides.

Dans la description des stations et des eaux minérales, il y a nécessairement un grand nombre de répétitions ; nous espérons toutefois qu'elles ne seront pas inutiles même à ceux qui consulteront ce livre pour se renseigner sur une eau quelconque. Nous avons indiqué aussi un certain nombre de sources d'importance simplement locale, bien qu'elles soient à peine connues ou visitées par des médecins ou des malades étrangers.

Dans la disposition des eaux de chaque groupe, la méthode ordinairement suivie a été de donner d'abord quelques notes détaillées sur quelques-unes des sources les mieux connues du groupe, et, en continuant, de suivre l'ordre politico-géographique : Grande-Bretagne, Belgique, Allemagne, Autriche, Suisse, France, Italie, etc.

Ainsi dans le chapitre sur les eaux thermales simples, Wildbad, Ragatz Pfæffers ont été choisis comme types du groupe et nous avons donné des renseignements détaillés sur ces deux sources.

On a ensuite décrit les autres stations du groupe avec moins de détail et d'après leur ordre politique et géographique. De même dans le chapitre consacré aux eaux fer-

rugineuses nous avons commencé par décrire Spa, Schwalbach et St-Moritz ; dans le chapitre destiné aux eaux alcalines simples on a étudié en premier lieu Vichy et Vals ;
dans le groupe alcalin chloruré, Ems et Royat occupent
les premières places ; en tête des eaux calcaires nous avons
placé Wildungen et Contrexéville.

Les ouvrages les plus utiles à consulter sur ce sujet
sont mentionnés dans la bibliographie placée à la fin de
l'ouvrage. Nous n'avons cependant pas la prétention d'offrir la liste complète des travaux innombrables publiés
même dans ces tout derniers temps sur la balnéologie.

Le rapport sur *The climates and Baths of Great Britain*,
publié en 1895 à Londres dans le *Royal medical and chirurgical Society's report*, nous a rendu de grands services
et nous renvoyons à cet ouvrage les lecteurs qui désirent
des renseignements plus complets sur les eaux minérales
de la Grande-Bretagne. Entre autres livres très utiles nous
mentionnerons ceux de Durand-Fardel, Seegen, Braun,
Flechsig, Reimer, Leichtenstern, de la Harpe, Vintras,
Macpherson, Gsell Fels et Valentiner.

En raison de la variété de nos sources d'information et
des résultats parfois contradictoires des différentes analyses (1) nous avons pleinement conscience que des inexac-

---

(1) Les variations qui se produisent naturellement dans la constitution des eaux minérales (à la surface desquelles l'eau est captée) semblent être ordinairement insignifiantes. L'analyse du dépôt qu'on a trouvé dans les conduits qui desservaient les anciens
thermes romains de Bath montre que la proportion relative des
éléments solides de cette source est restée invariable depuis l'é-
poque romaine jusqu'à nos jours (V. Kerr, *Bath Waters*, 7e édit.,
p. 61). R. Fresenius (*Veröffentl. d. Allg. deutsch. Bæder Ver-
bandes*, 1894, p. 116) montre qu'il se produit probablement des

titudes ont dû se glisser dans le chiffre des éléments (1) constitutifs des eaux minérales ; nous croyons toutefois que ces indications seront de quelque utilité.

On a admis que le nombre de grammes dans un litre (1000 cc. d'eau), quoique le premier soit une mesure de pesanteur et l'autre de capacité, peut être regardé d'une manière suffisamment exacte comme la quantité par mille. Il serait plus pratique que toutes les analyses d'eaux minérales fussent toujours exprimées sous cette forme (c'est-à-dire en grammes pour 1000 grammes du poids de l'eau), ce qui a l'avantage de donner une mesure internationale, et qui en raison de l'introduction dans la pharmacopée britannique de solutions à 1 p. 100 est une base de mesure déjà familière aux médecins anglais ; elle le deviendra encore plus lorsqu'on aura adopté le système décimal des poids et mesures. Il faut naturellement multiplier par 70 le montant pour mille pour le transformer en un nombre de grains anglais correspondant à un gallon impérial. Toutes les températures sont indiquées en degrés du thermomètre Fahrenheit usité en Angleterre (2).

variations quantitatives sans importance dans la constitution de certaines eaux minérales allemandes et que ces variations se font moins dans des sources thermales, comme Wiesbaden (Kochbrunnen), que dans les sources froides telles que Niederselters. De grandes variations dans la force de la minéralisation ou dans la température des eaux minérales survenant simultanément suivant la sécheresse ou l'humidité font supposer que la source n'est pas bien captée, ou pas suffisamment protégée contre la contamination des eaux de surface.

(1) Nous serons naturellement heureux de posséder des analyses récentes afin, s'il y a lieu, de faire des corrections dans une autre édition.

(2) Nous avons, pour la facilité du lecteur français, réduit les degrés du thermomètre Fahrenheit en degrés centigrades.

A. D.— P. S.

Bien que nécessairement les questions climatériques soient souvent abordées dans cet ouvrage, son caractère est essentiellement balnéothérapique et non climatothérapique. Nous espérons qu'on trouvera utile la très courte notice relative aux stations climatériques; elle est très importante pour la ligne de conduite à suivre après la cure d'eaux minérales (cure complémentaire ou after-cure).

On conviendra, nous l'espérons, que l'utilité de la balnéothérapie n'est pas exagérée mais réduite à de justes limites. En consultant le chapitre XVIII (qui traite du choix des stations minérales pour diverses affections) et en le comparant avec la description des eaux des précédents chapitres, on verra que des affections de même nom peuvent être traitées avec avantage dans des stations différentes. Nous espérons que cet ouvrage pourra rendre des services aux médecins dans le choix d'une eau minérale et d'une station pour le traitement complémentaire conformément aux demandes et aux convenances de chaque malade, du moins tout autant qu'un livre peut donner ces indications.

Il est toutefois très important pour le médecin praticien d'étudier plus à fond, en les visitant personnellement, les différentes sources et les stations sanitaires, et de se mettre en rapport avec les médecins de chaque localité.

Une étude approfondie des conditions spéciales des diverses stations, de leur situation et de leur configuration, de leurs beautés naturelles, de leur climat et de leur végétation est aussi nécessaire que celle des installations, des habitudes locales et de la société qu'on a chance d'y rencontrer.

La connaissance du caractère et des qualités des médecins de chaque station est également très importante.

On sait que la somme d'influence exercée par le médecin, dans sa pratique privée, sur les malades atteints d'affections chroniques, dépend, pour une large part, non seulement de sa science profonde de la maladie et de la constitution du malade, mais d'une certaine sympathie, dans le sens le plus large du mot, qui résulte de sa connaissance de l'état mental et du caractère du malade. Le médecin est ainsi à même de s'entendre avec son malade et d'exprimer son avis de façon à le persuader de s'y conformer.

Il est donc nécessaire de rencontrer, si c'est possible, dans la station balnéaire un médecin consciencieux, intelligent, sympathique et ferme. Shakspeare eût été le plus grand des médecins et, parmi les contemporains, Sir William Gull a dû ses grands succès à de telles qualités.

H. W.
F. P. W.

Mai 1896.

CHAPITRE PREMIER

Hydrothérapie, ou emploi thérapeutique de l'eau ordinaire.

Le traitement hydrothérapique jouant un rôle très important dans les résultats qu'on recherche dans beaucoup de stations, et l'effet de bon nombre d'eaux minérales étant presque identique à celui de l'application externe de l'eau ordinaire à une température donnée, il nous a paru utile d'exposer brièvement les principes de l'hydrothérapie.

Définition. — L'hydrothérapie comprend l'usage thérapeutique de l'eau ordinaire prise en boisson ou employée extérieurement sous forme de bains, douches, etc. On peut appliquer le traitement hydrothérapique aux maladies chroniques et aiguës, mais il suffit ici, pour le but que nous nous proposons, d'étudier son emploi uniquement dans les affections chroniques.

Historique. — L'hydrothérapie était connue des anciens Grecs et Romains et pratiquée à des degrés variables dans l'Europe moderne depuis le XVIᵉ siècle; mais c'est Vincent Priessnitz, de Græfenberg, en Silésie, qui le premier a répandu au loin ce mode de traitement. Toutefois son emploi peu judicieux et trop violent donna souvent de mauvais résultats et on sentit bientôt la nécessité urgente d'une étude plus sérieuse et plus scientifique.

Dans la deuxième moitié du siècle actuel on a consacré beaucoup de travaux à ce sujet; le traitement hydrothérapique a eu ainsi une base scientifique plus solide, comme le prouvent abondamment les ouvrages de Winternitz, Hayem et de beaucoup d'autres auteurs.

Usage interne de l'eau naturelle. — La quantité de liquide absorbée habituellement varie beaucoup suivant les individus; cela dépend des tendances personnelles, des habitudes prises, de la manière de vivre. L'eau absorbée en grande quantité tend probablement, dans bon nombre de cas, à augmenter les sécrétions liquides de l'organisme, et, pour un certain temps au moins, à accroître l'excrétion de l'urée et des déchets; les tissus et le sang lui-même se trouvent pour ainsi dire lavés par ce traitement. Dans les affections valvulaires anciennes du cœur, spécialement dans les lésions mitrales incomplètement compensées, de même que chez les personnes obèses, chez lesquelles l'action du cœur est faible, il est souvent important de diminuer la partie liquide de l'alimentation; dans d'autres cas une absorption excessive d'eau peut amener des troubles dyspeptiques. Néanmoins une augmentation de la quantité d'eau absorbée à l'intérieur peut être utile dans le traitement de la goutte, de la gravelle ou de la lithiase biliaire, ainsi que dans la constipation due à l'insuffisance de la sécrétion intestinale.

Une part considérable des résultats obtenus par l'emploi des eaux minérales provient en réalité simplement de l'augmentation de la quantité d'eau prise en boisson. De petites gorgées d'eau froide agissent en stimulant la membrane musculaire de l'estomac, et, probablement, en stimulant le nerf pneumogastrique; la fréquence des battements du cœur se trouve temporairement diminuée. L'eau chaude prise à l'intérieur dans des stations thermales indifférentes est plus rapidement absorbée et soustrait moins de chaleur au corps que l'eau froide. Elle ne donne pas lieu au *shock* désagréable occasionné quelquefois par l'eau froide.

Méthode d'application externe. — Les modes d'application sont très variés ; ils comprennent les bains complets ordinaires à différentes températures, les bains de siège, les bains de vagues et les bains d'eau courante, l'enveloppement dans des draps mouillés, les bains de vapeur, les affusions et toutes les espèces de douches. La température des douches peut être variée pendant l'application (douche dite « écossaise » ou douche alternée). On peut appliquer des douches sous l'eau d'un bain d'eau ordinaire ou minérale (douche dite « sous-marine »), et dans ces cas la température de la douche peut être plus chaude ou plus froide que celle du bain. On emploie souvent de cette manière des douches vaginales.

Bien que les modes d'application soient nombreux, on a trouvé dans la pratique que là où de bons résultats sont possibles, on peut ordinairement les obtenir par l'usage judicieux d'un nombre très limité d'applications. Les bains électriques constituent une association de l'hydrothérapie avec le traitement par l'électricité. Dans l'ingénieuse douche hydroélectrique qui a été récemment instituée en France par Paul Guyénot, le courant d'eau qui frappe le malade a entr'autres buts celui de servir d'anode ou de cathode au courant électrique qui est employé simultanément avec la douche.

On peut employer comme bains d'eau chaude les différentes formes de bains d'air chaud et de vapeur chaude. On peut les donner à des températures plus élevées que les bains d'eau chaude et déterminer une plus forte sudation. On emploie quelquefois aussi des douches et des bains locaux de vapeur chaude et d'air chaud.

Réaction du corps contre le froid et la chaleur. — Les résultats du traitement avec tous ses modes d'application sont dus en grande partie à la réaction naturelle du corps contre le froid et la chaleur ; on préfère en général l'eau à l'air pour remplir cette indication, parce que sa plus grande chaleur spécifique et son plus grand coefficient de conductibilité du calorique la rendent plus active en amenant la réaction. Les êtres humains sont particulièrement sensibles à l'action hydrothérapique, parce que la peau, contrairement à celle de la plupart des mammifères, n'est protégée par aucune couverture naturelle. Les vêtements qui recouvrent habituellement le corps rendent la peau encore plus sensible aux variations de température, attendu qu'ils forment une sorte de zone thermale autour du corps, dont la température, ainsi que l'a démontré Winternitz, reste à peu près constante à environ 32° C. Un bain doit donc avoir une température de quelques degrés au-dessus ou au-dessous de 32° C. si on veut obtenir une réaction effective. Des bains entre 29°44 et 35° C. sont appelés tièdes (température ordinaire 32°21 C.). Au-dessous de 21°11 C. le bain est dit froid. Les bains chauds sont ceux de 36°11 C. ou au-dessus. De 40° C. à 45°7 C. ils sont très chauds ; on peut à peine les supporter quand ils dépassent cette température, bien qu'on donne des bains de vapeur chauds jusqu'à 50° C. et la température du calidarium des bains d'air chaud atteint 56°5 C. ou même 60° C. et plus.

Réaction hydrothérapique contre le froid. — Quand un homme saute dans un bain froid, il éprouve tout d'abord une impression désagréable, puis il frissonne et, après un arrêt involontaire de la respiration, il fait une inspiration très profonde. Par l'effet de la contraction des vaisseaux sanguins cutanés, la peau est pâle et la contraction des fibres des muscles lisses donne naissance au phénomène connu sous le nom de peau ansérine. Ces effets peuvent donner lieu à la « réaction », tandis que le malade est encore dans le bain ou seulement au moment où il en sort. La pâleur de la peau se transforme en une rougeur légère accompagnée d'une sensation subjective et agréable de chaleur; la respiration devient plus aisée; il se produit un sentiment de bien-être et d'aptitude à l'exercice.

La rapidité et l'intensité de cette réaction contre le froid varient extrèmement suivant les individus. La réaction est retardée, chez les sujets faibles et délicats, mais elle se produit rapidement chez les individus robustes et vigoureux, surtout s'ils ont l'habitude de prendre des bains froids.

La réaction, dans un cas donné, dépend de la température de l'eau, de la durée de l'application et, pour les douches, de la force avec laquelle elles sont données; elle est très favorisée par le mouvement volontaire et la friction. La meilleure réaction avec la moindre perte de chaleur est généralement réalisée par des applications froides de courte durée.

Mécanisme de la réaction. — On a démontré expérimentalement que les phénomènes vasculaires et respiratoires consécutifs à l'application de l'eau froide sur la surface cutanée sont dus en partie, sinon entièrement, à l'action réflexe nerveuse; en outre, dans les cas de paralysie et d'anesthésie partielles, on a constaté une diminution ou même l'absence de phénomènes vasculaires dans les parties paralysées. On a démontré que les phénomènes respiratoires ne sont pas tous volontaires en produisant des mouvements réflexes similaires, en stimulant la peau d'animaux insensibilisés par le chloral (Rœhrig) (1).

(1) Sur un animal (chien) dont le bulbe est détruit, on peut

La pâleur de la peau résulte de la contraction des vaisseaux sanguins cutanés et il faut l'interpréter comme une action réflexe de l'organisme tendant à empêcher une déperdition excessive de calorique, ou tout au moins à la modérer jusqu'à ce qu'il se produise dans le corps une augmentation de calorique qui contrebalance quantitativement la déperdition. Lorsque la réaction se produit, les vaisseaux sanguins cutanés se dilatent en déterminant la rougeur de la peau et une sensation subjective de chaleur.

Le sang est le grand véhicule et le distributeur du calorique dans le corps et il est probable qu'à la pâleur cutanée correspond une dilatation des vaisseaux sanguins internes et une légère élévation de la température centrale ; d'où il résulte que tandis que les vaisseaux de la surface se dilatent pendant la réaction, la peau devient plus chaude et les parties internes étant moins gorgées de sang, la température centrale s'abaisse légèrement (1).

Résultats des applications d'eau froide. — Liebermeister a le premier démontré expérimentalement que la production de la chaleur dans le corps est augmen-

provoquer la continuation du rythme respiratoire par des excitations à la périphérie. Pour que l'expérience réussisse, il faut seulement attendre que les phénomènes du schock nerveux consécutifs à la lésion du bulbe se soient dissipés. Pour entretenir la vie de l'animal pendant cette période, on pratique la respiration artificielle (Voir à ce sujet les travaux de Wertheimer, *Arch. de physiol.*, 1893 et *Société de biologie*, 1894. Ces travaux contiennent les indications bibliographiques antérieures).

A. D. — P. S.

(1) L'existence d'un balancement entre la circulation périphérique et la circulation viscérale n'est pas une simple hypothèse. Dastre et Morat ont montré la réalité de ce mécanisme de régulation. Ils ont constaté son apparition dans un certain nombre de conditions : excitation des nerfs sensitifs, excitation d'un nerf sensitif propre du cœur, connu sous le nom de nerf de Ludwig et Cyon, état asphyxique. A. D. — P. S.

tée par l'application du froid sur la peau. L'augmentation
du calorique entraîne une augmentation de la combustion
dans les tissus et ceci est évident tout comme l'augmentation de l'acide carbonique expiré pendant les exercices
musculaires. L'augmentation de la sécrétion urinaire qui
suit le bain n'est certainement pas due à la très petite
quantité d'eau que la peau peut absorber dans le bain,
mais elle tient surtout à l'accroissement de la pression et
de la circulation du sang dans les reins.

Le traitement par l'eau froide fortifie l'action du cœur,
augmente l'appétit, facilite la digestion et rend plus actifs
les mouvements de l'intestin ; l'effet tonique sur les systèmes nerveux et musculaire provoque le désir de se li-
vrer aux exercices physiques et rend le travail plus léger.

Réaction hydrothérapique par la chaleur.
— Dans le traitement par l'eau chaude (1) le phénomène
le plus caractérisé est la dilatation des vaisseaux sanguins
superficiels, qui disparaît lentement quand on cesse l'application. A la dilatation des vaisseaux superficiels se joi-
gnent l'augmentation de la sécrétion sudorale et une plus
grande fréquence de la respiration. Ce triple effet du traitement constitue la réaction du corps à la chaleur et il
faut interpréter les trois phénomènes comme les moyens
à l'aide desquels l'organisme animal produit une perte
plus considérable du calorique pour contrebalancer l'effet
thermique de l'application chaude.

La transpiration est naturellement plus grande dans
un bain d'air chaud, bien qu'elle soit souvent plus apparente dans un bain de vapeur chaude.

Résultats des applications de l'eau chaude.
— Quand l'application de la chaleur est générale et suf-

(1) Les bains chauds ont de 35°56 C. à 40° C. ; les bains très
chauds de 40° C. à 45°6 C.

fisamment prolongée, l'excitation préliminaire est suivie
d'un effet sédatif marqué et il est probablement dû en
partie à un certain degré d'anémie du cerveau et des
organes internes accompagnant la vaso-dilatation superficielle, en partie à la diminution de la combustion dans
les tissus accompagnant une diminution dans la proportion de la production de la chaleur nécessaire pour main-
tenir la température du corps. Une diminution dans le
désir de faire de l'exercice rentre dans l'action sédative
générale consécutive aux bains chauds. La légère constipation peut être due en partie à la diminution des mouvements péristaltiques et en partie aussi à la diminution
de la sécrétion intestinale contrastant avec l'augmentation
de la sécrétion sudorale.

Réactions pour les applications locales. —
Quand l'application de l'eau froide ou de l'eau chaude
est limitée à une partie du corps au lieu d'être générale,
on observe certaines réactions tardives, qui sont un argu-
ment de plus en faveur des phénomènes de la réaction
générale qui est de nature nerveuse réflexe. En apparence quand un membre est immergé dans de l'eau
froide, le membre correspondant du côté opposé réagit avec lui, il devient plus froid comme lui, et comme
lui présente une diminution de volume, comme on l'a
constaté à l'aide du plethysmographe; ce fait est dû
sans doute à la vaso-constriction réflexe. Suivant quelques observateurs, des phénomènes inverses peuvent se
produire sur une autre partie du corps; ainsi pendant
l'application d'un bain de siège froid, Winternitz a observé une augmentation dans le volume du bras (1).

(1) L'observation montre que si un membre est immergé dans
de l'eau froide, le membre correspondant du côté opposé réagit
parallèlement dans le même sens. Tous les deux présentent un

Utilité du traitement hydrothérapique. —

On combine souvent un traitement hydrothérapique simple avec un séjour dans une station d'altitude, et dans ces cas, le changement d'air, de nourriture, d'occupation et de genre de vie contribue largement à atteindre le but. On peut employer l'eau chaude, les bains d'air ou de vapeur chauds (locaux ou généraux), l'enveloppement sec ou humide contre le « rhumatisme musculaire », le lumbago, et quelques cas de sciatique et de névralgies variées ; on y ajoute le traitement par l'hygiène, le massage etc. Dans le rhumatisme chronique, la goutte, et la diathèse urique, on préfère habituellement les méthodes hydrothérapiques plus douces, associées à de l'hygiène, à un exercice réguliers, et l'action diurétique de l'eau prise en boisson. On emploie souvent des douches combinées avec du massage contre la raideur et l'épaississement produits par le rhumatisme chronique ou subaigu, la goutte et les anciennes lésions péri-articulaires.

Des bains locaux d'air chaud donnent généralement des résultats satisfaisants dans une catégorie semblable de cas, notamment quand les douleurs sont vives. Ils ne sont pas aussi fatigants que des bains entiers d'eau chaude, de vapeur ou d'air chauds, et par conséquent ils conviennent mieux aux malades faibles et aux personnes dont le cœur est hypertrophié.

Il faut avoir recours au traitement à l'eau froide dans les cas où il est nécessaire de stimuler la nutrition générale, comme dans certaines formes d'anémie et d'autres états cachectiques, et dans quelques troubles nerveux fonctionnels. Il sert à endurcir la peau, à la rendre moins

abaissement de température et une diminution de volume dus sans aucun doute à la vaso-constriction réflexe. La diminution de volume peut être constatée à l'aide d'un appareil plethysmographique. A. D. — P. S.

susceptible aux influences réflexes, et on peut ainsi l'employer chez des personnes très sensibles aux refroidissements ou aux douleurs musculaires, ou aux attaques fréquentes de diarrhée. On peut l'employer dans le traitement tonique des convalescents, ou dans le traitement complémentaire (after-cure) chez des personnes traitées avec des eaux minérales salines pour un catarrhe gastrique etc. Quelques malades à constipation habituelle, et des femmes à menstruation profuse, d'origine constitutionnelle, se trouvent bien du traitement à l'eau froide. Il faut souvent le combiner avec le massage ou une autre médication.

Contre-indications. — Pour le succès du traitement à l'eau froide il est nécessaire que l'organisme puisse supporter une certaine soustraction de chaleur, qu'il puisse réagir sous l'action du froid et que les organes de la digestion et de l'assimilation soient dans de bonnes conditions. Une attention spéciale est nécessaire dans les cas de débilité due à la maladie et chez les enfants et vieillards affaiblis. Il faut s'abstenir du traitement par l'eau froide dans les cas de néphrite chronique, d'artériosclérose prononcée, dans tous les cas d'anévrysme, de tendance aux hémorrhagies pulmonaire et gastrique et chez les malades qui ont eu une hémorrhagie cérébrale ou y seraient prédisposés. Ce traitement est encore contre-indiqué dans tous les cas d'affections du cœur, à moins qu'elles ne soient légères, dans les affections bien compensées de la valvule mitrale. Le traitement hydrothérapique ne doit être fait que sous la direction d'un médecin.

Établissements pour le traitement hydrothérapique. — Il existe un nombre considérable d'établissements où l'on peut faire un traitement hydrothérapique. Il suffira de les énumérer. En Angleterre il y a ceux de

Malvern, de Matlock, Sidmouth, Conishead Priory près Ulverston, Ben Rhydding, Ilkley, etc. En Écosse ceux de Dunblane, Crieff, Peebles, Wemyss Bay, Pitlochry, etc. En Irlande ceux de St-Annes Hill (Blarney dans le comté de Cork). En Allemagne et en Autriche ceux de Nassau sur la Lahn ; Godesberg sur le Rhin, près de Bonn ; Marienberg et Mühlbad, à Boppard sur le Rhin ; Laubbach près Coblenz ; Ilmenau, Liebenstein, Sonneberg, Elgersburg, et Schleusingen, dans la forêt de la Thuringe ; Bad Nerothal et Dietenmühle à Wiesbaden ; Reinbeck (Sophienbad) près Hamburg ; Bad Stuer sur le lac Plauer dans Mecklenbourg-Schwerin ; Teinach, dans le Wurtemberg, forêt noire ; Lauterberg, dans les montagnes du Harz ; Wilhelmshœhe, près Cassel ; Schweizermühle et Kœnigsbrunn, dans la Suisse saxonne ; Kœnigstein, dans le Taunus ; Alexandersbad, près Wunsiedel, en Bavière ; Graefenberg-Freiwaldau, dans la Silésie autrichienne ; Kaltenleutgeben, non loin de Vienne ; Kaltenbrunn, près Vœslau ; Kaltenbach, à Ischl en Autriche et beaucoup d'autres. En Suisse il y a les établissements de Champel, près Genève ; Aigle-les-Bains ; Rigi-Kaltbad ; Schœnbrunn et Schœnfels, près Zug ; Schœneck, au-dessus du lac de Lucerne, etc. En France, il y a des établissements à Paris, Auteuil, Gérardmer, Divonne, Bordeaux, Nice, etc. On trouve aussi des établissements semblables pour le traitement hydrothérapique dans presque toutes les principales stations d'eaux minérales du continent. En Angleterre ces établissements sont moins nombreux et en général ont davantage le caractère d'hôtels ordinaires que ceux de l'étranger.

CHAPITRE II

Éléments constitutifs et classification des eaux minérales.

Définition des eaux minérales naturelles. — Les eaux minérales naturelles forment une partie de la matière médicale et on les a employées, depuis les temps les plus reculés, dans le traitement des maladies, soit en boisson, soit sous forme de bains. On peut les définir ainsi : les eaux minérales naturelles sont des eaux qui se distinguent des eaux ordinaires par les sels ou les gaz qu'elles renferment en solution, ou par leur température élevée.

Il peut paraître excessif de comprendre sous le nom de sources d'eau minérale des eaux thermales simples, différant à peine des sources ordinaires, si ce n'est par la température élevée de leurs eaux ; mais il convient certainement de le faire en tenant compte de l'usage. Il faut en outre remarquer qu'avant les analyses chimiques, beaucoup de sources avaient attiré l'attention en raison de la chaleur naturelle de leurs eaux, bien plus que par suite d'une saveur spéciale ou d'une odeur quelconque dues à leur constitution chimique particulière. Les vestiges romains des sources thermales, tels que ceux de Bath en Angleterre, en fournissent de nombreuses preuves. Dans d'autres cas, probablement l'odeur du gaz hydrosulfuré, la saveur du sel d'Epsom, du sel commun ou du fer, ou la présence de dépôts ocreux ou autres commencèrent à attirer une attention particulière sur les sources, bien que souvent des traditions curieuses, des croyances ou des cérémonies superstitieuses aient paru plus tard avoir quelque rapport avec l'origine de l'usage des sources médicinales.

Toutes les eaux minérales ne sont pas propres à être utilisées en médecine. Parmi les eaux ferrugineuses fortes, quelques-unes, comme celle de Sandrock dans l'île de Wight, contiennent trop de sulfate de fer irritant pour être employées en boisson dans les cas ordinaires d'anémie. Certaines eaux renferment une trop grande proportion de sulfate et de carbonate de chaux. L'eau de mer, une des eaux minérales les plus fortes, bien que d'une grande utilité pour les bains, est rarement employée en boisson, en raison de l'excès de chlorure de sodium qu'elle contient et de son goût désagréable.

Méthode de classification. — On peut employer des classifications variées pour les eaux minérales; elles peuvent être classées d'après leur température, selon leurs éléments constitutifs ou selon leur action thérapeutique. Toutes les classifications ont leurs inconvénients, mais la division en groupes, conformément aux éléments les plus actifs des différentes sources, a été regardée comme la meilleure et adoptée sous une forme ou une autre dans presque tous les traités d'eaux minérales. Certaines eaux sont surtout employées à l'extérieur, d'autres en boisson ; nous y reviendrons à propos de l'examen particulier de chaque source.

Éléments constitutifs des eaux minérales. — La liste des éléments qu'on a rencontrés jusqu'à présent, tout au moins sous forme de traces, dans les eaux minérales est très longue, mais il sera plus pratique d'énumérer ici les principales combinaisons chimiques sous lesquelles ces éléments sont dissous dans les eaux. Ce sont le chlorure de sodium (sel ordinaire), le sulfate de soude (sel de Glauber), le sulfate de magnésie (sel d'Epsom), le carbonate de soude, le sulfate de chaux (gypse) et le carbonate de calcium (chaux). On trouve en petites quantités du carbonate de fer (protocarbonate), du sulfate de fer (protosulfate ou persulfate), du chlorure de fer (protochlorure), et du crénate de fer, les bromures et iodures de sodium, de magnésium et de potassium, les sulfures de sodium et de calcium, les arséniates de sodium, de calcium, de magnésium et de fer, le sulfate de cuivre, etc.

Avec les chlorures, les carbonates et les sulfates mentionnés ci-dessus on trouve les chlorures de calcium, de magnésium, de baryum, de strontium, de lithium, de potassium, d'ammonium et de manganésium, les carbonates de magnésium, de potassium, de lithium, de strontium, de manganésium etc., les sulfates de potassium, d'aluminium, de manganésium, de cobalt et de nickel, les borates, nitrates, phosphates et silicates ; la présence de ces sels en quantité minime, est en général de peu d'intérêt thérapeutique, mais les chlorures de calcium, de magnésium, de baryum apparaissent probablement en quantité suffisamment considérable pour exercer quelque effet (V. pages 39 et 40). On trouve des traces d'autres substances minérales telles que le caesium et le rubidium, découverts en premier lieu dans les eaux minérales de Dürkheim.

Gaz dans les eaux minérales. — Les gaz les plus importants contenus en dissolution dans les eaux minérales sont l'acide carbonique et l'hydrogène sulfuré. Certaines eaux contiennent une quantité exceptionnelle d'oxygène et d'azote. On rencontre quelquefois le carbure d'hydrogène inflammables ou le marsh gas (à Poretta et Acireale), et Karl v. Than découvrit en **1867** dans les eaux de Harkany en Hongrie un gaz inflammable, carbonyl sulfide ou oxysulfure de carbone, sulfure de carbonyle (COS). En **1894**, le gaz indifférent, « l'argon » fut découvert par lord Rayleigh, comme élément constitutif de l'air atmosphérique ; il a été trouvé en **1895** dans les eaux thermales de Bath, de Buxton, de Wildbad etc. Le gaz « hélium », avant sa découverte en **1895** dans certaines eaux minérales par le professeur Ramsay, n'était connu que par sa raie dans le spectre de la chromosphère solaire, qui a été découverte tout d'abord par Norman Lockyer et E. Frankland pendant l'éclipse de soleil de **1868** ; peu après la découverte du professeur Ramsay, on constata la présence de ce gaz associé à l' « argon » dans les eaux de Bath et dans une des sources de Cauterets ; toutefois, selon lord Rayleigh, il en existe probablement à peine quelques traces dans l'atmosphère terrestre (1). Dans certaines eaux, il y a de même des

(1) *Argon*. Cavendish, il y a un siècle (*Philos. Trans.*, 78, 271) ayant réalisé la synthèse de l'acide azotique, en combinant l'azote de l'air avec de l'oxygène en excès, en présence d'une solution alcaline, au moyen d'une série d'étincelles électriques, avait remarqué que malgré toutes les précautions, cette transformation de *l'azote de l'air* n'était jamais complète ; et comme il disait : « Il y a une partie de l'air phlogistique de notre atmosphère qui diffère du reste et ne peut être transformée en acide nitrique. Elle constitue 1/120 de la quantité totale. »
Ces recherches de Cavendish étaient passées complètement inaperçues ; mais le physicien anglais lord Rayleigh, qui s'appliquait depuis longtemps à déterminer les densités des gaz avec une extrême précision, constata de son côté que l'azote de l'atmosphère, privé de toutes les impuretés connues (oxygène, hydrogène, gaz carbonique, hydrocarbures, sels ammoniacaux, vapeur d'eau, etc.), était plus dense d'un demi-centième environ que celui qui résultait de la calcination de l'azotite d'ammonium ou de

substances organisées, organiques ou vivantes telles que la barégine dont le nom dérive de sa présence dans les eaux de Barèges.

tout autre composé chimique défini.

En présence de tous ces faits, lord Rayleigh s'étant adjoint, pour continuer ses recherches, son vieil ami le professeur Ramsay, tous deux eurent un trait de génie : l'idée d'un nouveau gaz dans l'atmosphère.

Ils reconnurent d'abord d'une manière certaine que la différence de densité constatée ne pouvait pas être attribuée à une impureté connue, non plus qu'à une dissociation de Az^2 en $2Az$. Ces deux expérimentateurs réussirent alors à isoler l'*argon* par deux méthodes ; ils refirent d'abord l'expérience de Cavendish, précédemment citée ; puis ils obtinrent de plus grandes quantités d'argon en faisant circuler de l'air atmosphérique, parfaitement desséché, sur du cuivre chauffé au rouge pour le débarrasser de l'oxygène, et ensuite, dans des tubes rouges de feu contenant du magnésium, qui fixait l'azote, en donnant de l'azoture de magnésium ; le résidu gazeux de ces opérations constitue le nouveau gaz.

L'argon existe dans l'air atmosphérique, dans une proportion sensiblement égale à 0.935 pour 100, M. Th. Schlœsing fils (*Ac. d. sc.*, CXXI, 603, 1895), qui a exécuté de nombreux dosages d'argon dans de l'air recueilli dans des régions diverses, et à des altitudes très différentes, s'est assuré que cette proportion est sensiblement constante.

La solubilité relative de l'argon dans l'eau (environ deux fois et demie plus soluble dans l'eau que l'azote) a conduit M. le professeur Bouchard (1) à tenter une recherche des plus intéressantes. Sachant que de nombreuses sources des Pyrénées dégagent de l'azote, il a recueilli le gaz dégagé par plusieurs et extrait celui que l'eau retenait en dissolution, soit par l'ébullition soit par la pompe à mercure. Ces gaz, analysés par M. Troost, ont donné à ce savant les raies caractéristiques de l'argon ainsi que les raies caractéristiques de l'hélium (source de la Raillère), et les gaz recueillis aux deux griffons de la source du Bois ont donné tous deux les raies caractéristiques de l'hélium.

Des constatations identiques à celles de M. Bouchard ont été faites

(1) *Ac. d. sc.*, CXXI, 27 septembre 1875.

La classification adoptée est la suivante : **Groupe des eaux minérales**. — *Eaux thermales simples ou indifférentes* (eaux acratothermales ou oligo-métalliques

depuis (Kayser, *Chemical News*, 72, 89 ; Troost, Ouvrard, *C. R.*, CXXI, 394 ; Mouren, *C. R.*, CXXI, 819).

Le rôle biologique de l'argon est encore complètement ignoré. Il nous semble que c'est là tout ce que l'on peut dire de ce gaz. Rien dans la nature ne doit être inutile, et déclarer que l'argon, étant d'une parfaite inertie, ne saurait tenir un rôle dans le cycle vital, serait affirmer que nous avons une connaissance suffisante des lois physico-biologiques,ce qui hélas est bien loin d'être vrai.

Hélium He $= 426$ (1). Les physiciens et les chimistes en étudiant au spectroscope l'atmosphère éblouissante de l'astre du jour, avaient reconnu depuis longtemps l'existence d'une ligne D_3 correspondant à une longueur d'onde 587.46, qui ne concordait avec aucune des raies données par les éléments connus ; on en conclut l'existence d'un élément solaire hypothétique, l'hélium.

Palmieri depuis lors (*Rend. Acc. Napoli*, XX, 233) constata la présence de cette ligne dans le spectre d'un produit rejeté par le Vésuve. Il ne poussa pas plus loin l'identification du corps qui devait donner cette ligne avec l'hélium solaire.

En cherchant à trouver des combinaisons naturelles de l'argon, M. Ramsay fut conduit à isoler de différents minéraux un nouveau gaz présentant dans son spectre, avec une grande intensité, la ligne jaune D^3, de longueur d'onde 587.36 considérée jusqu'alors comme caractéristique de l'hélium.

MM. Ramsay, Collin et Travers, d'une part, M. Langlet, du laboratoire de M. Clève, d'autre part, ont déterminé la densité de l'hélium. Le dernier chiffre donné par les expérimentateurs anglais est 2,13 par rapport à l'hydrogène. Des déterminations effectuées avec des échantillons de provenances diverses ont donné des résultats présentant de légères différences.

L'hélium est complètement insoluble dans l'eau, l'alcool et la benzine. C'est le plus insoluble de tous les gaz.

Les propriétés spéciales et l'inertie complète de ces nouveaux gaz les séparent complètement de tous les éléments connus jus-

(1) Cette note sur l'hélium est le résumé d'une conférence faite au laboratoire de M. Friedel, à la Sorbonne, par M. Chalon (L. V. *Un. pharm.*, 1896, n° 70).

chaudes). Ces eaux sont pauvres en substances solides et gazeuses, d'un poids spécifique peu élevé, presque sans saveur, très transparentes et douces. Leur température oscille généralement entre 26°67 C. et 65°56 C. Quelques-unes contiennent une quantité exceptionnelle d'oxygène, d'autres d'azote, mais ceci n'a probablement aucune importance spéciale en thérapeutique. En raison de leur situation fréquente dans des régions montagneuses on a donné le nom de « Wilbæder » (*thermæ sylvestres*), thermes sylvestres, à cette classe de bains. Ce n'est pas une preuve que les conditions électriques de ces eaux aient un caractère particulier, ainsi qu'on l'a supposé.

Groupe chloruré. — *Eaux chlorurées sodiques ou eaux chlorurées*. Le premier nom est dérivé de leur principal élément constitutif solide — le chlorure de sodium — qui cependant figure aussi dans quelques eaux des autres groupes. Le second nom « *eaux chlorurées* » (1) est préférable à cause de la présence, parfois en quantité

qu'ici, on ne peut les rapprocher que du mercure à molécule mono-atomique à 800°.

Remarquons d'ailleurs qu'à cette température le mercure refuse d'entrer en combinaison, que ce corps, à poids atomique élevé, est encore liquide à la température ordinaire, et que d'autre part l'argon plus dense que l'oxygène est cependant plus difficilement liquéfiable.

L'argon liquide a, à son point d'ébullition, une densité relativement élevée, 1.5 ; enfin, l'hélium quoique plus dense que l'hydrogène a des constantes certainement plus basses que celles de ce gaz, comme l'a reconnu M. Olzewski.　　　A.D. — P.S.

(1) Il serait peut-être plus strictement correct de conserver l'ancienne dénomination et d'appeler ces eaux, eaux salines chlorurées, c'est-à-dire eaux minérales dont les *sels* en dissolution sont des chlorures. D'un autre côté le terme « chloruré » a l'avantage d'être plus court que celui de salin chloruré et un terme plus court est préférable, surtout quand il s'agit d'eaux minérales mixtes, telles que les eaux ferrugineuses chlorurées, les

appréciable, d'autres chlorures (chlorures de calcium, de baryum, de magnésium, de lithium, de potassium et de strontium). On trouve quelquefois associées aux chlorures, de petites quantités de bromures et d'iodures (principalement ceux de sodium et de magnésium) ; ces adjonctions sont de nature à modifier l'action du chlorure de sodium. Beaucoup d'eaux de ce groupe sont riches en acide carbonique libre.

Groupe alcalin. — *Eaux alcalines*. Dans ces eaux le carbonate de sodium est l'élément constitutif le plus prépondérant. Elles renferment également presque toujours une proportion considérable d'acide carbonique libre et on peut les diviser, selon la présence ou l'absence de chlorure de sodium ou de sulfate de sodium en trois classes :

a) eaux alcalines simples ;
b) eaux alcalines chlorurées ;
c) eaux alcalines sulfatées ;

Groupe sulfaté. — *Eaux sulfatées et sulfatées chlorurées*. Dans ces eaux le sulfate de magnésium et le sulfate de sodium, avec ou sans chlorure de sodium, sont les éléments principaux. Elles sont communément appelées eaux amères en raison de la saveur amère des sels de magnésium. La plupart des eaux de ce groupe sont employées, à domicile comme laxatives, mais quelques-unes d'entre elles moins fortement minéralisées (Brides-les-Bains, Leamington, etc.) sont utilisées aux sources mêmes.

eaux alcalines chlorurées, etc. En outre, le terme salin est souvent employé en Angleterre et en Allemagne en parlant des sels purgatifs, sulfate de sodium et sulfate de magnésium, et on interpréterait mal l'expression eaux salines chlorurées appliquée aux eaux que nous avons désignées ici sous le nom d'eaux sulfatées chlorurées.

Groupe ferrugineux. — *Eaux ferrugineuses.* Ce groupe comprend les eaux renfermant du fer en quantité suffisante pour leur conférer une action thérapeutique. Le fer dans les eaux minérales se présente habituellement sous la forme importante, en thérapeutique, de bicarbonate, plus rarement il apparaît sous forme de protosulfate, de persulfate ou de protochlorure. Accidentellement il est associé à l'arsenic. L'alun se trouve quelquefois dans les eaux sulfato-ferriques. Le chlorure de fer existe parfois, dit-on, avec le chlorure de sodium, et avec les chlorures de baryum et de calcium dans la source chlorurc-ferrugineuse d'Harrogate.

Groupe arsenical. — *Eaux arsenicales.* Les eaux qui renferment une quantité d'arsenic suffisante pour exercer une action thérapeutique déterminée sont classées en un groupe spécial. Pour quelques eaux cependant, comme celles du Mont-Dore, qui ont été placées dans ce groupe pour certaines raisons, il est permis de douter que l'arsenic y figure en quantité suffisante pour exercer une action thérapeutique quelconque. Dans les eaux les plus fortes de ce groupe l'arsenic accompagne le sulfate de fer ; on le trouve de même associé au bicarbonate de fer, au chlorure et au bicarbonate de sodium.

Groupe sulfureux. — *Eaux sulfureuses.* Ces eaux contiennent de l'hydrogène sulfuré ou un sulfure de sodium (1), de calcium, de potassium ou de magnésium en quantité appréciable. Quelques-unes sont thermales, d'autres froides. Il y en a de simples, d'autres sont composées, contenant un mélange de chlorure de sodium ou

(1) Ce sel se présente en général sous forme de monosulfure, mais dans quelques eaux aussi sous celle de polysulfure (Barèges).

d'autres sels, en quantité suffisante pour modifier leur action thérapeutique. Toutefois la quantité totale de principes solides trouvée en solution dans les eaux sulfureuses est en général très minime, et, il en est particulièrement ainsi dans le groupe du sulfure de sodium, dont les sources sulfureuses pyrénéennes (Bagnères-de-Luchon, Cauterets, etc.) peuvent être considérées comme les représentants.

Des organismes vivants inférieurs, appartenant surtout au monde végétal, se développent dans les eaux thermales sulfureuses (telles que le *byssus lanuginosa*, etc.) et ils donnent naissance aux substances floconneuses, gélatineuses, à la glairine, à la barégine, etc., qu'on rencontre habituellement dans cette classe d'eaux. Egasse et Guyénot supposent que la présence du sulfure de calcium dans des eaux renfermant du sulfate de calcium est due quelquefois au passage de ces eaux au travers d'un sol riche en matières organiques qui, croient-ils, donnent naissance au sulfure en séparant l'oxygène du sulfate. Les eaux des districts marécageux peuvent contenir de l'hydrogène sulfuré, résultant de la décomposition de matières végétales. Il y a lieu de suspecter ces eaux de porter les germes de la malaria, dans les pays où cette affection existe.

Groupe terreux. — *Eaux terreuses ou calcaires.* Les éléments constitutifs principaux sont ici le carbonate et le sulfate de calcium, ainsi que le carbonate de magnésium. On peut appeler ces eaux, eaux alcalino-terreuses lorsque les carbonates de calcium et de magnésium sont les éléments constitutifs principaux, et les dénommer eaux séléniteuses, si le sulfate de calcium forme ce même élément. Beaucoup d'eaux terreuses contiennent des quantités variables de fer, de sulfure, de chlorure de sodium, etc., qui obligent quelquefois à leur donner également une place dans d'autres groupes. Il convient plutôt de considérer les eaux contenant les deux sels, bicarbonate de sodium et bicarbonate de calcium (en français *eaux bi-carbonatées mixtes*) comme faisant partie soit du groupe simplement alcalin, soit du groupe alcalino-terreux, suivant la prépondérance du premier ou du dernier parmi leurs principes minéraux.

Eaux de table et autres eaux froides très faiblement minéralisées. — Des eaux froides appartenant à l'un ou à l'autre des groupes précédents, mais très faiblement minéralisées, constituent souvent des eaux de table agréables, en raison de l'acide carbonique qu'elles renferment ; elles sont classées en un groupe séparé, analogue au groupe thermal simple, mais froid et gazeux. On peut encore ajouter si l'on veut, à ce groupe, d'autres eaux froides faiblement minéralisées (*eaux oligo-métalliques froides*) qui peuvent tout au plus être classées dans l'un des groupes précédents, mais qui méritent cependant une mention en raison de l'influence thérapeutique spéciale qui leur est attribuée. Ce sont par exemple les eaux de Krankenheil, avec une minéralisation d'environ 1 pour mille (contenant une minime quantité d'iodure de sodium) et celles de St-Christau dans les Pyrénées françaises, intéressantes par la faible proportion de sulfate de cuivre qu'elles renferment, bien que leur minéralisation totale ne soit que d'environ 0,3 pour mille.

Imperfections des classifications. — Aucune classification d'eaux minérales naturelles, quoique bien étudiées, ne saurait être réellement parfaite ; car elles présentent des variétés infinies dans leurs éléments constitutifs et dans leur proportion relative. Nous croyons cependant que la classification adoptée ici paraîtra pratiquement la mieux appropriée aux recherches et la plus facile à retenir. On a dû placer quelques stations dans deux ou trois groupes différents, soit parce qu'une même station possède des sources minérales appartenant à des groupes différents, soit en tenant compte d'une seule source attribuable à deux groupes par la nature de ses éléments constitutifs chimiques.

CHAPITRE III

Action des eaux minérales sur l'organisme. — Usage externe.

Les eaux minérales peu minéralisées et peu gazeuses, exercent probablement, lorsqu'elles sont employées sous forme de bains (ce terme étant pris dans son sens le plus large, c'est-à-dire en y comprenant les différentes formes de douches), à peu près le même effet que l'eau simple utilisée de la même manière et à la même température. Les effets de l'application externe de l'eau simple, ont été déjà exposés (p. 9 à 16). La plupart des bains d'eau minérale sont chauds naturellement ou on les chauffe artificiellement pour les utiliser ; les bains chauds et tièdes, spécialement les bains alcalins, macèrent l'épiderme et nettoient davantage la peau que les bains froids ; ils activent ainsi la sécrétion des glandes cutanées. Cet effet diaphorétique est naturellement très augmenté dans des bains très chauds et dans des bains de vapeur naturelle (Montsummano et Battaglia).

La plupart des établissements possèdent des installations pour donner des bains de vapeur chaude, généraux ou locaux. Dans un grand nombre de cas les bains de vapeur chaude, bien que les salles dans lesquelles on les donne ne soient pas des cavernes naturelles comme celles de Monsummano, sont aussi appelés « naturels », parce que ce n'est que l'eau chaude thermale naturelle qui est utilisée pour produire la vapeur chaude. Dans quelques établissements on emploie également des douches locales de vapeur chaude, soit seules, soit combinées avec un bain entier de vapeur chaude ou un bain d'air chaud.

On donne un grand nombre de bains d'eau minérale à des températures tièdes ; de tels bains constituent un milieu de température uniforme dans lequel se trouve le malade et qui agit en partie sur l'organisme par son effet calmant sur les terminaisons périphériques des nerfs de la peau.

Absorption dans le bain. — On a trouvé que pendant la durée du bain l'absorption de l'eau par la peau est presque nulle. L'augmentation de la diurèse, quand elle suit les bains, peut être occasionnée par des effets réflexes vaso-moteurs dus à l'excitation des terminaisons nerveuses cutanées ; autrefois on considérait comme évident que l'eau était absorbée par la peau. On croyait aussi que les sels en dissolution dans le bain étaient absorbés par la peau, mais les expériences ne l'ont pas démontré. Ils peuvent sans doute passer à travers quelques portions de membrane muqueuse avec lesquelles ils se trouvent en contact, mais non à travers la peau saine (1).

Les sels en dissolution dans l'eau des bains peuvent toutefois saturer l'épiderme et par leur contact avec les terminaisons périphériques des nerfs imprimer aux bains une action stimulante.

L'effet plus stimulant des bains d'eaux salines concentrées (Soolbæder) est généralement admis (2).

(1) L'absorption de médicaments appliqués sur la peau saine sous forme de pommade ou d'huile ne peut pas être opposée à cette affirmation, car les médicaments pénètrent dans la peau par friction ou pression. Le mercure se volatilise si facilement que si l'on traite plusieurs malades par des bains ou des onctions de mercure, d'autres malades placés dans la même salle peuvent présenter des symptômes de mercurialisme.

(2) Il faut entendre par *Soolbad* un bain dans lequel l'agent

Effet des gaz dans l'eau des bains. — Les gaz en dissolution dans un bain peuvent passer dans la circulation, comme cela a été prouvé pour l'hydrogène sulfuré. Il n'est pas probable que l'hydrogène sulfuré absorbé de cette manière dans l'eau des bains sulfureux soit en quantité suffisante pour avoir quelque effet thérapeutique. Il est encore moins vraisemblable que l'acide carbonique libre, dont quelques eaux minérales sont chargées, puisse exercer quelque action par absorption à travers la peau, car grâce à la pression de l'acide carbonique déjà présent dans le sang, il ne peut en pénétrer que très peu de l'eau du bain dans la peau. Il peut en être absorbé une partie par la respiration quand il se dégage du bain, mais l'action stimulante spéciale des bains ferrugineux, tels que ceux de Schwalbach, etc., est probablement due surtout à une influence stimulante mécanique exercée par les bulles d'acide carbonique, lorsqu'elles se réunissent et rampent le long de la peau. L'effet stimulant des bains salins chauds de Nauheim et Oeynhausen est dû en partie à une action similaire des gaz et on a récemment imité cette action assez exactement en chargeant les bains d'eau salée avec de l'acide carbonique.

Pour expliquer l'action des bains de Nauheim (et des bains plus chauds (1) plus faiblement minéralisés) dans les affections cardiaques, on a prétendu que le nerf vague est stimulé par action réflexe, ce qui détermine un effet

actif est constitué non seulement par le chlorure de sodium mais encore par d'autres combinaisons du chlore. A. D. — P. S.

(1) A ce sujet nous rappellerons que Dufraisse de Chassaigne écrivait en 1859 sur l'action des bains chauds de Bagnols, dans les affections cardiaques chroniques. L'avantage que les bains de Nauheim peuvent réclamer est que grâce à l'effet stimulant de l'acide carbonique et des sels on peut les administrer à une température plus basse que les autres eaux minérales.

tonique sur le cœur en modifiant d'une manière temporaire ses mouvements ; il y a, en outre, une influence
bienfaisante sur la nutrition cardiaque comparable à
celle que provoquent des exercices gymnastiques modé-
rés dans les muscles volontaires. Le principal effet de ces
bains est probablement dû, en grande partie, à un accroissement de la faculté d'élimination des déchets qu'une circulation défectueuse a permis d'accumuler dans le sang et
les tissus de l'organisme.

Bains et douches de gaz.— On a employé et on
emploie les bains d'acide carbonique dans diverses stations
en utilisant dans ce but le gaz extrait de l'eau minérale. Le
malade est assis, légèrement vêtu, dans une atmosphère de
ce gaz, mais il faut avoir soin de lui entourer le cou d'un
cadre de bois qui le préserve de l'inhalation ou installer
un tuyau qui permette au gaz superflu de s'échapper, car
le malade ne doit pas le respirer ; on a utilisé de même
l'acide carbonique comme bain local ou comme douche
sur diverses parties du corps. On dit que sous forme de
douches locales l'acide carbonique a un effet calmant
dans les névralgies faciale et temporale, la sciatique,
etc., pourvu que la peau qui recouvre la partie douloureuse soit maintenue humide pendant l'application de
gaz. Sous forme de douches vaginales l'acide carbonique
est, dit-on, utile dans quelques cas de vaginisme sans
inflammation, et il favoriserait aussi la cicatrisation des
ulcères chroniques de la cavité cervicale. On a utilisé
également l'acide carbonique sous forme de douche pha-
ryngienne dans la pharyngite granuleuse chronique et en
inhalation dans certains cas d'emphysème pulmonaire.
On emploie quelquefois aussi dans divers cas des bains
d'hydrogène sulfuré ou plutôt d'un mélange de gaz

comprenant de l'hydrogène sulfuré. L'utilité de ces bains gazeux reste problématique.

Bains de tourbe. — Les bains de tourbe et les bains de boue sont employés dans un grand nombre de stations du continent (Moorbæder, bains de tourbe, Mineral-Moorbæder, Eisen-Mineral-Moorbæder, Schlammbæder, bains de boue, Mineralschlammbæder, Schwefel-Moorschlammbæder, etc.). Les tourbes et les terres tourbeuses que l'on utilise pour les bains se composent de matières végétales en décomposition et de terres ; certaines tourbes sont très riches en sels solubles, notamment en sulfate de fer et contiennent des acides libres, tels que des acides sulfurique et formique. La tourbe désagrégée de Franzensbad, lorsqu'elle est prête pour l'usage balnéaire, contiendrait jusqu'à 25 p. 100 de son poids de substances solubles dans l'eau, parmi lesquelles la grande quantité de sulfate de fer est regardée comme particulièrement importante. La tourbe ferrugineuse de Marienbad est, dit-on, encore plus riche en fer.

Action des bains de tourbe. — Ces bains agissent comme de très grands cataplasmes sur la surface cutanée. A côté de leur action thermale, l'effet du poids sur la circulation de la peau peut exercer une certaine influence et le sulfate de fer, comme les autres sels et acides, ont une action stimulante sur les extrémités nerveuses de la peau. On les emploie dans les affections rhumatismales chroniques, les douleurs musculaires, la sciatique, l'anesthésie locale associée à la sciatique, etc., suites d'inflammation des organes pelviens, etc. En règle générale, on ne devrait pas immerger la partie supérieure du thorax, et ces bains sont contre-indiqués dans les affections du cœur et des poumons, car le poids du bain comprimant l'abdomen et la partie inférieure du thorax, peut donner lieu à des troubles respiratoires. Après le bain il est prudent de se reposer pendant un certain temps.

Bains de boue. — Pour les bains de boue les éléments sont fournis par la source minérale et consistent en un mélange de sels précipités, de matières organiques et de substances dérivées du sol avoisinant. Leur action est semblable à celle des bains de tourbe, mais ils sont plus liquides. Les Schwefel-Moorschlammbæder de Nenndorf, Meinberg, Wipfeld, etc., se composent d'un mélange d'eau minérale sulfureuse avec une boue tourbeuse. Les bains locaux de tourbe et de boue ressemblent à l'application de cataplasmes sur la partie malade ou douloureuse. Dans certaines stations de la Suède on emploie une sorte de massage avec de la boue froide. A Sandefiord, en Norvège, on utilise une boue saline de la côte comme un cataplasme chaud ou pour frictionner certaines régions du corps.

Bains de sable. — Dans quelques stations sanitaires on emploie des bains de sable locaux ou généraux ; l'île d'Ischia est particulièrement indiquée pour cet usage. Les bains dans le sable sec et chaud ont sans doute une action à peu près analogue à celle des bains d'air chaud ; ils étaient utilisés depuis longtemps, mais ils ont été remis en honneur récemment.

Usage interne des eaux minérales.

Usage interne des eaux thermales simples. — L'effet des eaux thermales indifférentes prises en boisson ressemble probablement à celui de l'eau pure ordinaire à dose élevée et on a déjà étudié l'emploi thérapeutique de ces eaux au chapitre Hydrothérapie (V. p. 9). Il faut toutefois se rappeler que la chaleur de ces eaux peut en modifier l'action, car l'eau chaude soustrait naturellement moins de chaleur du corps, et elle est plus facilement digérée par l'estomac que l'eau froide. L'eau chaude agit moins sur les intestins que l'eau froide. Quant à l'action remarquable qu'on prétend être produite parfois par un simple verre d'une eau indifférente, on peut se demander si elle doit être attribuée soit à l'imagination du malade soit à un effet réflexe temporaire sur la circulation accompagnant le simple acte de boire ou de boire à petites gorgées.

Chlorure de sodium. — Le chlorure de sodium est un composé normal du corps humain. Des doses modérées facilitent la digestion des substances albuminoïdes et stimulent la muqueuse gastrique, augmentant les sécrétions de l'estomac, de l'intestin et du foie. La nutrition générale est facilitée, car le chlorure de sodium aussi bien que le carbonate, paraissent favoriser l'absorption et l'assimilation des éléments nutritifs, tout comme il accélère l'élimination des produits de désassimilation et d'excrétion. Des doses élevées (au-dessus de 15 gr. 50 et même moins, chaque jour) peuvent déterminer chez quelques personnes une irritation gastrique et des doses très élevées provoquer une purgation énergique et des vomissements.

En solutions concentrées son action stimulante locale augmente notablement.

Acide carbonique. — L'acide carbonique calme les sensations douloureuses de l'estomac, augmente le péristaltisme et les sécrétions et ainsi aiderait l'effet de l'eau salée ordinaire. Une grande quantité, à moins qu'elle ne s'échappe par éructation, peut causer des symptômes pénibles soit par distension de l'estomac soit par absorption dans la circulation.

Carbonate de sodium. — Le carbonate et le bicarbonate de sodium agissent comme antiacides, apaisent

l'irritation gastrique et stimulent la sécrétion du suc gastrique. Ils alcalinisent le sang et paraissent souvent aider
l'action du fer dans l'anémie. Ils ont une influence diurétique et augmentent vraisemblablement l'action de l'eau
simple en « lavant » le sang et les tissus. On obtient surtout de bons effets avec de petites doses répétées, tandis
que des doses élevées peuvent occasionner de la dépression et, si elles sont continuées longtemps, de l'émaciation.
Leur action est nécessairement modifiée dans les eaux où
ils sont associés avec du chlorure de sodium (v. p. 39),
beaucoup d'acide carbonique, ou des sulfates de sodium
et de magnésium.

Sulfates de sodium et de magnésium. — Le
sulfate de magnésium et le sulfate de sodium, quand ils
constituent presque les seuls éléments actifs des sources, leur donnent une action simplement laxative. Ces
eaux sont principalement employées à domicile. Dans les
eaux chlorurées sulfatées et les eaux alcalines sulfatées
la propriété laxative du sulfate est conservée, quoique la
présence du chlorure et du carbonate de sodium modifie
considérablement son action.

Fer. — Le fer, quand il existe en quantité suffisante,
principalement sous la forme moins irritante de carbonate, exerce son action salutaire sur la composition du sang
dans l'anémie, en augmentant le nombre des corpuscules
rouges du sang et la proportion d'hémoglobine. Cette
action est souvent favorisée quand l'eau renferme aussi
du carbonate de sodium et de l'acide carbonique. Bien
qu'une très petite quantité de la proportion totale de fer
qui a été avalé soit absorbée par les voies digestives, une
certaine quantité est à coup sûr résorbée (1) et une partie

(1) Le Dr A. B. MACALLUM, *Journal of physiology*. vol. XVI,
1894, p. 268, montre que les composés de fer inorganique sont

de l'effet de la portion absorbée par le sang peut, comme on l'a suggéré, être due à la stimulation de la fonction hématopoïétique de la moelle rouge des os. C. Genth trouve que des eaux ferrugineuses gazeuses, comme celles de Schwalbach, exercent une influence diurétique et augmentent la sécrétion de l'urée.

Sels de manganèse. — Il existe dans quelques eaux minérales de petites quantités de sels de manganésium. Quelques auteurs ont admis que les sels de ce métal exercent une action tonique semblable à celle du fer ou augmentent l'efficacité du fer quand on le donne simultanément avec ce métal. D'autres observateurs dénient tout à fait cette action du manganèse (1).

Arsenic. — L'arsenic existe en proportion appréciable dans quelques eaux, principalement de la classe des eaux ferrugineuses et c'est à lui qu'il faut attribuer une part de l'influence salutaire qu'elles exercent dans la scrofule, dans certains troubles de nutrition et dans l'anémie, et peut-être dans le psoriasis et certaines affections de la peau.

Iodures et bromures. — On trouve des iodures et des bromures dans les eaux de Woodhall Spa, Hall dans la Haute-Autriche, Salzburg en Transylvanie, la source Adélaïde de Heilbrunn, Castrocaro en Italie, Wildegg en Suisse, Salies-de-Béarn, Kreuznach etc., mais à peine en quantité suffisante pour être certain qu'ils exercent quelque effet thérapeutique. Dans quelques eaux-

absorbés par la muqueuse intestinale du cochon d'Inde et autres animaux dans une proportion qui varie suivant la nature du composé et la quantité qu'on a administrée.

(1) V. The Causes and Treatment of Chlorosis, par le Dr RALPH STOCKMAN. *Brit. Med. Journal*, 1895, vol. II, p. 1475.

mères ces sels se rencontrent nécessairement en proportion plus considérable ; dans celle de Rothenfelde on dit qu'il y a 12, 6 pour mille de bromure de magnésium.

Soufre. — L'action de l'hydrogène sulfuré et de petites quantités de sulfures existant dans des eaux sulfureuses n'est pas facile à apprécier. L'effet des plus faibles de ces eaux est probablement dû aux autres substances qu'elles renferment, ou cet effet est celui des eaux thermales simples. On ne peut pas mettre en doute que des effets thérapeutiques marqués soient obtenus de l'usage d'eaux sulfureuses plus fortes. Pour ce sujet toutefois nous renvoyons au chapitre sur les eaux sulfureuses.

Sels de lithium. — Il est douteux que les sels de lithium existant dans les eaux de Baden Baden, Royat etc., soient pris en quantité suffisante pour produire un effet thérapeutique spécial quelconque dans la goutte etc.

Chlorure de calcium. — On a employé le chlorure de calcium dans les engorgements scrofuleux des ganglions lymphatiques et autres affections scrofuleuses (1), dans l'hémophilie (2) et dans des formes variées de prurit (3) ; ce sel existe dans plusieurs eaux chlorurées, et constitue la partie principale des sels contenus dans les eaux-mères de Kreuznach (4).

(1) V. The therapeutic Actions of muriate of Lime, par le Dr J. WARBURTON BEGBIE. *Edinburgh medical Journal*, juillet 1872, vol. XVIII, p. 46.

(2) V. On the Treatment of Hæmorrhages and Urticarias, which are associated with Deficient Blood Coagulability, par le prof. A. E. WRIGHT, of Netley. *Lancet*, janvier 18, 1896.

(3) V. On the Pathology of Itching and its Treatment by large Doses of Calcium Chloride, par le Dr THOMAS SAVILL. *Lancet*, août 1, 1896.

(4) Dans quelques eaux-mères telles que celles de Kissingen

Chlorure de baryum. — Dans les eaux de Llangammarch, du centre du pays de Galles, on trouve du chlorure de baryum en même temps que du chlorure de calcium. Le chlorure de baryum pris à très faibles doses augmente, dit-on, la force des contractions cardiaques en diminuant leur fréquence. Les chlorures de baryum et de calcium sont associés à du fer dans la source chlorurée ferrugineuse d'Harrogate et à du soufre dans les anciennes eaux sulfureuses d'Harrogate.

Sels calcaires. — Dans les eaux terreuses et calcaires, le carbonate de chaux a un effet antiacide et calmant sur la muqueuse gastrique, tandis que le sulfate de chaux est légèrement astringent. Cette propriété astringente ne détermine pas toujours de la constipation, car bien que la sécrétion intestinale puisse être diminuée, le péristaltisme peut rester le même ou être augmenté. En général cependant ils exercent une action légèrement constipante et l'effet diurétique de l'eau en boisson se trouve par là augmenté, car lorsqu'une moindre quantité de liquide passe par l'intestin, il s'en écoule plus par les reins ; à cet effet diurétique est vraisemblablement dû un peu de la réputation de quelques-unes de ces eaux dans les cas de gravelle urique, etc. Il est très douteux que la chaux dans ces eaux ait quelque action spéciale sur la nutrition des os, comme on l'a supposé.

Élément empirique dans le traitement balnéaire. — Il est impossible d'apprécier exactement l'effet d'une eau minérale en additionnant simplement les effets respectifs des substances indiquées par l'analyse chimique. Il faut compter encore beaucoup sur les ré-

et de Salzungen il y a moins de chlorure de calcium, mais plus de chlorure de magnésium.

sultats empiriques dans le traitement hydro-minéral.

Inhalation d'eau. — *Traitement par inhalation.* — Outre l'usage interne des eaux, on peut encore employer celles de quelques sources, spécialement celles qui contiennent des chlorures et des carbonates de sodium et du soufre, en inhalations pour des affections de l'appareil respiratoire, dans le but d'agir localement sur la membrane muqueuse affectée. Dans les maladies du pharynx ou des fosses nasales, on peut employer un spray grossier, et de même quand on désire seulement que le spray atteigne la partie supérieure du larynx. Toutefois dans les cas de bronchite chronique, quand il y a lieu de faire pénétrer le spray sur la membrane muqueuse des canaux bronchiques sans provoquer de la toux, il est nécessaire, surtout quand il y a de l'irritabilité laryngienne, d'avoir de l'eau minérale très finement pulvérisée. On atteint surtout ce résultat avec une des méthodes qui permettent de remplir la salle entière d'eau pulvérisée. Dans une salle de ce genre les malades peuvent être confortablement assis et inhaler le spray qui remplit la pièce.

Maisons pour inhalation (Gradirhæuser, édifices pour la graduation des eaux chlorurées). — Une autre méthode d'inhalation consiste à s'asseoir auprès de hangars, maisons pour inhalation, qui primitivement n'étaient employées que pour recueillir le sel ordinaire des sources salines. Les maisons pour inhalation à Kreuznach, Reichenhall, etc., sont de larges claies en bois le long desquelles on fait tomber goutte à goutte l'eau de la source. Il y a des allées et des sièges disposés pour les malades sur les côtés de quelques-unes de ces claies, et des malades sont souvent assis du côté opposé au vent. Sans doute, outre de la vapeur d'eau et des gaz de l'eau, des particules de l'eau concentrée elle-même sont inhalées. Une fontaine d'eau minérale placée dans le voisinage augmente encore la quantité de particules d'eau existant dans l'air (1).

Inhalation de gaz. — Les gaz provenant des eaux minérales, principalement de l'hydrogène sulfuré, de l'azote et de l'acide carbonique sont parfois inhalés, mais il est très douteux qu'on ait obtenu par cette méthode quelque résultat thérapeutique réel.

Autres facteurs dans le traitement balnéaire. — Nous avons examiné l'effet physique des bains et l'action pharmaco-dynamique des eaux minérales prises en boisson. On peut souvent obtenir ces effets de l'eau minérale par leur emploi judicieux à domicile, ou, tout au moins dans une grande mesure, par l'emploi d'eaux minérales artificielles (2) ; mais le succès du traitement aux sources dépend également d'autres facteurs, et c'est notre intention d'étudier dans le chapitre suivant l'influence du repos de l'esprit, des modifications dans les occupations intellectuelles, du changement de climat, d'entourage, du genre de vie et de régime, qui accompagnent le traitement balnéaire.

(1) Il faut tenir compte aussi de l'ozone qui se dégage dans ces conditions et qui a une action vivifiante et stimulante. A.D.—P.S.

(2) La fabrication et l'emploi sérieux d'eaux minérales artificielles ont été introduits par le professeur F. A. A. Struve en 1820 et 1821 à Dresde et en 1825 il fonda à Brighton son German-spa dont la réputation était bien plus grande qu'aujourd'hui. Son livre *Ueber Nachbildung der natürlichen Heilquellen* (Dresden, 1824-26) reste un des meilleurs ouvrages sur le sujet, mais O. Ewich et après lui d'autres auteurs ont développé le procédé et employé des eaux minérales artificielles, qui ne sont pas absolument identiques à aucune eau naturelle mais qui renferment leurs éléments constitutifs, spécialement adaptés aux exigences de certaines classes de malades et qui, espéraient-ils, leur conviennent mieux que quelques eaux minérales naturelles.

CHAPITRE IV

Influence du changement d'air, de régime et de genre de vie pendant le traitement balnéaire. — Traitements médical et chirurgical aux eaux. — Exercices musculaires et massage combinés avec le traitement balnéaire.

Il est toujours très difficile d'apprécier les effets du traitement thermal, de séparer ce qui est dû à l'action des eaux minérales de ce qui est dû à l'influence du changement d'air, de régime, de genre de vie, et d'occupation intellectuelle. Si ces derniers éléments ne contribuaient pas largement aux bons résultats obtenus, s'il suffisait simplement de boire de l'eau thermale ou de s'y baigner, il serait, dans bon nombre de cas, possible de faire le traitement à domicile, à l'aide de l'eau minérale importée ou même d'eaux minérales artificielles. En fait, le traitement à domicile échoue souvent, ou ses résultats sont bien inférieurs à ceux que l'on obtient aux sources elles-mêmes. Il ne faut pas en être surpris si l'on considère l'effet produit par le seul changement d'air.

Changement d'air, etc. — Il n'est personne qui n'ait expérimenté quelques-uns des effets attribués au changement d'air. Il serait tout à fait inutile de décrire, si cela était possible, ce que tout le monde éprouve quand de l'air confiné de chambres ou de bureaux dans des grandes villes fumeuses on va, les jours de vacances, respirer l'air frais et embaumé de la campagne ou la brise réconfortante de la mer ou de la montagne. Pendant les jours de congé on passe habituellement presque tout son temps au grand air ; la lumière du soleil, comprenant les rayons chimiques invisibles, qui probablement pénètrent plus profondément que les rayons de la lumière ordinaire, a une part dans les bons effets obtenus ; la nutrition générale du corps est stimulée, l'air est plus aseptique.

Climats, altitude, situation et environs des stations thermales.—L'altitude de quelques stations d'eaux au-dessus du niveau de la mer leur donne les avantages d'un réel climat de montagne ; St-Moritz, dans l'Engadine, est environ à 1829 mètres au-dessus de la mer ; Panticosa en Espagne, Loèche-les-Bains en Suisse, Bormio en Italie et quelques autres stations, sont situés à des altitudes variant de 1219 à 1676 mètres. On pourrait encore en citer à des altitudes plus élevées. Buxton, dans le comté de Derby, a une altitude de 304 mètres et sa situation donne une fraîcheur délicieuse à l'air. La partie supérieure de Llanrindod, dans le pays de Galles, bien que son altitude soit seulement d'environ 213 mètres, en raison de sa situation ouverte sur une espèce de lande (moor-land), a un climat tonique égal à celui d'un grand nombre de localités d'altitude beaucoup plus élevée. Il est impossible d'entrer ici dans de plus grands développements sur les influences purement climatothérapiques des eaux.

La situation et les environs d'une station thermale ne sont pas seulement importants à cause de l'abri qu'ils offrent contre le vent, l'exposition au soleil et la chaleur. Il faut encore que la région environnante soit belle et qu'il y ait des facilités pour des promenades agréables, si cela est possible dans plusieurs directions ; il faut aussi songer à un certain nombre d'ascensions nécessitant un effort modéré.

Il devrait y avoir également de nombreuses forêts et avenues où les malades pourraient s'asseoir ou se promener à l'abri de la chaleur du soleil. Les pentes qui environnent plusieurs des établissements d'eaux du continent, spécialement en Allemagne, sont très boisées et les forêts sont entretenues avec soin, et, dans quelques cas, font partie de la propriété de l'établissement balnéaire, et sont consacrées à l'usage et au plaisir des baigneurs. Certainement, par l'acquisition, la conservation, ou la création de promenades ombragées, plusieurs stations anglaises et françaises feraient bien de suivre l'exemple de quelques-unes de leurs rivales plus fortunées.

Pour le choix de la station il faut également tenir compte de la saison pendant laquelle le malade réclame son traitement et lui conseiller celle où à ce moment le climat est le meilleur (1).

(1) Il ne nous appartient pas de faire dans un ouvrage qui porte la signature d'H. Weber une note sur la climatologie, car on sait que cet auteur a publié un remarquable traité de climatothérapie que nous avons du reste traduit en français. Nous voulons simplement rappeler que nombre de stations thermales sont en même temps des stations climatériques. Nous nous bornons à résumer ici les conditions physiologiques spéciales dans lesquelles se trouvent placés les malades au point de vue de l'action de l'oxygène sur le sang suivant l'altitude. On sait en effet : 1° que l'oxygène de l'air est nécessaire à la vie cellulaire. Chez les animaux supérieurs il est conduit aux cellules de l'organisme par l'intermédiaire de l'hémoglobine du sang. Il forme avec cette substance une combinaison lâche, dissociable : l'oxyhémoglobine. Or la quantité d'oxygène fixé par l'hémoglobine dépend, dans une certaine mesure, de la pression partielle de l'oxygène dans l'air inspiré. — Dans ces conditions la diminution brusque de la pression partielle de l'oxygène dans l'air a pour conséquence la dissociation de l'oxyhémoglobine. L'hémoglobine perd une partie de son oxygène et la teneur du sang en

Influences psychiques dans le traitement thermal. — Les bons effets dus aux·vacances, souvent attribués au « changement d'air », sont provoqués sans doute fréquemment par une influence psychique due au changement des occupations intellectuelles. La routine du travail de bureau, l'excitation et les préoccupations d'entreprises commerciales ou de la vie profession-

ce gaz diminue (*Bert*).

Or dans les montagnes aux altitudes élevées la pression barométrique baisse. La tension partielle de l'oxygène de l'air diminue également. Par suite la proportion d'oxygène fixé par le sang est moindre. Il y a *anoxhémie*, cet état entraîne une série de malaises connus sous le nom de « mal des montagnes » (*Jourdanet-Bert*). A cet état de choses il y a un correctif.

2° Si la transition n'est pas trop brusque l'homme et les animaux supérieurs s'adaptent à la vie dans l'air raréfié. Ne sait-on pas qu'il existe sur les hauts plateaux, au-dessus même de 4.000 mètres, des races fortes et vigoureuses. C'est là un nouvel exemple de cette loi générale que la vie s'acclimate facilement à des conditions nouvelles.

Le mécanisme de l'adaptation à la vie dans l'air raréfié est le suivant :

Sous l'influence de la diminution de la tension de l'oxygène dans l'air les globules rouges du sang augmentent considérablement de nombre (*Viaud*). Parallèlement à l'augmentation du nombre des globules il se forme de l'hémoglobine en quantité plus abondante. Aussi le sang des sujets qui vivent dans les grandes altitudes contient-il autant d'oxygène que celui des individus qui vivent au bord de la mer (*P. Bert*).

L'apparition du mécanisme compensateur est très rapide. Il dure autant que le séjour dans les altitudes élevées. Il paraît au moins pour de courts séjours disparaître avec le retour à une altitude moins élevée.

Des expériences de contrôle ont permis de s'assurer que ce mécanisme compensateur est la conséquence uniquement de la raréfaction de l'oxygène. Les autres conditions nouvelles que peut impliquer le séjour à la montagne, telles que l'alimentation différente etc.... n'y sont pour rien. (*Sellier-Regnard*)

A. D. — P. S.

nelle sont également supprimées. L'esprit prend d'autres
directions. Souvent la vie de la campagne offre le
charme de la nouveauté ; à d'autres elle rappelle d'a-
gréables souvenirs et réveille des idées anciennes. Le
repos et la tranquillité sont ordinairement très vivement
appréciés par ceux qui ont le plus travaillé.

Si cette action psychique est nécessaire pendant les vacances, elle a encore une importance plus considérable
pendant un traitement balnéaire. Bien que dans certains
cas on puisse en tirer un bon résultat, cependant l'usage
suivi d'une eau minérale énergique ne peut être recommandé, dans le plus grand nombre de cas, lorsque le malade doit s'occuper d'affaires absorbantes ou de fatigues
sociales. Parfois la seule manière d'obtenir qu'un malade
soit dégagé de ses préoccupations d'affaires, c'est d'insister pour qu'il se rende pour son traitement dans une station sanitaire éloignée (1).

Il faut éviter l'ennui aux eaux ; dans les stations
étrangères on est bien gardé contre cet inconvénient ; il
existe des orchestres et des concerts en plein air et on
s'occupe de créer des distractions publiques. Aux eaux les
malades doivent trouver toute la gaieté possible, et il faut
éloigner leurs pensées de leurs maux par des influences
psychiques salutaires. L'oubli de ce facteur dans le traitement balnéaire a été la cause de l'insuccès de quelques
stations thermales, tandis qu'en y attachant une importance sérieuse on a largement contribué au succès d'autres
stations. Dans le traitement des maladies chroniques on

---

(1) Cependant le voyage ne doit pas être rendu trop fatigant
par un long trajet fait sans interruption. Si la station est éloignée
il faut couper le voyage par des repos ; si on n'observe pas cette
recommandation, les malades seraient exposés à arriver dans un
état de fatigue qui demanderait un long repos avant de commencer
la cure.

peut'et on doit faire intervenir le moral comme un puissant auxiliaire. Le changement d'occupations et la distraction agissent comme des stimulants psychiques ; ils favorisent à coup sûr la nutrition des cellules nerveuses de l'écorce cérébrale, et, par suite, améliorent la nutrition du cerveau; la nutrition et le fonctionnement des organes éloignés sont aussi très favorablement modifiés.

Régularisation du régime et du genre de vie. — Un autre avantage du traitement fait à la source sur le traitement à domicile, c'est un certain degré de routine dans le traitement; on ne doit pas le regarder comme une méthode irréfléchie, « mécanique » de traiter tous les malades. Un malade trouve plus facile de changer son régime et ses habitudes quand d'autres font de même ; et par le fait il y est presque fatalement amené. Ainsi, le plaisir exagéré de la table (peut-être de l'alcool), les repas précipités à des heures irrégulières, les veillées prolongées font place au lever matinal, au régime réglé, à des repas pris à des heures régulières ; le malade prend l'habitude de se coucher de bonne heure. Il est surtout difficile d'avoir un régime régulier chez soi, et tout le monde est d'accord sur la large part qu'il faut faire au régime et à la régularité de vie dans le traitement de l'obésité et de la glycosurie à Marienbad, Karlsbad, etc.

Ce qui précède suffit à montrer les nombreux avantages du traitement fait aux stations balnéaires sur le traitement à domicile.

Traitement pharmaceutique aux eaux minérales. — En règle générale il faut employer aussi peu que possible le traitement pharmaceutique ordinaire aux eaux; les malades croient, à tort ou à raison, qu'ils ont pris assez de remèdes avant d'être envoyés aux eaux, ou bien ils ont pris une aversion spéciale pour les médicaments.

Dans certains cas, cependant, on peut se demander si les bons résultats obtenus par le traitement thermal ne sont pas dus autant aux eaux qu'au traitement pharmaceutique employé simultanément. En faveur de cette hypothèse il y a certainement quelques raisons. Ainsi la réputation d'Aix-la-Chapelle, de Luchon, d'Uriage, d'Aix-les-Bains dans le traitement de la syphilis est due en grande partie au traitement pharmaceutique employé dans ces stations et à l'attention donnée à ce sujet par les médecins de ces établissements ; la réputation de Karlsbad dans le diabète tient en partie à des causes similaires. Certaines eaux doivent une part de leur réputation dans les affections de l'utérus et des annexes au traitement local judicieux employé par les médecins, et Wildungen est célèbre par le traitement chirurgical des maladies des voies urinaires.

Dans d'autres cas la réputation de la source ne relève pas tant de l'eau que de méthodes hydrothérapiques énergiques, d'exercices spéciaux, de massage etc., appliqués dans la station. Il en est ainsi, à un certain degré, à Aix-les-Bains pour les maladies articulaires, et Nauheim est redevable à des causes analogues de sa récente célébrité dans certaines affections du cœur (1).

(1) *Action des eaux minérales sur la nutrition.* Au Congrès international d'hydrologie médicale de Clermont (1896), M. le Dr Linossier a, dans un mémoire très complet, cherché à préciser l'action essentiellement modificatrice des eaux minérales sur la nutrition. La plupart des affections justiciables de la médication thermale sont, comme on le sait, les maladies chroniques qui ne seraient en grande partie que le résultat d'une altération de la nutrition cellulaire. Dans certaines maladies infectieuses où des eaux minérales sont parfois efficaces, ce n'est pas en agissant sur l'élément microbien mais bien en activant les fonctions cellulaires qu'elles sont utiles.

On peut aborder l'étude de l'action des eaux minérales sur la

Importance des médecins de la station. —
Ce qui a été dit dans les derniers paragraphes sert simple-

nutrition par l'observation clinique et par l'expérimentation.
C'est l'observation clinique qui seule au début de l'emploi des
eaux minérales a permis d'établir les indications et les contre-
indications des différentes eaux et de juger de leur valeur dans
des cas déterminés. Toutefois cette méthode ne donne que des
résultats empiriques, sans aucune notion du mécanisme des actions curatives, « les altérations de la nutrition n'étant pas ac-
cessibles dans leur essence à la simple observation clinique ».

L'étude expérimentale de l'action d'une eau minérale sur la
nutrition exige une double étude : celle de la nutrition du sujet
en dehors de l'action de l'eau minérale ; celle de la nutrition du
sujet placé sous l'influence de l'eau minérale.

La détermination de la nutrition chez un sujet donné, dans
des conditions d'existence normales, est des plus complexes.
Pour l'obtenir il faudrait établir la formule exacte des mutations
organiques. En réalité on ne peut instituer qu'une série d'analyses portant sur les *ingesta*, solides, liquides et gazeux ; sur
les *excreta*, excréments, urine, sueur, gaz expirés. Or il est facile de se rendre compte que cette analyse ne peut jamais arriver
à être complète en raison des difficultés des opérations qu'elle
nécessite, aussi se borne-t-on, pour les *ingesta*, à soumettre le
sujet à un régime strict identique à lui-même dans les deux périodes de l'expérience. Ce régime doit être prescrit quelque
temps avant l'expérimentation, car l'adaptation de l'organisme à
un régime déterminé n'est pas immédiate.

Quant à l'analyse des *excreta*, elle est en général réduite à
celle des urines ; toutefois il y a lieu de la faire aussi complète
que possible.

Une fois la nutrition du sujet étudiée, il faut examiner les
variations qui résultent dans ses excrétions de l'action des eaux
minérales, bien entendu sans modifier en rien son régime.

Dans l'action d'une eau minérale il faut distinguer l'action immédiate et l'action éloignée. Dans le premier cas il importe naturellement de tenir compte de toutes les modifications qui se
produisent dans la nutrition pendant la durée de la cure thermale. Ces modifications sont différentes aux différentes phases
de la cure. M. Linossier rappelle à ce sujet, que beaucoup d'u-
ricémiques excrètent plus d'acide urique les premiers jours de la

ment à confirmer ce fait que les connaissances, la capacité et l'énergie des médecins d'une station contribuent

cure qu'avant le début et moins vers la fin. C'est là un fait qui
s'observe dans un grand nombre de stations différentes et que
nous avons eu aussi l'occasion de constater.

« L'action éloignée d'un traitement thermal survit à la cure. »
C'est d'observation courante en effet que sous l'influence immédiate de beaucoup d'eaux minérales on voit s'aggraver les malaises ou les lésions qu'atténue ou fait disparaître l'action éloignée d'une eau minérale : crise, poussée, fièvre thermale, etc...
exagération de la sécrétion de l'acide urique sous l'influence
immédiate d'une eau, qui à distance en diminue la production.

On ne saurait, dit encore M. Linossier, fixer d'une manière
précise combien de temps après la cessation de l'usage de l'eau
minérale on pourra considérer les modifications produites dans la
nutrition comme résultant de l'action éloignée. A la suite de la
plupart des cures thermales il est une période pendant laquelle
l'organisme est encore sous le coup de l'action immédiate des
eaux, action qui se traduit par des accidents caractéristiques : la
colique hépatique est assez fréquente après la saison de Vichy.
Il en est parfois de même, ajoutons-nous, pour certaines der-
matoses. Quelque temps après la cure thermale, environ deux
mois, on voit survenir un retour des lésions cutanées. Après
cette période, l'organisme ressent le bon effet de la saison, si
celle-ci a été judicieusement ordonnée et suivie régulièrement
pendant un temps suffisant. C'est alors que l'on peut avec raison
regarder les modifications de la nutrition comme le résultat de
l'action éloignée de l'eau minérale. Cette action éloignée est l'action vraiment caractéristique des eaux minérales. C'est par la
persistance des modifications imprégnées à l'organisme qu'elles
ont conquis dans la thérapeutique des maladies chroniques une
importance prépondérante.

Il est impossible, dans l'état actuel de la science, d'indiquer
quelle est l'action des eaux minérales sur la nutrition. La plupart des travaux publiés dans ces derniers temps sur cette question l'ont été à l'instigation de M. Albert Robin. Il a de plus
montré dans ses travaux personnels comment de la double notion
de l'action d'une eau minérale sur la nutrition, et des déviations
de la nutrition dans une maladie déterminée, on peut déduire
des indications thérapeutiques précieuses. A propos de l'action

largement au succès du traitement hydrominéral et que ce facteur doit toujours être pris en considération dans le choix d'une station pour les malades.

Spécialisation des eaux. — Paracelse croyait à l'action spécifique de différentes eaux minérales dans des maladies déterminées. En partie par la tradition, en partie par des raisons balnéo-thérapiques solides, mais dans une grande mesure aussi, comme on vient de l'expliquer, grâce au savoir et aux efforts des médecins de la station,

immédiate de la médication thermale on ne saurait établir une règle générale, mais on peut peut-être dire que l'excitation de la nutrition paraît beaucoup plus fréquente par les eaux minérales que le ralentissement.

Quant à la cause de l'action des eaux minérales sur la nutrition, on sait tout d'abord qu'une eau minérale bue à la source agit autrement que cette eau minérale transportée. Quelques auteurs ont supposé que cette différence devait être cherchée dans les nouvelles conditions d'existence du malade pendant sa cure, d'autres dans les propriétés spéciales de l'eau, au moment de l'émergence.

Les eaux minérales dans leur trajet souterrain se trouvent dans des conditions de température, de pression d'acide carbonique différentes de celles auxquelles elles sont soumises au moment de leur émergence. A ces conditions de température et de pression différentes correspondent deux états moléculaires différents : l'état de profondeur, l'état de surface, et comme la transformation du premier de ces états dans le second exige un certain temps pour se produire, l'eau conserve momentanément quelque chose de sa constitution antérieure. Il est plus que probable que la plus grande activité des eaux à la source est due soit à cette constitution particulière, soit à leur état dynamique. En effet l'eau minérale est le siège de réactions chimiques dont l'aboutissant est l'eau minérale refroidie. Or pendant ce refroidissement il y a dégagement de chaleur, de plus ces réactions peuvent être l'origine d'une production d'électricité et il est possible que l'eau minérale se trouve ainsi dans un état électrique particulier.

A. D. — P. S.

beaucoup d'eaux ont acquis une renommée très étendue dans le traitement d'affections spéciales. Par les observations et les écrits des médecins de la station et autres, les indications de certaines eaux ont été graduellement définies avec plus d'exactitude. Cette spécialisation est des plus remarquable en France, où, avec l'instinct caractéristique des Français pour l'ordre et la classification, les écrivains qui traitent ce sujet, cherchent à préciser de plus en plus clairement la nature exacte des cas pour lesquels telles ou telles eaux sont particulièrement favorables. On peut se demander si les raisons théoriques sur lesquelles ces déterminations sont fondées, sont jusqu'à présent suffisamment *solides* pour être la base d'un plan exactement défini. Les ressources de la plupart des stations peuvent être assez différentes pour convenir à des affections diverses. Quoi qu'il en soit, cette tendance à la spécialisation plus déterminée des eaux, doit, par le fait et selon toutes probabilités, nous conduire au but, dans une direction juste.

Massage dans le traitement des eaux. — Exercices actif et passif en connexion avec le traitement des eaux. — Le massage est maintenant employé à l'occasion dans la plupart des stations : le massage local dans le traitement des arthrites, de la sciatique, du lumbago, etc. et le massage général, dans le traitement des malades chez lesquels beaucoup d'exercice musculaire volontaire est peu approprié ou impossible. Dans ces derniers cas, le massage général est destiné, dans une certaine mesure au moins, à suppléer à l'exercice volontaire.

Gymnastique suédoise et exercices de Nauheim. — Des instituts de gymnastique suédoise ont été établis dans un grand nombre de stations d'eaux à l'étran-

ger, instituts munis des appareils mécaniques du D[r] G.
Zander, pour les mouvements passifs et les exercices
musculaires volontaires, avec résistance graduée. Des
instituts de ce genre existent à Aix-la-Chapelle, Wiesbaden, Baden-Baden, Wildbad, Karlsbad, Ragatz, etc. Là,
les mouvements gradués peuvent être faits dans le but
d'exercer certaines articulations ou un ordre de muscles
particuliers.

La gymnastique suédoise sans appareils mécaniques
spéciaux, selon le système primitif de P. H. Ling, est en
usage, sous une stricte surveillance médicale, à Hombourg, Baden-Baden et autres stations. Dans le traitement de « Schott » pour les affections du cœur à Nauheim,
on a ajouté une variété de mouvements avec résistance
« Widerstands-Gymnastik », sous la surveillance directe
d'un médecin ou d'un assistant capable.

Dans les systèmes de Ling et de Schott la résistance est
fournie par la main du surveillant, tandis que dans celui
de Zander elle est donnée par les poids et les leviers de
ses machines.

Exercice en terrain plat et en montagne. —
L'exercice gradué volontaire sous forme de cure de terrain
« Terrain-Cur », a été depuis quelques années ajouté,
dans une large mesure, au traitement des eaux, et particulièrement dans les stations allemandes. On a tracé des
sentiers sur les hauteurs et les pentes autour des stations
minérales, sentiers comprenant, pour ceux qui les par-
courent, des exercices variés, avec des montées et des
descentes. On a fait des cartes de ces diverses promenades, et le médecin, en faisant choix d'une série pour son
malade, peut régler le temps et la longueur, de même
que la somme de chemin parcourue en montant pour la
promenade de chaque jour. Les arrangements pour la
cure de terrain, « Terrain-Cur » comme on l'appelle,

furent mis en usage après les travaux du professeur M. J. Oertel, de Munich, en 1886. (Nouvelle méthode de traiter les affections chroniques du cœur par l'exercice gradué en montant. Ueber Terrain-Curorte zur Behandlung von Kreislauf-Stœrungen, Leipzig, 1886.)

L'usage de l'exercice, dans certaines affections du cœur, avait déjà été préconisé par Stokes, qui, écrivant sur le traitement *des maladies graisseuses du cœur au début* » (professeur William Stokes, *Maladies du cœur et de l'aorte*, Dublin, 1854, p. 357) débute ainsi : « Nous devons graduellement, mais avec fermeté, habituer le malade à renoncer à toute habitude de luxe et de mollesse. Il devra s'astreindre à se lever de bonne heure et se coucher de bonne heure, et suivre une série d'exercices musculaires gradués, etc. » (1).

Utilité de l'exercice et du massage. — Pour l'usage de l'exercice musculaire dans les céphalalgies accompagnées de constipation, etc., nous renvoyons à nos remarques (chapitre XVIII, section 46). On ne saurait trop insister sur l'utilité de l'exercice musculaire ; il favorise l'oxydation des produits non utilisés et des matériaux toxiques circulant dans le sang. Par l'exercice régulier, on peut faire beaucoup pour empêcher la dégénérescence prématurée des tissus, ceux du système vasculaire en particulier, à laquelle les personnes ayant une tendance héréditaire à l'arthritisme sont spécialement

____

(1) On sait que M. OErtel a recommandé, dans les exercices se faisant sur les pentes, de saccader l'expiration. Cette méthode aurait pour résultat, d'après M. le professeur Potain, en provoquant le mécanisme de la respiration avec effort, d'augmenter assez sensiblement la pression intra-thoracique pour mettre obstacle à l'afflux trop rapide du sang apporté par le système veineux pendant la durée du travail musculaire. Il a par suite pour conséquence de s'opposer à la dilatation exagérée du cœur.

A. D.—P. S.

disposées. Au moyen de l'exercice, les muscles striés brûlent le sucre qui circule dans le sang des glycosuriques. Nous n'avons pas à nous occuper ici de l'action de l'exercice régulier pour aider à enrayer le développement excessif de la graisse dans l'organisme.

Un exercice musculaire modéré chez ceux qui sont en état de le prendre, aide le corps à se débarrasser des produits inutiles, et seconde la nutrition normale de tous les tissus. Lorsque par suite de débilité, d'obésité, de raideur des articulations, ou de certaines affections des systèmes circulatoire et respiratoire, un exercice musculaire ordinaire suffisant, tel que la promenade, est devenu impraticable, le massage ou une forme modifiée d'exercice peuvent souvent être très avantageux. On doit remarquer cependant, en ce qui concerne l'augmentation de l'oxydation dans l'organisme, d'accord en cela avec les récentes recherches de Hans Leber et Struve (1), que le massage augmente beaucoup moins les échanges nutritifs que l'exercice actif.

Il est probable que des exercices divers, actifs et passifs et le traitement hydrothérapique aident à débarrasser le corps des matières toxiques et des produits inutiles qui s'y sont accumulés. Ceci est réalisé soit par l'oxydation à l'intérieur de l'organisme, soit par l'élimination par les sécrétions urinaire ou autres. Le Dr Blanc, d'Aix-les-Bains, a insisté sur ce fait prouvé par M. A. Ranglaret, par des injections faites à des lapins ; il en résulte que la toxicité spécifique (2) de l'urine du malade est augmentée

---

(1) Ces recherches ont été mises en évidence avec l'aide du professeur C. VON NOORDEN à Francfort. Voyez : « Ueber den Einfluss der Musckel-und-Bauch-Massage auf den respiratorischen Gaswechsel ». *Berliner klin. Wochenschrift*, 1896, No. 16.

(2) Il n'est pas improbable, comme cela a été suggéré, que la réunion des symptômes connue sous le nom de *fièvre thermale,*

lorsqu'il commence le traitement de la *douche-massage* (Voir Aix-les-Bains).

Le Dr H. Forestier (*Med. Press and Circular*, 8 avril 1891) a de plus trouvé que, chez les goutteux, l'excrétion de l'urée et de l'acide urique dans l'urine s'accroît, lorsqu'ils suivent le traitement de la douche-massage, et que vers la vingtième application la quantité d'urée et d'acide urique dans l'urine commence à revenir à l'état normal (1).

qui apparaît souvent durant le traitement hydrominéral, soit due à un excès temporaire des matériaux toxiques circulant dans le sang avant leur élimination ; si cette hypothèse est exacte, la fièvre thermale peut être regardée comme analogue aux douleurs et à la raideur éprouvées au commencement d'un voyage pédestre, ou après tout exercice musculaire inaccoutumé chez des personnes qui ne sont pas entraînées. (L'exercice chez les personnes non entraînées donne peut-être naissance aux douleurs et à la raideur, premièrement par une introduction trop soudaine de *catabolisme* dans les muscles, secondement en entraînant dans la circulation des produits inutiles, qui étaient auparavant emmagasinés dans les tissus.)

Ayant aussi présente à l'esprit l'analogie entre les douleurs et la raideur passagère résultant d'un exercice musculaire inaccoutumé, et celles dont se plaignent souvent les personnes goutteuses, rhumatisantes et anémiques, il n'est pas étonnant que de pareils malades accusent un accroissement de leurs souffrances au commencement d'un traitement balnéaire.

(1) A ce propos on peut ajouter que E. Pfeiffer (*Berl. klin. Woch.*, 1896, p. 248) est d'avis que des bains d'eau thermale peuvent être utiles pour montrer si certaines douleurs indécises et certaines affections des articulations sont de nature goutteuse ou non. Il prétend qu'après une vingtaine de bains tels que ceux de Wiesbaden, la quantité d'acide urique excrétée chaque jour par l'urine est parfois très diminuée (de moitié ou plus encore). Il pense que dans ces cas on peut diagnostiquer la diathèse urique et regarder les symptômes comme goutteux ; car s'il s'agissait d'une autre maladie, Pfeiffer croit que le même phénomène ne se produirait pas.

Massage et exercices dans les affections du cœur. — Le Dr Lauder Brunton et le Dr Tunnicliffe ont dernièrement démontré (*Journal of Physiology*, décembre 1894) que le massage occasionne une diminution de la résistance périphérique dans les vaisseaux des muscles massés, et que de là, bientôt après le massage, s'opère un accroissement du flot de sang dans la partie massée, joint à une diminution de la pression sanguine. Durant le massage, la pression sanguine peut s'accroître légèrement ; mais il est peu probable que cette légère augmentation exige du cœur un travail supplémentaire, tel que celui que réclame le commencement des exercices de montagne. En conséquence, dans les cas où les artères coronaires du cœur sont malades, et où toute tentative d'ascension provoque des crises d'angine de poitrine, le massage peut être employé pour remplacer l'exercice volontaire, sans causer de pareils accidents. Dans d'autres affections cardiaques, quand, pour diverses raisons, le malade ne peut prendre qu'une quantité très limitée d'exercice volontaire, cette lacune peut être comblée par le massage. Lorsque très peu d'exercice volontaire est possible, il est quelquefois préférable de le prendre sous une surveillance éclairée et expérimentée. Dans l'usage des machines du Dr Zander, cette surveillance appartient au médecin, qui ordonne les exercices, ou qui est présent dans la salle tandis qu'ils s'exécutent ; dans les systèmes de Ling et de Schott la surveillance est exercée par le médecin ou par l'assistant qui fournit la résistance aux mouvements.

Le Dr Brunton (*Lancet*, 12 octobre 1895) a montré pourquoi l'exercice musculaire volontaire, dans quelques affections cardiaques, peut avoir un avantage sur le massage général. Pendant l'exercice, les mouvements respiratoires sont accrus, et par suite une espèce de massage indirect est pratiqué sur le cœur (1) et sur les gros vaisseaux thoraciques. De là l'importance d'assurer, quand cela est possible, une certaine somme d'exercice volontaire ou de mouvements respiratoires spéciaux, quoique le massage soit le but principal. La gymnastique Suédoise est souvent ce qui remplace le mieux cet exercice, parce que, sous cette forme, la durée peut être aisément réglée et les mouvements variés à volonté. C'est dans le traitement des affections du cœur que les exercices de gymnastique avec résistance musculaire sont le plus généralement appliqués en ce moment (Voyez Nauheim). Nous avons déjà (p. 57) fait allusion à ce fait que l'oxydation dans les tissus est mieux secondée par un peu d'exercice volontaire que par une somme considérable de massage.

(1) J. Heinricius et H. Kronecker attirèrent l'attention sur cette action du massage des mouvements respiratoires sur le cœur dans leur « Beitræge z. Kenntniss d. Einflusses der Respirationsbewegungen auf den Blutlauf im Aortensystem (*Abhandlungen d. Math. Classe der Kœnigl. Sæchs. Gesellschaft der Wissenschafften*,vol. XIV, 1888, p. 427). M. le Dr J. Hamel note la même action du massage exercée par le battement des artères sur les tissus environnants (Die Bedeutung des Pulses für den Blutstrom. *Zeitsch. f. Biologie*, vol. XXV, 1889, p. 474).

CHAPITRE V

Vie journalière aux eaux. — Durée de la cure. — Nécessité du contrôle médical. — Saisons pour la cure. — Importance d'une cure complémentaire (after-cure).

Nous devons dire quelques mots de la vie journalière des malades traités dans les stations balnéaires. Cette vie doit naturellement varier selon la vigueur du malade, ses habitudes précédentes, la nature de son affection, et le genre d'eau minérale qu'il prend ; elle doit nécessairement être réglée avec autorité par le médecin des eaux, et dépend en quelque sorte des habitudes locales. Une certaine somme de routine est, quoi qu'il en soit, souvent utile, car les malades observent plus facilement les règlements quand d'autres malades, autour d'eux, les suivent également. Sans doute ces règlements pour l'usage interne des eaux, les bains, et les repas, ainsi que le genre de nourriture étaient autrefois devenus trop uniformes dans quelques stations, et étaient observés trop rigoureusement, sans égard à la condition particulière des malades (voyez plus loin Karlsbad) ; plus récemment ces règles ont été sagement relâchées ou modifiées pour s'adapter aux exigences des différents malades.

Vie journalière aux eaux. — Dans la plupart des stations étrangères, la vie du malade commence de bon matin. Il se lève à 6 ou 7 heures, boit son eau, cause et se promène, tandis qu'un orchestre, aux frais duquel les malades souscrivent, égaie la promenade. Le déjeuner se compose de café ou de thé et de petits pains, auxquels, surtout lorsqu'il s'agit de malades anglais, on ajoute souvent des œufs, du jambon, du poulet, etc. Ce repas peut être pris entre 7 et 9 heures, selon le moment où le malade a commencé sa journée. Il est de règle de prendre les eaux à jeun, mais, lorsqu'il s'agit de personnes délicates, une tasse de lait, de thé ou de café peut être prise au moment du lever ; dans quelques cas, le malade est autorisé à boire les eaux dans sa chambre. Il est parfois préférable de ne les prendre qu'un peu avant le repas du milieu du jour ou même celui du soir.

En Allemagne, le repas du milieu du jour est servi vers 1 heure, en France il est pris plus tôt (en ce qui concerne la vie journalière aux eaux en France, voyez Cauterets par exemple). Si les bains sont nécessaires, on peut les prendre le matin de bonne heure, après l'absorption des eaux, ou, si le temps fait alors défaut, avant le repas du milieu du jour. Inutile de dire qu'on ne doit pas se baigner peu après le repas, temps auquel beaucoup de sang est nécessaire pour les fonctions digestives. Quand les stations sont encombrées, et les appareils de bains restreints, le moment du bain dépend de l'inscription. Cette attente peut, dans quelques stations, quand la saison bat son plein, causer au malade un grand dérangement, et même lui être nuisible. Les concerts en plein air, les promenades, et parfois d'agréables excursions dans la campagne environnante, aident à remplir les matinées et les après-midi jusqu'au repas du soir, à cinq ou six heures. On prescrit quelquefois de boire les eaux une seconde fois, avant le repas du milieu du jour ou celui du soir ; dans les cas où le malade doit boire très peu à la fois, ou bien, si une quantité considérable est nécessaire, l'eau est prise trois fois par jour.

Les eaux ferrugineuses se prennent parfois aux repas, et si une forte proportion d'acide carbonique libre déguise le goût du fer, elles forment une agréable boisson de table.

Durée de la cure. — Il n'y a pas de temps fixe pour la durée de la cure. La moyenne est à peu près de trois à quatre semaines (1) ; mais ce traitement, comme du reste tout autre traitement, doit varier selon l'état général et l'affection du malade. Quelquefois la durée ne peut être fixée que par le médecin qui suit les progrès de la cure, et, dans beaucoup de maladies chroniques, il est nécessaire de continuer la saison au delà de six ou huit semaines, ou de faire, dans la même année, deux saisons séparées par un intervalle de un ou deux mois.

Importance de la surveillance médicale aux eaux. — La surveillance médicale est absolument nécessaire. Les progrès de la cure doivent être suivis. Le malade a besoin de conseils sur beaucoup de points : notamment sur son régime, la nature et la somme d'exercice, le moment de la journée où il doit le faire, quand il devra boire les eaux, et la quantité, la suspension temporaire des bains ou d'autres pratiques balnéaires ; le traitement à suivre à l'apparition d'éruptions ou de « la fièvre thermale », ou durant les périodes menstruelles. Quelquefois le médecin ordonne de faire chauffer les eaux, si elles sont froides ; ou, si elles sont trop fortes,

(1) Cette durée de trois semaines correspond à la période intermenstruelle chez la femme. Dans le traitement des affections chroniques il est impossible de régler ainsi, par avance, la durée d'une cure qui devra, parfois, se prolonger pendant de longues années.   A. D. — P. S.

de les couper avec de l'eau pure, du lait ou du petit lait ;
ou de masquer leur saveur par l'addition de quelque eau
gazeuse, etc. Certains malades exagèrent le traitement en
buvant de l'eau avec excès, s'ils ne sont pas dirigés, ou bien
prennent trop d'exercice, comme cela arrive fréquemment
pour de jeunes chlorotiques ou des personnes anémiées.
Beaucoup de malades ne peuvent être traités d'une manière satisfaisante à moins d'avoir des règles très précises
à suivre, et cette précision ne peut être donnée que par un
médecin, à la station même. Le résultat du traitement dépend souvent de sa direction ; le médecin de la station
devrait recevoir du médecin ordinaire du malade un
compte rendu de l'état du malade et du traitement suivi
précédemment par lui. Grâce aux heureux résultats obtenus par les médecins des eaux dans la direction générale des malades, la bonne renommée d'une station est
souvent largement augmentée.

Incurie dans l'usage des eaux minérales. —
Quoique de grandes quantités d'eau minérale aient
quelquefois été bues avec impunité, ou avec un bénéfice
apparent, les eaux, même inoffensives, ne doivent pas être
prises sans prudence et sans surveillance. On a vu des
symptômes très graves, et même la mort par syncope ou
apoplexie, suivre l'absorption rapide d'eau froide ou d'une
quantité excessive d'eau chaude.

Fièvre thermale. — Un moindre inconvénient de
l'absorption de trop grandes quantités d'eau est le
trouble de tout l'organisme connu sous le nom de
« fièvre thermale », « well-fever », « Bad-Friesel », ou
« poussée » ; il peut aussi résulter d'un excès de bains ou
d'un autre usage externe d'eau minérale, et consiste en
sensations fébriles désagréables, dyspepsie, lassitude,
diarrhée et éruptions cutanées. Ces symptômes, qu'on

supposait autrefois être d'une nature critique et salutaire, disparaissent bientôt sous l'influence d'une interruption momentanée du traitement ou l'administration d'un remède calmant. A Loèche-les-Bains l'éruption ou poussée est encore considérée comme une partie normale du traitement par les bains tièdes prolongés. On peut comparer peut-être « la fièvre thermale » à la fatigue et à la raideur articulaire ressentie, même par des personnes bien portantes, au commencement d'un voyage pédestre.

Alimentation. — Les règles concernant le régime alimentaire, étaient autrefois trop strictes et, dans quelques stations, le même « régime de cure » était observé uniformément, sans égard pour les souffrances du malade; la Sprudel-Suppe, soupe de Karlsbad (voyez Karlsbad) était un exemple favori de ce régime sévère. Des aliments tels que le beurre et le thé étaient, sans raison suffisante, prohibés dans tous les cas. Ces règles ont été quelque peu atténuées; aussi il est d'autant plus important que le médecin des eaux soit à même de surveiller le régime du malade. Les dîners de table d'hôte sont, sous ce rapport, quelque peu gênants, et des repas séparés, comme à Karlsbad, sont souvent préférables. Dans quelques stations, comme à Karlsbad et à Wildungen, le médecin exerce un contrôle sévère sur le genre de nourriture donnée aux baigneurs.

Saisons pour le traitement des eaux. — La saison pour le traitement hydro-minéral est nécessairement limitée à l'espace de temps durant lequel les stations sont ouvertes. C'est principalement de mai à octobre; mais quelques stations sont seulement ouvertes de juin à septembre. Bath en Angleterre est ouvert toute l'année, et quelques stations étrangères, telles qu'Aix-la-Chapelle, Amélie-les-Bains, Dax, Baden-Baden et Wiesbaden, sont de même ouvertes en toute saison. Les mois d'été sont spécialement commodes pour une cure, parce que le malade peut rester en plein air ; de plus, à cause de la chaleur de l'air, une production moindre de calorique et de *métabolisme* des tissus est nécessaire et on a par suite une meilleure occasion pour l'action altérante et déplétive des eaux minérales (1). Si on choisit une saison d'hiver, le malade doit, s'il est possible, être logé dans l'établissement de bains, de façon à se rendre indépendant de l'inclémence du temps ; un pareil arrangement est possible à Aix-la-Chapelle, Wiesbaden, Bath, etc. Pour ceux qui supportent mal la chaleur, il est préférable d'éviter les mois les plus chauds à Aix-les-Bains, Aix-la-Chapelle, Ems, Baden-Baden, Wiesbaden, Neuenahr, Ragatz et autres localités chaudes.

Traitement préparatoire. — Il fut un temps où on conseillait un traitement préparatoire d'une nature sévère avant de faire une saison d'eaux. Ceci était en rapport avec les théories antiphlogistiques du temps. Un traitement préparatoire est encore quelquefois adopté, par exemple un séjour dans quelque station climatérique ou un traitement médical spécial, mais non pas les purgations excessives, etc., d'autrefois. On prescrit aussi une cure d'eau à une source, comme traitement préparatoire à une saison dans un autre établissement. Ainsi une saison d'eaux chlorurées, chlorurées alcalines ou chlorurées

---

(1) Il est possible que dans le traitement pharmaco-dynamique ordinaire, les malades délicats soient mieux en état de subir une série de remèdes tels que le mercure, de fortes doses d'iodures et de préparations thyroïdiennes (qui exigent du malade une dépense de force), par un temps chaud qu'avec une température froide, quand une plus grande part de leur énergie vitale est consommée pour la production du calorique.

sulfureuses, peut être utile avant une saison d'eaux ferrugineuses ; on peut aussi conseiller une station d'une altitude moyenne avant une autre d'une grande altitude par exemple : une cure d'eaux ferrugineuses à Spa ou Schwalbach peut précéder un traitement à St-Moritz.

Usage des eaux après la cure thermale. — Quelquefois en cessant l'usage d'eaux laxatives, telles que Karlsbad, ou Marienbad, on voit survenir une constipation pénible. On pourra y remédier en continuant pendant quelque temps l'usage des eaux minérales ou de leurs sels après la cure thermale.

Importance d'une cure complémentaire (after-cure). — Généralement parlant, une cure complémentaire est de la plus grande importance, particulièrement après un séjour aux eaux actives, telles que celles de Karlsbad, Marienbad et Kissingen. Au lieu de retourner immédiatement chez eux et de reprendre leur vie habituelle, les malades doivent s'abstenir de tout travail actif, observer un régime alimentaire simple et vivre en plein air pendant quelques semaines. Ils peuvent aller dans quelque partie agréable du pays, non loin des eaux, ou dans une station de montagne peu éloignée. Pendant un certain temps, après l'usage d'eaux laxatives actives, le système nerveux et les fonctions organiques sont dans un état d'impressionnabilité particulier et se troublent aisément ; c'est un état analogue à celui qui se produit pendant la convalescence d'une maladie infectieuse, ou par suite d'une surexcitation nerveuse, du tracas des affaires ou d'une fatigue corporelle.

Pendant le traitement thermal le malade se débarrasse des matières superflues et toxiques accumulées dans les tissus. Durant la cure complémentaire une reconstitution doit avoir lieu, justement comme il arrive dans la convalescence d'une maladie, et des matières saines et nouvelles sont assimilées par les tissus à la place des matériaux toxiques rejetés durant la cure. En négligeant de se soumettre à une cure complémentaire le malade peut s'exposer à des conséquences désagréables, à une rechute, et perdre ainsi tous les bons résultats du traitement. Dans quelques stations, l'importance de la cure complémentaire semble encore être à peine suffisamment reconnue.

Choix d'une station pour la cure complémentaire (after-cure). — La nature et la situation de la station climatérique à choisir n'est pas sans importance ; mais il est difficile de poser des règles générales, chaque cas devant être considéré selon sa nature individuelle et les circonstances qui l'accompagnent. Une saison d'eaux plus actives doit habituellement être suivie par un repos plus long qu'une saison d'eaux moins actives ; mais chez les malades eux-mêmes il y a de grandes différences, qui doivent guider l'homme de l'art en décidant la durée de la cure complémentaire à recommander, et la station sanitaire à choisir. Quelques malades sont si faibles au commencement du traitement que, même après une très légère saison d'eaux, un long repos est nécessaire, et la localité choisie en ce cas ne doit pas être trop éloignée.

Stations d'une altitude considérable. — Comme dans la plupart des questions de thérapeutique, il faut aussi prendre en considération les particularités individuelles des malades. Certains malades ne sont pas constitués pour supporter une altitude élevée. Ceux qui souffrent d'une affection nerveuse, ou qui ont une activité exagérée, y perdent souvent l'appétit, et maigrissent pendant leur séjour dans des localités très élevées. Il en est ainsi lorsque certaines personnes sont dans leur état or-

dinaire de santé, à plus forte raison dans un état maladif.
Mais ordinairement, en présence de malades dont le cœur
fonctionne très normalement, il ne faut pas craindre un
voyage un peu plus long, et on peut recommander des
localités fortifiantes d'une altitude considérable (1066 à
2134 mètres), même en l'absence de promenades à terrain
plat. De telles stations se trouvent dans le Nord et le
centre de la Suisse : signalons les hôtels situés sur le
Righi et le mont Pilate, Andermatt, Hospenthal, Disentis, Mürren, Wengen, Gurnigel, Lenk et Grindelwald ;
dans les parties Nord et Nord Ouest des Grisons : Arosa,
Klosters, Davos Platz et Davos Dœrfli, Clavadel, Frauenkirch, Wiesen, Churwalden, Parpan ; dans la Haute Engadine : Samaden, Pontresina, St-Moritz, Campfen, Silvaplana, Maloja et Zuz ; sur les hauteurs de la vallée du
Rhône : Berisal, l'Eggischhorn, le Rieder Alp et le Bel-
Alp, Villars, l'Hôtel du Chamossaire, l'Hôtel des Diable-
rets, La Comballaz, le Château d'Oex et Glyon ; dans le
Jura suisse : le Weissenstein ; dans la région du Mont-
Rose : Zermatt, le Riffel-Alp, Saas-Fee, Evolena, Arolla,
Vissoye, Zinal ; et sur le côté italien du groupe du Mont-
Rose : Macugnaga, Alagna, Gressoney St-Jean, et l'Hôtel
Monte Generoso ; sur le versant italien du Mont-Blanc :
Courmayeur et Ceresole Reale ; sur le versant Nord :
Montanvert au-dessus de la Mer-de-Glace près de Chamou-
nix ; dans la partie Sud du Tyrol : Campiglio, Cortina
di Ampezzo, Schluderbach et San Martino di Castrozza ;
dans le district de l'Ortler du Tyrol : Sulden et Trafoi ;
Eggerhof au-dessus de Méran, et Mendelhof au-dessus du
Botzen ; dans le Tyrol central : Brennerbad, Alt-Prags,
Innichen et Toblach ; et dans la Haute Valteline : Bormio
et Santa Catarina qui l'avoisine.

Stations d'une altitude moyenne. — Les malades dont le cœur est dilaté et faible, doivent éviter les

hautes altitudes et les terrains accidentés, tandis que des altitudes moyennes (183 à 914 mètres), avec la facilité de faire de l'exercice en terrain plat ou en pente douce, sont préférables aux localités basses ou même aux bords de la mer. Telles sont nombre de stations sanitaires dans la Forêt Noire: Badenweiler, Rippoldsau, St-Blasien, Griessbach, Petersthal, Allerheiligen, Freudenstadt, Titisee, Wildbad, Herrenalb et Teinach ; dans la Forêt Thuringienne : Friedrichroda, Tabarz, Liebenstein, Ruhla, Oberhof, Ilmenau, Elgersburg, le Blankenburg Thuringien, etc. ; dans les montagnes du Hartz: Harzburg, Wernigerode, Ilsenburg, Gernrode, Alexisbad, Blankenburg, Ballenstedt, Clausthal, Andreasberg ; dans les montagnes des Vosges : Hohwald, Gérardmer ; dans le Fichtelgebirge : Alexandersbad, Berneck ; dans le Taunus: Koenigstein, Schlangenbad, Schwalbach, Hombourg ; dans la Suisse Franconienne : Streitberg et Muggendorf.

Au nord des montagnes de la Bavière se trouvent quelques stations agréables pour ce genre d'affections, telles que Starnberg et Tegernsee, sur les lacs du même nom ; en Silésie, on peut mentionner Schreiberhau; le Salzkammergut et la région environnante contiennent des stations charmantes : Salzbourg, Gmunden, Ischl, Aussee et Alt-Aussee, St-Wolfgang, Hallstatt, Zell am See ; le Tyrol central et celui du nord sont très riches en localités de ce genre, nous signalerons seulement Innsbruck, l'Achensee, Partenkirchen, Garmisch, Kainzenbad et Bruneck.

Chez les malades affectés de dilatation du cœur les différences dans la force individuelle sont si grandes, que quelques-uns supportent avec peine une altitude de 366 m., tandis que d'autres se sentent parfaitement bien à 914 m. ou davantage. Dans les affections mitrales bien compensées, des altitudes élevées sont souvent aussi bien supportées qu'à l'état normal.

Stations pour les paludéens. — Quand des malades convalescents de malaria ont subi un traitement thermal, ce traitement devrait toujours être suivi d'un long séjour dans quelque région parfaitement indemne de malaria. Les stations d'une altitude élevée exercent une influence bien meilleure que celles dont le niveau est bas, particulièrement quand les premières sont très rapprochées de vastes glaciers, telles que Montanvert, le Bel-Alp, le Rieder-Furka, l'Eggischhorn, Pontresina et Arolla.

Stations pour les malades atteints de rhumatisme chronique. — Le rhumatisme chronique est une maladie très fréquente. Si le cœur est en bon état, il est rare que l'on doive craindre une altitude élevée, quoique pour beaucoup de malades une faible altitude soit également satisfaisante ; mais il est essentiel de choisir des stations sèches et ensoleillées. Nous citerons : Les Avants, Glion et Caux au-dessus de Montreux, St-Beatenberg, au-dessus du lac de Thun, Gurnigel, Pontresina, Maloja, Righi-First et Righi-Kaltbad, et les stations d'altitude de la vallée du Rhône qui ont été précédemment mentionnées. Dans des positions moins élevées, Badenweiler et Hombourg conviennent également.

Pour beaucoup de rhumatisants, un long séjour au bord de la mer, après une saison d'eaux, est préférable à un séjour d'altitude, grâce à l'action tonique que l'air de la mer exerce sur la peau. Il faut cependant s'abstenir de bains en pleine mer après l'usage d'eaux actives, telles que celles de Karlsbad, Marienbad, Tarasp, Franzensbad et Kissingen.

Stations pour les emphysémateux et les malades atteints de bronchite. — Chez les malades qui souffrent d'emphysème et de bronchite chronique, les altitudes moyennes sont seules supportées, et il faut choisir des stations à l'abri du vent et de la poussière, situées, si cela est possible, dans le voisinage de grandes forêts, surtout de pins. Telles sont Flimser Waldhæuser (trop élevé pour les cas très avancés), et Ragatz en Suisse, Alt-Aussee (à une heure d'Aussee), Kreuth, et Achensee, et Zell am See, dans les Alpes orientales ; les localités mentionnées déjà dans les montagnes de Harz ; Badenweiler, Baden-Baden, Wildbad, Teinach, Griessbach, Rippoldsau, etc. dans la Forêt Noire ; Hohwald dans les montagnes des Vosges ; Alexandersbad dans le Fichtelgebirge. Friedrichroda et Liebenstein, dans la Forêt de Thuringe ; Schlangenbad et Kœnigstein dans le Taunus ; Brückenau en Franconie.

Stations du Royaume-Uni. — Il est quelquefois important de faire une cure complémentaire plus près de la résidence du malade, et l'Angleterre, l'Ecosse, le pays de Galles et l'Irlande renferment nombre de localités convenables, quoiqu'elles n'aient pas l'altitude que l'on pourrait désirer dans quelques cas. Beaucoup d'entre elles trouvent place dans notre liste d'eaux maritimes (v. ce chapitre) ; d'autres, telles que Buxton, Harrogate, Llandrindod, Malvern, Tunbridge Wells, Strathpeffer, et Bridge-of-Allan, sont comprises dans les eaux ordinaires ; et d'autres encore, telles que Ilkley, Ben Rhydding, Pitlochry, etc., sont mentionnées parmi les stations recommandées pour le traitement hydrothérapique (voyez pp. 16 et 17). Il y a aussi, dans le Royaume-Uni, à l'intérieur des terres, de nombreux endroits non compris dans une de ces catégories, qu'on peut utiliser pour une cure complémentaire. Il est, quoi qu'il en soit, à peine nécessaire de parler ici de ces stations bien connues des membres du corps médical anglais.

Si nous entrions pleinement dans le détail des condi-

tions climatériques des stations à recommander aux différents malades, après des saisons d'eaux, nous irions
au delà des limites de ce livre ; mais nous supposons en
avoir dit assez pour servir de guide dans cet important
sujet.

Précautions durant la cure complémentaire.
— Quelle que soit la localité recommandée, le malade
doit toujours avoir présent à l'esprit qu'il est essentiel
pour lui de passer un laps de temps aussi considérable
que possible en plein air, d'éviter la fatigue, de continuer
un régime sévère, et d'être très soigneux pour tout ce
qui concerne le vêtement, de façon à ne pas s'exposer aux
refroidissements.

CHAPITRE VI

Eaux thermales simples ou indifférentes.

Ces eaux prises à l'intérieur (voyez pp. 8 et 35) servent à débarrasser les tissus des produits inutiles ; elles sont donc salutaires dans la goutte et le rhumatisme chronique, particulièrement dans les cas où l'usage d'eaux plus actives n'est pas jugé utile. En accroissant les sécrétions et en rendant le contenu des intestins plus fluide, elles peuvent rendre service dans les cas de constipation due à une sécrétion intestinale et biliaire insuffisante. Par leur action locale calmante, et leur influence indirecte sur la nutrition générale, elles peuvent avoir un bon effet dans quelques formes de gastralgie, et dans les cas d'irritation des membranes muqueuses gastrique et intestinale.

Sous forme de bains chauds, elles exercent une influence sédative sur le système nerveux. Par là, elles peuvent être utiles dans quelques cas de névralgie, dans l'hyperesthésie, les menstruations douloureuses, la toux nerveuse, dans toutes les manifestations de l'hystérie ; ces eaux ont aussi joui d'une grande réputation dans le traitement des cicatrices douloureuses (spécialement les bains plus chauds), et pour la cicatrisation de blessures et d'ulcères douloureux (1). Dans cette dernière

(1) Ainsi Paracelse, dans sa description de Pfaeffers (ouvrage original de cet auteur), parle de l'action curative de ces eaux

classe d'affections elles agissent sans doute, en partie
par l'amélioration de la santé générale, en partie par une
action locale similaire à celle des bains prolongés, locaux
et généraux, employés par les chirurgiens dans les phleg-
mons, les brûlures, etc. Elles détergent la surface de la plaie,
maintiennent une température égale, et exercent un effet
calmant sur l'extrémité des nerfs mis à nu. A notre époque de chirurgie aseptique et antiseptique, ce genre de
traitement balnéaire sera probablement moins nécessaire.

L'action des bains tièdes prolongés, comme ils sont
employés à Loèche-les-Bains, dans les éruptions cutanées
chroniques, est probablement quelque peu similaire. L'eau
tiède macère les squames épidermiques du psoriasis,
lave et entraîne les squames et l'exsudation de l'eczéma,
un effet calmant et cependant tonique étant exercé sur
l'extrémité des nerfs par l'application continue de l'eau
thermale à une température égale. Quelques cas de guérison peuvent s'être produits autrefois chez des personnes atteintes de gale, avant que l'acarus ait été découvert
comme la cause de l'affection. Dans de tels cas, le para-
site peut simplement avoir été noyé dans les bains longtemps prolongés. Par leur action légèrement antiseptique, les eaux sulfureuses peuvent avoir eu encore plus
de succès que des eaux indifférentes, dans le traitement
des plaies et de certaines affections de la peau.

Il semble difficile de comprendre comment des bains
chauds n'auraient pas une action favorable dans les affec-

dans les cas d'ulcères, de fistules et de plaies incomplètement
cicatrisées. Dans la salle de la corporation des apothicaires de
Londres, il y a un tableau représentant les bains de Pfaeffers.
Il est probable que Franc. Manning, ministre d'Angleterre dans
les Grisons, qu'on essaya d'assassiner le 27 juin 1711, est rappelé dans cette peinture, en raison de la dette de reconnaissance
qu'il avait contractée vis-à-vis de ces eaux.

tions organiques du système nerveux ; cependant, quelques sources thermales indifférentes, telles que celles de Wildbad et Gastein, sont très renommées pour le traitement des affections chroniques de la moelle épinière. Il est peu vraisemblable que des bains chauds, employés judicieusement, puissent être nuisibles au début des affections de ce genre ; par l'amélioration de la nutrition générale, ils peuvent au moins amener une atténuation temporaire dans les maladies chroniques de la moelle épinière e quelquefois soulager les douleurs du tabes. Il est probable que jadis on attribuait aux eaux thermales la guérison de cas de paralysie qui étaient réellement de nature fonctionnelle ; de même on guérissait des cas de paraplégie et de pseudo-tabes, quand il s'agissait en réalité de névrites périphériques (1).

L'étiologie de la névrite périphérique a été bien étudiée dans ces derniers temps, et la plupart des cas peuvent se rattacher à l'intoxication par l'alcool, le plomb l'arsenic et les toxines circulant dans le sang après la diphtérie, le typhus abdominal, et autres maladies infectieuses mais dans d'autres cas, la cause ne peut pas être exactement déterminée ; on considère alors la névrite comme étant de nature rhumatismale, idiopathique, etc. Quelques-unes des formes les plus chroniques de la névrite

(1) Quelques cas de névrite périphérique présentent de symptômes de « pseudo-tabes », qui ressemblent à ceux de l'a taxie locomotrice. Il est possible que la guérison de ces névri tes par le simple traitement thermal puisse avoir contribué donner à quelques eaux la réputation de guérir les cas de tabe au début. De plus quelques-uns des symptômes sensitifs du ta bes lui-même sont souvent dus à des lésions des nerfs ou des ra cines des nerfs plutôt qu'à des altérations de la moelle, et ce symptômes (notamment les douleurs fulgurantes), peuvent êtr à l'occasion soulagés temporairement par des bains chauds auss bien que par d'autres moyens.

manifestées par la douleur, l'anesthésie, la paresthésie, et même par la perte de la puissance motrice, sont peut-être causées par une altération du sang, liée à une auto-intoxication, et peuvent être associées à un état cachectique général de tout l'organisme. Dans de tels cas les bains d'eau thermale pourront avoir une action favorable en relevant la nutrition générale.

H. Prœll, H. Scoutetten (1) et beaucoup d'autres auteurs ont pensé que les effets thérapeutiques des bains d'eaux thermales simples et autres pourraient, dans une grande mesure, être dus à des échanges électriques entre le corps et l'eau du bain. Quoi qu'il en soit, cette manière de voir n'est pas généralement admise et il est peu probable que les courants électriques qui peuvent s'établir entre le corps et l'eau thermale du bain jouissent d'une action thérapeutique quelconque.

Dans le rhumatisme chronique et la sciatique les bains plus chauds sont plus utiles que les bains tièdes. D'autres eaux minérales sont fréquemment employées en boisson pour le traitement de la goutte, mais chez beaucoup de personnes goutteuses délicates, il n'est pas besoin de boire de l'eau minérale, le traitement étant limité aux bains tièdes, aidés par le climat et le régime.

Dans un grand nombre de cas de rhumatisme chronique, de sciatique, et d'arthrites goutteuses ou d'origine rhumatismale, les douches, le massage et la gymnastique suédoise forment de beaucoup la partie la plus importante du traitement, tout en remplaçant complètement, dans quelques cas, les bains chauds simples.

En choisissant une eau de ce groupe, il faut se baser

____

(1) H. Scoutetten, *De l'électricité considérée comme cause principale de l'action des eaux minérales sur l'organisme*, Paris, 1864.

sur la capacité des médecins de la station et l'habileté des personnes chargées des douches, du massage et de la gymnastique suédoise. Dans d'autres cas, tout en tenant compte de la température des eaux, on doit prendre en considération l'installation, l'accès facile, la situation, le climat et l'altitude au-dessus du niveau de la mer. On trouvera, dans les pages suivantes, les détails sur la situation, l'altitude, la température des eaux, etc., de la plupart des sources appartenant à ce groupe.

Wildbad et Ragatz-Pfaefers ont été placés en première ligne pour servir de types, et les autres sources ont été classées dans l'ordre politique géographique mentionné dans la préface, à savoir : — La Grande-Bretagne, la Belgique, les Empires Allemand et Autrichien, la Suisse, la France, l'Espagne et le Portugal. Bath, Buxton, Wildbad-Gastein, Schlangenbad et Plombières peuvent être donnés comme types de cette classe de sources.

Wildbad (*Würtemberg*). — Se trouve à une altitude de 430 mètres dans la profonde vallée de l'Enz, une vallée typique de la Forêt-Noire, ayant des deux côtés des pentes assez escarpées, couvertes de sapins, où l'on peut faire de haut en bas et de bas en haut de longues promenades en zigzag. La principale direction de la vallée est orientée du Nord au Sud ; en montant, le climat est fortifiant, et, même par le temps chaud, les nuits sont assez froides.

Wildbad, en dépit de la grande quantité de baigneurs qui y affluent durant la saison, n'est pas devenu trop populaire et a très bien conservé sa réputation comme type de « thermes sylvestres » (v. p. 24), ou de bains d'eaux thermales indifférentes. La température des sources varie de 33° C. à 40° 28 C. environ. L'Eberhards-Brunnen et le Kœnigs-Brunnen sont les plus en usage pour la boisson ; mais il y a naturellement peu de différence entre les diverses sources. On ajoute à l'eau des sels de Karlsbad ou des sels similaires quand on veut obtenir un effet laxatif, et quand cela est nécessaire, on peut prendre à Wildbad les eaux d'autres sources.

La principale renommée de Wildbad est fondée sur ses bains. On y trouve deux excellentes maisons de bains, le grand établissement, et le Kœnig Karls Bad, qui appartiennent tous les deux au gouvernement du Würtemberg. Le genre de bain surtout en usage est le « Wild-Bad » ; un bain thermal ordinaire dans lequel l'eau sort en bouillonnant d'un plancher sablonneux et dont le courant est continuellement entretenu par le tuyau de trop-plein, de manière à imiter un bain dans une fontaine naturelle d'eau thermale. On y trouve aussi des bains chauds ordinaires, des bains d'eau froide (pour lesquels on emploie l'eau thermale refroidie), des bains d'air chaud et de vapeur, des bains électriques, des douches, et une série d'appareils mécaniques du Dr Zander pour la gymnastique Suédoise. Les malades pauvres peuvent avoir des bains à meilleur marché dans le Katharinen-Stift. Dans le bain, la surface du corps se couvre de bulles, probablement d'azote ; mais ce phénomène n'aurait aucune importance thérapeutique.

Les indications des eaux de Wildbad sont celles des sources thermales indifférentes en général, c'est-à-dire, les affections rhumatismales et goutteuses chroniques chez les sujets faibles, les arthrites résultant de ces affections, de blessures ou suites de blessures, la convalescence de maladies aiguës ou chroniques, les affections nerveuses fonctionnelles, la dyspepsie nerveuse, les affections de l'utérus et des annexes et les éruptions chroniques de la peau. Les malades atteints d'affections nerveuses organiques chroniques au début, parmi lesquelles on peut ranger la paralysie agitante, quoique sa pathologie anatomique ne soit pas encore connue, se trouvent également bien d'un séjour à Wildbad, comme d'autres eaux thermales douces, et obtiennent, dit-on, une amélioration momentanée de leur cure. Chez ceux qui sont épuisés par des excès de travail ou la vie de la ville, l'air frais et fortifiant de la montagne et le changement obligé dans leur manière de vivre jouent sans doute un rôle prépondérant dans les résultats obtenus. Pour ceux qui ne peuvent ou ne veulent pas se promener en montant, on a établi des promenades le long de la vallée dans deux directions.

La saison dure du 1ᵉʳ mai à la fin de septembre.

Accès : Strasbourg, Carlsruhe et Pforzheim.

Installation : bonne.

Ragatz-Pfaefers (*Suisse, canton de St-Gall*). — Les bains de Ragatz et Pfaefers dans le canton de St-Gall sont alimentés par les eaux thermales de Pfaefers, dont la première description médicale fut écrite en 1535 par le fameux médecin suisse Paracelse, et dédiée par lui à Johann Russinger, abbé de Pfaefers, homme à esprit large et élevé.

Ragatz, à une altitude d'environ 541 mètres, est une station du chemin de fer de Sargans à Coire. Elle est située sur le côté sud de la vallée et assise sur les deux rives de la Tamina, dans un point où cette rivière sort d'un étroit défilé pour se jeter dans le Rhin. Les environs sont très beaux et donnent toutes facilités pour une grande variété d'excursions. Un chemin de fer funiculaire partant de Ragatz conduit aux ruines de Wartenstein, à environ 305 m. au-dessus de la ville, dominant la vallée.

Une promenade d'environ 5 kil. (dans la direction du Sud-Ouest), en montant la romantique gorge de la Tamina, amène à la source thermale et à la maison de bains de Pfaefers, élevées de 22 m. à peu près au-dessus de Ragatz.

Les eaux de Pfaefers sont des eaux thermales indifférentes, et de même que les eaux de Wildbad, elles sont
particulièrement riches en azote. Leur température à la
source est de 37° C. 5 ; dans la salle de bains de Pfaefers,
34° C. ; et dans les tuyaux de bois par lesquels l'eau est
conduite aux bains de Ragatz, cette température tombe à
31,67° C. — 33,89° C.

Les malades qui font usage des bains à Pfaefers lo-
gent à l'établissement de bains. Ce bâtiment, qui fut
commencé par les moines de Pfaefers en 1704, est naturellement quelque peu suranné ; il est isolé dans la gorge
profonde et manque de soleil. Cet établissement est principalement fréquenté par des familles suisses, la plupart
des autres personnes préférant vivre et prendre leurs bains
à la station plus moderne de Ragatz. Dans Ragatz se trouvent quatre établissements de bains excellemment organisés pour les bains ordinaires d'eau thermale, et un
bassin de natation, alimenté par l'eau thermale. On y
trouve également des appareils pour douches et bains électriques, et on doit y ajouter une installation complète
pour le traitement par l'eau froide. Un établissement
pourvu des appareils médico-mécaniques du Dr Zander
pour la gymnastique suédoise a été récemment inauguré.

Comme dans d'autres « thermes sylvestres », les eaux
sont utilisées également en boisson. Autrefois, les malades
avaient coutume de rester plusieurs heures dans le bain,
et même de s'y faire apporter leur repas ; mais la durée
moyenne d'un bain est maintenant d'une demi-heure ; il
en est de même pour la boisson ; alors qu'autrefois on
buvait des doses considérables d'eau, on conseille aujour-
d'hui de s'en tenir à trois ou six verres par jour.

Les indications de Ragatz sont, cela va sans dire, à peu
près les mêmes que pour d'autres stations similaires. On

peut mentionner le rhumatisme chronique, la diathèse urique, les troubles digestifs et les maladies nerveuses fonctionnelles chez les malades délicats et irritables. Dans les affections articulaires chroniques non tuberculeuses, la sciatique et la névralgie, on ajoute souvent l'emploi judicieux du massage et de la gymnastique suédoise. Comme la plupart des bains d'eau thermale, ces bains sont employés dans beaucoup d'affections chroniques de l'utérus et des annexes et dans les éruptions cutanées chroniques. Dans les cas de convalescence prolongée de différentes maladies, le climat, la musique, et la vie gaie des eaux sont d'un grand secours. Dans les cas de maladies chroniques du système nerveux on obtient, dit-on, souvent une amélioration momentanée d'un traitement à Ragatz.

La saison, à Ragatz, dure du commencement de mai à la fin d'octobre ; celle de Bad-Pfaefers de juin au milieu de septembre.

Accès : Bâle, Zurich, Sargans.

Installation : bonne.

Bath (Angleterre, Comté de Somerset). — Les eaux de Bath (altitude 30 m.), « Aquæ Solis » ou « Aquæ Sulis » des Romains, sont réellement les seules eaux chaudes naturelles de la Grande-Bretagne. Leur température est de 32° à 49° C. et selon l'analyse de Attfield elles contiennent 1,3 pour mille de sulfate de calcium, 0,3 pour mille de sulfate de sodium, 0,2 pour mille de chlorure de magnésium et de chlorure de sodium, et environ 0,1 pour mille de carbonate de calcium et de sulfate de potassium. Il est préférable de classer les eaux de Bath dans le groupe des eaux thermales indifférentes. Des vestiges très étendus de thermes romains y existent encore. La situation de la ville est très belle, et, grâce aux hauteurs qui l'entourent, le climat est doux et égal, en sorte que l'on peut faire usage des eaux pendant toute l'année. Le printemps et l'automne sont cependant les meilleures saisons pour une cure.

Par suite de différentes causes, et en partie par suite d'un simple « changement de mode », Bath a beaucoup perdu de la renommée qu'il avait acquise au XVIIIe siècle ; renommée, due pour une bonne part au Beau Nash, et aux hôtes fashionables qu'attiraient les amusements organisés par lui. Récemment, cependant, toutes sortes d'appareils hydrothérapiques, et le traitement par les douches et le massage, y ont été installés, appareils semblables à ceux employés dans les stations du continent. Ces installations sont essentielles à l'efficacité d'une eau thermale simple, et accroîtront probablement le nombre des visiteurs de Bath.

La *douche massage* d'Aix y est donnée par deux doucheurs, qui pratiquent le massage comme à Aix-les-Bains. Le traitement de Nauheim pour les affections cardiaques a été récemment mis en usage à Bath ; on imite les bains de Sprudel et Nauheim, et on emploie les exercices du Dr Schott (voyez page 54). Il y a des salles d'inhalation pour les affections du pharynx et des voies respiratoires.

Les eaux sont employées en boisson et en application extérieure ; leur action interne est sans doute identique à celle des eaux thermales indifférentes en général. Il n'est pas probable que les très petites quantités de fer et d'arsenic contenues dans l'eau exercent une action thérapeutique, et encore moins probable que l'azote ou l'argon (1) et l'hélium récemment découverts dans l'eau, aient une influence particulière ; les effets anesthésiques causés par l'inhalation de l'azote paraissant être dus plutôt à la diminution de l'oxygène qu'à une action de l'azote lui-même.

(1) L'argon est chimiquement inerte, et tout ce qui est absorbé est retrouvé dans l'air expiré.

Les bains chauds et les bains de vapeur locaux « Berthollet » sont utiles dans la goutte chronique, le rhumatisme et quelques cas de sciatique et de douleurs musculaires. Dans les cas où les articulations raidies empêchent les malades d'entrer dans le bain on peut les descendre sur une chaise à treuil. Dans le psoriasis et les affections cutanées chroniques, l'immersion prolongée exerce souvent une action salutaire sur la peau.

Dans le traitement du saturnisme des troubles fonctionnels nerveux, de la dysménorrhée, il peut être utile d'avoir recours à l'hydrothérapie et aux eaux thermales. Il est peu probable que les effets salutaires obtenus chez des jeunes filles chlorotiques à Bath soient dus à la petite quantité de fer et d'arsenic contenue dans les eaux. Un sanatorium militaire pour les maladies rhumatismales et goutteuses, ou pour les suites de blessures et d'accidents, pourrait être établi là comme à Teplitz en Bohème, Barèges en France, etc. Bath est ouvert pendant toute l'année.

L'eau de table vendue en bouteilles sous le nom de « Sulis Water », est de l'eau de Bath naturelle, gazéifiée artificiellement avec de l'acide carbonique.

Accès : Londres, station de Paddington. Installation bonne, quoique pouvant être améliorée.

Buxton (Angleterre, Comté de Derby). — Les eaux de Buxton (température 27° 78° C.) doivent être classées avec celles de Bath ; mais elles ne sont pas aussi chaudes, et le climat de Buxton est plus fortifiant que celui de Bath (altitude 305 m.). La situation de Buxton, et sa position dans le beau et intéressant District de Peak, comté de Derby, attire une foule de visiteurs aussi bien que de malades à cette station. Elle fut plusieurs fois visitée par la reine d'Ecosse Marie.

Les eaux de Buxton sont encore plus faiblement minéralisées que celles de Bath, et contiennent, selon le

Dr Thresh, seulement 0,2 pour mille de bicarbonate de calcium et environ 0,1 pour mille de bicarbonate de magnésium. Outre les eaux thermales simples, il s'y trouve des eaux ferrugineuses faibles (contenant, selon Lord Playfair, environ 0,015 pour mille de carbonate de fer); les deux eaux sont employées en boisson, les eaux thermales depuis la dose de 112 grammes jusqu'à un peu plus d'un demi-litre. Les bains sont donnés à la température tiède naturelle de l'eau, d'une durée de quatre à sept minutes ; pour des personnes plus faibles, chez lesquelles la réaction est insuffisante, on peut les chauffer artificiellement jusqu'à une température de 30° C. à 37°78 C. La durée des bains chauds est ordinairement de trois à quinze minutes. Après les bains tièdes, on conseille, si c'est possible, une promenade destinée à favoriser la réaction. Il est peu probable que l'azote renfermé dans les eaux de Buxton exerce un effet thérapeutique particulier.

Buxton possède des douches, des chaises à treuil pour descendre les estropiés dans leurs bains, et différents appareils hydrothérapiques. On observe quelquefois des malaises passagers durant la saison des eaux ici comme dans d'autres stations. Le traitement devra être suivi sous la direction d'un médecin.

Les affections goutteuses et rhumatismales chroniques et les raideurs articulaires qui en résultent, sont spécialement traitées à Buxton. Dans les différents états de faiblesse produits par des attaques prolongées de goutte et de rhumatisme, Buxton est souvent éminemment salutaire en partie, sans doute, par l'influence de son climat fortifiant. D'autres états pathologiques justiciables du traitement thermal ou du traitement hydrothérapique, peuvent également être traités à Buxton. Le traitement de « Nauheim », pour les maladies du cœur, a été récemment installé à Buxton.

La saison est d'avril à septembre. Buxton est ouvert toute l'année, mais la température permet rarement aux malades de faire une saison d'eau pendant les mois les plus froids.

Accès : Londres, station de St-Pancrace.

Installation : bonne.

Matlock Bath (Angleterre, Comté de Derby). — Matlock Bath (température de l'eau 20° C.) est situé dans une belle vallée du comté de Derby, sur la rive gauche de la rivière, mais trop encaissé pour que le climat en soit fortifiant. Ses eaux qui, selon le Dr Dupré, contiennent environ 0,2 pour mille de carbonate de calcium et 0,1 pour mille de sulfate de magnésium, sont principalement en usage sous forme de bains. On y trouve des établissements bien connus où l'hydrothérapie joue un grand rôle. Le lumbago, la sciatique, les affections goutteuses et rhumatismales et celles des articulations y trouvent parfois du soulagement.

D'agréables excursions peuvent être faites dans différentes localités du Peak District, et à Matlock même et dans son voisinage immédiat ; les fontaines pétrifiantes et les différentes cavernes sont intéressantes à visiter.

Accès : Londres, station de St-Pancrace.

Installation : bonne.

Bakewell — également dans le district de Peak, a des eaux similaires (température 15°,56 C.) et un vieux bassin de pierre que l'on dit être Romain. Le nom de Bakewell est dérivé de sa source. Stoney Middleton qui l'avoisine a aussi des eaux semblables.

La source chaude de Clifton (Comté de Gloucester), sur laquelle un bâtiment appelé Hotwell House était érigé, fut autrefois renommée, mais est peu connue maintenant. Elle jaillit à la base du rocher de St-Vincent et a une température de 23° 89 C.

Mallow (Irlande, Comté de Cork), station sur le chemin de fer de Dublin à Cork, possède la seule source thermale (sub-thermale) d'Irlande. Son eau a une température de 21°11 à 22°22 C. et doit être classée dans le groupe des eaux indifférentes, car elle est presque pure. Mallow était autrefois très fréquenté par les malades.

Chaudfontaine (Belgique, département de Liège), avec une station, à 7 kil. environ de Liège, sur la ligne d'Aix-la-Chapelle, est dans une superbe situation et possède des eaux thermales indifférentes (température 40° C.).

Schlangenbad (Allemagne, province prussienne de Nassau). Cette station se trouve à une altitude d'environ 274 m. dans une vallée profonde s'éloignant, dans la direction du Nord, du Rhin, dont elle est distante d'environ 8 kil. Sa situation, juste à la bifurcation de la vallée vers le nord, rend le climat doux, quoique l'air soit suffisamment bien ventilé. Elle est reliée à Eltville sur le Rhin par un tramway à vapeur, et une bonne route de voiture mène, par dessus les hauteurs, à Langenschwalbach.

La partie boisée et la vue des coteaux du voisinage sont incomparables, et des kilomètres de promenades ombragées conduisent dans toutes les directions à travers les forêts qui environnent immédiatement la station. On peut faire un grand nombre d'excursions dans différents points des monts Taunus et sur les bords du Rhin.

Les eaux sont thermales et indifférentes, extrêmement onctueuses, riches, comme l'eau de pluie ou la rosée, et oxygénée et en azote, et, dans les baignoires blanches vernissées elles ont une belle teinte bleuâtre. Il y a neuf sources différentes, dont la température varie de 28° à 31°67 C. Tout ce que l'on peut attendre des eaux thermales sim ples et du repos dans un air pur et frais, et un site délicieux, peut sans doute être obtenu à Schlangenbad.

Les visiteurs comprennent des personnes ayant besoin de repos après des excès de travail ou un travail dans des lieux insalubres, des convalescents et des malades souffrant de simples troubles dyspepsiques, de neurasthénie et de troubles nerveux fonctionnels, et des femmes atteintes d'affections chroniques de l'utérus et des annexes pour lesquelles il est vraisemblable que des eaux thermales simples puissent être favorables. Les eaux ont une réputation spéciale pour les éruptions chroniques de la peau, dans les cas de peau un peu rugueuse et d'ichthyose à un léger degré. On y pratique aussi le massage. Le petit lait et le petit lait de chèvre sont employés dans quelques cas de troubles digestifs, et les eaux ferrugineuses avoisinantes de Schwalbach y sont apportées pour les malades anémiques.

Pour les cas plus accentués, des sources possédant des eaux plus actives sont ordinairement mieux indiquées que celles de Shlangenbad. Le climat peut être utilisé pour une cure complémentaire après Karlsbad, Marienbad, Ems, Kissingen, etc. Il n'y a peut-être aucune autre station qui exerce une influence aussi calmante sur le système nerveux.

Accès : Cologne, Eltville ; de là environ 8 kilom. par le tramway à vapeur.

Installation : très bonne. On trouve des chambres dans l'établissement de bains.

Badenweiler (grand duché de Bade) est admirablement situé à une altitude de 420 à 450 m. dans la portion sud de la Forêt Noire, près de la frontière suisse. La ville est abritée au Nord, à l'Est et au Sud par un demi cercle de montagnes couvertes de sapins. Les vents d'ouest y prédominent et la température d'une douceur égale fait de ce lieu une station sanitaire climatérique pour les malades délicats et ceux qui souffrent d'affections pulmonaires. Lorsqu'un air plus fortifiant est nécessaire, les malades peuvent résider à l'établissement de bains, qui est plus élevé (532 m.). Des promenades sur les pentes environnantes ont été arrangées pour une cure de terrain.

La température des neuf sources thermales indifférentes de Badenweiler est de 26°11 C.; on s'en sert davantage sous forme de bains qu'en boisson. Outre le beau « bassin de marbre », il y a un autre grand bassin en plein air, et quelques petits bains privés pour les malades s'ils le désirent. Les restes d'anciens thermes montrent que ces eaux étaient en usage au temps des Romains.

Les bains tempérés de Badenweiler, grâce à leur climat, servent au même genre de malades que les autres « thermes sylvestres ».Parmi les malades il y a des convalescents, des personnes délicates surmenées, des rhumatisants et des goutteux, des malades atteints de névralgie chronique, de neurasthénie et d'irritabilité nerveuse. Les bains sont habituellement employés dans les cas où on redoute une trop grande excitation, mais parfois il convient de chauffer artificiellement l'eau ou de rendre les bains plus excitants par l'addition de chlorure de sodium, d'eau mère ou de quelque autre médicament. La saison est du 1er mai au 1er octobre.

Badenweiler est beaucoup plus fréquenté comme station climatérique, ou comme lieu de repos après une saison d'eaux minérales actives, que comme station balnéaire proprement dite.

Accès : ligne de Bâle à Freiburg (Bade).

INSTALLATION : très bonne dans les hôtels et dans les villas particulières.

Liebenzell, à environ 13 kilom. de Wildbad, très belle situation (altitude 335 m.) dans une vallée de la Forêt Noire du Wurtemberg, possède des sources thermales semblables à celles de Wildbad, mais leur température est plus basse (22° 22 à 27° 78 C.) en sorte que les bains doivent souvent être artificiellement chauffés. Cette station jouit d'une réputation spéciale pour le traitement des affections de l'utérus et des annexes. Elle est à 8 kilom. de la gare de Pforzheim. L'installation en est plus simple que celle de Wildbad, et ce lieu est peu fréquenté par des malades ou des visiteurs étrangers.

Landeck (Silésie prussienne) possède des sources thermales indifférentes, ayant une température de 18° 89 à 28° 90 C. Les eaux contiennent des quantités très minimes de sulfure de sodium et d'hydrogène sulfuré, et étaient, en conséquence, autrefois classées dans le groupe sulfureux. La station se trouve à une altitude de 450 m., dans la contrée montagneuse de Glatz, à 29 kilom. de distance de la gare de Glatz.

Warmbrunn (Silésie prussienne) est une station anciennement établie dans la vallée de Hirschberg, située sur le versant nord du Riesengebirge, 332 m. au-dessus du niveau de la mer. Elle possède des sources thermales indifférentes, ayant une température de 25° à 34° C.; elles étaient autrefois classées comme sources sulfureuses, parce que trois de ces cinq sources ont une légère odeur d'hydrogène sulfuré. On y trouve aussi une source ferrugineuse, la Victoria-quelle. Les gares de Hirschberg et de Reibnitz sont distantes d'environ 6 kilom.

Gastein (Wildbad-Gastein) en Autriche (duché de Salzbourg). — La localité (altitude 1008 m.) où jaillissent les sources thermales est appelée Wildbad-Gastein (ou Bad-Gastein) pour la distinguer de Hof-Gastein (altitude 840 m.), qui situé à environ 8 kilom. vers le Nord, est approvisionné par les mêmes eaux, conduites par des tuyaux de bois.

Gastein possède dix-huit sources thermales, ayant une température qui va de 26° à 49°5 C., et quoiqu'on revendique pour ses eaux des conditions électriques spéciales, il est probable que leur action est simplement celle d'eaux thermales indifférentes en général, aidée par le climat des montagnes.

Ces eaux sont principalement employées sous forme de bains, et jouissent d'une vieille réputation dans le traitement d'affections d'origine fonctionnelle, d'affections chroniques du système nerveux, tels que le tabes. Dans les cas avérés de cette dernière classe, il va sans dire qu'on ne peut s'attendre qu'à une somme d'amélioration assez limitée. Les bains plus chauds sont mis en usage pour les névralgies. Dans le traitement de la goutte, du rhumatisme, de la métrite chronique et des reliquats inflammatoires des organes pelviens de la femme, elles rendent les mêmes services que les autres « thermes sylvestres ».

Le climat est quelquefois particulièrement utile aux convalescents et aux malades qui font une cure complémentaire, après une saison à Karlsbad, Marienbad, etc. Wildbad-Gastein est situé dans une position très abritée.

Occasionnellement, comme dans quelques cas de goutte et de dyspepsie nerveuse, les eaux sont aussi prises en boisson.

La saison dure du 1ᵉʳ mai à la fin de septembre, mais les mois de juillet et d'août forment la principale saison ; et, quoique les installations soient bonnes, durant ces deux mois cette station est si encombrée de visiteurs qu'il est impossible d'y avoir des chambres, à moins de les avoir retenues plusieurs semaines à l'avance. Les personnes nerveuses, qui ne peuvent supporter le bruit, devront se tenir à quelque distance de la chute d'eau.

Accès : Zurich et Innspruck, ou de Munich et Salzbourg à Lend ; de là par voiture à Gastein en trois heures environ.

Voeslau dans la Basse Autriche (altitude 247 m.), est situé dans un joli pays, sur le chemin de fer, à environ 48 kilom. au sud de Vienne. Il possède des eaux thermales indifférentes (température 23°90 C.) en usage seulement pour les bains, et principalement ordonnées aux femmes pour des troubles fonctionnels nerveux, etc. C'est aussi une des localités recommandées pour les cures de raisins.

Teplitz (Teplitz-Schœnau) en Bohème. — Cette station qui, depuis sa récente réunion au village voisin de Schœnau, a été appelée Teplitz-Schœnau, est la plus ancienne station thermale de Bohème. Elle est assise dans une large vallée ouverte, à une altitude de 228 m. environ, et est abritée au nord par l'Erzgebirge, et au sud par le Mittelgebirge, dont le Kœnigshœhe (235 m.) qui domine immédiatement la ville forme une saillie en éperon.

La ville possède une importance commerciale considérable, qui tend à modifier quelque peu son caractère de station balnéaire.

Les eaux sont faiblement alcalines, ne contiennent que peu d'acide carbonique, et peuvent être classées dans le groupe des eaux thermales indifférentes (température 28°33 à 36°4 C.). En février 1879, l'approvisionnement de Teplitz fut subitement arrêté, à cause du percement accidentel d'une source communiquante, par suite de l'exploitation d'une houillère près de Dux. Il sembla d'abord que le courant souterrain avait été détourné de Teplitz, mais un nouveau forage ayant été fait dans la ville, l'alimentation d'eau fut de nouveau rétablie ; elle est depuis aussi abondante qu'on peut le désirer, quoi qu'on soit obligé de la faire monter à l'aide d'une pompe.

On trouve à Teplitz un grand nombre d'établissements de bains, dont le plus luxueux est le Kaiserbad appartenant à la ville ; dans presque tous ces établissements, les malades peuvent se loger. Outre les bains ordinaires d'eau thermale, on y prend aussi des bains de tourbe (mporbæder) ; la tourbe y est apportée du voisinage. La tourbe de Teplitz contient beaucoup moins de fer, et est dit-on moins stimulante que celle de Franzensbad et de Karlsbad, ces deux dernières tirant leur tourbe des tourbières de Franzensbad. On donne les bains de tourbe de Teplitz à une plus haute température (environ 37° 60 C.) que ceux de Franzensbad et de Karlsbad (environ 32° à 35° C.) ; ils exercent un effet calmant plus efficace contre les douleurs. Le massage y est employé dans les cas où il est indiqué.

Les malades qui fréquentent Teplitz sont pour la plupart affectés de rhumatisme chronique, de goutte, de sciatique et d'autres névralgies, ou d'affections nerveuses fonctionnelles. On dit qu'une amélioration temporaire s'observe dans le traitement de quelques cas de tabes au début. Ces bains sont également employés pour les éruptions cutanées chroniques, et les plaies et ulcères à cicatrisation lente. Teplitz possède des hôpitaux militaires autrichiens, saxons et prussiens.

Les eaux de Teplitz sont, comme celles des autres eaux thermales simples, plus employées sous forme de bains que de boisson. Les eaux minérales de Karlsbad ou de Marienbad, qu'on se procure dans le Kurgarten, peuvent être employées dans quelques cas, ainsi que celles des sources alcalines avoisinantes de Bilin, ou les eaux amères de Püllna, Sedlitz, et Saidschütz près de Teplitz. Un séjour à Teplitz est quelquefois recommandé comme cure complémentaire, après un traitement à Karlsbad, Marienbad, Franzensbad, etc. ; mais Teplitz était probablement plus en usage autrefois pour ce but qu'il ne l'a été récemment, les malades étant maintenant plus souvent envoyés dans les stations sanitaires alpines.

La saison à Teplitz dure de mai à la fin de septembre, mais les malades y sont reçus toute l'année.

Accès : Dresde.

Installation : bonne.

Johannisbad (Bohème). — Est à une altitude d'environ 700 m. dans une région montagneuse vers le sud du Riesengebirge. Ses eaux appartiennent à la classe des eaux thermales indifférentes, et ont une température de 28°89 C. L'effet produit dans les cas de convalescence prolongée, de faiblesse générale et de désordres nerveux fonctionnels, est en partie dû à la nature reconstituante du climat. Il y a une source ferrugineuse dans le voisinage. Quelques malades prennent un repos de quelques semaines à Johannisbad après un traitement à Karlsbad, Marienbad, etc. La saison est du 15 mai à la fin de septembre.

Rœmerbad et Tüffer (Styrie, empire d'Autriche). — Ces deux stations sur le chemin de fer de Gratz à Trieste, sont voisines à une altitude d'environ 250 m., et possèdent des eaux thermales indifférentes (temp. 35° à 38°89 C.). Rœmerbad, comme Schlangenbad, est renommé pour l'hystérie et les maladies chroniques de l'utérus.

Tobelbad, une ancienne station en Styrie (appelée aussi Dobbelbad) se trouve à une altitude de 331 m. Ses deux sources thermales indifférentes ont une température de 25° à 28°50 C. La gare est distante de 25 minutes.

Neuhaus en Styrie, appelée autrefois *Tœplitz Bei Neuhaus* (altitude 365 m.), est à quelques kilom. de Tüffer et de la gare de Cilli. Ses eaux thermales indifférentes ont une température de 36° 67 C. Il y a de même une source ferrugineuse.

Ofen ou Bude, formant avec Pest, située sur l'autre rive du Danube, la ville de Buda-Pest capitale de la Hongrie, possède des eaux thermales indifférentes (faiblement minéralisées), et également des eaux thermales sulfureuses, et des installations de bains commodes. Ofen est cependant mieux connu pour les sources froides « d'eau salée » qui l'avoisinent, et dont quelques-unes, telles que les eaux d'Hunyadi Janos et de Franz-Joseph, sont l'objet d'un exportation considérable.

Parmi les eaux des Empires d'Allemagne et d'Autriche, qui appartiennent au groupe des eaux thermales indifférentes, on peut aussi mentionner les suivantes :

Wiesenbad et Wolkenstein (Warmbad près de Wolkenstein) dans le royaume de Saxe, *Villach* en Carinthie, avec des altitudes allant de 426 et 427 m., et *Brennerbad* (altitude 1328 m.), au sommet du passage du Brenner dans le Tyrol Autrichien, possèdent des eaux qui ont des températures relativement basses (température de 22°22 à 29°44 C.).

Veldes (Carniole) dans une très belle situation à une altitude de 474 m. sur le lac de Veldes dans le Savethal. Cette station possède une source indifférente de 26°67 C., mais est plus connue comme séjour d'été; on y trouve le traitement par les bains de soleil et l'hydrothérapie. La gare (Lees-Veldes) est distante de trois quarts d'heure.

Rajeczfürdo, appelé autrefois Rajecz-Teplitz, situé dans la Haute-Hongrie, à 418 m. au-dessus du niveau de la mer, à une heure de la gare de Sillein, possède des eaux thermales (température 33° C.) qui contiennent des quantités minimes de fer et d'alun; mais elles peuvent être rangées dans le groupe des eaux thermales indifférentes.

Plus chaudes que ces eaux sont celles de *Krapina-Tœplitz* (altitude 161 m., et température des eaux 37° 50 à 43° 5 C.), et *Topusko* (température des eaux 50° à 57° 50 C.), toutes deux en Croatie, et de *Daruvar* en Slavonie (température des eaux 40° à 47° 5 C.).

Loèche-les-Bains (Loèche-les-Bains ou Leukerbad) en Suisse, canton du Valais. — Cette station est à une altitude d'environ 1402 m.; elle est située au commencement du passage de la Gemmi, à trois heures et demie de voiture à peu près de Louèche-la-Souste, station sur la ligne de Lausanne à Viège.

Ces eaux ont été classées dans le groupe des eaux (1) thermales indifférentes, quoiqu'elles aient une minéralisation de 1,9 de parties solides pour mille (principalement du sulfate de calcium) et que, comme les eaux de Bath et de Bormio, elles puissent également bien être rangées dans le groupe calcaire. La température des sources est de 38°39 à 51°5 C.; la source St-Laurent est la plus chaude. Il y a environ vingt sources différentes.

Le climat contribue à aider au traitement balnéothérapique, qui consiste principalement en bains prolongés et en bains courts. Les eaux sont également employées en boisson à la dose quotidienne de un à cinq verres ; elles ont un effet diurétique, et une action sédative dans quelques cas d'irritabilité gastrique.

Les bains courts sont employés dans la même catégorie de cas que les bains chauds ordinaires, mais le traitement par les bains prolongés forme une espèce de spécialité de cette station. Habituellement, les malades sont prévenus qu'ils ne doivent pas commencer les bains immédiatement après leur arrivée, mais qu'ils feront bien

(1) L'usage externe de ces eaux étant prédominant justifie leur classification dans ce groupe.

d'attendre quelques jours ; après ce laps de temps, toute
la fatigue du voyage a disparu, et le malade s'est accou-
tumé au lieu qu'il habite. Les bains prolongés sont donnés à une température de 33° 89 à 35° C. et durent de
une à six heures. Les dames et les messieurs habillés de
vêtements de laine, se baignent dans de grandes piscines
où ils peuvent prendre des aliments légers, et jouer aux
échecs, aux dames, aux dominos, etc., sur des tables flot-
tantes.

Juillet et août sont les principaux mois pour la cure,
et à cette époque les malades commencent à arriver aux
bains à cinq heures du matin, et, ordinairement, prennent une tasse de thé, de café ou de chocolat dans le bain.
Après le bain, ils rentrent chez eux et se mettent au lit
pendant une demi-heure ou une heure, puis font une
courte promenade et sont prêts à 11 heures pour un repas
convenable. Vers 3 heures de l'après-midi, le bain de
l'après-dîner commence, et est de même suivi d'un temps
de repos au lit. A six heures se place le principal repas
de la journée, suivi de musique, etc., dans la soirée. La
durée du bain du jour est d'abord d'une heure seulement,
et est graduellement augmentée.

Le dixième ou le onzième jour environ les malades
s'attendent à voir paraître une éruption à la peau, connue
sous le nom de poussée. Elle est polymorphique, variant
d'une légère rougeur à une dermatite humide, et peut
être accompagnée de symptômes généraux, perte d'appétit, etc. Selon de la Harpe, elle dure de dix à quatorze
jours et manque dans 9 pour cent des cas.

Les bains prolongés sont jugés utiles dans les affections
chroniques de la peau, comprenant l'eczéma, le psoriasis,
l'urticaire chronique, etc. Leur effet dépend probablement de la macération de la surface épidermique et de la
température égale de l'eau. La saison dure de juin à septembre.

Accès : Dijon et Lausanne, station de Louèche-la-Souste ; de là, trois heures et demie de voiture.

Installation : actuellement bonne.

St-Amand (Nord). — La ville (altitude 30 m.) est située sur la Scarpe ; c'est une station du chemin de fer de Lille à Valenciennes. Ses eaux légèrement terreuses (0,8 pour mille de sulfate de calcium) ont une température de 21°11 C. et une légère odeur d'hydrogène sulfuré. St-Amand est surtout connu par ses bains de boue, qu'on emploie dans les cas de rhumatisme chronique, de névralgie, de raideurs articulaires consécutives à des accidents. La boue qui sert aux bains est une terre particulière imprégnée d'eau minérale ; elle contient 1,4 pour cent de carbonate de fer et une proportion considérable d'hydrogène sulfuré. On prend surtout des bains de boue, de deux à cinq heures de durée ; les malades peuvent lire et écrire pendant leur séjour dans le bain.

La saison est du 1er juin au 30 septembre.

Accès : Chemin de fer du Nord, ligne Lille-Valenciennes.

Plombières (Vosges). — La ville (altitude 395 m.) est bâtie sur les bords de l'Argonne dans une vallée des montagnes des Vosges. Des restes considérables de bains romains y existent encore. Les eaux appartiennent à la classe des eaux thermales simples (25° à 68°5 C.) mais contiennent de petites quantités d'arsenic. Quelques-unes des sources communiquent une sensation singulièrement « onctueuse », due à la présence du silicate d'aluminium. Elles sont pour cette raison appelées « sources savonneuses ».

Les indications sont celles du traitement thermal simple en général. Les eaux sont utilisées en boisson et en inhalation, mais principalement en bains et en douches.

7

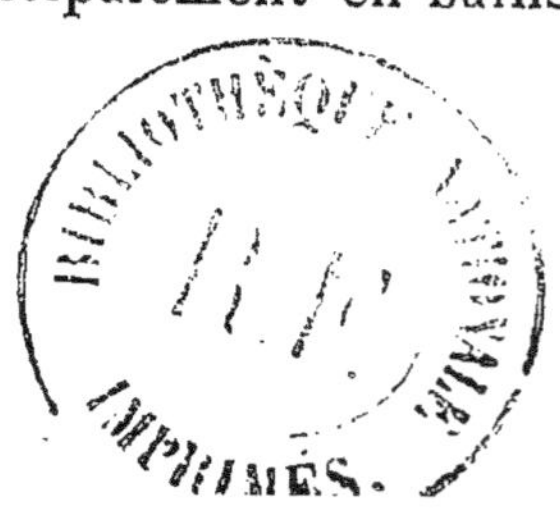
BIBLIOTHÈQUE IMPRIMÉS

Les salles d'inhalation sont installées d'après le système Wassmuth, importé tout d'abord d'Allemagne en France, à Menton. Quelquefois la source ferrugineuse de Bourdeille est employée à l'intérieur au lieu de l'eau thermale ordinaire. La saison de Plombières est du 25 mai au 15 octobre.

Plombières a une bonne réputation pour le traitement de la gastralgie, de la dyspepsie nerveuse, de l'entérite catarrhale chronique, de la diarrhée chronique, et des phénomènes nerveux fonctionnels, spécialement chez les sujets arthritiques. C'est surtout à Napoléon III que cette station doit ses améliorations modernes.

Accès : Chemin de fer de l'Est. Station de l'embranchement d'Aillévillers à Plombières.

Installation : bonne.

Luxeuil-les-Bains (Haute-Saône). — La petite ville de Luxeuil (altitude 395 m.) est assise au pied des montagnes des Vosges, côté ouest. Des thermes romains y existent comme à Plombières.

Les sources thermales simples varient, comme température, entre 42°5 et 57°5 C., et sont principalement en usage sous forme de bains, pour les affections justiciables des traitements d'eau thermale simple. La Source du Puits Romain et la Source du Temple (température 27°78 C.) sont des sources ferrugineuses. Saison : du 15 mai au 30 septembre.

Aix-les-Bains (Savoie). — Nous avons classé cette station dans le groupe sulfureux.

Bains-les-Bains (Vosges), à une altitude de 298 m., se trouve situé entre Plombières et Contrexéville, et possède beaucoup de sources d'eau thermale indifférente (température de 28°89 à 44° C.) ; c'est une station plus tranquille et plus modeste que sa voisine Plombières. Ses eaux ont une réputation dans le traitement de l'hystérie, et peuvent être employées dans les cas auxquels s'applique le traitement thermal simple.

Aix-en-Provence (Bouches-du-Rhône), l'Aquæ Sextiæ des Romains et l'ancienne capitale de la Provence, est située à une altitude de 180 m., sur le chemin de fer de Marseille à Grenoble. Ses eaux thermales indifférentes, ont une température légèrement variable d'environ 32°78 C. (à l'établissement thermal). On trouve une bonne installation à l'établissement même.

Néris (Allier). — Néris (altitude 350 m.), agréablement situé sur un plateau élevé au sud de Montluçon, était connu des Romains, comme l'attestent de nombreux débris Gallo-Romains. Ses eaux alcalines (0,45 pour mille de bi-carbonate de sodium ; ou 0,36 pour mille de sulfate de sodium) sont si faiblement minéralisées qu'il est préférable de les classer dans le groupe des eaux thermales simples.

Néris a un établissement thermal parfaitement organisé pour bains, douches, bains de vapeur chauds, massage, etc. Il possède aussi un hôpital pour les malades pauvres.

Les eaux des sources de Néris ont une température de 38°89 à 52°5 C. ; elles sont principalement employées pour l'usage externe. Une substance spongieuse verdâtre (limon) se forme dans les réservoirs d'eau thermale. Elle est due au développement de conferves et ressemble aux matières que l'on trouve dans les eaux similaires et voisines d'Evaux-les-Bains. Comme ces dernières, elle est quelquefois employée en application locale, mais pas autant qu'elle l'était autrefois. L'action des bains de Néris est sédative. La « fièvre thermale » ou « poussée » apparaît cependant souvent, selon de Ranse, entre les 3e et 12e jours de traitement. Les affections qu'on y traite comprennent le rhumatisme chronique et les maladies de l'utérus et des annexes, surtout quand elles surviennent chez des sujets nerveux, excitables ; on y traite aussi la sciatique et les névralgies. Néris a une bonne réputation pour le traitement des troubles nerveux fonctionnels, comprenant la neurasthénie, l'hystérie, la pseudo-angine de poitrine, etc., au moins dans les cas où un effet calmant est désirable. Les bains peuvent de même exercer une influence palliative contre les douleurs du tabes.

On emploie quelquefois les bains prolongés contre l'hystérie. La douche-massage y a été installée d'après la méthode d'Aix-les-Bains, pour le traitement du rhumatisme, etc. La saison est du 15 mai à la fin de septembre.

Accès. — Chemin de fer d'Orléans : de Paris à Montluçon ; à 5 kilom. environ de la gare de Chamblet-Néris. Il est quelquefois plus commode de prendre l'omnibus ou une voiture à Montluçon (8 kilom.).

Installation : satisfaisante.

Evaux-les-Bains (Creuse). — L'établissement thermal (altitude 456 m.) est situé dans un parc agréable, près de l'ancienne ville d'Evaux et à environ 1 k. 1/2 de la gare, sur la ligne de Montluçon à Eygurande. Evaux-les-Bains a plusieurs sources d'eau thermale simple (température 26°11 à 57° C.), analogues à celles de Néris, riches en azote et en matière organique. Cette dernière, consistant en conferves, forme une matière spongieuse, épaisse, verdâtre, qui flotte sur la surface de l'eau ; elle est appelée « limon » par les habitants du pays qui en font quelquefois des applications locales sur les plaies, etc. Une des sources est légèrement sulfureuse, grâce peut-être à l'action des organismes vivants qu'elle contient. Une ancienne piscine circulaire et d'autres vestiges prouvent que ces eaux thermales étaient en usage à l'époque gallo-romaine.

Le traitement (bains, douches et bains de vapeur chauds) est presque entièrement externe. Les malades qui viennent surtout des départements voisins, peuvent loger dans le bâtiment même où ils prennent leurs bains.

Mont-Dore (Auvergne). (Voyez plus loin.)

Châteauneuf (Puy-de-Dôme) est décrit dans le groupe des eaux alcalines simples.

Chaudes-Aigues (Cantal). — Le village est situé à une altitude de **625** m. dans une étroite vallée, à trois heures de voiture environ de la gare de St-Flour. Ses eaux, qu'on dit être les plus chaudes de France, sont faiblement alcalines (0,48 pour mille de carbonate de sodium), et contiennent de minimes quantités d'iodure et de bromure de sodium, mais sont mieux classées parmi les eaux thermales indifférentes. La température des principales sources est de 57° 5 à 81° C. La saison dure du 1er juin au 15 septembre ; les malades viennent surtout du voisinage.

Sylvanès (Aveyron) (Voyez plus loin).

Sail-les-Bains ou **Sail-lès-Château-Morand** (Loire) se trouve dans une vallée à une altitude d'environ 250 m. Ses eaux faiblement minéralisées (température 26°11 à 33°89 C. peuvent être classées dans le groupe thermal simple. La gare la plus proche est Saint-Martin-d'Etreaux à 5 kilom. au sud-ouest.

Saint-Laurent-les-Bains (Ardèche) est situé dans une gorge pittoresque, à une altitude d'environ 823 m., à 10 kilom. de la gare de La Bastide. Ses eaux thermales simples ont une température de 53°5 C.

Foncaude (Hérault) (altitude de 40 m.) près de Montpellier, a des eaux indifférentes.

Avène dans le même département (altitude 300 m.) a des eaux indifférentes avec une température de 27° 22 C.

Alet (altitude 200 m.) (Aude) a une gare de chemin de fer, à 35 kilom. environ de Carcassonne sur la ligne de Quillan. Ses sources alcalines, faiblement minéralisées, ont des températures de 17° 78 à 38° 89 C. L'établissement thermal est ouvert toute l'année.

Campagne (Aude), à environ 1 k. 1/2 de la gare d'Esperaza, possède des sources faiblement minéralisées, légèrement ferrugineuses, qui peuvent être classées dans le groupe des eaux indifférentes (température 20° à 26° 11 C.). Campagne était plus fréquenté au XVIᵉ siècle.

Rennes-les-Bains (Aude). — La première catégorie d'eaux mentionnée dans la description de cette station peut être classée dans le groupe thermal simple.

Dax (Landes). — La ville (altitude 40 m.) est située sur la rive gauche de l'Adour ; c'est une station de la ligne de Bordeaux à Bayonne, à 51 kilom. de cette dernière ville. Dax était l'Aquae Augustae Tarbellicae des Romains ; une partie des vieux murs gallo-romains de Dax existe encore ; elle tirait son nom, aussi bien que celui qu'elle porte aujourd'hui, de ses sources chaudes (Dax, de Aquis) ; ces eaux peuvent être rangées dans le groupe des eaux thermales indifférentes.

La température des eaux de Dax varie de 31° à 60° C., mais à la source de la fameuse Fontaine chaude, il a été récemment constaté qu'elle atteignait 64° C.

L'eau thermale est employée en bains et douches à différentes températures. Elle est quelquefois utilisée en boisson et sert aussi à préparer des bains de vapeur chauds, généraux et locaux, en usage pour le traitement des affections rhumatismales chroniques, etc.

La boue constitutive des bains qui ont fait la grande réputation de Dax est formée par l'action de l'eau thermale sur les bancs de boue laissés par les inondations périodiques de l'Adour.Ces boues sont employées dans le traitement des arthrites, des rhumatismes chroniques, de la sciatique, des névralgies, des affections nerveuses. Elles ont une température de 30° à 45° C. et occasionnellement même de 50° C.

On préfère les applications locales de la boue au bain de boue ordinaire, selon le Dr Larauza, chez les personnes très anémiques ou extrèmement pléthoriques, dans les cas où une seule articulation est affectée, dans ceux où une région (telle que la région cervicale ou scapulo-humérale) est atteinte, mais ne peut être immergée dans le bain de boue ordinaire, dans les cas où quelque grave affection cardiaque ou autre rend le bain de boue ordinaire dangereux ; et finalement dans certaines maladies très chroniques, où une très longue application sur la partie affectée est nécessaire (certains cas de synovite chronique, etc.).

Une source salée a été amenée à Dax ; elle est très semblable à celle de Briscous (voyez Biarritz), et sert pour les bains et les douches qui sont donnés dans un établissement bien disposé adjoint au casino. Les personnes scrofuleuses et délicates peuvent y être traitées.

Le climat ressemble quelque peu à celui de Pau, mais il est légèrement plus chaud. Dax peut donc être utilisé comme station climatérique, ouverte toute l'année, formant une station fréquentée l'hiver aussi bien que l'été ; l'installation y est satisfaisante.

Accès : Chemin de fer du Midi, ligne de Bordeaux.

Bagnères-de-Bigorre (Hautes-Pyrénées) a été décrit dans le groupe terreux. (Voyez plus loin.)

Ussat (Ariège) est situé à une altitude de 426 m. dans la vallée de la rivière de l'Ariège. Son eau alcaline terreuse faible (la température dans les bains forme une série de 32° à 38° C.) peut être rangée dans le groupe des eaux thermales indifférentes ; elle est principalement employée sous forme de bains d'eau courante et de douches pour les affections utérines et hystériques chroniques. Ussat, également fameux pour son immense caverne de Lombrive, où des restes de l'homme préhistorique ont été trouvés, est une station du chemin de fer entre Toulouse et Ax, à environ 22 kilom. de cette dernière ville.

Bagnoles-de-l'Orne (Orne) est situé à une altitude de 161 m., au milieu de la contrée pittoresque appelée la « Suisse normande ». Ses eaux faiblement minéralisées, ayant une légère odeur d'hydrogène sulfuré, peuvent être classées dans le groupe des eaux thermales simples (température 27° 22 à 28° 89 C.). Elles sont employées dans les mêmes cas que les autres eaux tièdes de cette classe. Bagnoles est une station sur l'embranchement de Briouze du chemin de fer de Paris à Granville (1).

Bormio dans le nord de l'Italie, se trouve dans la vallée de la Haute-Valteline (route de Stelvio), près des frontières de la Suisse et du Tyrol, sur le versant sud du Stelvio. L'altitude des nouveaux bains est d'environ 1,370 m.; les anciens bains sont situés à 60 m. environ plus haut. Les eaux renferment une petite quantité de bicarbonate de calcium et des sulfates de calcium et de ma-

(1) Les eaux de Bagnoles-de-l'Orne jouissent d'une réputation spéciale dans le traitement des phlébites.

A. D. — P. S.

gnésium, mais peuvent être convenablement classées parmi les eaux thermales simples (température 32°78 à 40°56 C.). Elles sont réputées pour le traitement du rhumatisme chronique, de la goutte, de la diathèse urique, et aussi pour le traitement des éruptions cutanées chroniques. Les douches et les bains de boue y sont employés, aussi bien que les bains d'eau thermale.

A Santa-Catarina (voyez plus loin), distante d'à peu près 5 kilom., il y a des eaux ferrugineuses, qui sont employées par des malades résidant à Bormio. Le climat seconde la cure pour les malades scrofuleux et neurasthéniques. A cause des fluctuations soudaines de la température, on doit apporter des vêtements chauds. La saison dure du 1er juin à la fin de septembre.

Accès : de la gare de Sondrio, par diligence en 10 heures ; de la gare de Meran en 17 heures 1/2 ; ou de la gare de Landeck en 22 heures. De Coire au-dessus de l'Albula ou de la passe de Julier à Samaden et au-dessus de la passe de Bernina à Bormio en 24 heures.

Installation : bonne.

Battaglia est situé dans le district Est des monts Euganéens de la Haute-Italie. Les excavations dans les rochers y sont en partie artificielles. Elles sont utilisées de la même façon que les cavernes plus connues de Monsummano, comme bains de vapeurs, avec une température de 43°5 à 47° C. Les quatre sources, ayant une température de 58° à 71°5, contiennent du chlorure de sodium et du sulfate de calcium, mais point de soufre, comme on le supposait autrefois ; elles sont semblables à celles de Baden-Baden, mais encore plus faiblement minéralisées et il est préférable de les classer parmi les eaux thermales indifférentes. On y traite la goutte chronique, le rhumatisme et l'arthrite déformante. Pour les catarrhes bronchiques on y trouve une salle pour la pulvérisation et l'inhalation des eaux. Les bains de boue locaux y sont employés d'une façon similaire à ceux d'Abano et d'Acqui et le massage peut y être pratiqué pour les cas où il est approprié. La principale saison est de mai au milieu d'octobre, mais les bains sont ouverts toute l'année.

Accès : par chemin de fer, viâ Macon, Turin et Milan, ou par Bâle et Milan ; Battaglia est une station entre Padoue et Bologne.

Installation : commode.

Monsummano (Italie, province de Lucques) est situé dans le Val de Nievole, à environ une demi-heure de distance des gares de Piève et Monte Catini. Là se trouve une grande caverne, un bain de vapeur naturel rempli de la vapeur qui s'élève de grandes surfaces d'eau chaude. Ce bain est employé dans le traitement du rhumatisme chronique, de la sciatique, des névroses, etc. La température dans différentes parties de la caverne est de 28°89 à 35° C. Cette caverne fut découverte en 1849, et le traitement couronné de succès qu'y suivit Garibaldi aida à lui acquérir de la réputation. Il y a des installations pour les malades dans le Haut et le Bas Monsummano et à la station voisine de Monte Catini.

La saison est du milieu de mai au milieu de septembre.

Valdieri (au nord de l'Italie, Piémont) se trouve à une altitude de 823 m. dans la vallée du Gesso, à 5 heures et demie de distance au sud-ouest de la gare de Cunéo. Parmi ses sources thermales, le Sorgente San Lorenzo a une température de 69° C. Les eaux sont employées intérieurement et extérieurement ; une substance limoneuse ou boue, composée en partie de matières organiques, est recueillie au fond des sources et employée sous forme d'applications locales ou générales sur la peau, comme les boues d'Abano, Acqui et Battaglia. Les maladies traitées à Valdieri comprennent les affections de la peau, le rhumatisme chronique et la scrofule.

Pré-St-Didier (Italie du Nord, Duché d'Aoste), près de Courmayeur, est situé à une altitude de 914 m. environ et possède des eaux thermales faiblement minéralisées (35° C.) utilisées seulement sous forme de bains.

Ischia. — Cette île, admirablement située dans la baie de Naples, possède des eaux thermales indifférentes (température 37°78 à 73° C.) connues depuis l'antiquité. Les bains principaux d'Ischia sont à Casa Micciola ; des bains de vapeur naturels existent à Castiglione et dans d'autres points de l'île. Des bains de sable et des bains de mer peuvent être pris sur la côte. L'île et les installations pour les bains ont souffert terriblement du tremblement de terre de 1883.

Panticosa dans les Pyrénées espagnoles (altitude 1646 m.), est décrit parmi les bains sulfureux.

Fitero (Espagne, province de Navarre) possède des eaux faiblement minéralisées (température d'environ 47°5 C.) qui ont, dans le Nord de l'Espagne, une réputation pour le traitement du rhumatisme chronique, etc. Elles contiennent probablement moins de 0,5 par mille de parties solides, et peuvent être classées dans le groupe des eaux thermales indifférentes.

Caldas-de-Oviedo (Nord de l'Espagne, province d'Oviedo) possède des eaux thermales indifférentes, température 43° C., contenant, comme beaucoup d'eaux de cette classe, une quantité considérable d'azote libre.

Sacedon, ou La Isabella (Espagne, province de Guadalajara), possède des eaux thermales (température 28°89 C.) contenant un total d'à peu près 0,75 par mille de parties solides, principalement de sulfate de calcium. Ces eaux, qui étaient connues des Romains et des Arabes, sont ici classées dans le groupe des eaux thermales indifférentes.

Caldas-de-Gerez (Portugal, province de Minho) est situé dans les montagnes de Gerez, et possède des eaux très chaudes, faiblement minéralisées, qui contiennent de l'acide carbonique et un peu de fer. L'eau court dans des canaux creusés dans le roc ; elle est employée sous forme de bains chauds pour les rhumatismes chroniques et les névralgies. Elle est également prise en boisson. L'installation pourrait être beaucoup améliorée.

CHAPITRE VII

Eaux salines ou chlorurées.

Les bains salins ont une action plus stimulante que les
bains d'eau simple. L'eau saline imbibe et pénètre l'épiderme, et agit comme un excitant chimique sur les terminaisons des nerfs de la peau ; c'est à cette action qu'est
dû en partie l'effet spécial stimulant de l'eau de mer com-
parée à l'eau de rivière. Sur quelques peaux délicates,
elle peut déterminer trop d'irritation, et donner naissance
à de l'urticaire ou augmenter une éruption eczémateuse.

Les bains d'eaux salines concentrées d'Allemagne et
d'autres pays, prennent, jusqu'à un certain point, la place
des bains de mer dans les districts de l'intérieur, et, tout
comme les bains de mer, on peut les employer dans le traitement de la scrofule, du rachitisme, et d'autres états cachectiques. Les sources d'eau salines concentrées naturelles
varient (1) en force ; outre le chlorure de sodium elles contiennent, comme l'eau de mer, de plus petites quantités de
beaucoup d'autres sels. Les eaux salines concentrées plus
fortes sont souvent diluées avec de l'eau simple pour les
bains, et les plus faibles sont artificiellement renforcées
par l'addition d'eau minérale concentrée ou d'une eau

(1) Le degré de saturation par le chlorure de sodium est réellement ou presque réellement atteint dans les eaux salines concentrées de Droitwich en Angleterre et de Rheinfelden en Suisse.

mère (1), c'est-à-dire la solution concentrée de sels — chlorure de calcium, etc. — qui forment résidu quand la plus grande partie du chlorure de sodium est cristallisée (Voyez Kreuznach). Les différentes eaux mères varient considérablement dans la proportion relative de leurs éléments constituants, parmi lesquels, outre le chlorure de calcium, se trouvent les résidus du chlorure de sodium, les chlorures de magnésium, de potassium, de strontium et de lithium de même que les bromures et les iodures.

Les sources chlorurées contiennent quelquefois un excès d'acide carbonique libre, et c'est à la présence de ce gaz dans les bains salins chauds gazeux de Nauheim et d'Oeynhausen, qu'est dû en grande partie l'effet stimulant mécanique de ces bains. C'est ce résultat qu'on recherche à Nauheim dans le traitement des affections cardiaques.

Prises en boisson, les eaux salines exercent un effet doucement stimulant sur les muqueuses gastrique et intestinale (2) ; elles rendent aussi les matières con-

---

(1) Le terme allemand « Mutterlauge » (en Français : eau mère) a été employé de préférence à l'expression anglaise « Mother Lye » ou « Mother water ». Les termes anglais ne sont presque jamais utilisés ; en lisant une notice de la station de Woodhall en Anglerre, nous avons vu employer le mot allemand « Mutterlauge ».

(2) L'action d'un verre d'eau chlorurée chaude équivaudrait à peu près à celle d'une tasse de bouillon salé ou de bouillon de poulet. Un écrivain français récent voudrait que nous considérions les bouillons comme des solutions de ptomaïnes ; la même objection ne peut en tout cas être élevée contre l'eau saline simple. Personne ne peut non plus dire que ce dernier breuvage nécessite l'introduction inutile d'acide urique dans l'organisme, que le Dr Alexandre Haig (*Brit. Med. Journ.*, 1894, vol. 2, p. 1299) donne comme un désavantage de l'absorption de la soupe.

tenues dans l'intestin plus fluides. Elles sont donc utiles dans la constipation. L'effet direct sur la muqueuse gastrique est accru par la grande quantité d'acide carbonique qui existe dans quelques-unes de ces eaux.

En favorisant la digestion des matières albuminoïdes, elles contribuent à accroître la nutrition générale. A moins qu'elles soient prises en quantité et produisent le catarrhe de l'estomac et des intestins, elles ne causent pas d'amaigrissement, et, par cette particularité, diffèrent grandement des eaux sulfatées. Nous avons même observé souvent une augmentation de poids chez des personnes maigres aussi bien pendant qu'après un traitement bien organisé d'eaux chlorurées. Les eaux chlorurées sont, en conséquence, *cæteris paribus*, chez les personnes maigres ou amaigries, préférables aux eaux alcalines sulfatées. Elles sont employées dans les cas d'anémie où le fer est mal supporté, dans la cachexie indienne, et dans la convalescence des maladies infectieuses.

Quelques auteurs ont supposé que la présence d'iodures et de bromures dans quelques eaux chlorurées, Wildegg en Suisse, Adelheidsquelle à Heilbrunn, Woodhall en Angleterre, Hall en Autriche, Kreuznach, etc., exerce une action altérante spéciale dans différents états cachectiques, et même dans la syphilis, quoique les quantités d'iode qui peuvent être prises sous forme d'eaux minérales soient infinitésimales, quand on les compare avec les doses données dans le traitement ordinaire de cette dernière affection.

Grâce à leur effet laxatif et à une influence favorable indirecte sur l'action du cœur, elles sont utiles pour accélérer la circulation abdominale et combattre l'engorgement du foie et des organes pelviens, et particulièrement des vaisseaux hémorrhoïdaux. Elles peuvent ainsi être utiles dans les états dyspeptiques, pour combattre les hémorrhoïdes, et quelques affections utérines chroniques ; leur effet sur les fibromes utérins n'est pas généralement admis. V. Noorden (*Practitioner*, 1896) indique qu'outre leur effet laxatif, ces eaux peuvent être utiles dans des états tout à fait opposés, spécialement dans les affections muqueuses du gros intestin.

Selon C. Dapper et v. Noorden, les eaux chlorurées de Hombourg, Kissingen, etc., peuvent rendre des services dans le traitement des troubles gastriques dus à l'hyperchlorhydrie ainsi qu'à ceux dus à l'hypochlorhydrie. V. Noorden les recommande quand il existe de l'hyperacidité chez les hommes jeunes, atteints de neurasthénie gastrique, et de l'hyperesthésie gastrique, et de l'anorexie nerveuse.

L'emploi combiné de l'usage externe et interne des eaux chlorurées est utile dans les tendances au catarrhe des membranes muqueuses gastrique, intestinale et respiratoire et chez les personnes prédisposées à la fièvre rhumatismale (Voyez Nauheim). Dans ces cas, la peau est « tonifiée » et devient moins sensible aux changements de température et à l'humidité de l'air. Dans la bronchite, les eaux peuvent être inhalées et rendent la sécrétion des canaux bronchiques moins visqueuse, et facilitent l'expectoration. Dans l'emphysème et la bronchite chronique, les bons résultats du traitement sont probablement dus en partie à leur effet indirect sur l'action du cœur et la circulation générale. Les attaques aiguës de goutte qui surviennent occasionnellement quand des goutteux commencent une saison d'eaux à Wiesbaden, etc., peuvent difficilement être attribuées au chlorure de sodium contenu dans l'eau, puisque les bains chauds d'autres groupes peuvent de même causer une exacerbation temporaire de la maladie.

Quand on les emploie dans le rhumatisme chronique

et la sciatique, les sources chaudes sont plus efficaces.

Les eaux chlorurées sulfatées de Brides-les-Bains, Leamington, Cheltenham, etc., sont, dans leur action, quelque peu semblables à des eaux de ce groupe (voyez chapitre XI). Dans le groupe dont nous parlons, Droitwich, Nauheim, Kreuznach, Hombourg, Wiesbaden, Kissingen et Baden-Baden, ont été placés en première ligne comme les stations les plus connues et les plus brillantes. Elles ont été un peu plus complètement analysées que les autres eaux du même groupe, qui se suivent dans l'ordre géographique et politique adopté dans le chapitre précédent.

Droitwich (Angleterre, comté de Worcester). — Droitwich en Angleterre, comme Rheinfelden en Suisse, possède des eaux salines très concentrées. Ces eaux contiennent, d'après les analyses, 31 pour cent de chlorure de sodium, c'est-à-dire environ dix fois autant que l'eau de mer. Il est impossible de se baigner dans de telles eaux, sans fixer le corps par un poids; on compare la pesanteur spécifique de ces eaux à celle de la mer Morte. L'eau de Droitwich contient également environ 5 pour mille de sulfate de sodium, et de 1 à 3 pour mille de sulfate de calcium.

Le pays est très agréable, mais la ville elle-même n'est pas belle. En raison de l'action dissolvante qui se produit perpétuellement dans les couches souterraines de sel, les bâtiments s'enfoncent graduellement, et le niveau du sol change.

Grâce à l'évaporation, les méthodes ordinaires de chauffage de l'eau saline concentrée précipitent le sel. Il faut donc la chauffer, par l'addition d'eau chaude, avant de l'employer sous forme de bains. Le temps de l'immersion dans les bains chauds est d'environ vingt minutes ; on les donne habituellement à une température de 37° à 38° C. On les emploie dans le rhumatisme articulaire, la sciatique, et les affections goutteuses ; ils exercent une action tonique dans la convalescence des maladies aiguës. Chez les goutteux, le traitement peut quelquefois provoquer une attaque aiguë ; ce fait s'observe occasionnellement dans beaucoup d'autres stations. Selon le Dr R. Saundby (*Brit. med. Journ.*, 2 novembre 1895), le traitement de Nauheim pour les affections du cœur sera bientôt installé à Droitwich concurremment avec le bain d'eau saline concentrée, modifié pour s'accorder avec les bains de Nauheim.

L'eau prise en boisson, et non diluée, exerce un effet irritant et purgatif très désagréable.

Les bains sont ouverts toute l'année, mais les mois d'été sont préférables pour le traitement.

Accès : de Londres (station de Paddington) en cinq heures environ.

Installation : bonne.

Nauheim, Bad-Nauheim (Grand-duché de Hesse). — Nauheim est situé à une altitude d'environ 122 mètres, vers l'est, et au pied d'un éperon en saillie de la chaîne du Taunus. C'est feu le professeur Beneke qui, en 1856, a fait le premier connaître la valeur de Nauheim, mais c'est grâce aux ouvrages des frères Schott que cette

---

(1) Le Dr A. Garrod a trouvé que le poids spécifique de l'eau saline concentrée de Droitwich est de 1,195 ; celui de Rheinfelden est de 1,205 selon Bolley ; et celui de la mer Morte est, dit-on, de 1,172 à 1,227. Toutes ces eaux sont pratiquement des solutions saturées tout comme l'eau américaine des Bigs Rapids' Michigan, U. S. A., notée comme étant l'eau médicinale naturelle la plus forte connue, qui, selon la *Lancet* (4 janvier 1896) a une minéralisation de 33,8 pour cent, et contient, outre du chlorure de sodium un peu de chlorure de calcium, de chlorure de magnésium et de bromure de sodium.

station a, dans ces dernières années, acquis autant de réputation en Angleterre.

L'action des différentes sources de Nauheim est très variable ; quatre sont utilisées pour la boisson, et trois pour les bains. Les deux sources employées principalement pour la boisson sont le Kurbrunnen et le Karlsbrunnen, qui ont des eaux tièdes contenant environ 1 à 1 1/2 pour cent de chlorure de sodium, 1 pour mille de chlorure de calcium ; elles sont effervescentes grâce à la présence d'acide carbonique libre. L'eau du Ludwigsbrunnen est une eau gazeuse chlorurée alcaline faiblement minéralisée, utile comme eau de table, spécialement pour les troubles dyspepsiques ; on s'en sert aussi pour diluer les deux premières eaux mentionnées plus haut. La quatrième source, le Schwalheimerbrunnen (1/3 pour mille de chlorure de sodium, 0,7 de bicarbonate de calcium, 0,01 de bicarbonate de fer), à une faible distance de Nauheim, fournit une eau gazeuse légèrement ferrugineuse, qui peut servir comme eau de table, surtout dans les cas d'anémie. On vend ces deux eaux en bouteilles dans tous les hôtels et dans les pensions de la ville.

Les eaux dont on se sert pour les bains contiennent environ 2 à 3 pour cent de chlorure de sodium, 2 à 3 pour mille de chlorure de calcium, un peu de carbonate de fer, et beaucoup d'acide carbonique. La température des eaux est de 27°78 à 35° C. Deux de ces sources jaillissent de la terre en jets, ce qui les a fait appeler le grand et le petit Sprudel ; elles sont riches en acide carbonique ; l'une d'elles en contient 1,340 centimètres cubes par litre d'eau.

On donne différentes espèces de bains : les bains salins simples, dans lesquels l'acide carbonique s'échappe librement ; on peut administrer ces bains à différentes températures et les concentrer, si cela est nécessaire, par l'addition d'eau-mère) ; un bain « effervescent » (the bath Sprudel) ; un bain « effervescent » avec lames ou vagues, bain avec le courant du Sprudel (Sprudelstrom bath). Ce dernier bain (une spécialité de Nauheim) est le plus stimulant; l'eau du Sprudel employée pour les préparer arrive directement de la source dans le bain.

Il y a maintenant un établissement séparé pour les bains salins simples. Outre les bains, on trouve des salles pour l'inhalation des eaux et des maisons de graduation auprès desquelles les malades peuvent s'asseoir comme à Kreuznach, Kissingen, etc.

On peut traiter à Nauheim un grand nombre d'affections différentes. Les enfants scrofuleux et rachitiques, les malades atteints de troubles nerveux fonctionnels, d'affections catarrhales chroniques des voies respiratoires et digestives, sont soignés là comme à d'autres stations d'eau chlorurées sodiques. Dans les affections névralgiques les bains d'eaux thermales sont salutaires. Les maladies de l'utérus et des annexes susceptibles d'être soulagées par les bains salins peuvent, cela va sans dire, être traitées à Nauheim. Les malades atteints de bronchite peuvent prendre les eaux sous forme d'inhalation ou s'asseoir dans les maisons de graduation.

Dans les troubles des voies digestives, l'usage interne de l'eau du Karlsbrunnen joue un rôle semblable à celui de l'Elisabethenbrunnen à Hombourg. Quand l'eau non diluée du Kurbrunnen détermine du catarrhe des intestins, on peut la couper de préférence avec l'eau du Ludwigsbrunnen, selon le conseil de Beneke, et alors elle ressemble, dit-on, à l'eau de la source Rakoczy à Kissingen (1). On prend habituellement les eaux chlorurées

____

(1) Quoi qu'il en soit, bien des malades ont affirmé qu'ils avaient trouvé l'action tout à fait différente.

avant le déjeuner, diluées ou non, à la dose de 150 à 900 grammes environ. Les eaux du Schwalheimerbrunnen et du Ludwigsbrunnen peuvent être prises plus tard dans la journée, et constituent d'agréables eaux de table.

Dans les suites prolongées du rhumatisme aigu ou subaigu les différents bains sont utiles en ce qu'ils favorisent la résorption des exsudats articulaires, et, selon l'opinion de Beneke (1872), celle des épaississements valvulaires du cœur. Par leur action tonique générale sur l'organisme, ils contribuent probablement aussi à diminuer la tendance aux rechutes.

L'effet stimulant des bains du Sprudel, de Nauheim, sur la circulation permet leur emploi à une température plus basse que celle des bains ordinaires : cet effet est dû à un phénomène réflexe sur la peau, qui est stimulée par l'action combinée des sels, des bulles d'acide carbonique, et, dans le cas du bain avec le courant du Sprudel, par le mouvement de l'eau. L'eau saline pénètre à travers les couches superficielles de l'épiderme, et agit comme un irritant chimique sur les terminaisons des nerfs de la peau, tandis que l'acide carbonique et le mouvement de l'eau agissent comme des stimulants mécaniques.

C'est surtout aux effets du traitement sur les troubles de la circulation, tel qu'il a été systématiquement établi, d'après les données de Beneke par les frères Schott, que Nauheim doit une grande partie de sa réputation actuelle. Suivant cette méthode, on combine les bains et les exercices gymnastiques ; l'effet de ce traitement ressemblerait, dit-on, à celui de la digitaline. La méthode de traitement de Nauheim a été souvent appliquée avec succès dans les cas d'œdème sous-cutané et pour combattre les épanchements dans le péritoine et la plèvre, quand les contractions du cœur sont irrégulières, ou même quand il y a un commencement de trouble de compensation dans les maladies valvulaires. L'action du cœur gagne en force et en régularité, tandis que l'œdème et les autres troubles disparaissent graduellement.

La prudence est nécessaire quand on commence à prendre les bains. Le Dr Théodore Schott recommande de débuter par des bains à un pour cent, sans acide carbonique, et à une température de 33° à 35° C.; les bains doivent durer de six à huit minutes, et être suivis d'un temps de repos. Il faut les suspendre pour un jour, à de fréquents intervalles. La température à laquelle les bains sont pris peut être réduite graduellement, de jour en jour, jusqu'à ce qu'on soit arrivé à 29° C. tandis qu'on augmente légèrement la proportion de sels qu'ils contiennent et le temps de l'immersion. Plus tard, dans le courant de la cure, on peut conseiller le bain du Sprudel et enfin le bain avec le courant du Sprudel (Sprudelstrom bath) encore plus stimulant. Tout le traitement devrait durer six semaines ou plus.

Les exercices créés par les frères Schott constituent un système de mouvements volontaires avec résistance semblable au système suédois de P.-H. Ling ; ils diffèrent des exercices du Dr Zander, par le fait que la résistance est fournie non par le poids attaché à un levier ou à une poulie, mais par la main du médecin ou de l'auxiliaire expérimenté qui surveille les exercices. Dans les dilatations du cœur, le résultat immédiat, après environ dix minutes d'exercice, est souvent une diminution dans l'aire superficielle de la matité cardiaque. Cette diminution ne persiste pas, et ce n'est pas le lieu de discuter ici sa signification (1) thérapeutique ; ce qui est beaucoup plus

(1) Le Dr Heitler croit que des variations spontanées de la matité peuvent se produire à l'état normal. Voyez 'Die Percussionsverhœltnisse am normalen Herzen'. *Wiener klin. Woch.*, 1869, p. 787. Le Dr A. S. Eccles (*West London Medical Journal*, 1896,

important c'est le résultat satisfaisant obtenu d'après cette méthode à la suite d'un traitement prolongé chez les malades atteints d'affections cardiaques. Cependant il semble y avoir danger à recommander sans réflexion le traitement de Nauheim à des malades affectés de maladies du cœur et de troubles de compensation d'un caractère tellement grave que le repos au lit soit absolument nécessaire.

La théorie et le mode d'action de ce traitement soulèvent des questions très difficiles. Dans beaucoup de cas d'insuffisance d'action du cœur (avec ou sans lésion mécanique due à une maladie des valvules), il existe d'autres facteurs qui provoquent l'état général morbide. Les reins et la peau peuvent ne pas fonctionner convenablement, et il peut y avoir des troubles des voies digestives, toutes choses susceptibles d'intervenir dans la nutrition générale du corps et du cœur, aussi bien que des autres organes. L'emploi attentif des bains et exercices peut aider à faire disparaître ces troubles, et avoir ainsi, indirectement et directement, une influence favorable sur la circulation. Il est nécessaire d'étudier avec soin le *métabolisme* des malades durant le traitement pour pouvoir apprécier ultérieurement l'action exacte des bains et des exercices (passifs et actifs) dans les affections cardiaques. De pareilles observations faites sur des individus en bonne santé ne seraient pas suffisantes ; elles doivent être prises sur les malades eux-mêmes, pendant le cours du traite-

---

p. 227) a observé que par la surexcitation causée par le premier examen du médecin, la matité cardiaque et la fréquence du pouls sont momentanément accrues, mais reviennent rapidement à leur état antérieur, à mesure que l'esprit du malade est occupé et distrait par les bains et les exercices. Peut-être une partie de la grande diminution de la matité cardiaque observée par le médecin avant de quitter le malade s'explique-t-elle de cette façon.

ment, et sur des sujets atteints de différentes formes d'affections cardiaques, accompagnées ou non de lésions valvulaires. Il serait très important dans ces cas d'examiner chaque jour l'urine, quant à sa quantité totale, son poids spécifique et sa richesse en urée, acide urique, et albumine (s'il en existe), et enfin d'étudier aussi sa toxicité.

Dans certains cas, les bains paraissent agir favorablement, tandis que les exercices ne font nul bien (voyez le Dr W. A. Sturge, *British medical Journal*, 1895, vol. i., p. 527), et l'article du Dr B. Saundby, *British medical Journal*, 1895, vol. ii., p. 1081.

Le Dr Schott pense que dans quelques cas, quand la digitaline n'a pas agi, elle peut réussir si on la combine avec la méthode de Nauheim. A la fin d'une saison de Nauheim, et dans le but d'en seconder le résultat salutaire, Schott recommande des ascensions soigneusement graduées.

La saison de Nauheim dure de mai à la fin de septembre.

Accès : de Francfort en dix-neuf heures environ ; de là, à peu près une heure par chemin de fer.

Installation : bonne.

Kreuznach (Allemagne, Prusse Rhénane). Kreuznach (altitude 103 m.) est situé sur les deux rives de la Nahe, à environ 16 kilomètres de son confluent avec le Rhin. La ville proprement dite est quelque peu étroite et ancienne, et ses installations de drainage ne sont pas, dit-on, tout à fait satisfaisantes, mais Bad-Kreuznach a de larges rues et de grandes villas. Ces dernières constituent la partie sud-ouest de la ville, assise en partie sur une île, en partie sur la rive droite de la rivière, au commencement de la portion la plus étroite de la vallée de la Nahe. Kreuznach a une station spéciale, et les malades peuvent éviter la vieille ville suivant leur désir. A environ 2 kilomètres vers le sud, en remontant la Nahe, dans la partie la plus étroite de la vallée, se trouve le village de Münster-am-Stein (altitude 115 mètres), avec des sources minérales semblables à celles de Kreuznach. Les rochers de porphyre de Rothenfels et de Rheingrafenstein, ainsi que les ruines du château de Sickingen, Ebernburg, et celui des Rheingrafen, rendent le panorama, vers Münster-am-Stein, très frappant.

Le climat de Kreuznach est extrêmement doux ; il est trop chaud pour certaines personnes au cœur de l'été. Les versants des collines du voisinage sont couverts de vignes, et n'offrent pas les promenades ombragées que l'on pourrait désirer pour les malades ; il faut aller à quelque distance sur les collines pour atteindre des forêts qui protègent des ardeurs du soleil. On peut cependant trouver de l'ombre sous des arbres dans le Kurgarten, qui sera agrandi dans la direction de Münster-am-Stein.

Les eaux de Kreuznach contiennent environ 1 pour cent de chlorure de sodium, et deux pour mille de chlorure de calcium, avec de très faibles quantités de bromure et d'iodure de sodium ; leur action thérapeutique ressemble à celle des autres bains salés, l'iodure et le bromure n'y étant pas en suffisante quantité pour modifier leur action. Les sources sont nombreuses, mais l'Elisabethquelle, source froide, est la source principalement employée pour la boisson, et, dans l'eau froide le goût de sel n'est pas aussi désagréable au palais qu'il le serait dans des sources tièdes. On boit deux ou trois verres, de préférence à jeun, avant le déjeuner, mais naturellement la dose varie selon l'âge et le genre d'affection. Les bains sont chauffés à une température convenable et habituellement renforcés par l'addition d'eau mère, c'est-à-dire d'une solution concentrée de résidus salins, lorsque la plus grande partie du chlorure de sodium de l'eau de Kreuznach a été cristallisée ; l'eau mère de Kreuznach contient à peu près 20 pour cent de chlorure de calcium. Par suite de l'action de l'eau mère sur la pierre et la porcelaine, on a dû employer des baignoires en bois pour les bains. L'abondance de l'eau minérale est si considérable que tous les hôtels et la plupart des maisons en sont approvisionnés.

Dans le Kurhaus, on a nouvellement bâti des bains d'air chaud et de vapeur très bien organisés, avec des installations pour les douches et le massage ; il y a également une salle d'inhalation, dans laquelle l'air est chargé, par la méthode Wassmuth, d'eau minérale très finement pulvérisée, et où les malades peuvent s'asseoir avec leurs vêtements habituels, protégés par une toile cirée lâche. Entre Kreuznach et Münster-am-Stein il y a un grand nombre de maisons de graduation où les malades peuvent s'asseoir à l'abri du vent ; ces maisons sont formées de claies élevées constituées par des fagots de branchages, à travers lesquels on fait tomber l'eau goutte à goutte, de manière à la concentrer, avant de la chauffer pour obtenir le chlorure de sodium et l'eau mère ; à mesure que l'eau filtre, la force d'impulsion des gouttes qui tombent et du vent, quel qu'il soit, entraînent dans l'air ambiant de fines particules d'eau qui sont inhalées par les malades assis dans le voisinage immédiat, absolument comme de fines parcelles de liquide sont inhalées par les baigneurs au bord de la mer.

Parmi les affections traitées à Kreuznach, il faut signaler avant tout les différentes formes de la scrofule et du rachitisme. L'hôpital Victoria est une institution charitable, placée sous le patronage de l'impératrice Victoria, où durant l'année environ six cents enfants pauvres, scrofuleux et autres, peuvent passer à peu près quatre semaines ; on les opère et on les traite médicalement si cela est nécessaire. Cet hôpital ressemble, par le fait, aux hôpitaux maritimes, tels que ceux de Margate en Angleterre et de Norderney en Allemagne (1).

Beaucoup de malades viennent à Kreuznach pour des catarrhes chroniques ou une disposition au catarrhe de la gorge, du nez, du larynx et des bronches. Dans ces cas, on peut employer la salle d'inhalation, et la douceur du climat doit favoriser les résultats obtenus, quoique des altitudes plus élevées soient souvent préférables. Quelques éruptions chroniques de la peau sont influencées favorablement par les bains. Au sujet de l'utilité possible du chlorure de calcium contenu dans l'eau mère dans certains cas d'urticaire récurrente, etc., voir plus loin.

Cette station est très fréquentée par les malades atteints de catarrhes et d'inflammations chroniques des organes génitaux et de la cavité pelvienne. On ne soutient plus en Allemagne que ces eaux aient le pouvoir de résoudre les tumeurs fibreuses ou autres tumeurs de l'utérus ; mais dans le traitement des maladies de l'utérus et des annexes, ainsi que d'autres affections traitées à Kreuznach, les médecins sont disposés à aider l'action des eaux par les méthodes de traitement ordinaires et d'une efficacité reconnue. Les bains d'air chaud et de vapeur sont favorables au traitement de l'obésité. La saison dure du 1ᵉʳ mai à la fin de septembre.

Accès : viâ Cologne et Bingerbruck, ou viâ Metz. Les malades devront s'arrêter à la station de Bad-Kreuznach.

Installation : très bonne.

Hombourg, Hombourg vor der Hœhe (Allemagne, province prussienne de Hesse-Nassau). Hombourg est situé à une altitude d'environ 183 mètres, pro-

______

(1) A Berck-sur-Mer, Giens, Arcachon, etc. en France, il existe également des hôpitaux pour les enfants scrofuleux ou rachitiques.

A. D. — P. S.

tégé à l'Ouest par le Gross-Feldberg, Alt-König et autres montagnes du Taunus supérieur, et, au nord, par des collines moins élevées. A cause de sa position découverte, l'air y est frais. La foule de visiteurs qui fréquente Hombourg comme lieu d'amusement et de réunion fashionable, fait que son caractère, comme station sanitaire, a été quelque peu modifié.

Les sources sont en général froides ; les eaux de l'Elizabethenbrunnen, du Luisenbrunnen, et du Stahlbrunnen, toutes riches en acide carbonique, sont employées en boisson. Le Luisenbrunnen et le Stahlbrunnen sont des sources chlorurées ferrugineuses contenant beaucoup de CO_2. Le Stahlbrunnen est le plus riche en fer (environ 5 pour mille de chlorure de sodium, 1 pour mille de bicarbonate de calcium, et 0,09 pour mille de bicarbonate de fer) ; on le compare au Weinbrunnen, de Schwalbach ; le Stahlbrunnen et le Luisenbrunnen ont tous deux une légère odeur d'hydrogène sulfuré, comme le Pouhon de Pierre-le-Grand, à Spa. Les trois autres sources, c'est-à-dire les eaux ordinaires de Hombourg donnent des eaux chlorurées effervescentes. Celles-ci, outre le chlorure de sodium, renferment de petites quantités de chlorure de calcium et de magnésium et de bicarbonate de fer. L'eau la plus généralement employée, celle de l'Elizabethenbrunnen, renferme environ 1 pour cent de chlorure de sodium.

Les baignoires actuellement employées sont en métal, disposées de façon à ce que l'eau puisse être chauffée par une chambre à vapeur placée au fond de la baignoire pour diminuer la perte d'acide carbonique. On y trouve des salles d'inhalation et des installations pour douches.

Parmi les baigneurs qui fréquentent Hombourg, se trouvent les malades atteints d'affections goutteuses et de diathèse urique, de constipation habituelle, pour lesquels les eaux alcalines sulfatées de Karlsbad et de Marienbad sont trop fortes, et les malades atteints d'affections catarrhales des voies digestives et respiratoires. Le rhumatisme chronique est également justiciable des eaux de Hombourg. Les affections de l'utérus et de ses annexes sont favorablement modifiées à Hombourg, comme dans d'autres stations salines. Le caractère fashionable de cette station la rend peut-être moins convenable pour les enfants scrofuleux et rachitiques, que d'autres bains salés. Pour les personnes surmenées ou affectées de troubles nerveux fonctionnels, il faut donner souvent la préférence à des stations plus tranquilles.

Les sources ferrugineuses de Hombourg sont employées pour les malades anémiés et débilités, soit seules, soit conjointement avec les eaux chlorurées ordinaires ; on peut les prendre après les repas, tandis que pour les eaux chlorurées il faut les boire, autant que possible, à jeun, avant le déjeuner. Ce sont des parties du traitement que doit spécialement régler le médecin de la station, suivant les cas individuels.

Hombourg possède des établissements bien connus pour la gymnastique suédoise, le massage, le traitement par l'électricité, etc. La saison dure du mois de mai au mois de septembre.

Parmi les nombreuses excursions agréables que l'on peut faire de Hombourg, il faut citer celle de la forteresse romaine de Saalbourg, particulièrement intéressante comme antiquité. Cette forteresse se trouve à environ 6 kilom. (Voyez *Proc. Soc. Ant.*, Londres, 20 mars 1890).

Accès : viâ Francfort ; de là environ une demi-heure par le train.

Installation : très bonne.

Wiesbaden (Allemagne, province prussienne de Hesse Nassau). — Wiesbaden (altitude 115 m.), autrefois capitale du Duché de Nassau, est une belle ville avec de beaux monuments publics, des villas particulières, et des parterres bien dessinés, où les malades et les visiteurs peuvent se promener. Il est protégé au nord par la chaîne du Taunus ; son climat est doux. Quoiqu'au milieu de l'été la chaleur y soit très forte, on y trouve de nombreuses promenades ombragées dont on peut jouir dans les forêts voisines des monts Taunus. On a récemment construit un funiculaire pour monter au Neroberg (220 m.) ; on y jouit d'une très belle vue sur les environs et les collines éloignées.

Les eaux de Wiesbaden étaient connues des Romains et furent décrites par Pline sous le nom de Fontes Mattiaci ; ce sont des eaux chlorurées sodiques thermales, contenant environ 7 pour mille de chlorure de sodium. Leur température varie de 37°75 à 69° C. Le Kochbrunnen (1) est la source la plus chaude, et probablement la plus utilisée en boisson. Les autres sources employées en boisson sont la Wilhemsquelle, l'Adlerquelle, et la Schutzenquelle. Environ vingt-quatre sources différentes servent pour les bains ; les eaux sont abondantes et beaucoup d'hôtels ont leur source propre et leurs bains. Une légère écume ocreuse s'étend et se fixe sur la surface des eaux de Wiesbaden, quand elle n'est pas agitée, et il s'en dégage parfois une très légère odeur d'hydrogène sulfuré.

On place au premier rang, parmi les malades traités à Wiesbaden, ceux qui sont atteints de goutte chronique (atonique) et de rhumatisme. Le catarrhe chronique du larynx et des bronches est également justiciable des eaux de Wiesbaden ; on a, dans ce but, installé des

(1) L'eau vendue en bouteilles « Wiesbadener Gichtwasser » est une préparation faite avec l'eau du Kochbrunnen ; la principale différence consiste en une addition d'à peu près 3 pour mille de bicarbonate de sodium.

salles d'inhalation. Dans quelques variétés de dyspepsie et de diarrhée chronique l'usage interne de ces eaux donne d'excellents résultats. On y traite par les bains, comme à Kreuznach, les inflammations chroniques des organes génitaux de la femme. La syphilis y est traitée spécialement comme à Aix-la-Chapelle, Luchon, Uriage, Aix-les-Bains. Au bain nouveau d'Augusta Victoria on trouve, outre les bains ordinaires, des installations très soignées pour les bains d'air chaud et de vapeur, les douches, les bains d'air comprimé (pour emphysème pulmonaire), le massage, la gymnastique suédoise et le traitement par l'électricité, que l'on peut employer suivant les cas.

Francfort, Mayence, et les eaux de Schwalbach et de Schlangenbad sont d'un accès facile ; les amusements pour les visiteurs sont soigneusement surveillés et organisés ; il n'est donc pas étonnant que Wiesbaden soit encombré de malades et de touristes. La station est ouverte toute l'année, mais il faut en général éviter les mois les plus chauds de l'été.

Installation : très bonne.

Kissingen (Bavière). — Kissingen est admirablement situé dans la vallée large et ouverte de la Saale, à une altitude d'environ 183 mètres. Il est entouré de collines boisées où on peut suivre la « cure de terrain » consistant en montées et descentes convenablement graduées. Le climat est doux.

Parmi les sources en usage pour la boisson, la plus importante est la Rakoczyquelle, qui donne une eau froide effervescente, contenant environ 6 pour mille de chlorure de sodium et de petites quantités de chlorures de potassium, lithium et magnésium et de carbonates de fer (0,03 pour mille) et de chaux (1 pour mille). La Pandurquelle donne une eau semblable à celle du Rakoczy, mais légèrement plus faible. Le Maxbrunnen donne une eau agréable, faiblement minéralisée, froide et effervescente. Les trois sources jaillissent très près les unes des autres dans le Kurgarten. Quand on veut obtenir un effet laxatif plus marqué il faut ajouter aux eaux de Rakoczy et de Pandur, un produit appelé « eau amère de Kissingen », que l'on obtient des sources salées d'après la méthode de Liebig. Pour le traitement du catarrhe de l'estomac et des intestins, l'eau est chauffée avant qu'on ne la boive, quoique la plus grande partie de l'acide carbonique se dégage pendant le chauffage.

On boit les eaux le matin, avant déjeuner, entre sept et neuf heures ; mais on prend quelquefois une seconde dose dans l'après-midi. L'eau de la source voisine de Bocklet est transportée fraîche à Kissingen chaque jour, et on peut la prescrire dans les cas où, pour cause d'anémie, il est nécessaire d'employer une eau ferrugineuse, outre celle de Kissingen ; on la prend habituellement plus tard que les eaux de Rakoczy et de Pandur. On utilise quelquefois l'eau du Maxbrunnen comme une boisson agréable et légère à différentes heures de la journée.

Kissingen possède trois établissements de bains : deux dans la ville et un dans la vallée, près des maisons de graduation, à 2 kilom. environ vers le nord de la ville ; un petit bateau à vapeur circule entre les deux stations pendant la saison. Les sources principalement employées pour les bains sont le Salinen-Sprudel, tout près des maisons de graduation, et le Schönborn-Sprudel, plus loin, dans le village de Klosterhausen. La Pandurquelle est aussi utilisée pour les bains.

On peut prendre différentes espèces de bains : 1° des bains salins ordinaires à températures variées ; 2° des bains salins rendus plus stimulants par l'addition d'eaux-mères de Kissingen : 3° des « bains avec lames (Wellenbäder) ». L'eau est chauffée dans les bains au moyen d'un serpentin contenant de la vapeur ; cette méthode empêche le dégagement de l'acide carbonique. Les vagues d'un bain avec lames sont produites par un jet d'eau poussé au travers d'une ouverture placée au fond de la baignoire et communiquent avec un robinet ; les bains sont également pourvus d'une douche d'eau saline et d'une douche en arrosoir d'eau ordinaire. Il y a aussi des bains de boue et des douches ordinaires.

L'acide carbonique provenant de l'eau sert à alimenter des bains de ce gaz ; l'atmosphère d'acide carbonique est maintenue adhérente au corps de manière à ce que très peu de ce gaz, si toutefois il s'en dégage, puisse être absorbé par inhalation. Il y a également des salles pour l'inhalation de l'eau sous forme d'un très fin spray ; on prescrit l'inhalation aux malades atteints de catarrhe des voies respiratoires ; ces malades peuvent également aspirer l'air au voisinage des bâtiments de graduation.

A Kissingen on traite différentes affections ; les hémorrhoïdes et la constipation, le catarrhe de l'estomac ou de l'intestin, avec ou sans tendance à la diarrhée, les affections goutteuses et rhumatismales et les troubles nerveux fonctionnels, surtout quand ils ont pour point de départ l'anémie et la scrofulose. Les bains chauds et les bains de boue chauds sont utilisés contre les douleurs névralgiques. Dans quelques cas d'anémie, principalement avec tendance à la constipation, les eaux du Rakoczy paraissent avoir une action plus salutaire que le fer sous forme médicamenteuse ou que des eaux ferrugineuses plus actives. L'anémie avec hypertrophie de la rate, consécutive à la malaria, est quelquefois favorablement modifié.

Quelques éruptions chroniques de la peau sont améliorées, et on traite à Kissingen les mêmes affections de l'utérus et des annexes qu'à d'autres sources salines et thermales ; dans ces cas il est souvent nécessaire d'ajouter un traitement local aux pratiques balnéothérapiques. Les enfants scrofuleux pauvres sont soignés dans un hôpital de la ville. Il a déjà été question des affections des bronches. Dans le traitement de la glycosurie, de l'obésité, de la diathèse urique et des formes légères de néphrite au début, il importe de régler avec soin le traitement, et, dans ces cas, il est parfois avantageux pour le malade d'être traité, non dans un hôtel, mais dans une maison de santé sous la direction immédiate d'un médecin résidant. La saison dure de mai à la fin de septembre. On envoie quelquefois les malades après la cure aux eaux ferrugineuses voisines de Bocklet ou Brückenau ; mais en ce qui concerne les cures complémentaires nous renvoyons le lecteur à la page 66.

Accès : par Francfort, Würzburg et Schweinfurth.

L'installation est très bonne.

Baden ou **Baden-Baden** (Grand-Duché de Bade). — Baden-Baden, ainsi appelé pour le distinguer de Baden en Suisse et de Baden près Vienne en Autriche, était déjà connu des Romains sous le nom de *Civitas Aurelia Aquensis*. Il est placé à une altitude d'environ 200 mètres, dans un site presque unique pour ses beautés naturelles, dans la vallée d'Oos, qui se termine à la plaine fertile du Rhin. Quoique non complètement abrité du Nord, son climat est doux ; le printemps est précoce et l'été est prolongé.

Il y a plus de vingt sources thermales différentes ; les eaux ont exactement les mêmes principes minéraux et leur température varie de 54° à 65° C.

La Hauptstollenquelle est une des plus employées pour la boisson et contient 2 pour mille de chlorure de sodium, 0,5 pour mille de chlorure de lithium et des traces d'arsenic, 0,0007 pour mille d'arséniate de calcium. La lithine exerce, dit-on, une action thérapeutique spéciale sur la goutte, et l'arsenic sur les affections de la peau ; mais il est probablement plus rationnel de regarder les eaux de Baden comme des eaux thermales chlorurées simples qui, en raison de leur faible minéralisation, se rapprochent du groupe des eaux thermales indifférentes. Si on désire une action laxative on peut ajouter à l'eau de Baden des sels de Carlsbad, de Marienbad ou de Kissingen.

Les eaux sont très employées en boisson, mais surtout sous forme de bains. Le Friedrichs-Bad et le Kaiserin-Augusta-Bad (ce dernier pour les dames seulement) comptent parmi les établissements de bains élégants, sinon les plus élégants de l'Europe. Il y a différentes espèces de bains : bains thermaux ordinaires, toniques par l'addition des sels, si c'est nécessaire ; les bains dits « thermes sylvestres » c'est-à-dire avec fond de sable (sandy floor), comme à Wildbad, dans lesquels l'eau thermale coule continuellement pour imiter un bain pris à une fontaine naturelle thermale ; des bains d'air chaud et de vapeur (on emploie l'eau thermale naturelle pour les bains de vapeur) ; toute espèce de douches et de bains électriques. Au Friedrichs-Bad il y a tous les appareils mécaniques de Zander pour la « gymnastique suédoise ». Il existe également un établissement contenant des salles pour l'air comprimé. On installera aussi prochainement à Baden des bains de boue d'après le procédé utilisé à Franzensbad.

Les indications de Baden-Baden sont : la goutte chronique et les affections rhumatismales chez les sujets délicats ; les lésions des os et des articulations, les affections chroniques de la peau, etc., dans lesquelles on emploie les bains chauds ordinaires ; les affections catarrhales et nerveuses des organes digestifs chez les personnes délicates pour lesquelles les eaux plus actives de Karlsbad, etc., sont contr'indiquées. Pour les convalescents, la cachexie malarique, l'emphysème, et le catarrhe chronique des organes respiratoires, le climat semble favorable. Pour l'emphysème et la bronchite chronique l'emploi de salles contenant de l'air comprimé a, dit-on, une influence salutaire.

Les promenades environnantes conviennent surtout comme cure de terrain pour les personnes dont le cœur est faible par suite d'obésité, etc. Dans les jours les plus chauds on peut toujours choisir des lieux de promenade frais dans les épaisses forêts de pins ; pour les malades qui sont en état de faire des excursions de quelques heures de durée les ruines du vieux château de Baden, les rochers de porphyre, situés dans le voisinage, les ruines d'Ebersteinburg, le château d'Eberstein, et Yburg sont au nombre des sites environnants qu'on peut visiter.

Toutefois à cause de la beauté de la ville elle-même, de ses jolies villas et de ses hôtels confortables, du magnifique paysage environnant, des innombrables excursions et des amusements qu'il offre au monde fashionable, Baden doit nécessairement attirer plus de visiteurs ordinaires que de malades. La saison principale est du 1er mai à la fin d'octobre ; il y a une saison d'hiver. Les malades qui ne supportent pas la chaleur doivent éviter Baden entre le commencement de juillet et le milieu d'août. Baden est une station intermédiaire pour ceux qui passent l'hiver dans le midi de l'Europe et ceux qui retournent des régions chaudes dans leurs pays froids.

Accès : viâ Strasbourg.

INSTALLATION : bonne. Outre des hôtels et des pensions,

il y a deux ou trois sanatoria privés, où les malades restent sous la surveillance directe du médecin.

Woodhall (Angleterre, comté de Lincoln). — Woodhall, connu par ses eaux chlorurées contenant de petites quantités de bromures et d'iodures, se trouve dans une contrée plate, à une altitude d'environ 15 mètres, sur les bords de marais. A cause du sol plat du pays, la brise de mer s'y fait sentir et les pins écossais des environs contribuent à la salubrité du climat. En 1891 le professeur Frankland trouva que l'eau de Woodhall ne renfermait pas d'iode libre, mais de faibles proportions d'iodures et de bromures. On n'a pas démontré, croyons-nous, que ces sels soient absorbés par la peau, quoique de faibles quantités puissent sans doute être résorbées quand les eaux sont employées sous forme de douches vaginales, etc. De l'analyse faite en 1891 par le professeur Frankland il ressort que l'eau de Woodhall contient 19,5 pour mille de chlorure de sodium, 1,27 pour mille de chlorure de calcium, 1,14 pour mille de chlorure de magnésium, 0,4 pour mille de bromure de sodium, 9,02 pour mille de bromure de potassium, et seulement 0,0075 pour mille d'iodure de potassium.

Au nombre des maladies traitées à Woodhall il faut signaler les affections rhumatismales et goutteuses, le catarrhe des voies respiratoires et digestives, et l'état bilieux ; la scrofule et le rachitisme, la leucorrhée et quelques affections de la peau. Le Dr Williams trouve l'eau utile dans les cas de tumeurs fibreuses de l'utérus, ce qui concorde avec les résultats qu'on a indiqués pour Kreuznach. On peut avec de l'eau mère préparée avec l'eau de Woodhall augmenter l'action des bains. Les eaux sont également utilisées en inhalation dans les catarrhes chroniques du nez, du pharynx et du larynx.

Accès : de Londres (King's Cross station) environ quatre heures.

Installation : bonne.

Ashby de la Zouche (Angleterre, comté de Leicester). — Les eaux minérales de cette source (altitude 122 mètres) ont été découvertes en 1805, pendant qu'on travaillait dans les mines de charbon à une profondeur de 215 mètres. Leur température naturelle est de 16° C. et d'après l'analyse du Dr B.H. Paul elles renferment 18,7 pour mille de chlorure de sodium, 2,2 pour mille de chlorure de calcium, 1,6 pour mille de chlorure de magnésium, 2,5 pour mille de sulfate de calcium, et 0,08 pour mille de carbonate de fer. Elles sont utilisées pour donner des bains d'eau saline concentrée (beaucoup plus faibles que ceux de Droitwich et Nantwich) à des températures variables.

On emploie les bains dans le rhumatisme musculaire, le rhumatisme chronique, la goutte, ainsi que dans la scrofule. Par suite de la présence du carbonate de fer dans les eaux on peut les prescrire en boisson dans certains états de débilité. Le sel aggraverait probablement les maladies de la peau de nature inflammatoire.

Accès : de Londres (station de St-Pancras) en trois heures environ.

Installation : bonne.

Malvern (Angleterre, comté de Worcester) est alimenté par de l'eau saline concentrée venant de Droitwich. Les sources de Malvern (spécialement celles de Ste-Anne) sont employées pour fabriquer des eaux de table gazeuses); elles étaient autrefois célèbres parce qu'on leur supposait une action salutaire spéciale, due en partie à la pureté de l'eau mais aussi à l'air excellent qu'on y respire et aussi peut-être à la foi. Le Grand Malvern est situé sur les pentes orientales des collines de Malvern, à environ 160 mètres d'altitude. Les sources de Malvern et le Petit Malvern se trouvent respectivement à 3 kil. et 4 kil. environ au sud du Grand Malvern.

Nantwich (Angleterre, Cheshire). — Nantwich (altitude environ 36 m.) est situé dans une région agréable, bien boisée. Selon l'analyse de Frankland les eaux renferment environ 31 pour cent de chlorure de sodium, 2,2 pour mille de chlorure de magnésium, 1,9 pour mille de chlorure de potassium, 6, 5 pour mille de sulfate de calcium, et 5,0 pour mille de sulfate de sodium.

Les bains d'eau saline concentrée ont été ouverts en 1883 et ressemblent à ceux de Droitwich, mais les bains sont chauffés avec de la vapeur au lieu d'eau chaude, et sont par conséquent moins dilués que ceux de Droitwich. Le lumbago et le rhumatisme musculaire sont traités avec succès. Il faut choisir de préférence les mois d'été.

Accès : de Londres (Euston station) environ 4 heures.

Installation : satisfaisante.

Les bains d'eau saline concentrée de *Stafford* (altitude environ 73 mètres) sont semblables à ceux de Droitwich. A *Saltburn-by-the-sea*, dans le comté d'York, on emploie des bains d'eau saline concentrée provenant de la source saline de *Middlesborough*. A *Middlewich*, dans le Cheshire, il y a des bains d'eau saline concentrée. Citons encore parmi les eaux chlorurées en Angleterre celles de Filey, près Scarborough, Thorpe Arch (Boston) dans le comté d'York, et Admaston, sous le Wrekin dans le comté de Shrop.

Harrogate (Angleterre). — On peut classer quelques-unes des sources d'Harrogate dans le groupe chloruré aussi bien que dans le groupe sulfureux.

Llandrindod et **Builth** (pays de Galles, comté de

Radnor).— Ces eaux sont décrites parmi les sources sulfureuses.

Ilangammarch (pays de Galles, comté de Brecknock). — Cette source (altitude environ 180 mètres) possède des eaux chlorurées contenant des chlorures de calcium, de magnésium et de barium. L'analyse du Dr Dupré montre qu'elles renferment environ 2,6 pour mille de chlorure de sodium, 1,2 pour mille de chlorure de calcium, 0,3 pour mille de chlorure de magnésium, et 0,096 pour mille de chlorure de barium.

Ilangammarch est situé au pied méridional d'une chaîne de collines, dans une vallée spacieuse, mais assez abritée au nord et à l'est. L'air est très fortifiant pour les malades atteints de surmenage intellectuel. Les eaux sont employées à l'extérieur et en boisson et elles peuvent être utiles dans quelques cas de dyspepsie, de goutte chronique et de rhumatisme, principalement dans les cas où il faut éviter l'amaigrissement.

Le chlorure de calcium a quelque réputation pour le traitement des affections chroniques des ganglions, tandis que le chlorure de barium, le principe spécial des eaux, fortifie, dit-on, les contractions du cœur tout en réduisant leur fréquence. On a adopté à Ilangammarch un système de traitement des affections du cœur d'après le modèle de Schott, à Nauheim. On emploie les bains carbonatés du Dr Ernest Sandon, de Hambourg.

Les eaux de Ilangammarch sont exportées à l'état naturel et après addition artificielle d'acide carbonique. Sous cette dernière forme elles constituent une agréable boisson de table.

Accès : de Londres (Euston station) environ sept heures.

Installation : bonne.

Bridge-of-Allan, Airthrie (Ecosse, comté de

Stirling). Cette source (altitude environ 12 mètres) est située sur l'Allan, au pied sud-ouest des collines Ochil, à 4 kilomètres environ au nord de Stirling avec lequel elle communique par chemin de fer et tramway. Sa source chlorurée contient environ 5,4 pour mille de chlorure de sodium, 4,4 pour mille de chlorure de calcium et 0,5 pour mille de sulfate de calcium.

Elle est dans une position abritée ; c'est une station très fréquentée par les habitants d'Edimbourg. La dose ordinaire des eaux est de trois grands verres avant le déjeuner. Elles sont chauffées artificiellement avant d'être prises en boisson et sont, dit-on, apéritives. Les eaux ont une réputation dans le traitement des troubles dyspeptiques, dont quelques-uns, selon le Dr Macpherson, sont dus aux abus du wisky et du gruau d'avoine.

Innerleithen (Ecosse, Peebles), sur la rivière Tweed, environ 10 kilom. de Peebles, a des eaux similaires. Les eaux chlorurées des *Bridge-of-Earn (Pitkeathly)* situées sur l'Earn (altitude environ 9 mètres) dans une région pittoresque, à 2 kilomètres 5 de Perth, renferment de l'acide carbonique libre. L'eau de Pitkeathly et l'eau lithinée de Pitkeathly sont des eaux préparées par les propriétaires de la source ; elles se vendent en bouteilles.

Mondorf, dans le grand-duché de Luxembourg (altitude 210 mètres), possède une eau chlorurée (température 25°C.) qui, outre 8,7 pour mille de chlorure de sodium, contient 3,1 de bromure de magnésium. Les eaux sont utilisées en boisson, bains et inhalation.

Oeynhausen, ou Rehme-Oeynhausen (Allemagne, Westphalie).—La ville est située dans une vaste vallée fertile (altitude 70 mètres) sur la Werra, avant sa jonction avec le Weser ; de Hanovre il faut par le chemin de fer environ trois quarts d'heure et de Cologne 4 h. 1/2.

Oeynhausen, la partie nouvelle de la ville, est le nom sous lequel la station est maintenant le mieux connue. Le climat est frais et doux.

Les principaux agents médicamenteux sont trois sources chlorurées, appelées Bohrloch I, Bohrloch II et Bohrloch III, très riches en acide carbonique, avec une température de 25° à 33°C, contenant, suivant le professeur Finkener, 31 à 34 pour mille de chlorure de sodium. Bohrloch n° I (température 27° C.) renferme environ 32 pour mille de chlorure de sodium, et 3 pour mille de sulfate de sodium et de calcium, et environ 1.000 volumes pour mille d'acide carbonique. Les sources de Bülow (Bülow-Brunnen) fournissent des eaux chlorurées froides contenant de 34 à 80 pour mille de chlorure de sodium. Les installations pour les bains sont excellentes; en mélangeant les diverses eaux et en les chauffant, si cela est nécessaire, on peut donner les bains à des températures différentes et à un degré variable de concentration de sel et de gaz.

L'action des eaux d'Oeynhausen ressemble tellement à celle de Nauheim qu'il n'est pas nécessaire de répéter ce que nous avons déjà dit en parlant de cette dernière source. Quant au traitement spécial des affections du cœur, Nauheim est beaucoup plus connu en Angleterre que Oeynhausen. Mais grâce aux travaux spéciaux de ses médecins (J. Braun, L. Lehmann (1), etc.) Oeynhausen a acquis une réputation considérable dans le traitement des affections nerveuses justiciables du traitement thermal. La principale saison est du 15 mai à la fin de septembre ; mais il y a également une saison d'hiver.

Soden dans le Taunus (Allemagne, province prussienne de Hesse-Nassau). — Soden est situé à une altitude d'en-

____

(1) V. *Die chronischen Neurosen als klinische Objecte in Oeynhausen*. Bonn, 1880.

viron 137 mètres, à l'ouest de Francfort-sur-le-Mein, juste au pied des montagnes du Taunus, qui l'abritent du côté du nord. Le climat est doux et égal. Il y a vingt-quatre sources chlorurées différentes désignées par des chiffres comme celles de Nauheim ; elles varient suivant la proportion de chlorure de sodium (2, 4 à 15 pour mille), et leur température (de 11° à 30° C.) ; quelques-unes, comme celle du Champagner-Brunnen (6,5 pour mille de chlorure de sodium), sont très riches en acide carbonique ; le Sool-Brunnen contient 14,2 pour mille de chlorure de sodium et comparativement peu d'acide carbonique. Ces sources et celles du Warm-Brunnen et du Milch-Brunnen (3 et 2 pour mille de chlorure de sodium) sont plus employées en boisson. Quelques-unes des sources renferment une proportion appréciable de fer ; le Soolensprudel (température 30° C.), utilisé pour les bains salés chauds, est riche en acide carbonique (1525 pour mille volumes), et a une légère odeur d'hydrogène sulfuré. L'établissement de bains est bien aménagé pour les bains salins et les bains salins gazeux ; il y a des salles d'inhalation d'après les systèmes Schnitzler et Wassmuth pour les malades atteints de laryngite et de bronchite chroniques. A vingt minutes de distance de Soden se trouve la source ferrugineuse gazeuse de Neuenhain (0,04 pour mille de bicarbonate de fer).

L'établissement est surtout fréquenté par des Allemands atteints d'affections catarrhales chroniques des voies respiratoires et d'emphysème. Les autres malades sont des enfants scrofuleux et des personnes atteintes de symptômes dyspeptiques d'origine catarrhale. On n'y traite pas spécialement, comme à Nauheim, les affections du cœur. La saison est de mai à la fin de septembre.

Soden est séparé de Francfort par un trajet d'une demi-heure en chemin de fer.

L'INSTALLATION est satisfaisante.

Les eaux chlorurées gazeuses thermales de *Hamm, Kœnisgborn*, et *Werne*, en Westphalie ont une action semblable à celle de Nauheim, d'Oeynhausen et de Soden.

Salzschlirf (Prusse, province de Hesse-Nassau), station du chemin de fer entre Fulda et Giessen, est situé à une altitude de 250 mètres, dans une vallée agréable, au nord du Vogelsberg. La source chlorurée Bonifacius-Brunnen, utilisée pour la boisson et les bains, contient 10 pour mille de chlorure de sodium, 0,21 pour mille de chlorure de lithium, et 0,005 pour mille d'iodure de magnésium avec une bonne proportion d'acide carbonique. On a attaché quelque importance à la lithine et à l'iode de cette eau dans le traitement de la goutte, du rhumatisme chronique et de la diathèse urique. Le Tempel-Brunnen contient moins de lithine, et le Schwefel-Brunnen renferme du gaz hydrogène sulfuré ; tandis que le Kinder-Brunnen, avec seulement 4,3 pour mille de chlorure de sodium, renferme 0,6 pour mille de carbonate de calcium, et 0,76 pour mille de sulfate de calcium.

L'eau gazeuse chlorurée sulfatée du village voisin de *Grossenlueder* (contenant 15,4 pour mille de chlorure de sodium, 1,3 pour mille de sulfate de magnésium, et 0,04 pour mille de carbonate de fer) est utilisée en raison de son action laxative.

Kiedrich (Prusse, province de Hesse-Nassau) près Eltville, sur le Rhin, au pied des montagnes du Taunus, possède un sanatorium, et le Kiedricher Sprudel — une source chlorurée qui, avec 6,7 pour mille de chlorure de sodium, contient 0,5 de chlorure de potassium, 0,75 de chlorure de calcium, et 0,06 de chlorure de lithium. On a attribué quelque importance à la présence du chlorure de lithium dans cette eau.

Schmalkalden (Prusse, province de Hesse-Nassau)

est situé à une altitude de 295 mètres sur le versant sud-ouest de la forêt de Thuringe ; c'est le terminus d'un embranchement partant de la Verra, du chemin de fer de Wernshausen. L'eau chlorurée calcique (température 17° C.) contient 9,2 pour mille de chlorure de sodium et environ 3 pour mille de sulfate de calcium. Les promenades dans les forêts voisines pourraient être utilisées comme cure de terrain.

Aachen ou **Aix-la-Chapelle** dans la Prusse rhénane. — Cette source a été décrite parmi les eaux sulfureuses ; mais on pourrait également la classer parmi les eaux chlorurées thermales.

Munster-am-Stein (Prusse rhénane) est situé à une altitude de 115 mètres, à environ 2 kilom. de Kreuznach en remontant la vallée de la Nahe. Les eaux sont semblables à celles de Kreuznach ; leur action est identique.

L'INSTALLATION est bonne bien que l'organisation soit un peu plus simple qu'à Kreuznach.

Pyrmont (Allemagne, principauté de Waldeck-Pyrmont) possède des eaux chlorurées avec 7 à 32 pour mille de chlorure de sodium. (V. le chapitre des eaux ferrugineuses.)

Arnstadt (Thuringe, principauté de Schwarzburg-Sonderhausen) est un séjour d'été dans une localité abritée sur la lisière septentrionale de la forêt de Thuringe (altitude 280 mètres). Il y a des eaux très chlorurées (26 1/2 pour cent) utilisées pour des bains d'eau saline concentrée et la Riedquelle, source légèrement chlorurée (3,8 pour mille de chlorure de sodium) employée pour la boisson.

Les affections traitées ici sont le rachitisme, la scrofule, diverses affections pelviennes chez la femme, etc. La saison est d'avril à la fin de septembre.

Frankenhausen (Thuringe, principauté de Schwarz-burg-Rudolstadt) est situé à une altitude de 112 mètres, sur le versant méridional des Kyffhaüser, à un peu plus de 14 kilom. de la station d'Artern. Il y a une eau saline concentrée froide à 25 pour cent servant pour les bains, ou, sous une forme diluée, pour la boisson. Il existe un établissement pour le traitement des enfants scrofuleux.

Kœstritz dans la principauté de Reuss (altitude environ 170 mètres) est agréablement situé dans l'Elsterthal; c'est une station du chemin de fer. L'eau saline concentrée employée pour les bains salés contient 22 pour cent de chlorure de sodium. On donne également des bains de sable chaud.

Salzhausen (Grand-Duché de Hesse) est situé à une altitude de 143 mètres au pied sud du Vogelsberg, à 2 kilom. environ de la station de Nidda. Parmi ses eaux chlorurées faibles la plus forte a environ 1 pour cent de chlorure de sodium, 5 pour mille de chlorure de magné-sium, 0,07 pour mille d'iodure de sodium, et une propor-tion modérée d'acide carbonique libre. L'eau est utilisée pour la boisson; pour les bains on emploie une eau con-centrée; on la rend plus active par l'addition d'eau mère de Kreuznach ou de Nauheim. Il y a également une source sulfureuse et une source ferrugineuse.

Salzuflen ou **Salzufflen** (principauté de Lippe-Det-mold), station sur le chemin de fer entre Herford et Det-mold, possède une eau chlorurée renfermant 4 à 9 pour cent de chlorure de sodium. Il y a des maisons de gradua-tion dans le voisinage.

Salzungen (Allemagne, Duché de Saxe-Meiningen) est situé dans la belle vallée de la Verra, sur le versant sud-ouest de la forêt de Thuringe, à environ 240 mètres d'altitude. Ses eaux chlorurées varient en force de 3 à 25 pour cent. Les bains sont d'ordinaire préparés avec une eau chlorurée de 3 à 6 pour cent, mais on peut les rendre plus actifs par l'addition d'eaux mères de Salzungen qui contiennent, outre un total de 55 pour cent de matières solides, environ 47 pour cent de chlorure de magnésium, 2,5 pour mille de bromure de magnésium, et 1,3 pour mille d'iodure de magnésium. On peut également donner des douches, des bains de boue etc., et il y a des installations pour le traitement par inhalation. La station est entre Eisemach et Meiningen (saison du 15 mai à la fin de septembre).

Sulza (Thuringe, Grand-Duché de Saxe-Weimar) possède des eaux chlorurées ayant une minéralisation totale de 5,3 à 14,5 pour cent et contenant de petites quantités d'iode, de brome et de fer. La localité, comprenant la ville, le village et des fabriques de sel est située entre Weimar et Naumburg, sur l'Ilm, à une altitude de 146 mètres.

Niederbronn (Alsace). — La principale source alsacienne (altitude 189 mètres) est située sur le versant des montagnes des Vosges, sur le chemin de fer de Haguenau à Saarguemines. La principale source chlorurée contient environ 3 pour mille de chlorure de sodium, 0,6 pour mille de chlorure de magnésium, et, 0,01 pour mille de bicarbonate de fer (température 17°C.). Les eaux sont principalement utilisées en boisson dans la dyspepsie et le catarrhe des intestins ; autrefois elles étaient surtout employées en bains prolongés.

Rothenfelde est un bain salé en Hanovre, situé à une altitude de 110 mètres, sur le versant méridional de la chaîne des monts Osning. L'eau chlorurée renferme un total de 67 pour mille d'éléments solides, dont 56 pour mille de chlorure de sodium ; le reste consiste en chlorure de magnésium, bicarbonate de calcium, etc. On utilise également une eau saline concentrée, une eau mère, et des sels résultant de l'évaporation, et une eau faiblement chlorurée pour la boisson. L'eau mère contient 12,6 pour mille de bromure de magnésium. La station se trouve entre Brackwede et Osnabrück.

Juliushall et **Harzburg** (Duché de Brunswick, altitude 260 mètres) est situé immédiatement au-dessous du Burgberg. Les sources chlorurées froides (il y en a deux) contiennent entre 6 et 7 pour cent de chlorure de sodium.

Ces deux localités sont très fréquentées par les habitants de l'Allemagne du Nord comme sanatoria d'été, en raison de leur belle situation et des nombreuses excursions que l'on peut faire dans les montagnes du Harz.

Kolberg ou **Colberg** (Poméranie), sur la mer Baltique, possède, outre ses bains de mer, des eaux chlorurées contenant 2,1 à 5,1 pour cent de chlorure de sodium, 0,6 à 1,8 pour mille de chlorure de magnésium et 1,5 à 4,4 pour mille de chlorure de calcium. Il existe des sanatoria pour le traitement des enfants scrofuleux, etc.

Inowrazlaw (Prusse, province de Posen) est une station de chemin de fer à une heure de distance de Bromberg. D'après une analyse de 1875 ses « *Bassinsoole* » renferment 30,6 pour cent de chlorure de sodium et peuvent par conséquent être comparées sous le rapport de la concentration aux eaux salines concentrées de Droitwich et de Rheinfelden.

Wittekind (Prusse, province de Saxe, altitude 61 mètres) est situé à 2 kilom. de Halle sur la Saale. Il possède une eau chlorurée (3 1/2 pour cent) qui est mélangée avec de l'eau gazeuse pour la boisson et dont l'action peut être augmentée avec de l'eau mère, ou du sel pour faire des bains. Le sel qu'on emploie pour les bains est extrait de ces eaux et contient 239 pour mille de chlorure de calcium, 0,45 pour mille d'iodure d'aluminium et 14,7 pour mille de bromures.

Elmen ou **Alten Salza,** dans la province prussienne de Saxe (altitude 45 mètres), est situé près de Gross Salza, sur le chemin de fer à 40 minutes de Magdeburg. C'est dit-on le plus ancien bain salin d'Allemagne et il possède entr'autres sources la Victoriaquelle (26 pour mille de chlorure de sodium), utilisée pour la boisson, et une source employée pour les bains contenant environ 5 pour cent de chlorure de sodium et 0,6 pour mille de bromure de magnésium.

Kœsen (province prussienne de Saxe), bain salin dans la vallée de la Salle, à une altitude de 112 mètres, près Naumburg, possède une eau saline concentrée à 5 pour cent (température 18° 60 C.) et un sanatorium pour les enfants scrofuleux de Berlin.

Neu-Ragoczi ou **Bad Ragoczi** (province prussienne de Saxe), qui tire son nom de la fameuse source de Kissingen, est à une heure de la station de Halle, sur la Saale, et possède des sources chlorurées contenant de petites proportions (un peu au-dessus de 1 pour cent) de chlorure de sodium et beaucoup d'azote. Les eaux sont utilisées en boisson et en bains, et l'azote est employé en inhalation.

Thale (altitude 225 mètres) dans la province prussienne de Saxe, est situé au-dessous de la Rosstrappe à l'entrée de la belle vallée de Bode, dans les montagnes du Harz inférieur. Le *Hubertusbad* voisin, sur une île dans le

Bode, est alimenté par l'Hubertusbrunnen avec une eau chlorurée contenant 14,3 pour mille de chlorure de sodium, et 10,7 pour mille de chlorure de calcium. La station de Thale est le terminus de la ligne de Quedlinburg.

Dürrheim (Grand-Duché de Bade), dans la Forêt noire, à une altitude de 700 mètres, à une demi-heure en voiture de la station de Marbach, possède une eau saline concentrée à 26 pour cent, utilisée pour les bains. C'est une station d'été, avec un hôpital, l'Amélie-Bad, pour les enfants scrofuleux, etc.

Canstatt (Cannstatt) et **Berg**, près Stuttgart, Würtemberg. — Ces villes se touchent et communiquent par un tramway avec Stuttgart, dont elles forment réellement le faubourg nord-est. Il y a plusieurs sources, dont les plus employées sont le Wilhelms-Brunnen au Kursaal, le Sprudel et l'Inselquelle, situés entre Berg et Canstatt sur une petite île du Neckar. Les sources fournissent des eaux chlorurées terreuses tièdes assez riches en acide carbonique (environ 2 pour mille de chlorure de sodium) qu'on peut utiliser pour la boisson et les bains dans les affections catarrhales des organes digestifs et respiratoires.

Le climat doux, abrité, et le site sont d'un grand secours dans quelques cas, mais malheureusement pour son utilité à titre de station d'eau minérale, Canstatt prend de plus en plus le caractère du faubourg industriel d'une grande ville.

On peut augmenter l'action laxative de l'eau en ajoutant, si c'est nécessaire, du sel de Karlsbad ; pour le bain on chauffe les eaux à une température convenable. La saison est du commencement de mai au milieu d'octobre

Hall, en **Würtemberg** (Hall dans la Souabe) es

situé à une altitude d'environ 300 mètres et possède une eau chlorurée sodique qui, par l'addition de sel concentré ou d'eau mère, peut être utilisée pour des bains salins de concentration variable. Il y a aussi une source sulfureuse faible. La saison commence le 1er mai et finit le 1er octobre.

Jaxtfeld, ou **Jagstfeld**, dans le Würtemberg (altitude 137 mètres) est situé à la jonction de la Jagst et du Neckar, à 9 kilom. de la station de Heilbronn. Il possède une eau saline concentrée à 26 pour cent, utilisée pour les bains, et un établissement (Bethesda) pour les enfants faibles.

Reichenhall, dans les Alpes Bavaroises, près de la frontière autrichienne, est situé dans une vallée bien abritée, à environ 475 mètres d'altitude. C'est le terminus d'un embranchement sur la ligne de Munich à Salzburg.

Parmi les vingt sources' chlorurées l'Edelquelle (22 pour cent de chlorure de sodium) et la Karl-Theodorquelle sont les plus importantes ; on mélange leurs eaux pour les bains ; on peut les rendre plus actifs par l'addition de l'eau mère de Reichenhall, riche en chlorure de magnésium. On étend l'eau qui sert à la boisson. On prépare artificiellement une eau laxative avec l'eau mère. Pour les inhalations on se sert des bâtiments de graduation avec le spray d'eau minérale d'une fontaine voisine ; il y a aussi des salles d'inhalation où l'eau est finement pulvérisée. Il existe des installations pour l'inhalation de l'air comprimé dans les cas d''emphysème.

On traite à Reichenhall la scrofule, le rachitisme et le catarrhe chronique des voies respiratoires. Il y a des promenades pour la cure de terrain, d'après les théories d'OErtel, dans les cas d'infiltration graisseuse du cœur, etc. La saison est du milieu de mai à la fin de septembre.

Accès : viâ Munich et Freilassing, 4 heures de Munich.

Installation : bonne.

Berchtesgaden, dans la Haute-Bavière, près la frontière du Tyrol, est un sanatorium d'été, bien situé sur le versant méridional de l'Untersberg, à une altitude d'environ 575 mètres et possédant des eaux salines concentrées à 26 1/2 pour cent. Le climat, ainsi que les bains d'eaux salines concentrées, peuvent être utiles dans le traitement du rachitisme et de la scrofule. En raison surtout de son site, cette station est utilisée dans le traitement des affections chroniques des voies respiratoires, ou pour compléter par le repos une cure de Karlsbad ou de Marienbad, etc. Berchtesgaden est une jolie station, mais elle est beaucoup trop encaissée par les montagnes pour qu'on puisse dire que l'air y est tonique. La saison est du milieu de mai au milieu d'octobre.

Rosenheim (altitude 497 mètres) dans la Haute-Bavière, à la jonction de la Mangfall avec l'Inn, station du chemin de fer de Munich à Salzburg et Innsbruck, est un bain salin. On emploie pour les bains un mélange d'eaux salines concentrées de Reichenhall et de Berchtesgaden (le mélange constitue une eau saline concentrée environ à 24 pour cent). Il y a aussi une source ferrugineuse faible.

Dürkheim (altitude 115 mètres), dans la Bavière Rhénane, est situé à l'entrée de la vallée d'Isenach, à la base occidentale des montagnes du Hardt. Ses eaux chlorurées, qui sont principalement utilisées en bains, contiennent 3/4 à 2 pour cent de chlorure de sodium. Les eaux minérales de Durkheim ont un intérêt historique ; on y a trouvé pour la première fois le cesium et le rubidium, bien entendu en très minime quantité.

Heilbrunn, en Bavière, est un village situé à une altitude de 797 mètres, à 1 h. 1/2 de la station de Tölz. L'Adelheidsquelle donne une eau chlorurée froide avec 4, 9 pour mille de chlorure de sodium, 0,9 pour mille de bicarbonate de sodium, 0,05 pour mille de bromure de sodium, et 0,03 pour mille d'iodure de sodium. Parmi les eaux chlorurées allemandes elle est la plus riche en brome et en iode ; on ne sait pas si ces substances s'y trouvent en quantité suffisante pour exercer un effet thérapeutique marqué quelconque.

Kreuth (Bavière) possède des bains d'eau saline concentrée dont la source est assez éloignée ; mais il est certain que le climat, dû à sa position dans les montagnes de la Bavière, à 821 mètres d'altitude, a une grande valeur dans le traitement de la scrofule, de la convalescence des maladies graves, de l'anémie, etc. Kreuth est situé dans une position abritée, au centre d'un beau paysage de montagnes boisées, entre le Tegernsee et l'Achensee, à 2 h. 1/2 de la station de Gmund-am-Tegernsee. La Kreuzquelle, eau terreuse froide, faiblement minéralisée, contenant une petite quantité d'hydrogène sulfuré, est utilisée en boisson et en bains. La saison est du 1er juin au 15 septembre.

Aibling, dans les Highlands Bavarois, est situé à une altitude d'environ 520 mètres et possède un bain salin alimenté par l'eau saline concentrée de Rosenheim, et deux sources légèrement terreuses et ferrugineuses. On emploie des bains de boue, préparés avec l'eau saline concentrée et les eaux mères dans le traitement de la scrofule, des inflammations chroniques de la cavité pelvienne et des articulations. En raison de son site et de son altitude, l'air se rafraîchit très rapidement au crépuscule, et les malades doivent prendre des précautions.

Aibling est une station du chemin de fer de Munich à Salzburg.

Traunstein (Haute-Bavière), altitude 596 mètres, station sur le chemin de fer entre Rosenheim et Salzburg, possède des bains d'eau saline concentrée pour lesquels on emploie de l'eau saline concentrée de Reichenhall et de Berchtesgaden.

Parmi les eaux chlorurées allemandes, contenant moins de 15 pour mille de chlorure de sodium, il faut encore mentionner les eaux suivantes :

Sulzbrunn (dans la Haute-Bavière), près le village de Sulzberg, à une altitude de 874 mètres (quelques sources contiennent environ 2 pour mille de chlorure de sodium et 0,015 d'iodure de magnésium) ; *Sulzbad* et *Kestenholz* (en francais *Châtenois*, en Alsace, contiennent environ 32 pour mille de chlorure de sodium dans leurs eaux) ; *Gandersheim*, dans le duché de Brunswick (eaux contenant jusqu'à 13,7 pour mille de chlorure de sodium) ; *Sodenthal* ou *Soden dans la vallée de Spessart*, en Bavière (les eaux renfermant 9,4 à 13,8 pour mille de chlorure de sodium et une petite proportion de bromure et d'iodure de magnésium) ; *Neuhaus en Bavière*, au pied du Salzburg, dans la vallée de la Saale (14,7 pour mille de chlorure de sodium); et *Königsdorff-Jastrzemb*, dans la Silésie prussienne (environ 11 pour mille de chlorure de sodium, avec une petite quantité de bromure et d'iodure de magnésium).

Parmi les autres bains salins avec eaux salines concentrées de force variable (au-dessus de 15 pour mille de chlorure de sodium), il faut citer les suivants : *Admiralsgarten-Bad* et autres sources dans Berlin ; *Oldeslœ* et *Segeberg*, dans le Holstein ; *Salzdetfurth*, dans le Hanovre ; *Cammin* et *Greifswald*, en Poméranie ; *Orb* et *Soden-Stolzenberg*, dans la province prussienne de Hesse-Nassau ; *Suderode, Artern* et *Dürrenberg*, dans la Saxe prussienne ; *Goczalkowitz*, dans la Silésie prussienne ; *Wimpfen* sur le Neckar dans la Hesse-Darmstadt.

Ischl, en Autriche (Salzkammergut), station entre Vienne et Salzburg, avec un climat doux et égal, situé à la jonction du Traun et de l'Ischl, à environ 460 mètres d'altitude. Quelques maisons sur les collines environnantes jouissent d'un air plus frais que la partie principale de la ville qui est construite dans une position plus basse sur les bords du Traun.

La Klebersquelle et la Maria-Luisenquelle, utilisées pour la boisson, sont peu chlorurées (0,5 pour mille de chlorure de sodium) ; pour les bains on utilise une eau saline concentrée forte, contenant 23 1/2 pour cent de chlorure de sodium, avec un total de 24 1/2 pour cent de matières solides. La Schwefelquelle contient, outre 17 pour mille de chlorure de sodium, 4 pour mille de sulfate de sodium et un peu d'hydrogène sulfuré.

On trouve à Ischl des bains de boue, des bains de pin et une installation hydrothérapique ; cette station est également disposée pour la cure de terrain graduée. Ces eaux sont très fréquentées par les Autrichiens. La saison est du 1er au 30 septembre. En raison de la beauté des environs et de la bonne installation, beaucoup de personnes visitent Ischl plutôt comme lieu de distraction et station climatérique que pour ses eaux.

Gmunden, dans la Haute-Autriche (Salzkammergut), est situé à une altitude de 416 mètres sur le beau lac de Traun, station du chemin de fer entre Attnang et Ischl. On utilise pour les bains à Gmunden l'eau saline concentrée à 24 pour cent d'Ebensee. Il y a des appareils pour le traitement aéro-thérapique artificiel. Saison de juin à la fin de septembre.

Hall, dans la Haute-Autriche. — Bad-Hall (altitude

322 mètres) est situé à l'entrée de la vallée de Krems. Il
est célèbre par les eaux chlorurées de la source Tassillo
qui contient 12 pour mille de chlorure de sodium, avec
0,058 pour mille de bromure de magnésium et 0,042
pour mille d'iodure de magnésium. Cette eau, qui est
exportée comme l'eau iodée de Hall (Haller Iodwasser)
était anciennement connue sous le nom de Haller Kropf-
wasser, eau des goîtreux. La valeur thérapeutique exacte
de l'iode et du bromure dans l'eau reste douteuse. Il y
a encore d'autres sources salines. Les eaux de Hall sont
utilisées pour les enfants scrofuleux et rachitiques et pour
quelques affections de l'utérus et des annexes. Il y a un
hôpital pour les enfants scrofuleux fondé en 1855, un
petit sanatorium pour les adultes pauvres, et un sanatorium militaire. La saison est du 15 mai au 30 septembre.
Le sel pour le bain extrait de l'eau renferme 14,3 pour
mille de chlorure de calcium, 2,6 pour mille d'iodure de
magnésium et 3,2 de bromure de magnésium.

Hall, dans le Tyrol (Autriche) non loin d'Innsbruck.
— C'est une station climatérique, située dans la vallée
inférieure de l'Inn, à une altitude de 517 mètres, sur le
chemin de fer de Munich et Innsbruck. Les bains sont
alimentés avec une eau saline concentrée à 24 pour cent,
amenée du Salzberg, à environ 9 kilom. de distance. Dans
le village voisin de Heiligenkreuz il y a une source ferrugineuse et une source sulfureuse faible. La saison est du
15 mai au 30 septembre.

Aussee, sanatorium d'été en Styrie, à une altitude
de 647 mètres, est agréablement situé dans une large
vallée des Alpes noriques et possède une eau saline concentrée à 25 pour cent, utilisée pour les bains. On emploie en boisson, sous une forme diluée, l'eau saline
concentrée et l'eau mère. La station du chemin de fer est

à 20 minutes. La saison est du 15 mai au 1er octobre, mais l'établissement d'Alpenheim est aussi ouvert en hiver. .

Hercules-Bad, près *Mehadia*, en Hongrie. — La source d'Hercules fournit une quantité exceptionnellement abondante d'eau chlorurée thermale (température variant de 21° 11 à 56° 5 C.), sans hydrogène sulfuré ; mais la plupart des sources sont sulfureuses.

Csiz, dans la haute Hongrie, dans la vallée de la Rima à 1 kilom. environ de la station du chemin de fer. D'après l'analyse du professeur E. Ludwig, de Vienne, en 1890, l'Hygieaquelle, la seule utilisée pour la boisson, est une eau chlorurée contenant une proportion relativement considérable d'iode et de brome. Dans l'*Almanach des bains* elle est indiquée comme la source iodée la plus forte de tout le continent.

Also-Sebes (Hongrie, dans les monts Carpathes, non loin de la Galicie) possède des sources chlorurées qui sont employées en boisson et en bains ; la plus riche en chlorure de sodium est la source Ferdinand (12,4 pour mille). La source Amélie contient une petite proportion de bicarbonate de fer. Les aménagements de l'établissement thermal ne sont pas satisfaisants. Il est à 2 kilom. environ de la station d'Eperies.

Ivonicz ou **Ivonitch** (Galicie), dans les Carpathes, à une altitude de 407 mètres, possède deux sources chlorurées gazeuses, la source Charles et la source Amélie (environ 8 pour mille de chlorure de sodium), qui contiennent une petite quantité de carbonate de sodium (environ 1,7 pour mille) avec de l'iodure de sodium (environ 0,16 pour mille) ; la première renferme 0,023 pour mille de bromure de sodium. Il y a également des sources ferrugineuses et des sources qui renferment de l'huile de naphte ; cette dernière est utilisée en inhalation. On emploie des bains de tourbe et de boue. La station est à 12 kilom. de l'établissement.

Salzburg, une des sources les plus fréquentées de la Transylvanie (altitude 483 mètres), possède des eaux salines à différents degrés de concentration (température de 5 à 15 pour cent), contenant de 0,8 à 25 pour mille d'iodure de sodium.

Baassen (altitude 192 mètres), dans un site pittoresque en Transylvanie, à 13 kilom. environ de la station de Mediasch, possède des sources chlorurées température de 12° 22 à 15° C.) contenant de petites quantités d'iodure et de bromure de sodium, et riches en acide carbonique. La Felsenquelle contient 4 pour cent de chlorure de sodium, 0,03 pour mille de bromure de sodium, et 0,013 pour mille d'iodure de sodium.

Rheinfelden (Suisse), une ancienne ville agréablement située (altitude, 264 mètres) dans la vallée du Rhin, dans le canton d'Argovie, est protégé par la Forêt Noire contre les vents du nord. Il possède une eau saline très concentrée, contenant, si les analyses sont exactes, environ la même proportion de chlorure de sodium que l'eau saline concentrée de Droitwich en Angleterre (c.-à-d. 31 pour cent), ou même un peu plus. L'eau saline concentrée de Rheinfelden (poids spécifique, 1,205) serait la plus forte du continent ; on l'utilise sous forme de bains pour les enfants scrofuleux et rachitiques, et pour les malades atteints de pleurésie ou d'inflammations pelviennes chroniques, etc. Installation nouvelle.

Schweizerhalle (Suisse) dans le canton de Bâle, situé sur la rive gauche du Rhin, à une altitude de 274 mètres, est à environ 20 minutes en voiture de la station de Pratteln. Son eau saline concentrée contient, suivant Lunge, 30,7 pour cent de chlorure de sodium ; toutefois elle est pratiquement saturée comme les eaux salines concentrées de Rheinfelden et de Droitwich.

Bex (Suisse, canton de Vaud) est une station climatérique située à une altitude d'environ 426 mètres dans la vallée du Rhône, entourée de montagnes. Bex est une station du chemin de fer de Lausanne à Brigue. Les eaux chlorurées sodiques froides (15 pour cent de chlorure de sodium) sont utilisées pour les bains salins ordinaires et différentes médications hydrothérapiques. Sous une forme diluée on peut les prescrire en boisson. On emploie aussi quelquefois une eau sulfureuse froide. Les malades particulièrement justiciables de ces eaux sont les sujets scrofuleux avec tendances catarrhales. On peut employer la cure de raisins dans les cas appropriés. Bex est ouvert toute l'année, mais il est très chaud en été. Les fluctuations journalières de la température sont plus grandes qu'à Montreux et dans d'autres localités du lac de Genève.

Wildegg (Suisse, canton d'Argovie) est agréablement situé dans la vallée de l'Aar, à environ 4 kilomètres au sud de la station de Schinznach. Ses eaux chlorurées froides (10 pour mille de chlorure de sodium, 1,6 pour mille de chlorure de magnésium, 1,8 pour mille de sulfate de calcium) contiennent de l'iodure de sodium (0,028 pour mille) et du bromure de sodium (0,013 pour mille). On prescrit cette eau à l'établissement voisin de Schinznach dans les affections scrofuleuses, etc., et on l'exporte.

Châtel-Guyon (Puy-de-Dôme) est situé dans une agréable partie de l'Auvergne, à une altitude de 395 mètres. L'établissement se trouve à l'ouest de la vieille ville, à l'entrée de la vallée du torrent du Sardon et est assez bien abrité du vent nord-ouest. Il y a deux établissements de bains, et des installations pour le traitement hydrothérapique.

Ses eaux chlorurées alcalines terreuses, riches en acide carbonique (température 24° à 35° C.), renferment une proportion considérable de fer, et, en raison de la présence du chlorure de magnésium, exercent une action légèrement laxative.

Voici quels sont les éléments chimiques principaux de la source Gubler (température 37° C.) d'après l'analyse faite en 1878 par le Dr Magnier de la Source : Bicarbonate de calcium, 2,1 pour mille ; bicarbonate de sodium, 0,95 ; bicarbonate de fer, 0,06 ; bicarbonate de lithium, 0,019 ; chlorure de magnésium, 1,5 ; chlorure de sodium, 1,6.

La source Gubler est très riche en acide carbonique ; c'est la seule des sources qui soit exportée. C'est le type des sources de Châtel-Guyon.

En raison de la combinaison des chlorures avec le fer dans les eaux et leur caractère laxatif, on a quelquefois appelé cette source le Kissingen français, et au point de vue pratique il est préférable de la ranger dans le groupe chloruré plutôt que dans le groupe chloruré alcalin. Parmi les affections traitées à Châtel-Guyon il faut citer la dyspepsie atonique et catarrhale chronique des organes digestifs, spécialement celle liée à la « pléthore abdominale » et à la constipation chronique. Suivant le Dr Baraduc, l'effet laxatif n'est souvent pas immédiat dans la constipation chronique ; il se produit fréquemment à la fin de la cure, mais son action est plus durable qu'à la suite de l'emploi de purgatifs salins plus énergiques. Le Dr Baraduc recommande les eaux de Châtel-Guyon dans le traitement de l'entérite catarrhale chronique ou entérite muco-membraneuse. Saison du 15 mai au 15 octobre.

Accès : la distance de la gare de Riom est d'environ 5 kil. 1/2 (50 minutes en omnibus).

Installation : maintenant satisfaisante.

Bourbon-l'Archambault (Allier). Cette station était autrefois très célèbre, grâce à la résidence de Mme de Montespan et aux visites de Catherine de Médicis, des princes de Condé, de Mme de Sévigné, de Mme de Maintenon, de Racine, de Boileau, etc., et, plus tard du prince de Talleyrand. La ville (altitude de 265 mètres), dominée par les ruines pittoresques de son ancien château, est située sur un terrain mamelonné à environ 26 kilomètres à l'ouest de Moulins.

Les eaux chlorurées thermales (température 52°C.), très abondantes, ont, d'après l'analyse de Willm, une minéralisation totale de 3,1 pour mille, comprenant 1,7 pour mille de chlorure de sodium, 0,4 pour mille de carbonate de sodium, 0,2 pour mille de carbonate de calcium, et une petite quantité de fer. D'après la première analyse d'Ossian Henry la proportion de chlorure de sodium était de 2,2 pour mille. L'eau thermale est utilisée à la température voulue, pour la boisson, les bains, les douches et les bains de piscine.

La source Jonas est une eau froide, faiblement minéralisée, légèrement ferrugineuse (la minéralisation totale d'après Willm est de 1,49 pour mille) et aurait une certaine action laxative et diurétique. On la boit quelquefois pure ou mêlée au vin aux repas. Une eau de table plus agréable, beaucoup plus employée dans cette station, est la source gazeuse faiblement alcaline calcique de Saint-Pardoux (embouteillée à la source distante de 14 kil. 1/2) contenant une petite proportion de fer. Suivant Willm sa minéralisation totale n'est que de 0,15 pour mille.

La source de la Trollière, non loin de celle de Saint-Pardoux est quelquefois utilisée. Son eau est similaire à celle de cette dernière source, mais renferme une quantité variable d'hydrogène sulfuré, qui n'existe pas dans l'eau de Saint-Pardoux.

Bourbon-l'Archambault possède un élégant établissement récemment construit ; il y a également deux hôpitaux, un pour les indigents, l'autre pour les malades envoyés par les autorités militaires. Les affections traitées ici comprennent les formes variées du rhumatisme chronique et les affections nerveuses. Cette source a une ancienne réputation pour le traitement des paralysies dues à des hémorrhagies cérébrales, mais maintenant que la pathogénie de ces paralysies est mieux connue, on y envoie moins de malades de ce genre. Cependant d'après le D\u02b3 Regnault le traitement thermal n'est pas nuisible dans ces cas et donne souvent de beaux résultats. Le D\u02b3 Regnault mentionne les succès obtenus dans le rhumatisme déformant à marche rapide chez les jeunes sujets. Comme adjuvants au traitement thermal on emploie souvent le massage et une ventouse sèche spéciale. Pour la ventouse sèche on se sert, au lieu de ventouses ordinaires, de petits cornets avec un trou percé à leur extrémité. Des infirmiers les appliquent sur la peau, aspirent l'air et ferment le trou avec de la cire.

On emploie quelquefois des douches, comme à Bourbon-Lancy, sous l'eau du bain.

Saison du 15 mai au 15 septembre.

Accès : la station est sur la ligne de Moulins à Cosne-sur-l'OEil, à une heure de Moulins.

Installation : satisfaisante.

Bourbon-Lancy (Saône-et-Loire). — Cette eau qui était connue des Romains et fut célèbre par la visite de la reine Catherine de Médicis en 1542, possède plusieurs sources chlorurées thermales (température 28° à 48° C.). Toutes sont faiblement minéralisées, se rap-

prochant comme caractère du groupe thermal indifférent
D'après les analyses de Tellier et Laporte, 1858, et de
Glénard en 1881, les différentes sources se ressemblent
dans leurs éléments chimiques. La source de la Reine,
qu'on peut prendre comme type des eaux de Bourbon-
Lancy a, suivant Glénard, une minéralisation totale de
1,82 pour mille et contient 1,29 pour mille de chlorure
de sodium. Les eaux toutefois peuvent être difficilement
comparées, comme elles l'ont été, à celles de Wiesbaden,
qui contiennent environ 7 pour mille de chlorure de sodium. Une des sources de Bourbon-Lancy a une légère
odeur d'hydrogène sulfuré.

L'établissement thermal est pourvu de bains, douches
et salles de pulvérisation, de salles de vapeur et d'une
piscine. On donne quelquefois la douche sur la partie
malade sous l'eau du bain (douche dite sous-marine).

Les affections traitées à Bourbon-Lancy comprennent
le rhumatisme chronique, les troubles nerveux chroniques, et, suivant le Dr H. de Bosia, certaines lésions valvulaires chroniques et autres altérations cardiaques. Les
indigents reçoivent le traitement thermal gratuitement à
l'hospice d'Aligre.

L'eau de la source de la Reine, mise en bouteilles après
addition d'acide carbonique, est quelquefois utilisée ici
comme eau de table.

L'établissement (altitude 237 mètres) est situé dans
une vallée peu profonde à l'ouest et au-dessous de la
vieille ville, à environ 50 kilomètres à l'Est de Moulins.

La saison est du 15 mai au 15 septembre.

Accès : la station est située entre Gilly et Cercy-la-Tour
et distante d'environ 3 kilomètres de l'établissement
thermal.

Installation : bonne. Les malades peuvent, s'ils le préfèrent, loger à l'établissement thermal au-dessus des bains.

Bourbonne-les-Bains (Hte-Marne). — Bourbonne est une petite ville située dans une jolie vallée à 274 mètres d'altitude. C'est une station sur un embranchement de la ligne de Chaumont à Vesoul. Les eaux chlorurées thermales (température de 43° à 65°5 C.) contiennent environ 5 pour mille de chlorure de sodium. 1 pour mille de sulfate de calcium, de petites quantités d'autres chlorures et de bromure de sodium. On les utilise dans le traitement de la scrofule, du rhumatisme chronique, de la sciatique, etc., et principalement sous forme de bains chauds et de douches chaudes. Il y a aussi dans le voisinage des eaux ferrugineuses et contenant du sulfate de chaux qui sont quelquefois employées. La saison est du 15 avril au 15 octobre. Il y un hôpital civil et un hôpital militaire pour le traitement balnéaire.

La Mouillère-Besançon (Doubs). — La Mouillère (altitude 253 mètres), un faubourg de Besançon, possède un établissement de bains alimenté par les eaux salines très fortement concentrées et les eaux mères de Miserey, à 5 kilom. de Besançon. L'eau concentrée contient 28 pour cent de chlorure de sodium (minéralisation totale 298 pour mille). L'eau mère contient 23 pour cent de chlorure de sodium avec 7 pour cent d'autres chlorures et 1 pour cent de sulfate de sodium. L'eau est utilisée principalement pour l'usage externe. Il existe aussi des appareils pour le traitement hydrothérapique ordinaire.

Salins (Jura). — Salins (altitude 365 mètres) est une ville située sur le torrent Furieuse, environnée de montagnes. Salins possède des eaux chlorurées froides contenant 22 pour mille de chlorure de sodium, 0,03 pour mille de bromure de potassium, et des traces d'iodure de sodium. Les eaux sont surtout employées en bains et en douches ; pour la boisson elles sont diluées et édulcorées avec un sirop. Les bains sont parfois rendus plus actifs par l'addition de l'eau-mère qui contient 16 pour cent de chlorure de sodium, 6 pour cent de chlorure de magnésium, 8 pour cent de sulfates de potassium, de sodium, etc., et 2,8 pour mille de bromure de potassium. On envoie à Salins les enfants scrofuleux et rachitiques, les convalescents, les femmes atteintes de leucorrhée, etc. C'est le terminus d'un embranchement de Mouchard sur la ligne de Dijon à Pontarlier.

La saison est du 1er juin au 1er octobre.

Salins-Moutiers (Savoie). — Cette eau a été décrite avec sa voisine Brides-les-Bains dans le chapitre XI.

Uriage (Isère). Voyez le groupe sulfureux.

La Motte-les-Bains (Isère) est situé à une altitude d'environ 610 mètres ; c'est une station du chemin de fer de Grenoble à la Mure. Elle possède deux sources chlorurées thermales (température 51° et 58°5 C.) qui contiennent 3 pour mille de chlorure de sodium et 1 pour mille de sulfate de calcium.

Salies-de-Béarn (Basses-Pyrénées) se trouve à un quart d'heure de Payos, à la jonction du chemin de fer de Toulouse à Bayonne, à 53 kilomètres Est de Bayonne. L'eau fortement chlorurée de la source Bayaa contient plutôt plus de chlorure de sodium (24 pour cent) que l'eau saline concentrée de Nantwich en Angleterre (environ 21 pour cent et 0,16 pour mille de bromure de sodium). L'eau-mère qui reste après l'extraction de la plus grande partie du chlorure de sodium contient environ 22 pour cent de chlorure de sodium, 15 pour cent de chlorure de magnésium, 3 pour cent de chlorure de potassium et 1 pour cent de bromure de magnésium.

Cette station (altitude 30 mètres) a un climat doux,

11

très chaud en été ; elle est ouverte toute l'année. Ses eaux peuvent être utilisées dans les affections habituellement traitées par les bains d'eau saline concentrée.

Installation : satisfaisante.

Biarritz (Basses-Pyrénées). Ce bain de mer fashionable est une station d'hiver sur la côte sud-ouest de France, et possède actuellement des bains alimentés par les eaux chlorurées de Briscous qui renferment environ 29 pour cent de chlorure de sodium. L'eau-mère provenant de l'eau est également employée pour les bains ; elle est surtout riche en chlorure de magnésium. L'eau est chauffée à la température nécessaire pour les bains et les douches. L'établissement de bains est environ à dix minutes à pied de Biarritz, sur la ligne du tramway à vapeur entre Biarritz et Bayonne ; il est en communication par une galerie couverte avec le nouvel hôtel construit sur le côté opposé du chemin.

Dax (Landes) est alimenté avec de l'eau saline concentrée et de l'eau-mère, semblables comme composition à celles de Briscous. (Voir page 102.)

Salies-du-Salat (Haute-Garonne) est situé, à une altitude de 292 mètres, sur la rive gauche du torrent de Salat. Le village a une station sur la ligne entre Boussens et St-Givors. L'eau chlorurée froide contient 30 pour mille de chlorure de sodium et 3 pour mille de sulfate de calcium. Il y a aussi une source sulfureuse froide contenant d'après Filhol 0,11 pour mille de sulfure de calcium.

Il y a un sanatorium pour les enfants envoyés de l'hôpital de Toulouse.

Balaruc (Hérault) est situé environ au niveau de la mer sur l'étang salé de Thau, qui le sépare au midi du port méditerranéen de Cette. Il possède trois sources de chlorure de sodium dont les températures sont de 12°22 ; 18°89 et 48° C. La source principale, source des Romains ou source ancienne, est la plus chaude et renferme environ 7 pour mille de chlorure de sodium. Les eaux sont employées en boisson et en bains et douches contre les affections scrofuleuses et rhumatismales. On ajoute quelquefois l'eau-mère de Villeroy pour augmenter l'action des bains. On emploie également des bains locaux de boue. Balaruc jouit d'une ancienne réputation dans le traitement des affections nerveuses torpides; mais on y envoie actuellement peu de malades atteints d'affections nerveuses organiques. On arrive de Cette à l'établissement par le chemin de fer (9 kilom. 1/2 environ), en bateau à vapeur ou par la route.

Roucas-Blanc (Bouches-du-Rhône). Cet établissement est sur la côte, à 2 kilom. environ à l'est du port de Marseille et possède une eau chlorurée (température 21°11 C.),contenant 20 pour mille de chlorure de sodium, 2 pour mille de chlorure de magnésium et environ 2 pour mille de sulfates de sodium, de magnésium et de calcium. Il est en communication avec Marseille par le tramway de la Corniche.

Parmi les autres eaux chlorurées françaises, contenant moins de 15 pour mille de chlorure de sodium, citons les suivantes : *Lons-le-Saulnier*, dans le Jura (10 pour mille); *Echaillon*, en Savoie (3,6 pour mille) ; *Plan de Phazy*, dans les Hautes-Alpes (4,6 pour mille) ; *Pouillon*, dans les Landes, 9 kilom. 5 de Dax (10 pour mille).

Abano, Italie du Nord (province de Venise). Abano (environ 30 mètres d'altitude), à quelques kilomètres par le chemin de fer de Padoue, est situé dans la région des monts Euganéens. L'eau de la source (température 37°78 à 81° C.), selon l'analyse de R. Nasini de 1894, contient

3,4 pour mille de chlorure de sodium et environ 1 pour mille de sulfate de calcium et si peu d'hydrogène sulfuré qu'elles peuvent être difficilement rangées parmi les eaux sulfureuses.

Le protococcus et d'autres plantes poussent dans l'eau. Les eaux étaient bien connues sous le nom d'Aquæ Aponenses ou Aquæ Patavinæ à l'époque romaine, et, au VIe siècle, Théodoric le Grand ordonna de restaurer les bains.

Outre les bains d'eau minérale chaude, on emploie des bains d'une boue riche en matières organiques et imprégnée des sels de l'eau minérale, comme à Acqui et à Battaglia, spécialement sous forme d'applications locales.

Parmi les affections justiciables de ces eaux, il faut citer le rhumatisme, la goutte et les névroses. On peut aussi se procurer ces eaux à Venise.

La saison est du 1er juin au 30 septembre.

Monte-Catini, en Italie (province de Lucques). L'établissement (altitude 280 mètres) est agréablement situé dans le Val di Nievole. Il y a plusieurs sources chlorurées thermales (température 21° 11 à 31° 11 C.), contenant 4 à 18 pour mille de chlorure de sodium. Les eaux sont employées en boisson et à l'extérieur contre la dyspepsie, la scrofule, le rhumatisme chronique, etc. La saison est du 1er mai au 30 septembre.

Castro Caro, en Italie (province de Toscane), à une heure en voiture de la station de Forli, possède des eaux chlorurées contenant des iodures et des bromures. Suivant le professeur L. Guerri, l'eau de Sorgente Magnani contient 44 pour mille de chlorure de sodium, 0,197 pour mille d'iodure de magnésium et 0,185 pour mille de bromure de magnésium.

Installation : confortable.

Castellamare, en Italie (Fontes Stabiae des Romains),

en raison de son admirable situation sur la côte méridionale de la baie de Naples, est un des bains de mer les plus délicieux de l'Italie, mais il possède aussi des eaux chlorurées terreuses employées depuis l'antiquité.

L'Acqua del Muraglione contient, dit-on, environ 5 pour mille de chlorure de sodium et 1 pour mille de bicarbonate de calcium. Une des sources renferme du fer et a une odeur d'hydrogène sulfuré.

Caldas-de-Montbuy, en Espagne (province de Barcelone), possède des sources chlorurées thermales (température 67° à 70° C.) très renommées dans le pays pour le traitement du rhumatisme, de la sciatique et des anciennes blessures. L'établissement se trouve à deux heures en voiture de la station de Mollet; il est fréquenté avant et après la saison la plus chaude de l'année.

Cestona-Guesalaga, dans le nord de l'Espagne (province de Guipuscoa), possède des eaux chlorurées thermales faibles, contenant une petite quantité de sulfate de calcium et de sulfate de sodium.

Caldas de Malavella, en Espagne (province de Girone), possède des eaux chlorurées chaudes (température 63° C.) contenant un total de seulement 1 pour mille de substances solides (principalement chlorures de calcium et de magnésium). En réalité, on peut les classer aussi dans le groupe thermal simple.

Ciechocinek, dans la Pologne russe, à 3 kilomètres environ de la frontière prussienne, possède des eaux chlorurées (18 à 44 pour mille de chlorure de sodium) et des bâtiments de graduation qu'on peut utiliser pour l'inhalation.

CHAPITRE VIII

Eaux alcalines simples.

On emploie souvent des eaux alcalines simples (V. p. 36) dans des cas de dyspepsie, chez les sujets les plus robustes, surtout quand cet état est connexe à un catarrhe de l'estomac et des intestins. Les cures d'eaux alcalines faibles prolongées, sont cependant nuisibles dans le catarrhe des organes digestifs chez les individus faibles, quand la sécrétion est peu acide ; cette dyspepsie atonique survient fréquemment chez les sujets anémiques et chlorotiques, dans la convalescence de maladies infectieuses et chez les individus débilités par des causes diverses. Il faut donner la préférence aux eaux chlorurées alcalines lorsqu'il y a lieu d'éviter l'amaigrissement.

Les eaux alcalines simples exercent une influence diurétique et le principe alcalin favorise l'action de l'eau simple en augmentant les autres sécrétions. On les utilise dans certains cas de goutte et de glycosurie goutteuse, de diathèse urique ; dans la lithiase biliaire et la pléthore abdominale. On a attribué leur action dans les cas d'obésité à leur combinaison avec les corps gras de l'organisme avec lesquels ils forment des savons solubles qui sont excrétés. Cette théorie n'a pas été confirmée et l'influence des eaux alcalines dans l'obésité et la glycosurie est due sans doute pour une grande part, sinon complètement, à la régularisation du régime.

Les bains alcalins nettoient mieux la peau que les bains d'eau simple à la même température ; quand il y a beaucoup d'acide carbonique ils exercent une action stimulante mécanique, semblable à celle de bains d'autres eaux gazeuses. Les bains alcalins chauds sont, comme la plupart des bains chauds, utiles dans la leucorrhée et dans les affections catarrhales des organes pelviens de la femme.

Parmi les eaux alcalines simples, celles de Vichy et de Vals méritent d'être placées au premier rang comme des types bien connus. Les autres seront indiquées plus tard dans l'ordre politique et géographique qu'on a déjà employé.

Vichy (Allier). — Vichy, une des eaux les plus fréquentées de France, est situé (altitude 224 mètres) sur la rive droite de l'Allier, au milieu d'un pays cultivé plutôt plat, d'aspect un peu uniforme. Sa réputation comme station fashionable date à peu près de l'époque où Mme de Sévigné (1678) vint suivre le traitement et écrivit ses lettres si spirituelles sur Vichy.

Les eaux alcalines thermales de Vichy appartiennent à la classe des eaux alcalines simples. Les diverses sources minérales de Vichy diffèrent entre elles surtout par leur température, la proportion d'acide carbonique libre et en ce que quelques-unes d'entre elles contiennent une quantité appréciable de fer. On trouve des traces d'arséniate de sodium (0,002 pour mille dans la Source de la Grande Grille).

La Grande Grille, la plus connue des sources de Vichy, a une température de 42° C. et contient 4,8 pour mille de bicarbonate de sodium. La Source de l'Hôpital n'a qu'une température de 31° et renferme plus d'acide carbonique et de bicarbonate de sodium (5 pour mille). Les trois Sources des Célestins sont froides ; la Source an-

cienne contient environ la même proportion d'acide carbonique et de bicarbonate de sodium que la Source de
l'Hôpital mentionnée ci-dessus, tandis que la Source nouvelle et la Source de la grotte sont caractérisées par la
proportion respective de 0,044 et 0,028 pour mille de
bicarbonate de fer. La source de Mesdames, qui est conduite de sa source (près Cusset, environ à 3 kilom.) à
Vichy, ressemble aux deux sources précédentes et renferme 0,026 pour mille de bicarbonate de fer. Parmi les
autres sources de Vichy, le Puits Chomel mériterait certainement une mention ; il est très semblable comme
température et éléments constituants à la Grande Grille,
mais moins riche en acide carbonique, et contient un peu
plus de carbonate de sodium.

La plupart des malades traités à Vichy sont des dyspeptiques ou des malades atteints de calculs biliaires, de
diathèse urique, de désordres variés de la goutte, du foie,
des organes urinaires et des accidents pelviens chez la
femme. Les sujets affectés de rhumatisme chronique fréquentent souvent aussi ces eaux.

Tous les malades doivent avoir un certain degré de
force en réserve ; quand ils sont atteints de cachexie il
faut leur interdire le traitement des eaux de Vichy ; c'est
là un point dont il faut tout particulièrement tenir compte
chez les goutteux ou les diabétiques.

Les eaux de Vichy, prises à dose convenable, n'ont pas en
général d'action laxative comme les eaux alcalines sulfatées de Marienbad, etc., mais on les emploie néanmoins
dans le traitement de l'obésité ; dans ces cas le régime a
nécessairement une grande importance, mais on a supposé
que les principes alcalins de l'eau de Vichy forment des
savons solubles avec les corps gras de l'organisme, et favorisent ainsi leur excrétion ; cette théorie concernant le

traitement alcalin de l'obésité est cependant plus que problématique.

On préfère en général la Source Mesdames dans le traitement de l'anémie. La Grande Grille, qui est chaude, a une réputation spéciale contre les calculs biliaires et les affections hépatiques ; la source la plus fortement alcaline, la Source de l'Hôpital, est souvent préférée pour les affections gastriques, et l'eau plus froide et plus diurétique de la Source ancienne des Célestins est préférée pour les affections des voies urinaires. On regardait cependant, il y a peu de temps, cette division thérapeutique si tranchée dans l'emploi des différentes sources comme un peu arbitraire, et les médecins n'agissent pas toujours d'après cette classification. Le Puits Chomel était jusqu'à ces derniers temps réservé pour les gargarismes, etc. dans les pharyngites chroniques et les affections des organes respiratoires, mais son emploi a été récemment étendu aux cas traités autrefois avec l'une des autres sources chaudes de Vichy.

Les eaux de Vichy sont prises d'abord à petites doses, un demi-verre deux fois par jour ; on augmente ensuite graduellement jusqu'à quatre ou cinq verres dans la journée ; autrefois on donnait des doses beaucoup plus élevées. Le meilleur moment pour prendre l'eau en boisson est environ deux heures après les repas ou une heure avant : on conseille souvent de boire aux repas les eaux de Vichy les plus ferrugineuses (source Mesdames, etc.).

On prend à Vichy beaucoup de bains, comme complément de l'usage interne des eaux. Le grand établissement de bains renferme des bains d'eau minérale chaude, des bains de vapeur, des douches et des salles d'inhalation. Outre le grand établissement (première et seconde classes) il y en a un autre plus petit près la Source de l'Hôpital. Tout récemment on a introduit à Vichy le traitement hydrothérapique et le massage pendant la douche, d'après la méthode d'Aix-les-Bains.

On emploie aussi l'eau de Vichy en douches périnéale, vaginale et rectale. Dans les cas d'affections gastriques particulièrement graves on fait des lavages périodiques de l'estomac avec le siphon ordinaire.

Il y a plusieurs sources minérales alcalines dans le voisinage de Vichy, parmi lesquelles il faut surtout citer les diverses sources de *Saint-Yorre*, à 13 kilomètres environ au sud de Vichy ; ce sont des eaux alcalines fortes, froides ; elles appartiennent à des particuliers et leurs eaux sont utilisées pour l'exportation.

Les eaux alcalines de Vichy et les eaux voisines sont exportées en grande quantité et on peut en faire usage à domicile. Les sources froides sont préférables aux sources chaudes pour l'exportation ; celles de Saint-Yorre, Hauterive et des Célestins méritent à cet égard une mention spéciale.

La saison de Vichy dure du 15 mai à la fin de septembre, mais les bains restent ouverts toute l'année. Pour les personnes très malades le milieu de l'été est, à Vichy, d'une chaleur insupportable. Pour les cures complémentaires v. p. 66.

Accès : Moret, Nevers, St-Germain-des-Fossés.

Installation : très bonne.

Vals (Ardèche) est pittoresquement situé à une altitude de 240 mètres, dans une vallée dirigée du sud au nord. L'établissement est bâti sur les bords du torrent de la Volane, à sa jonction avec l'Ardèche. On a planté des arbres et il y a déjà un peu d'ombre autour des sources, pour que les malades puissent s'y promener. On peut faire d'agréables excursions dans les environs.

On a appelé Vals le « Vichy froid » et il est renommé pour son grand nombre de sources alcalines froides, qui sont riches en acide carbonique et contiennent de moins d'un gramme de carbonate de sodium jusqu'à 7 pour mille, et de petites quantités de bicarbonates de lithium et de fer, etc. On peut disposer en séries les différentes sources suivant le degré de leur alcalinité. Ainsi, les plus faiblement minéralisées, telles que la Pauline, la Délicieuse n° 1, Saint-Jean et l'Impératrice ont une minéralisation totale de moins de 3 pour mille (pas plus de 1,7 pour mille de bicarbonate de sodium) ; on peut les utiliser comme d'agréables eaux de table. Les sources Souveraine et Chloe ont une minéralisation plus élevée, celle de la première étant de 3 pour mille (2,5 pour mille de bicarbonate de sodium), celle de la dernière, 5,2 pour mille (3,2 pour mille de bicarbonate de sodium). Les sources Précieuse, Désirée, Rigolette, Marquise et Madeleine ont une alcalinisation beaucoup plus forte ; elles renferment environ 6,5 à 7,3 pour mille de bicarbonate de sodium avec une minéralisation totale de 7,5 à 8,9 pour mille. La source Souveraine contient 0,42 pour mille de bicarbonate de lithium. Quelques-unes des sources (comme la Rigolette) renferment une quantité considérable de bicarbonate de fer. La source Vivaraise n° 1, qui contient 5 pour mille de bicarbonates de fer et de manganésium, ne contient que 2 pour mille de bicarbonate de sodium. Le nombre des sources alcalines à Vals est très grand, et comme à Saint-Yorre, près Vichy, on peut trouver une source alcaline froide partout où on creuse à une certaine profondeur. Dans le traitement de la dyspepsie et dans les cas de catarrhe gastrique, etc., on peut choisir des sources de concentration différente.

L'eau Rigolette est chauffée artificiellement à la source, dans les cas où il y a lieu d'employer une eau alcaline chaude comme à Vichy.

L'établissement thermal est bien pourvu d'appareils

pour bains et douches. On peut avoir un excellent massage quand il est indiqué. Il y a une installation pour les douches locales d'acide carbonique provenant de l'eau minérale. On emploie ces douches de gaz dans quelques catarrhes chroniques du nez et du pharynx ; les douches locales de gaz sont également utiles dans certains cas de vaginisme associé ou non à une inflammation chronique de la cavité cervicale.

Les sources Précieuse, Madeleine, Rigolette et St-Jean sont les plus fréquemment employées en Angleterre.

Outre ses eaux alcalines, Vals possède aussi des sources contenant de faibles quantités de sulfate de fer et d'arsenic.

La saison est du 15 mai au 15 octobre.

Accès : Lyon, le Teil et Vogué en 16 ou 18 heures de Paris. La station (Vals-les-Bains et la Bégule) est située sur l'embranchement de Vogué à Nieigles-Prades, à 8 kilomètres au delà d'Aubenas.

L'installation, qui était autrefois défectueuse quand on ne faisait qu'exporter les eaux, est actuellement suffisante.

Neuenahr, Allemagne (Prusse Rhénane). — Eaux alcalines thermales (23°89 à 40°) avec une proportion considérable d'acide carbonique libre. Cet établissement comparativement récent est très fréquenté. Il est situé dans une position abritée, dans la vallée, sur les deux rives de l'Ahr, à une altitude d'environ 231 mètres. Dans le milieu de l'été la chaleur est très forte et il n'y a pas dans le voisinage les chemins ombragés que l'on pourrait désirer. Ces eaux sont les seules eaux alcalines thermales simples de l'Allemagne ; elles sont toutefois beaucoup plus faibles que les eaux similaires de Vichy. La quantité d'eau est abondante, amplement suffisante pour la boisson et pour les bains dans le spacieux établissement de bains récemment construit. Le grand Sprudel (température 40° C.) contient environ 1 pour mille de bicarbonate de sodium, 0,4 de bicarbonate de magnésium, 0,3 de bicarbonate de calcium et 0,04 de bicarbonate de fer.

Il y a une salle où les malades atteints de catarrhe des voies respiratoires peuvent prendre des inhalations d'eau finement pulvérisée comme à Ems ; quelques malades atteints de phtisie chronique indolente, au début, viennent ici pendant la saison, mais l'effet salutaire est douteux. On y traite des malades atteints de néphrite chronique, de dyspepsie avec hyperchlorhydrie, et les troubles fonctionnels du système nerveux, principalement quand ils s'accompagnent de glycosurie légère. La réputation principale de ces eaux réside, toutefois, dans le traitement de troubles liés à la diathèse urique et à la glycosurie. Il est à peine nécessaire d'ajouter que les cas typiques de diabète chez les jeunes sujets ont peu de chances de guérison ou même d'obtenir quelque bénéfice durable du traitement ; les cas de diabète qui sont le plus susceptibles de bénéficier de ce traitement sont les cas chroniques, chez des sujets âgés ; ces malades ne seront pas affaiblis surtout si le diabète est associé à la goutte ou à la diathèse urique. La saison dure de mai au commencement d'octobre. Près de Neuenahr est la source d'Apollinaris mentionnée au chapitre des eaux de table.

Accès : par Cologne et Remagen ; Neuenahr est une station entre Remagen et Altenahr.

Installation : bonne.

Birresborn (Prusse Rhénane), village avec une station sur la ligne de Cologne à Trèves. Eaux alcalines gazeuses avec 2,8 pour mille de bicarbonate de sodium. Outre le bicarbonate de sodium elles contiennent une petite proportion de bicarbonate de magnésium et de sulfate de sodium, qui détermine un léger effet laxatif, utilisé quelquefois dans la dyspepsie acide avec constipation habituelle. Elles sont souvent employées comme eaux de table.

Fachingen, en Prusse (province de Hesse-Nassau), sur la Lahn, entre Ems et Limbourg, possède une source alcaline riche en acide carbonique et ayant à peu près la même force que l'eau de Bilin, en Bohême. L'eau de Fachingen contient environ 3,5 pour mille de bicarbonate de sodium ; quand on l'emploie comme eau de table elle ne se mélange pas bien avec le vin. Cette eau est la propriété de l'Etat prussien ; elle n'est utilisée que pour l'exportation.

Wildungen, en Allemagne (principauté de Waldeck). — L'Helenenquelle peut également être mentionnée dans ce chapitre parmi les eaux alcalines.

Obersalzbrunn (Salzbrunn) dans la Silésie prussienne sur le Salzbach, à une altitude de 401 mètres, est une station sur la ligne de Breslau à Halbstadt. Parmi les eaux froides alcalines la principale, l'Oberbrunnen, contient 2,15 pour mille de bicarbonate de sodium, 0,01 de bicarbonate de lithium, 0,4 pour mille de sulfate de sodium et 985 pour mille volumes d'acide carbonique. Le Mühlbrunnen et d'autres sources contiennent moins de bicarbonate de sodium. La Kronenquelle, source qui appartient à des particuliers, utilisée pour l'exportation, ne renferme que 0,87 pour mille de bicarbonate de sodium, 0,01 de bicarbonate de lithium, 0,07 pour mille de bicarbonate de calcium et 0,18 pour mille de sulfate de sodium ; la Wilhelmsquelle est également faible. On fait dans cet établissement des cures de petit lait, comme dans d'autres stations.

Saison du 1ᵉʳ mai au 30 septembre.

Radein (altitude 201 mètres), en Styrie, possède des eaux alcalines gazeuses froides avec 3 pour mille de bicarbonate de sodium, 0,04 de bicarbonate de lithium, 0,03 d'iodure de sodium et 0,02 de bromure de sodium.

Bilin en Bohême, près Teplitz, contient le Biliner Sauerbrunnen, eau alcaline froide (3,3 pour mille de carbonate de sodium), riche en acide carbonique. On emploie cette eau dans le catarrhe gastrique chronique, les maladies goutteuses et le catarrhe chronique des bronches. Chez quelques personnes l'eau de Bilin agit comme un agréable laxatif, en raison peut-être de la petite quantité de sulfate de sodium qu'elle renferme. Dans la goutte on peut commencer ou continuer la cure à Teplitz qui est dans le voisinage. On peut boire l'eau pure ou mélangée avec du petit lait. L'établissement de bains renferme des appareils pour le traitement hydrothérapique.

La saison est du 15 mai à la fin de septembre.

Szinye - Lipocz, près Eperies, en Hongrie, possède la source Salvator dont l'eau est exportée. C'est une eau alcaline gazeuse froide, faiblement minéralisée, contenant, suivant le professeur M. Ballo (1882) : 0.3 pour mille de bicarbonate de sodium, 0,9 pour mille de bicarbonate de magnésium, 1,7 pour mille de bicarbonate de calcium, 0,09 pour mille de borate de sodium, et 0,02 pour mille de bicarbonate de lithium. On a recommandé cette eau dans le traitement de la diathèse urique et dans quelques affections des voies urinaires, etc.

Les Fellathalquellen en Carinthie (altitude 599 mètres), à environ 5 heures de distance de la station de Kühnsdorf, sont des sources alcalines gazeuses dont on exporte les eaux. Elles contiennent 4,3 pour mille de bicarbonate de sodium et 1,7 pour mille de bicarbonate de calcium.

Preblau (Carinthie) est situé dans la vallée de Lavant à 1010 mètres d'altitude. Ses eaux alcalines gazeuses contiennent 2,2 pour mille de bicarbonate de sodium.

Al-Gyogy, village de Transylvanie, possède trois sources alcalines faibles avec une température d'environ 30°C. On les emploie dans les catarrhes chroniques, les affections de la peau, le rhumatisme chronique et la goutte.

Passug (Suisse) dans les Grisons, 3/4 d'heure en voiture de la station de Coire, est situé à une altitude de 826 mètres dans la gorge de la Rabiusa-Schlucht. Ses sources alcalines froides contiennent 1,9 à 5,3 pour mille de bicarbonate de sodium, 0,6 de bicarbonate de calcium et 0,01 de bicarbonate de fer. Parmi toutes ces sources, qui en général ont une faible minéralisation, on peut employer comme eau de table la Theophilquelle. La source ferrugineuse calcique froide Belvedera contient 2 pour mille de bicarbonate de calcium, et 0,03 pour mille de bicarbonate de fer. Le climat de Passug doit aider considérablement au traitement de l'anémie et de quelques variétés de dyspepsie.

Le Boulou (Pyrénées-Orientales) est un village sur la rivière Tech, à une altitude de 84 mètres, à 1 k. 1/2 environ de la station de Boulou-Perthus. Il possède des eaux alcalines simples, riches en acide carbonique libre (température 15 à 20° C.). Les eaux, principalement exportées pour l'usage à domicile, sont employées dans les états dyspeptiques, etc. dans les cas où des eaux alcalines sont indiquées.

Suivant Wilm (1883) la source du Boulou contient 3 pour mille de bicarbonate de sodium, 1,4 pour mille de bicarbonate de calcium, et 0,02 pour mille de bicarbonate de fer ; la source Clémentine renferme 5 pour mille de bicarbonate de sodium, 0,8 pour mille de bicarbonate de calcium, et 0,03 pour mille de bicarbonate de fer.

Le Boulou est appelé par Garrigou le Vichy des Pyrénées.

Chateauneuf (Puy-de-Dôme) est situé à une altitude de 532 mètres, sur la rivière Sioule, dans une vallée profonde, à environ 29 kilomètres de Riom. Il possède des eaux alcalines faibles dont la température varie de 12,22 à 38° C. Quelques-unes des sources froides, notamment la source Morny, contiennent une proportion considérable de fer (0,05 pour mille de carbonate dans la source Morny). Quelques-unes des sources chaudes sont utilisées pour les bains, comme eaux thermales simples. On exporte la source ferrugineuse Morny. On arrive à Chateauneuf par la diligence en quatre heures environ de la station de Riom, ou en trois heures, de celle de Saint-Eloy.

Parmi les eaux françaises simplement alcalines il faut mentionner les suivantes : *Andabre*, dans l'Aveyron ; *Désaignes*, dans l'Ardèche (3 à 4, 1 pour mille de bicarbonate de sodium) ; *Marcols*, dans le même département (2, 4 à 2, 6 pour mille de bicarbonate de sodium); et *Montrond*, dans la Loire, avec la source Geyser (contenant 4, 5 pour mille de bicarbonate de sodium). *Pougues-les-Eaux* a été classé dans le groupe calcique.

Vidago, dans le nord du Portugal, a des eaux alcalines et présente les mêmes indications que Vichy.

CHAPITRE IX

Eaux chlorurées alcalines.

Ces eaux sont employées dans les mêmes maladies que les eaux alcalines simples, spécialement quand on craint l'amaigrissement.

Le chlorure de sodium diminue la tendance du bicarbonate de sodium à rendre l'urine trop alcaline, et cette classe d'eaux ne produit probablement pas la dépression que les eaux alcalines simples déterminent dans quelques cas.

Chez certains malades l'emploi du bicarbonate de sodium donné isolément ou administré dans des eaux minérales, peut occasionner une attaque de goutte aiguë, tandis que quand on le donne associé à du chlorure de sodium, il n'a pas la même action. Il faut rappeler à cette occasion que le chlorure de sodium pourrait par lui-même, suivant quelques auteurs, prévenir la formation des calculs d'acide urique et de la gravelle.

On emploie avec succès les eaux chlorurées alcalines chez les malades atteints de catarrhe chronique des voies respiratoires ; dans ces cas le climat de la station a une grande importance.

Dans la description des eaux qui appartiennent à ce groupe il faut placer en première ligne comme types Ems et Royat, et décrire les autres dans l'ordre géographique.

Ems, Allemagne (Prusse, autrefois duché de Nassau).
— Ems (altitude 91 mètres) est admirablement situé dans l'étroite vallée de la Lahn, sur les deux côtés de la rivière. Ems se compose d'une quantité considérable d'hôtels, de villas, d'établissements de bains, avec un magnifique Kursaal, etc.; ceci montre quelle extension cette station a prise comme station balnéaire et de plaisance. La douceur du climat (trop chaud pour beaucoup de personnes dans le milieu de l'été) contribue sans doute à l'usage de cette eau dans les catarrhes laryngé et bronchique.

On utilise neuf différentes sources chlorurées alcalines chaudes dont les températures varient de 26°67 à 49°C.; elles contiennent 2 pour mille de carbonate de sodium, avec 1 pour mille de chlorure de sodium et environ 500 volumes pour mille d'acide carbonique; six des sources sont utilisées pour la boisson; il y a aussi une source ferrugineuse (temp. 21°11 C.).

Les bains sont élégamment installés, et munis d'appareils pour douches chaudes et froides; on pratique aussi le massage dans les cas où il est indiqué. Outre les bains il y a des salles pour gargarisme et inhalation d'eau finement pulvérisée, simple ou rendue médicinale avec du baume du Pérou, de l'huile de pin, etc. On peut employer ces inhalations dans le traitement de malades atteints d'affections catarrhales du larynx et des bronches. On traite tout particulièrement à Ems la bronchite d'origine goutteuse. Dans l'emphysème pulmonaire on emploie souvent un appareil pour l'expiration dans l'air raréfié et pour l'inspiration d'air comprimé, d'après la méthode de Waldenburg. Le Dr Geissé pense que l'emploi de cet appareil constitue une méthode de gymnastique pulmonaire important, quand on l'utilise méthodiquement une ou deux fois par jour pendant quinze minutes. On peut aussi avoir recours à des salles à air comprimé.

Les eaux d'Ems sont aussi utilisées dans la dyspepsie catarrhale et goutteuse avec hyperchlorhydrie, dans la cystite et dans diverses maladies goutteuses, notamment chez les personnes maigres et faibles, où les eaux alcalines simples, comme celles de Vichy et de Neuenahr, et les eaux alcalines sulfatées, comme celles de Marienbad et de Karlsbad, sont regardées comme trop débilitantes. On aurait obtenu de bons résultats dans quelques cas d'albuminurie chronique. On emploie les bains dans la leucorrhée, le catarrhe de l'utérus et de la cavité cervicale, et dans la dysménorrhée nerveuse. Dans certains cas on emploie les douches vaginales pendant que la malade est dans le bain. Ems a une ancienne réputation contre la stérilité, comme l'indique le nom d'une de ses sources, la Bubenquelle, source des garçons.

Durant les chaleurs, les promenades ombragées sur les pentes des collines sont très agréables. On a récemment établi un funiculaire pour atteindre le Malberg au sud de la ville, et les malades peuvent ainsi arriver rapidement à respirer l'air frais des bois sur le sommet qui est à une altitude d'environ 305 mètres.

Accès : Cologne, Coblenz et Niederlahnstein.

Installation : très bonne.

Royat (Puy-de-Dôme). — Royat est situé dans les montagnes de l'Auvergne, sur les versants inférieurs du Puy-de-Dôme, à une altitude de 451 mètres. Sa position à l'entrée de la vallée de la Tiretaine est très belle. Les hôtels et villas qui constituent l'établissement se trouvent principalement sur le côté droit du torrent ; vers l'est ils dominent la ville de Clermont-Ferrand (à environ 2 kil. de distance), et la large et fertile plaine de la Limagne, arrosée par la rivière de l'Allier ; sur le côté opposé sont les contours des montagnes du Forez ; vers l'ouest la vieille ville de Royat s'étend dans la vallée, dans la direction du sommet du Puy-de-Dôme. Les petites collines vers le nord et le nord-ouest protègent la station contre les vents violents. En raison de ses eaux chlorurées alcalines chaudes, Royat a été appelé l'Ems français, mais les eaux de Royat sont aussi ferrugineuses et contiennent 0,02 à 0,056 pour mille de bicarbonate de fer.

Les quatre sources sont la Grande Source, ou source Eugénie, la source César, la source St-Mart et la source St-Victor. Leurs températures sont de 20° à 35° C. La source Eugénie, qui est la plus chaude et la plus fortement minéralisée (total de la minéralisation 5,6 pour mille), contient 1,7 pour mille de chlorure de sodium, 1,3 pour mille de bicarbonate de sodium, 1,9 pour mille de bicarbonate de calcium, 0,04 pour mille de bicarbonate de fer, 0,035 de chlorure de lithine et des traces d'arsenic. Des trois autres sources celle de St-Victor a la plus basse température et contient le plus de fer (0,056 pour mille de bicarbonate et 0,004 pour mille d'arséniate de sodium).La source St-Mart contient la plus grande proportion d'acide carbonique ; la source César est la moins minéralisée (2,6 pour mille). Il y a aussi des eaux bitumineuses, mais elles ne sont plus utilisées à présent. Le grand établissement de bains de Royat est bien installé ; l'établissement César a une installation moins bonne. Tout près de l'établissement moderne on trouve des ruines considérables de thermes romains, mises à découvert en 1882.

Les eaux de Royat sont employées en boisson, en bains, en bains de piscine et douches, en pulvérisation et inhalation. L'acide carbonique est fourni en abondance par les sources ; on l'emploie quelquefois sous forme de bains de gaz, plus souvent comme douches locales, spécialement de douches vaginales. Au moyen d'une disposition spéciale un bain d'eau minérale ordinaire peut être sursaturé d'acide carbonique ; le gaz y est amené au moyen d'un appareil à douche d'acide carbonique à l'aide d'un tuyau percé de nombreux trous et placé tout autour du fond de la baignoire.

Il se produit ainsi une grande effervescence, analogue à celle des bains de Nauheim ou des bains ferrugineux gazeux.

Les affections traitées à Royat comprennent le rhumatisme chronique, la goutte et la diathèse urique, la dyspepsie atonique, la laryngite chronique, et la bronchite.

Les éruptions chroniques de la peau et les maladies de l'utérus et des annexes peuvent bénéficier du traitement de Royat, principalement quand elles surviennent chez des sujets arthritiques. Quand il y a complication d'anémie, la source St-Victor, en raison du fer et de l'arsenic qu'elle renferme, est en général préférée, tandis que la source St-Mart (0,035 pour mille de chlorure de lithine) a une réputation spéciale contre la goutte.

La source César, en raison de sa minéralisation comparativement faible, est celle qui trouble le moins la digestion. On a adopté le traitement par inhalation pour les maladies des voies respiratoires. On emploie beaucoup les douches et le massage dans les maladies articulaires.

On utilise parfois la source St-Mart comme eau de table, et on fait souvent à domicile des cures avec cette eau. On exporte aussi les eaux des sources St-Victor et César.

On peut faire de nombreuses et belles promenades et des excursions intéressantes dans le voisinage.

On boit les eaux le matin vers 7 ou 8 heures, et, souvent encore dans l'après-midi, vers 4 heures ; quelquefois on ajoute un sirop à l'eau. On peut prendre les bains et les douches le matin ou l'après-midi.

En général en France on a l'habitude de se baigner le

matin, de boire à jeun et de déjeuner à 10 h. 1/2 ou
11 heures. Toutefois on recommande à beaucoup d'Anglais
de prendre du café vers 9 heures ; c'est une heure convenable après avoir bu les eaux ; on se rend ensuite au bain
plus tard dans la matinée et on renvoie le repas de midi
ou le lunch à 1 heure.

La saison est du 15 mai au 15 septembre.

Accès : de Paris à Clermont-Ferrand ; de là à Royat par
le tramway électrique, le chemin de fer ou l'omnibus.

Installation : bonne.

Toennistein (Prusse Rhénane), dans la vallée de la
Brohl, à une altitude de 128 mètres, est à une heure de
distance de la station de Brohl. Dans le voisinage est
le Heilbrunnen, source chlorurée alcaline gazeuse, contenant 2,5 pour mille de bicarbonate de sodium, 1,6 de
bicarbonate de magnésium, 1,4 de chlorure de sodium,
0,02 de bicarbonate de fer et 1,270 pour mille volumes
d'acide carbonique. Près Wassenach il y a aussi le Stahlbrunnen, ferrugineux et gazeux, contenant 0,08 pour
mille de bicarbonate de fer, 1,4 de bicarbonate de magnésium et 1,2 de bicarbonate de sodium.

Il y a une installation pour les baigneurs.

Assmannshausen, Prusse (province de Hesse-Nassau). — Ce sanatorium d'été, bien situé sur la rive droite
du Rhin, au pied du Niederwald, possède une source chlorurée alcaline tiède, faiblement minéralisée (température
28° C.). On a supposé que le bicarbonate de lithine de
ces eaux (0,028 pour mille pour une minéralisation totale de seulement 1 pour mille) exerçait un effet thérapeutique spécial dans les maladies goutteuses. On traite
également ici le rhumatisme musculaire, le catarrhe chronique de l'intestin et des organes respiratoires. On ne
pourrait cependant pas affirmer que les effets ne seront

pas ceux d'un bain tiède simple, aidé par le climat, le changement de régime, etc.

Weilbach, dans la province prussienne de Hesse-Nassau. La Natronlithion-Quelle appartient au groupe chloruré alcalin ; il en est question à propos des autres sources de Weilbach. (Voir eaux sulfureuses.)

Gleichenberg (Styrie), à 283 mètres d'altitude, est situé dans une contrée agréable, accidentée et bien boisée, à 1 heure 1/4 en voiture de la station de Feldbach et à 3 heures de Graz. Cette localité est fréquentée, pour la douceur de son climat et ses eaux chlorurées alcalines gazeuses froides, par des malades atteints d'affections chroniques (y compris celles de nature tuberculeuse) des organes respiratoires et de dyspepsie. Les sources principales sont la Constantin-Quelle (3,6 pour mille de bicarbonate de sodium, 1,8 de chlorure de sodium, 1,340 pour mille volumes d'acide carbonique), et la source moins gazeuse, l'Emma-Quelle. Dans le voisinage se trouve la Klausen-Quelle, ferrugineuse et gazeuse, employée quelquefois chez les malades anémiques et à la fin du traitement. Le Johannis-Brunnen, ferrugineux alcalin, situé à environ 1 heure 1/2, est employé à cause de sa saveur rafraîchissante agréable. On a souvent recours comme auxiliaire au traitement de Gleichenberg qui jouit d'une grande réputation dans tout l'empire Austro-Hongrois et dans l'Allemagne du Sud.

Saison de mai à septembre.

L'INSTALLATION est satisfaisante.

Luhatschowitz, en Moravie, à un quart d'heure de distance du village de ce nom, et à une heure et demie en voiture de la station de Ungarisch-Brod, est situé dans une jolie vallée des Carpathes, à 488 mètres d'altitude. Il possède des eaux chlorurées alcalines gazeuses froides contenant des iodures et des bromures : elles sont utilisées principalement en boisson. Suivant J. Picek (1891), la Vincenz-Quelle et les trois autres sources principales renferment 3 à 4,4 pour mille de carbonate de sodium, 2,4 à 4,5 pour mille de chlorure de sodium, 0,007 à 0,012 pour mille d'iodure de sodium, 0,02 à 0,045 de bromure de sodium, 0,37 à 0,52 de borate de sodium et beaucoup d'acide carbonique. On exporte les eaux et on peut les utiliser avec avantage à domicile. Elles exercent une influence modératrice dans les cas de tendance à la gravelle urique et on les emploie aussi dans les catarrhes d'origine goutteuse. Le mélange de chlorure de sodium dans ces eaux diminue la tendance du bicarbonate de sodium à rendre l'urine trop alcaline et à exercer une action déprimante sur la constitution. Chez beaucoup de personnes l'usage du bicarbonate de sodium est débilitant; chez les mêmes individus la combinaison du chlorure de sodium et du bicarbonate de sodium est beaucoup mieux supportée.

Saison du 15 mai à la fin de septembre.

Szczawnica, en Galicie, est situé sur la pente septentrionale des Carpathes, à une altitude de 517 mètres. Il possède des sources chlorurées alcalines froides, riches en acide carbonique ; la Magdalenen-Quelle contient 8,4 pour mille de bicarbonate de sodium et 4,6 pour mille de chlorure de sodium. Les affections catarrhales chroniques des organes respiratoires sont justiciables de ces eaux ; il y a aussi des installations pour les inhalations et pour des cures de petit lait et de koumis.

Szczawnica est à six heures en voiture de Alt-Sandeck, la station la plus rapprochée.

Lipik, en Slavonie, non loin de la station de Pakracz, est situé dans une position abritée dans une vallée, à une altitude de 152 mètres. La plus chaude de ses eaux chlorurées alcalines faibles (température 64° C.) contient une proportion relativement élevée d'iode (1,9 pour mille de bicarbonate de sodium, 0,6 de chlorure de sodium, 0,26 d'iodure de sodium).

Saint-Nectaire (Puy-de-Dôme) est situé dans une belle vallée des montagnes d'Auvergne, à une altitude de 762 mètres. Il y a de nombreuses sources chlorurées alcalines avec températures variant de 10° à 44° C.; toutes renferment du fer (environ 0,01 à 0,025 pour mille de bicarbonate), de la lithine (jusqu'à 0,095 de bicarbonate), et de petites quantités d'arséniates (jusqu'à 0,005 d'arséniate de sodium).

La source du Mont-Cornadore contient 2 pour mille des deux chlorures et du bicarbonate de sodium (température 41° C.). La source Rouge froide, ainsi désignée à cause de ses dépôts ocreux, contient environ 0,02 pour mille de bicarbonate de fer, 0,069 pour mille de bicarbonate de lithium, 2,3 pour mille de chlorure de sodium, 2,7 pour mille de bicarbonate de sodium, des traces d'arséniate et une proportion considérable d'acide carbonique libre. La source froide des Dames contient environ 2,5 pour mille de chlorure de sodium et de bicarbonate de sodium, 0,016 pour mille de bicarbonate de fer, et de l'arsenic équivalent à 0,005 pour mille d'arséniate de sodium. La source Boëtte est la plus chaude de ces sources (44° C.). Les eaux sont employées pour la boisson, les bains, les piscines et les douches. On peut employer l'acide carbonique provenant de l'eau pour des douches gazeuses. On utilise quelquefois une petite source intermittente, à Saint-Nectaire-le-Haut, très riche en acide carbonique, comme douche vaginale, pour combiner l'effet de la douche gazeuse et celui de la douche minérale ordinaire.

Les eaux de Saint-Nectaire sont indiquées dans les affections rhumatismales douloureuses et les névralgies, spécialement sous forme de douches chaudes; dans la dyspepsie atonique, et dans les variétés torpides de l'anémie, la scrofule et les affections chroniques de l'utérus et des annexes. Ces eaux ont été récemment recommandées par Ducrohêt dans certaines formes d'albuminurie, de nature goutteuse, et par Robin dans l'albuminurie phosphaturique, quand, jusque-là, la lésion dépend plutôt d'un *métabolisme* général que d'une affection organique quelconque des reins.

L'établissement de bains du Mont-Cornadore dans Saint-Nectaire-le-Haut, est à environ 2 kilom. des deux établissements et du casino de Saint-Nectaire-le-Bas.

La saison commence en juin et finit au commencement d'octobre. On peut faire dans le voisinage des excursions agréables et intéressantes.

Accès : Saint-Nectaire est à deux heures, par omnibus, de Coudes, station sur la ligne de Clermont-Ferrand à Issoire.

Installation : satisfaisante.

Vic-le-Comte (Puy-de-Dôme) sur l'Allier possède dans ses environs plusieurs sources chlorurées alcalines analogues par leur constitution chimique aux eaux de Royat. La plus importante est la source de Ste-Marguerite à St-Maurice (température 31° C.). Elle contient environ 2 pour mille de bicarbonate et de chlorure de sodium, environ 5 pour mille de bicarbonate de fer et 0,002 pour mille d'arséniate de sodium. La gare est distante de 5 kilomètres.

La Bourboule (Auvergne). — Ses eaux ont été rangées dans le groupe arsénical.

Rouzat (Puy-de-Dôme) situé à une altitude d'environ

396 mètres, à 7 kilomètres de Riom. Il est peut-être préférable de mentionner ici ces eaux chlorurées alcalines terreuses. La source Grands Puits (31° C.) était connue des Romains et contient environ 2 pour mille de bicarbonate de magnésium et de bicarbonate de calcium, 1 pour mille de chlorure de sodium et un peu de fer.

Vic-sur-Cère (Cantal). — On a rangé ces eaux dans le groupe arsénical.

Pozzuoli (Italie), l'ancien Puteoli, sur la baie entre Naples et Baïa, possède des eaux thermales chlorurées alcalines faibles connues des anciens, et encore employées. Les bains de vapeur naturelle pris à *la Solfatara*, cratère à demi éteint près de Pozzuoli, contiennent de l'hydrogène sulfuré, et étaient très en usage au temps des Romains.

CHAPITRE X

Eaux alcalines sulfatées.

Ces eaux sont utiles dans les cas de constipation atonique, accompagnée de pléthore abdominale, et aussi dans le traitement des hémorroïdes et des affections des organes pelviens de la femme, spécialement quand ces désordres se présentent chez de gros mangeurs ou des personnes obèses, chez lesquels une diminution d'embonpoint est plutôt à désirer qu'à craindre.

Elles peuvent aussi rendre des services dans les catarrhes gastriques et intestinaux, surtout chez les personnes adonnées aux plaisirs de la table, dans l'ictère catarrhal, la lithiase biliaire, la congestion du foie, et l'hypertrophie de cet organe par suite de fièvres et d'affections causées par les maladies des climats chauds, dans la gravelle urique, et dans quelques cas de goutte et de glycosurie chez les sujets obèses.

D'autres eaux sont préférables pour les individus maigres et délicats.

Dans les résultats obtenus par l'emploi des eaux alcalines sulfatées, le régime joue un rôle des plus importants, principalement dans la glycosurie et l'obésité.

On sait que l'hypertrophie chronique de la rate, consécutive à la malaria, est modifiée favorablement par l'usage des eaux alcalines sulfatées ; l'importance des avantages obtenus varie suivant les cas.

Nous décrirons les eaux de ce groupe dans l'ordre suivant : Karlsbad, Marienbad, Franzensbad, Tarasp-Schuls, Elster, etc.

Karlsbad (Carlsbad) en Bohême.— Karlsbad (altitude 375 mètres environ) est une ville longue et étroite, qui s'étend en montant dans la vallée resserrée du Tepl, sur les deux côtés de la rivière, à partir de son entrée dans l'Eger, jusqu'à environ 3 kilomètres dans la direction du sud. Par suite de la situation quelque peu resserrée des maisons des rues principales de cette station, toujours en voie de développement, quelques baigneurs préfèrent habiter les constructions situées plus haut, sur le Schlossberg, etc., où l'air est plus frais et plus pur ; on a cependant fait, et l'on fait beaucoup encore pour élargir la principale rue et ouvrir des voies de communication dans la partie la plus ancienne de la ville. On peut faire de très belles promenades dans les forêts qui couvrent les flancs de la vallée ; une promenade favorite, qui n'exige pas d'ascension, est celle qu'offre la vallée située un peu plus haut, sur les bords du Tepl. Dans l'un ou l'autre des cafés ouverts le long de cette route les baigneurs déjeunent fréquemment après avoir bu leur eau.

Karlsbad a un grand nombre de sources minérales, mais elles sont remarquablement similaires par leur composition, à ce point qu'on suppose l'existence d'un grand réservoir naturel situé dans les rochers sur lesquels la ville est bâtie, et d'où proviennent toutes les sources. En conséquence on peut réellement parler d'une eau de Karlsbad, qui contient environ 2,4 pour mille de sulfate de sodium, environ 1,2 pour mille de bicarbonate de sodium, et 1 pour mille de chlorure de sodium, avec une faible proportion d'acide carbonique. Il n'est pas nécessaire d'énumérer les seize sources d'eau de Karlsbad ; la principale différence entre les diverses sources est dans leur température, la plus chaude contenant d'ailleurs la plus faible proportion d'acide carbonique.

La plus chaude des sources est le célèbre (1) Karlsbad Sprudel (température 73°5 C.); c'est une fontaine fumante, jaillissant à courts intervalles d'une façon saccadée et irrégulière ; tout auprès, le long des bords du Tepl, des nuages de vapeur s'élèvent de la terre elle-même. La Felsenquelle a une température de 59° C.; le Schlossbrunnen de 53° C.; et le Mühlbrunnen de 51°5 C. Le Spitalbrunnen, situé dans l'hôpital des Etrangers, a la température la plus basse (35° C.) des véritables eaux de Karlsbad, car la Stéphanie-quelle (température 21°67 C.), qui jaillit au-dessous du Schweizerhof, à quelque distance des autres sources, paraît être une source de la véritable eau de Karlsbad diluée et refroidie durant son trajet vers la surface par de l'eau ordinaire. Le Dorotheen Säuerling, qui surgit près de la Stéphanie-Quelle, est, comme son nom l'indique, une source acidulée, dont l'eau peut servir de boisson ordinaire rafraîchissante, ou d'eau de table. Les eaux de table de Giesshübl et de Krondorf, dont les sources sont dans le voisinage, sont aussi employées à Karlsbad.

D'une manière générale, les sources chaudes ont une action laxative plus faible que les sources moins chaudes. S'il y a lieu de prendre l'eau froide, on peut se procurer l'eau la veille au soir (le Sprudel, si on désire une très petite quantité d'acide carbonique) et la laisser refroidir chez soi durant la nuit. A cause du grand nombre de baigneurs, il importe de ne pas envoyer tous les baigneurs boire à la même source.

Pendant l'été, le temps habituel pour boire les eaux est

---

(1) Le terme allemand « Sprudel » est appliqué à toute source gazeuse qui s'élève avec une force suffisante pour jaillir de la terre.

compris entre cinq heures et demie et huit heures et demie du matin ; on laisse un quart d'heure à peu près entre chaque verre (environ 170 grammes). Cependant, lorsqu'on doit boire une quantité relativement considérable, on peut diviser la dose quotidienne en deux ou trois fractions, une seconde dose étant prise dans la matinée, avant le repas de midi, et, occasionnellement une troisième dans l'après-midi ; il en est encore ainsi, lorsque l'estomac ne peut supporter qu'une très petite quantité d'eau à la fois.

Quelquefois, on prend une dose froide au moment du coucher. Autrefois on buvait, habituellement, d'énormes quantités d'eau, mais à présent, règle générale, la dose varie entre deux et six verres (d'environ 170 grammes chacun), et dans quelques cas, comme par exemple dans la diarrhée chronique, les médecins commencent par de très faibles doses, telles qu'un demi-verre (environ 85 grammes), et même moins.

Parmi les affections pour lesquelles l'usage interne des eaux de Karlsbad est salutaire, il faut signaler en première ligne les affections du foie, y compris l'ictère catarrhal, les attaques fréquentes de coliques hépatiques, les premières phases de la cirrhose alcoolique, etc., les hypertrophies du foie chez les gros mangeurs (avec obésité). Citons en seconde ligne la constipation habituelle et les hémorroïdes chez les sujets robustes ; la gastrite chronique ou le catarrhe intestinal avec ou sans diarrhée ; quelques cas de dyspepsie en apparence sans altération organique des voies digestives ; la diathèse urique ; la glycosurie chronique chez les sujets gras ; et l'obésité, qui est souvent associée à de l'insuffisance cardiaque. On affirme aussi que les hypertrophies légères de la rate, occasionnées par la malaria chronique, sont favorablement modifiées par une saison à Karlsbad. Les personnes atteintes de céphalalgies périodiques ou revenant fréquemment, et liées à des désordres abdominaux, sont également traitées à Karlsbad, et souvent avec d'excellents résultats. Règle générale, les malades très affaiblis ne sont pas justiciables du traitement de Karlsbad.

Tous les malades qui viennent à Karlsbad pour boire les eaux n'ont nullement besoin d'y ajouter une saison de bains d'eau minérale. Cependant, pour les cas où les bains sont indiqués, Karlsbad est bien installé ; il renferme six établissements de bains. Le Kaiserbad, qui vient d'être construit par la ville, est le plus complet et l'un des plus magnifiques établissements de bains de l'Europe. Outre les bains d'eau simple et d'eau minérale, on y trouve des installations pour les bains de boue, comme à Franzensbad ; la boue en usage pour ces bains provient d'une partie de la lande de Franzensbad qui appartient à Karlsbad. Cette station possède également des appareils pour douches, bains d'air chaud et de vapeur, massage et gymnastique suédoise.

En dirigeant un traitement, le médecin de la station, cela va sans dire, étudie chaque cas en insistant sur la nature de l'affection, la constitution du malade et ses habitudes. Dans un grand nombre de cas tels que la glycosurie, le catarrhe de l'estomac et des intestins, l'obésité, etc., le régime est d'une extrême importance. Il existait autrefois un régime spécial pendant la cure, auquel le malade était censé se conformer comme à une obligation essentielle ; ainsi on regardait tous les aliments acides comme contraires aux eaux de Karlsbad ; dans aucun cas on ne permettait l'usage du beurre ; et la Sprudelsuppe, soupe faite avec l'eau de Karlsbad, constituait la partie principale du repas du soir. Tout ceci s'est beaucoup modifié : les médecins résidants règlent le régime, selon les indications appropriées à chaque malade, en ayant égard à ses habitudes. L'absence de tables d'hôtes dans les hôtels permet au malade de suivre facilement les prescriptions du médecin; cependant pour le repas de midi (c'est-à-dire les dîners à prix fixe) le malade peut avoir la tentation de négliger les instructions qui concernent le régime.

Voici le sommaire du régime habituel et quotidien d'un malade à Karlsbad : Lever matinal pour boire l'eau à la source; dans l'intervalle, entre les verres d'eau, promenade au son d'un orchestre ; puis promenade dirigée vers un café, souvent vers un de ceux qui se trouvent au delà de la ville, le long de la Marienbaderstrasse, et déjeuner (vers 9 h. du matin). Ce déjeuner se compose de café ou de thé, avec des petits pains et même des œufs à la coque et du jambon; une singulière habitude qui règne à Karlsbad est que les étrangers, après avoir pris les eaux, achètent souvent leurs petits pains eux-mêmes chez le boulanger, et les portent à l'endroit où ils déjeunent. Le principal repas se prend vers une heure ; vers quatre ou cinq heures, thé, café ; ensuite léger souper dans la soirée. Les malades auxquels on a prescrit une saison de bains les prennent pour la plupart avant midi ; promenades, musique et concerts, ou promenades et excursions pour ceux auxquels on a conseillé un exercice plus actif, occupent les autres intervalles de la journée. La vieille idée que *tous* les malades doivent faire beaucoup d'exercice à pied est reconnue comme entièrement erronée.

La saison dure du milieu d'avril à la fin de septembre; on reçoit également des baigneurs à d'autres époques de l'année, quoique la plupart des hôtels soient alors fermés. Une cure complémentaire devrait toujours suivre une saison à Karlsbad.

Accès : Stuttgart, Nüremberg, Eger, Karlsbad.

Installation : bonne ; mais, dans le plus fort de la saison, il sera nécessaire de s'assurer à l'avance d'un logement.

Marienbad (Bohême). — Cette station, maintenant très fréquentée, est admirablement située (à une altitude d'environ 603 mètres) dans une vallée assez ouverte et abritée par un cercle presque complet de montagnes couvertes de forêts de pins, avec de délicieuses promenades.

Les principales sources sont le Kreuzbrunnen et le Ferdinandsbrunnen, qui fournissent des eaux alcalines sulfatées ressemblant à celles de Karlsbad, mais froides, plus riches en sulfate, bicarbonate et chlorure de sodium, et en acide carbonique, et contenant chacune de 0,048 à 0,084 pour mille de bicarbonate de fer. Le Kreuzbrunnen contient environ 4,9 pour mille de sulfate de sodium, 1,6 pour mille de bicarbonate de sodium et 1,7 pour mille de chlorure de sodium ; le sulfate de sodium étant en quantité à peu près double dans les eaux de Karlsbad. Le Ferdinandsbrunnen ressemble au Kreuzbrunnen, mais est plus riche en éléments salins mentionnés plus haut, ainsi qu'en acide carbonique (5 pour mille de sulfate de sodium, 1,8 pour mille de bicarbonate de sodium, et 2 pour cent de chlorure de sodium). La Waldquelle et l'Alexandrinenquelle, situées aux extrémités nord et sud de la ville, sont plus faiblement minéralisées, mais caractérisées par leur quantité relativement plus considérable de bicarbonate de sodium et d'acide carbonique.

La Waldquelle contient 1,4 pour mille de bicarbonate de sodium et 1 pour mille de sulfate de sodium. L'Ambrosiusbrunnen et le Karolinenbrunnen sont des sources ferrugineuses, la première étant de beaucoup la plus forte, et contenant, dit-on, 0,166 pour mille de bicarbonate de fer. La Rudolfsquelle est une eau alcalino-terreuse, que l'on peut comparer à l'Helenenquelle de Wildungen. Toutes les sources de Marienbad sont froides.

En raison de la variété des sources, on peut traiter à Marienbad différents genres de maladies. Les personnes atteintes de catarrhe de la vessie et d'affections urinaires peuvent être soulagées, comme à Wildungen, etc., en buvant l'eau de la Rudolfsquelle, et en observant les précautions nécessaires pour le régime. La Waldquelle est employée comme eau alcaline gazeuse dans le traitement du catarrhe chronique des organes respiratoires. Les malades anémiques peuvent boire les eaux ferrugineuses de l'Ambrosius-Brunnen, si elles ne troublent pas leur digestion.

Somme toute, les eaux de Marienbad peuvent être utiles aux malades pour lesquels une saison d'eaux alcalines sulfatées est indiquée, c'est-à-dire aux sujets sanguins et obèses qui mènent une vie sédentaire et prennent une nourriture exagérée ; tous ces malades souffrent de dyspepsie, de diathèse urique, de constipation chronique, d'hémorrhoïdes ou de catarrhe chronique du gros intestin, ou sont affectés d'obésité générale, peut-être avec hypertrophie du foie et faiblesse cardiaque ; ils peuvent souvent bénéficier d'une saison à Marienbad. Dans ces cas on prescrit de préférence l'eau du Kreuzbrunnen ou du Ferdinandsbrunnen. On peut traiter comme à Karlsbad les affections hépatiques telles que l'ictère catarrhal, la lithiase biliaire et la cirrhose au début, ainsi que la glycosurie chronique, chez les personnes obèses ou très bien nourries. Dans la glycosurie ou dans les affections hépatiques, ainsi que dans beaucoup d'autres cas, il est préférable de faire chauffer les eaux ; elles ressemblent alors beaucoup aux eaux de Karlsbad.

A Marienbad, comme à Karlsbad, le traitement balnéaire occupe une place secondaire, mais il y a quatre établissements, où l'on peut prendre toutes espèces de bains. Une huitième source de Marienbad, la Marienquelle, pauvre en éléments solides, mais riche en acide carbonique, est utilisée pour les bains d'eau minérale ;

l'eau du Ferdinands-Brunnen et les sources ferrugineuses Ambrosius et Caroline sont aussi employées pour les
bains. On donne des bains de boue (généraux et locaux)
comme à Franzensbad, et on peut les prescrire pour différentes affections de l'utérus et des annexes, ou dans certains cas simplement comme une variété de bains chauds.
La boue ferrugineuse employée en bains à Marienbad
est, assure-t-on, aussi riche ou plus riche en fer que la
boue de Franzensbad.

On trouve à Marienbad des appareils pour douches,
bains d'air chaud et de vapeur, et aussi pour les bains
d'acide carbonique, pour lesquels on se sert du gaz qui sort
de la Marienquelle.

La saison dure de mai à septembre. Une cure complémentaire est toujours utile après une saison d'eaux à Marienbad.

Accès : comme pour Karlsbad.

Installation : très bonne.

Franzensbad en Bohème. — Franzensbad, près Eger,
fondé par l'empereur François II en 1793, est situé dans
une partie plate du pays, à une altitude de 457 mètres.
Les tourbières, d'où est tirée la tourbe qui sert pour les
fameux bains de tourbe de Franzensbad, touchent la ville.

On y trouve douze sources minérales différentes, ainsi
qu'une source simplement acidulée, qui ressemble aux
eaux de table gazeuses ordinaires. Ces douze sources
sont froides et riches en acide carbonique, mais diffèrent considérablement dans leurs éléments minéraux
solides. La Salzquelle, la Franzensquelle, la Wiesen-
quelle, et le Kalte Sprudel, toutes sources employées
pour la boisson, sont des eaux alcalines sulfatées, qui
contiennent de 2,7 à 3,5 pour mille de sulfate de sodium,
de 0,67 à 1,1 pour mille de carbonate de sodium, des
traces d'autres carbonates, environ 1,2 pour mille de

chlorure de sodium, avec de 0,009 à 0,030 pour mille
de carbonate de fer. Parmi ces sources, la Salzquelle
est celle qui renferme le moins de fer (seulement 0,009
pour mille de carbonate) ; elle se rapproche le plus
des eaux de Karlsbad ; cette ressemblance peut être ac-
crue en faisant chauffer l'eau à la température d'une
des sources de Karlsbad. La Neuquelle est similaire, sauf
qu'elle contient, dit-on, beaucoup plus de fer que les
autres. La Stahlquelle renferme environ 0,079 pour mille
de bicarbonate de fer, et une quantité moindre des autres sels (1,6 pour mille de sulfate de sodium, avec une
minéralisation totale de 3,1 pour mille) ; aussi peut-on avec
raison la regarder comme une source ferrugineuse forte.

Franzensbad possède quatre établissements de bains
bien installés, dans lesquels on emploie les trois principaux genres de bains suivants : 1° Les bains ferrugineux
(Stahlbäder). Ce terme peut donner lieu à quelque confu-
sion. Il faut entendre sous ce nom les bains d'eau minérale dans lesquels le procédé de chauffage (méthode de
Schwarz) est organisé de façon à produire la déperdition
la plus minime possible d'acide carbonique. Le chauffage
de ces bains se fait par un réservoir de vapeur ou des tuyaux
de vapeur placés au fond du bain. 2° Les Luisenbäder,
ou bains minéraux. Ceux-ci sont les bains ordinaires
d'eau minérale, dans lesquels la vapeur traverse l'eau
minérale pour la chauffer (méthode de Pfriem) ; il se dégage ainsi une plus grande quantité d'acide carbonique.
Aussi, par suite de la déperdition du gaz, les Luisenbäder sont moins stimulants que les bains ferrugineux.
3° Les bains de boue qui ont donné à Franzensbad une si
grande notoriété. La tourbe dont on se sert pour ces bains
est extraite dans le voisinage immédiat de la ville ; la
quantité en est si grande que la tourbe qui a servi pour
un bain n'est jamais utilisée une seconde fois.

La tourbe désagrégée, lorsqu'elle est prête à être employée, contient environ 25 pour cent de substances solubles dans l'eau ; elle passe pour être extraordinairement riche en sulfate de fer. On donne habituellement les bains de tourbe à une température de 32 à 35° C. ; ils agissent comme un large cataplasme sur l'abdomen et les membres inférieurs, mais ne doivent pas couvrir la partie supérieure de la poitrine. On emploie également des bains de tourbe locaux ; ils ressemblent encore davantage à des cataplasmes.

Outre les trois principaux genres de bains ci-dessus mentionnés, on prescrit encore quelquefois à Franzensbad des bains généraux et locaux d'acide carbonique. Dans le bain général, le malade, vêtu d'un léger costume de bain, est assis ou debout dans un espace creux au fond duquel se trouve un tuyau amenant l'acide carbonique provenant des eaux minérales. Un tuyau de dégagement conduit l'acide carbonique à une certaine hauteur, et on évite ainsi au malade le danger de le respirer. Le malade éprouve alors une sensation de chaleur dans les membres inférieurs et dans la partie du corps baignée par le gaz ; mais la valeur thérapeutique exacte de ces bains est contestable.

A Franzensbad, la dose quotidienne d'eau est souvent divisée en deux portions : l'une est prise avant le déjeuner, et l'autre plus tard dans la matinée.

En raison des diverses sources d'eau minérale de Franzensbad, on peut traiter à cette station diverses maladies. La Salzquelle, alcaline sulfatée, peut être employée en boisson et chauffée, si cela est nécessaire, pour les mêmes affections que les eaux de Karlsbad ; la Neuquelle, la Franzensquelle, etc., eaux alcalines sulfatées, sont utiles par suite de leur principe ferrugineux, dans le traitement de l'anémie compliquée de constipation ;

tandis que la Stahlquelle, simplement ferrugineuse, est indiquée chez les anémiques pour lesquels réussissent les eaux de Pyrmont, etc.

Franzensbad a une réputation spéciale pour le traitement des maladies des femmes et l'immense majorité de ses baigneurs appartient au sexe féminin. Ce sont des jeunes filles et des femmes atteintes de chlorose et d'autres états anémique ou cachectique ; des malades affectés de troubles nerveux fonctionnels souvent alliés à une débilité de tout l'organisme ; des malades atteints de troubles dyspeptiques auxquels les eaux de Franzensbad, qui se rapprochent le plus des eaux de Karlsbad, réussissent en général bien ; les rhumatisants et les goutteux, quand ils paraissent devoir bénéficier d'un traitement balnéaire judicieux; enfin, les malades atteints de différentes affections des organes pelviens. Dans cette dernière classe il faut ranger les anémiques qui se trouveront bien des eaux ferrugineuses prises en boisson; d'autres en faisant usage de sources plus laxatives. Les bains ferrugineux ou les Luisenbäder exercent une action favorable dans la leucorrhée et le catarrhe des organes pelviens ; les bains de tourbe favorisent, dit-on, la résorption des exsudats pelviens anciens. En général les bains de tourbe sont contre-indiqués dans les maladies à poussées aiguës, dans les affections du cœur et des vaisseaux sanguins, dans la disposition aux hémorrhagies des divers organes, pendant la grossesse et en général durant les périodes menstruelles.

La saison, à Franzensbad, est de mai à la fin de septembre. Il est toujours utile de faire une cure complémentaire après le traitement de Franzensbad.

Accès : comme pour Karlsbad.

Installation : bonne.

Tarasp-Schuls (Tarasp-Schuls-Vulpera) , Suisse (canton des Grisons).

L'établissement de bains de Tarasp est situé dans la Basse Engadine, sur la rivière Inn, à une altitude de 1179 mètres; la position des villages voisins d'Ober-Schuls (altitude 1237 m.)et de Vulpera (1264 m.) est préférable surtout celle de ce dernier. Les eaux minérales de Tarasp sont connues depuis le seizième siècle, mais c'est seulement à une époque relativement récente qu'elles ont été appréciées à leur juste valeur. On y compte huit sources d'eau minérale froide ; quatre fournissent une eau alcaline sulfatée, connue dans le voisinage sous le nom de Salzwasser ; quatre autres donnent une eau ferrugineuse gazeuse, appelée Sauerwasser.

Parmi les sources alcalines sulfatées, les sources Lucius et Emerita, utilisées en boisson, contiennent 2,1 pour mille de sulfate de sodium ; c'est à peu près la même proportion que dans les eaux de Karlsbad, mais elles sont froides et beaucoup plus riches en bicarbonate de sodium, chlorure de sodium et acide carbonique que l'eau de Karlsbad.

La quantité de bicarbonate de sodium est de 4,8 pour mille, comme à Vichy ; il y a 3,6 de chlorure de sodium pour mille ; 2,4 pour mille de bicarbonate de calcium, et 0,02 pour mille de bicarbonate de fer. La source Emerita n'est pas tout à fait aussi riche en gaz que la source Lucius. L'Ursusquelle et la Badequelle sont employées pour les bains (bains salins gazeux).

Parmi les sources ferrugineuses, la Bonifaciusquelle est la plus minéralisée; elle contient 0,045 pour mille de bicarbonate de fer, en même temps que 1,4 pour mille de bicarbonate de sodium, 2,7 pour mille de bicarbonate de calcium, et une grande proportion d'acide carbonique libre.

Les bains ferrugineux sont chauffés à l'aide d'un tuyau

de vapeur, de manière à ne laisser échapper qu'une quantité relativement petite d'acide carbonique.

A trois heures environ de distance se trouve la source ferrugineuse de Val Sinestra, riche en acide carbonique et contenant de l'arsenic. On peut se procurer maintenant à Schuls de l'eau de Val Sinestra, qu'on apporte chaque jour de la source.

Outre les bains d'eaux minérales de Tarasp, on peut prendre, si cela est nécessaire, des bains salés de Rheinfelden et des bains de boue de Battaglia.

On emploie l'eau alcaline sulfatée en boisson dans la constipation chronique, les hémorrhoïdes, la dyspepsie et le catarrhe intestinal chez les sujets robustes et pléthoriques ; dans les cas de calculs biliaires ; dans la glycosurie des sujets obèses, etc. On peut la rendre similaire de l'eau de Karlsbad en la chauffant avant de la boire ; c'est surtout important quand il s'agit de calculs biliaires et d'affections qui s'en rapprochent.

L'action des eaux ferrugineuses de Tarasp chez les anémiques et les personnes débilitées est sans aucun doute grandement favorisée par le climat alpin. L'arsenic contenu dans l'eau de Val Sinestra peut exercer une influence spéciale chez les paludéens.

La saison est du 15 juin au 15 septembre.

En ce qui concerne les cures complémentaires, voyez p. 66.

Accès : de la gare de Davos à Tarasp par le col de Fluela, 6 heures de diligence ; de Landeck sur le chemin de fer de l'Arlberg (pour ceux qui viennent du nord-est), 9 h. de diligence.

Installation : bonne.

Elster (Bad Elster) dans le royaume de Saxe. — Elster (altitude 472 m.), situé près de la frontière de Bohême dans une vallée à l'abri du vent d'est, possède des eaux de deux classes.

La Salzquelle appartient au groupe des eaux alcalines sulfatées (5,2 pour mille de sulfate de sodium, 1,6 pour mille de bicarbonate de sodium, 0,8 pour mille de chlorure de sodium, 0,06 pour mille de bicarbonate de fer, et beaucoup d'acide carbonique). Pollach et Flechsig la rangent entre le Kreuz-Brunnen et le Ferdinands-Brunnen de Marienbad ; les indications pour le traitement sont les mêmes pour cette eau que pour celles de Marienbad.

Les autres sources d'Elster sont ferrugineuses mixtes, et parmi celles-ci, la source employée pour la boisson, la Marienquelle, contient 0,06 pour mille de bicarbonate de fer, 0,7 pour mille de bicarbonate de sodium, 1,8 pour mille de chlorure de sodium, 2,9 pour mille de sulfate de sodium et une grande quantité d'acide carbonique. En raison du mélange d'éléments salins laxatifs, les eaux ferrugineuses d'Elster diffèrent quelque peu dans leur action des eaux purement ferrugineuses de Schwalbach et ressemblent plutôt aux eaux ferrugineuses mixtes de Franzensbad. On les emploie spécialement dans le traitement de l'anémie avec tendance à la constipation. Les bains ferrugineux d'Elster ont une action analogue à celle des bains gazeux. On utilise également les bains de tourbe ferrugineuse.

La saison est du 15 mai au 20 septembre.

Accès : Elster est une station entre Reichenbach et Eger.

Installation : satisfaisante.

Bertrich (Prusse Rhénane). — Cette station, située dans l'Uesbachthal entre Trèves et Coblentz, à une heure de la gare de Bullay, possède des eaux tièdes (32° 78 C.), contenant du sulfate, bicarbonate et chlorure de sodium, avec de l'acide carbonique libre. Les eaux minérales de

Bertrich ont les mêmes principes constitutifs que celles de Karlsbad, mais elles sont moins fortes. Prises en boisson, elles ont, par conséquent, une action beaucoup plus faible que les eaux de Karlsbad, et se rapprochent du groupe des eaux thermales indifférentes. On les emploie en boisson dans le traitement de quelques cas de dyspepsie, d'affections goutteuses et rhumatismales, et dans la diathèse urique. Les bains tièdes exercent une influence calmante dans les névroses. La saison est du 1er mai à la fin de septembre.

Rohitsch, Rohitsch Sauerbrunn, ou Heiligen-Kreuzbad (Styrie), à trois heures de Cilli et à une heure un quart de la gare de Pœltschach, possède un climat doux et une belle position, à **222** mètres d'altitude. Ses eaux gazeuses froides appartiennent au groupe sulfaté alcalin faible. Les eaux du Tempel-Brunnen et du Styria-Brunnen sont les seules employées pour la boisson ; les premières contiennent 3 pour mille de sulfate de sodium, et environ 1 pour mille de bicarbonate de sodium et autant de bicarbonate de magnésium ; les eaux du Styria-Brunnen sont semblables, mais renferment beaucoup plus de bicarbonate de magnésium (4,5 pour mille). La proportion de chlorure de sodium dans les eaux de Rohitsch est inférieure à 1 pour mille.

Quoique beaucoup plus faibles en sulfates que les eaux sulfatées alcalines froides de Marienbad, celles de Rohitsch sont utiles dans les cas de dyspepsie accompagnée de constipation, de catarrhe gastrique et intestinal, etc.

La saison est du 1er mai au milieu d'octobre.

CHAPITRE XI

Eaux sulfatées et sulfatées chlorurées.

Les eaux sulfatées sont très employées pour leur action simplement purgative dans la constipation et la dyspepsie avec constipation, principalement chez les sujets robustes et pléthoriques. Depuis qu'on emploie surtout les eaux les plus fortes de cette classe comme purgatifs, on les exporte et on les prend à domicile plus fréquemment qu'à la source elle-même. Beaucoup de malades préfèrent prendre des eaux purgatives naturelles à d'autres purgatifs.

Les plus connues sont celles de *Franz-Joseph*, *Hunyadi-Janos*, *Aesculap*, *Apenta*, et les autres eaux salines hongroises ; les eaux de *Rubinat* et de *Condal* en Espagne ; *Birmenstorf* et *Müllingen* dans le canton d'Argovie, près Baden en Suisse ; de *Püllna*, *Sedlitz* (1), et *Saidschitz* en Bohême ; *Galthof*, près Brünn, en Moravie ; *Eau verte de Montmirail* dans le département de Vaucluse ; *Montmirail* possède aussi des sources sulfureuses et ferrugineuses faibles. Quelques-unes de ces eaux sont très fortes ; celles de *Gran* en Hongrie contiennent 4 1/2 pour cent de sulfate de magnésium et celles de *Rubinat* et de *Carabana* en Espagne renferment environ 10 pour cent

(1) Les poudres de Sedlitz « Sedlitz powders » des pharmaciens sont préparées avec de l'acide tartrique, et, par conséquent, n'imitent pas les éléments de l'eau naturelle de Sedlitz.

de sulfate de sodium. D'après le rapport du Dr A. Proust (Paris, 1885), l'eau de Carabana contient 100 pour mille de sulfate de sodium, 4 pour mille de sulfate de magnésium, 2,2 pour mille de chlorures de sodium, de magnésium et de calcium et 0,049 pour mille de sulfure de sodium. L'eau de *Villacabras*, une eau espagnole, contient, dit-on, 12 pour cent de sulfate de sodium. Parmi les eaux mentionnées ci-dessus, les plus faibles sont celles de Galthofer, contenant 7,4 pour mille de sulfate de magnésium, avec 4,9 de sulfate de sodium, et Sedlitz qui contient 13,5 pour mille de sulfate de magnésium. L'eau de *Ivanda*, près Temesvar, en Hongrie, contient environ 12,4 pour mille de sulfate de sodium, et 2,4 pour mille de sulfate de magnésium.

Il y a peu à dire des eaux sulfatées anglaises, qu'on a employées à différentes époques. Ce sont entre autres celles de la source Victoria dans le comté de Warwick, la source Purton dans le comté de Wilt, Cherry Rock dans le comté de Gloucester, Scarborough dans le comté d'York, et la source primitive d'Epsom (qui n'est plus utilisée actuellement). Les eaux sulfatées des environs de Londres, celles de Kilburn, de Sydenham, de Beulah, de Streatham, de Barnet (1) et de Northaw étaient très employées autrefois ; celle de Streatham l'était encore récemment.

Nous passerons maintenant aux eaux *sulfatées chlorurées*. Les eaux de ce groupe contiennent une proportion considérable de chlorure de sodium, suffisante pour modifier l'action des sulfates.

---

(1) Sous le règne de Charles II, ces eaux étaient probablement prises à la source de bonne heure dans la matinée, comme le sont actuellement les eaux salines laxatives à l'étranger. Pepys, dans son journal, mentionne que, un matin très froid, le 11 août 1667, à 7 heures, il trouva beaucoup de monde buvant les eaux à la source Barnet.

Friedrichshall, en Saxe-Meiningen, possède une eau saline, contenant une proportion considérable de chlorure de sodium (24 pour mille) et de chlorure de magnésium (12 pour mille), avec du sulfate de sodium (18 pour mille). Les chiffres donnés entre parenthèses sont ceux du professeur Oscar Liebreich, mais, d'après Justus von Liebig (1846) et Bernhard Fischer (1894), la proportion d'éléments solides n'est pas aussi considérable. On suppose que la présence du chlorure de sodium dans cette eau permet de la prendre pendant une plus longue période que les autres eaux salines sans troubler la digestion.

Brides-Salins (Savoie) comprend les eaux voisines de *Brides-les-Bains* et de *Salins-Moutiers.*

Brides-les-Bains est situé dans la vallée du Doron, à une altitude d'environ 567 mètres. Brides est à 5 kil. de la gare de Moutiers et à 4 kil. de Salins-Moutiers. Les eaux sulfatées chlorurées, plutôt faibles, ont une température de 35° C., et contiennent environ 1,9 pour mille de chlorure de sodium, 1,2 pour mille de sulfate de sodium, 0,5 pour mille de sulfate de magnésium, 1,7 pour mille de sulfate de calcium et une petite quantité de fer. Les eaux prises à petite dose ont, suivant le Dr Delastre, une action tonique « eupeptique », mais à dose plus élevée elles sont laxatives. Elles sont employées en boisson dans la constipation chronique, la dyspepsie avec constipation et la diathèse urique ; elles ont été récemment recommandées par Delastre dans certains cas d'albuminurie d'origine goutteuse et dans les variétés d'albuminurie, telle que l'albuminurie phosphaturique, décrite par Robin, et qui dépend plutôt d'un vice général de la nutrition que d'une lésion organique des reins. La dose quotidienne nécessaire pour produire un effet laxatif varie beaucoup suivant les différents sujets ; dans quelques cas il faut ajouter une dose de sels de Brides pour le produire. On vend sous le nom de sels de Brides des sels provenant des eaux de Brides, mais dont on a séparé la plus grande partie du chlorure de sodium. La présence du chlorure de sodium dans ces eaux rend leur action moins débilitante que celle des eaux sulfatées ordinaires.

On emploie aussi les eaux de Brides en bains, mais les malades de Brides se baignent souvent à Salins-Moutiers qui est dans le voisinage.

Salins-Moutiers (altitude 500 mètres) est situé dans la vallée du Doron, à environ 1 kil. 5 de la gare de Moutiers. Ses eaux chlorurées (température 35° C.) contiennent 1 pour cent de chlorure de sodium et une faible proportion de sulfate de calcium, de sodium et de magnésium. Elles sont riches en acide carbonique et on les emploie principalement en bains chez les enfants scrofuleux et rachitiques, les personnes convalescentes et délicates et dans quelques maladies de la peau. Les bains sont indiqués pour quelques variétés de rhumatisme, et on peut les adapter, comme ceux de Nauheim en Allemagne, au traitement des affections cardiaques.

La saison est du 1er juin au 1er octobre.

La station alpine de Pralognan (1426 mètres) est à 3 h. 1/2 en voiture ; elle convient dans beaucoup de cas comme cure complémentaire de Brides-Salins.

INSTALLATION : bonne.

St-Gervais (Hte-Savoie). — L'établissement de St-Gervais est situé dans une gorge, à environ 610 mètres d'altitude, dans le voisinage du grand paysage alpin de Chamounix. Il possède trois sources sulfatées chlorurées chaudes, la source de Mey (40° C.), la source de Gontard (38° C.) et la source du Torrent (39° C.). D'après l'analyse de Willm de 1889, elles contiennent 1,7 pour mille de sulfate de sodium, 1,7 pour mille de chlorure de sodium et 0,9 pour mille de sulfate de calcium. La source du Torrent est la seule qui contienne de l'hydrogène sulfuré.

Ces eaux (légèrement laxatives à doses élevées) sont employées dans les maladies de la peau, le rhumatisme chronique, la dyspepsie avec constipation chronique, etc.

Suivant Egasse et Guyenot la source dite ferrugineuse de St-Gervais ne contiendrait plus de fer. La saison est du 1er juin à la fin de septembre. L'établissement de bains a été reconstruit depuis le désastre de 1892.

Accès : environ 2 h. 1/4 en diligence (24 kil.) de la gare de Cluse. On construit actuellement un chemin de fer.

Installation : outre l'établissement même, les visiteurs peuvent loger au village de St-Gervais, qui est situé plus haut et plus exposé au soleil.

D'autres eaux sulfatées chlorurées, mais peu connues, sont celles de *Cruzy* (Aude) et d'*Ydes* (Cantal). On pourrait peut-être classer la dernière dans le groupe alcalin sulfaté, parce qu'elle contient aussi environ 1,7 pour mille de bicarbonates mélangés. On pourrait placer la première dans le groupe simplement sulfaté, parce qu'elle ne renferme apparemment que 0,7 pour mille de chlorure de sodium et jusqu'à 15 pour mille de sulfates de sodium, de magnésium et de calcium.

Leamington (Angleterre, comté de Warwick). — Leamington (altitude, environ 61 mètres) est situé dans une très belle partie de l'Angleterre et a un intérêt historique. Il possède des eaux sulfatées chlorurées, qui contiennent une petite quantité de carbonate de fer. La buvette se trouve dans la partie basse de la ville, sur la rive droite de la rivière Leam. De l'autre côté de la route est le jardin public Jephson, auquel on doit l'organisation et la réputation de cette station au commencement de ce siècle. Le jardin rivalise dans une certaine mesure avec ceux des autres stations balnéaires de l'Europe.

D'après l'analyse du professeur Brazier l'eau de la fontaine publique (Public Fount) contient environ 8,5 pour mille de chlorure de sodium, 1,2 pour mille de sulfate de sodium, 2,0 pour mille de sulfate de calcium, et 0,87 pour mille de sulfate de magnésium. L'eau de la source Aylesford contient un peu plus de sulfate de sodium.

Leamington est fréquenté par les malades atteints de troubles hépatiques, après un long séjour dans les climats chauds ; par ceux qui ont fait des excès de table et de boisson ; par les malades affectés de goutte chronique et d'affections rhumatismales. La présence des sulfates de sodium et de magnésium communique une action légèrement purgative à ces eaux (si on en prend environ un demi-litre), action salutaire dans le traitement des maladies indiquées précédemment et dans celui de la chlorose, quand on les associe à des préparations ferrugineuses. Le régime est fixé par les médecins de la station.

Dans les cas appropriés, outre le traitement interne et les bains, on emploie le massage et diverses pratiques hydrothérapiques, qui sont spécialement indiquées dans le traitement des adhérences anciennes péri-articulaires. On a appliqué récemment à Leamington le traitement de Nauheim pour les affections du cœur.

Accès : Londres, gare de Euston.

Installation : bonne.

Cheltenham (Angleterre, comté de Gloucester). — Cheltenham (altitude, environ 46 mètres) est une ville située dans la vallée de Severn et abritée des vents d'est. Il y a des eaux sulfatées chlorurées et des eaux ferrugineuses. Les eaux ferrugineuses sont représentées par la source ferrugineuse Cambray qui, suivant une ancienne analyse, contiendrait jusqu'à 0,1 pour mille de carbonate de fer. D'après l'analyse de 1893 du professeur T. E. Thorp, la source de la Terrasse Lansdowne (Lansdowne Terrace Well) renferme environ 5,6 pour mille de chlorure de sodium, 2,2 pour mille de sulfate de sodium et 0,7 pour mille de sulfate de magnésium. Les trois sources Pittville n'ont pas de sulfate de magnésium, tandis que la source de la Villa Chadnor (Chadnor Villa Well) et la source du Cottage (Cottage Well) ont 1,7 et 1,8 pour mille de sulfate de magnésium, mais seulement 0,4 à 0,6 pour mille de chlorure de sodium.

Cheltenham est spécialement fréquenté par les malades éprouvés par un séjour prolongé dans les pays chauds ou par les goutteux. En raison de la concurrence des eaux étrangères, la ville n'est plus aussi fréquentée qu'elle l'était au commencement de ce siècle. On a proposé de construire un établissement de bains avec des appareils modernes d'hydrothérapie.

Accès : Londres, gare de Paddington.

Installation : bonne.

Melksham (Angleterre, comté de Wilt, à 12 kil. à l'est de Bath, altitude, environ 33 mètres), possède comme Cheltenham et Leamington des eaux sulfatées chlorurées. Il y a aussi une source ferrugineuse.

Grenzach (Grand-Duché de Bade) est situé au pied du Rebberg, à une altitude de 280 mètres, à 6 kil. environ de Bâle par le chemin de fer. Il possède une eau sulfatée chlorurée froide contenant des sels terreux et pauvre en acide carbonique libre (3,2 pour mille de sulfate de sodium, 1,9 de chlorure de sodium, 1,1 de sulfate de calcium, 0,7 de bicarbonate de calcium), que l'on emploie dans l'Emilien-bad pour la boisson et les bains, dans les cas de dyspepsie, de calculs biliaires, d'hémorrhoïdes, etc.

Tableau indiquant la proportion de sulfate de sodium et de sulfate de magnésium,etc.,dans les eaux sulfatées,sulfatées chlorurées et sulfatées alcalines.

NOMS DES SOURCES	Sulfate de sodium pour mille	Sulfate de magnésium pour mille	AUTRES ÉLÉMENTS MINÉRAUX
Franz-Joseph, d'après le professeur Attfield	24	24.6	1,6 chlorure de magnésium. 1,8 sulfate de calcium. 1,5 carbonate de sodium.
Hunyadi-Janos, d'après Bunsen. . .	22.5	22.3	1,7 chlorure de sodium.
Æsculap, d'après Molnar	13.9	17.2	2,9 chlorure de sodium. 2 sulfate de calcium.
Apenta, d'après Tichborne, 1896 . .	18.6	21	1,7 chlorure de sodium. 2,6 sulfate de calcium.
Ivanda	12.4	2.4	2,3 chlorure de sodium.
Gran		45	
Püllna, d'après Struve.	17.6	13.2	2,3 chlorure de magnésium.
Sedlitz		13.5	1,4 sulfate de calcium.
Saïdschitz.	6	10.9	1,3 sulfate de calcium.
Gallhof.	4.9	7.4	
Birmenstorf, d'après Bolley.	7	22	1,2 sulfate de calcium.
Montmirail (eau verte)	5	9.3	1,0 chlorures mélangés. 1,0 sulfate de calcium. 0,5 bicarbonates mélangés.
Condal, d'après l'Ecole des mines de Paris	44.6	3	1,8 chlorure de sodium. 1,6 sulfate de calcium.
Rubinat.	96	3	2,6 chlorure de sodium. 2,1 autres sulfates.
Carabana.	100	4	2,2 chlorures de sodium, de magnésium et de calcium. 0,049 sulfure de sodium.
Villacabras	122	0.9	0,9 chlorure de sodium. 2,0 sulfate de calcium.
Friedrichshall, d'après Oscar Liebreich.	18.2		24 chlorure de sodium. 12 chlorure de magnésium.
Brides-les-Bains	1.2	0.5	1,8 chlorure de sodium.
Leamington (Fontaine publique). . .	1.2	0.87	1,7 sulfate de calcium. 8,5 chlorure de sodium. 2 sulfate de calcium.
Cheltenham(Source Lansdowne Terrace)	2.2	0.7	5,6 chlorure de sodium.
Karlsbad en Bohême (Sprudel) . . .	2.4		1,29 carbonate de sodium. 1,0 chlorure de sodium. 0,003 carbonate de fer.
Marienbad (Kreuzbrunnen).	4.9		1,6 bicarbonate de sodium. 1,7 chlorure de sodium. 0,048 bicarbonate de fer.
Franzensbad (Salzquelle)	2.8		0,6 bicarbonate de sodium. 1,1 chlorure de sodium. 0,009 carbonate de fer.
Tarasp (Luciusquelle).	2.1		4,8 bicarbonate de sodium. 3,6 chlorure de sodium. 2,4 bicarbonate de calcium. 0,02 bicarbonate de fer.
Elster (Salzquelle)	5.2		1,6 bicarbonate de sodium. 0,8 chlorure de sodium. 0,06 bicarbonate de fer.

Doses. — Quand on ne veut obtenir qu'un effet purgatif ordinaire, la plus faible dose qui détermine cette action est la dose convenable, mais cette quantité varie évidemment suivant les individus. Les eaux les plus fortes, telles que celles de Carabana et de Rubinat, sont prises à la dose de 30 à 60 grammes (deux ou quatre cuillerées à soupe) ; la dose de l'eau de Condal est d'environ 60 à 120 grammes ; mais il est parfois nécessaire de prendre une dose plus élevée de ces eaux. La dose habituelle des eaux amères hongroises (Hunyadi Janos etc.) ou de Friedrichshall, est de 30 à 120 grammes, mais il est souvent nécessaire d'en boire le double. La dose ordinaire d'eau de Püllna et de Saidschitz est un plein verre ou environ 300 grammes.

Karlsbad près **Mergentheim**, dans le Würtemberg, possède la Karlsquelle, source sulfatée chlorurée froide, riche en acide carbonique. Cette eau contient 13,3 pour mille de chlorure de sodium, 3,7 pour mille de sulfate de sodium, et 2,5 pour mille de sulfate de magnésium. On l'emploie dans le traitement de certains cas de constipation chronique, de catarrhe chronique de l'estomac et de l'intestin, etc. Il y a un établissement de bains.

Salzerbad (Basse-Autriche) est situé à une altitude de 610 mètres, près la gare de Hainfeld. Il possède des eaux sulfatées chlorurées et des installations balnéaires.

CHAPITRE XII

Eaux ferrugineuses.

Les eaux ferrugineuses (v. aussi p. 37) sont utiles dans le traitement de différentes variétés d'anémie, et particulièrement dans les anémies dues à une maladie antérieure ou à une perte de sang. Les eaux qui contiennent du carbonate de fer avec de l'acide carbonique sont en général mieux supportées par l'estomac que les eaux qui renferment des protosulfates et des persulfates plus actifs. La tendance à la constipation, quand elle est simplement due à la débilité, n'est pas une contre-indication ; mais chez les malades dyspeptiques atteints de catarrhe intestinal, ou de troubles hépatiques, il est préférable de faire précéder ou accompagner leur emploi par celui d'eaux chlorurées ou alcalines sulfatées ou de médicaments purgatifs. On les a souvent employées ainsi dans le traitement de la chlorose ordinaire des jeunes filles, de la cachexie malarique, ou provoquée par le séjour dans les climats tropicaux. Les eaux ferrugineuses sont contre-indiquées dans les états fébriles et dans les troubles graves des organes digestifs.

La composition du sang, la nutrition générale, les affections nerveuses fonctionnelles, les névralgies, la stérilité et l'impuissance, lorsqu'elles dépendent de la débilité générale, sont souvent modifiées favorablement par l'emploi de ces eaux.

Des bains ferrugineux, tels que ceux de Spa et de

Schwalbach, doivent leur principale action à la stimulation mécanique de la peau provoquée par les bulles d'acide carbonique. Les bains qui contiennent du sulfate de fer peuvent exercer un effet astringent utile sur le vagin de femmes atteintes de leucorrhée, et sur la peau de personnes qui transpirent facilement.

Parmi les sources ferrugineuses nous décrirons, en premier lieu, celles de Spa, de Schwalbach et de St-Moritz, les mieux connues de ce groupe. Les autres suivront dans l'ordre politico-géographique, sauf les eaux minéralisées par du sulfate de fer et quelques-unes des moins importantes des eaux contenant du carbonate de fer, qui seront mentionnées à la fin du chapitre.

Spa (Belgique, province de Liège). — Spa jouissait aux XVIIe et XVIIIe siècles, comme station sanitaire, d'une telle réputation et d'une telle vogue, que son nom est devenu un terme générique pour toutes les localités dont les eaux ont des propriétés thérapeutiques analogues à celles de cette station. Au contraire d'autres eaux dont la renommée était autrefois considérable, le Spa primitif a conservé sa réputation comme rendez-vous sanitaire, bien que, à une époque, il ait été fréquenté surtout comme un lieu de jeu et de plaisir, qui attirait beaucoup de monde. La ville est située dans une vallée abritée, à une altitude d'environ 300 mètres ; elle est bien disposée, avec des allées et des avenues ; elle est entourée de collines boisées avec de charmantes promenades ombragées, où l'air frais et des points de vue agréables poussent à faire de l'exercice.

On peut classer les eaux de Spa avec celles de Schwalbach etc. comme des eaux ferrugineuses comparativement pures, contenant une proportion considérable de bicarbonate de fer et une grande quantité d'acide carbonique libre. La présence de ce gaz les rend agréables à la plupart des buveurs, malgré une faible trace d'hydrogène sulfuré. Les sources surtout employées en boisson sont toutes les deux situées dans la ville ; le Pouhon de Pierre le Grand contient environ 0,1 pour mille (1) de bicarbonate de fer, tandis que le Pouhon du Prince de Condé en contiendrait davantage. L'eau est froide, et, afin que l'acide carbonique ne s'échappe pas, elle n'est pas chauffée, comme à St-Moritz ; mais on recommande d'aspirer l'eau avec un tube en verre, de manière à empêcher l'estomac d'être désagréablement refroidi par l'introduction brusque de l'eau froide. C'est uniquement dans ce but que le tube de verre est de quelque utilité ; on ne l'emploie pas pour protéger les dents, comme on le croit généralement.

Autrefois on buvait d'énormes quantités d'eau, mais maintenant on conseille rarement de dépasser 900 grammes par jour et, au début de la cure, on absorbe de plus petites quantités. Le meilleur moment pour prendre les eaux, dans la majorité des cas, est à jeun, dans la matinée, entre 6 et 8 heures ; à ce moment, dans la fraîcheur de la matinée, sur la splendide « Promenade de Sept Heures », les malades peuvent réellement jouir de la flânerie tout en buvant de l'eau. Il faut faire cependant plusieurs exceptions à cette règle. On peut prendre une partie de la dose quotidienne dans la matinée, avant le lunch, ou dans l'après-midi, avant le dîner. On peut faire des excursions dans les environs, et boire l'eau de l'une des sources admirablement situées dans le voisinage au lieu de boire l'eau de la source principale. Actuellement cependant ce sont plutôt des touristes que des malades qui visitent les sources

(1) Les différentes analyses semblent avoir donné des résultats très variables. La proportion de bicarbonate de fer dans le Pouhon de Pierre le Grand varie, suivant les auteurs, de 0,07 à 0,19 pour mille ; la proportion dans le Pouhon du Prince de Condé serait de 0,27 pour mille.

voisines de Sauvenière, Géronstère, Tonnelet et Barisart. Les malades très faibles peuvent prendre un petit verre de lait ou du café ou un biscuit avant de boire les eaux, ou boire les eaux avant le lunch ou le dîner au lieu de les prendre de bonne heure. Ce n'est que dans des cas particuliers ou par le mauvais temps, que les malades boivent les eaux dans leur appartement.

On traite particulièrement à Spa les affections suivantes : la chlorose et l'anémie chez la femme ; la ménorrhagie, les dispositions à l'avortement et autres états tenant à une faiblesse générale de l'organisme ; la dyspepsie atonique ou une simple tendance à la diarrhée chez les sujets anémiques ; l'anémie et la débilité résultant du séjour prolongé en Orient, et de maladies anciennes de différente nature. On emploie beaucoup les bains dans la leucorrhée et le relâchement des organes pelviens de la femme ; les eaux de Spa sont indiquées contre la stérilité due à un mauvais état général de santé et au catarrhe de l'utérus.

L'établissement de bains de Spa est un des plus élégants et des mieux installés d'Europe : les cabinets de bains sont grands et aérés. L'établissement est alimenté d'eau minérale par une source spéciale. Les bains ferrugineux agissent, dit-on, principalement par la proportion considérable d'acide carbonique et l'effet mécanique que les bulles de ce gaz (comme dans d'autres bains ferrugineux gazeux) exercent sur les terminaisons des nerfs de la peau. On peut, moyennant un récipient extérieur communiquant avec le fond de la baignoire, chauffer les eaux à n'importe quelle température, sans déperdition trop grande de gaz. Les médecins de Spa attachent une grande importance au bain de siège d'eau chaude courante, dans lequel l'eau est chauffée à l'aide d'un appareil spécial avant d'arriver au bain ; ce genre de bain est très employé dans la leucorrhée et les troubles des organes pelviens de la femme ; le vagin peut être tenu ouvert par un spéculum de bain, que la malade introduit elle-même pour faciliter le contact de l'eau courante avec chaque partie du vagin pendant la durée du bain. On emploie aussi beaucoup à Spa des douches d'eau froide et on peut donner dans les cas appropriés des bains de tourbe chauds, semblables à ceux de Franzensbad et d'autres stations allemandes ; mais ces bains paraissent avoir un effet trop fatigant sur la plupart des malades faibles qui viennent à Spa.

Les bains ferrugineux ordinaires sont très employés dans le traitement de la chlorose et de l'anémie ; ils aident l'effet salutaire des eaux prises en boisson. Quelquefois les eaux sont beaucoup mieux supportées en boisson après une série préliminaire de bains. Le Dr Scheuer recommande, quand cela est possible, de se rendre au bain de bonne heure dans la matinée, le malade se levant à six heures et prenant le bain avant de boire de l'eau. On donne les bains chauds aux malades atteints de névralgies, de douleurs lombaires avec tendance au rhumatisme ; on peut ensuite les prendre plus froids et finalement arriver au traitement plus stimulant de l'eau froide ; quelquefois on prescrit le drap mouillé comme traitement de transition avant de commencer les douches froides. Parfois la peau ne réagit pas sous l'influence de la stimulation de l'acide carbonique des bains ferrugineux, et il faut préférer le traitement plus énergique par les douches d'eau froide prises dès le début ; dans quelques cas les bains sont trop excitants. Le Dr Scheuer n'est pas d'avis de suspendre l'usage interne des eaux pendant la durée des périodes menstruelles, mais tout bien considéré, il conseille de cesser temporairement les bains.

S'il survient de la constipation par l'usage de l'eau en boisson, il faut la combattre par de l'eau hongroise ou quelque autre laxatif. Au commencement de la cure, les douleurs névralgiques augmentent quelquefois, mais comme cette exacerbation disparaît bientôt, on peut recourir temporairement à des injections hypodermiques de morphine ou à un autre traitement opiacé. Dans quelques cas on combine un traitement pharmaceutique ordinaire avec celui des eaux de Spa ; c'est ainsi qu'on donne de l'iodure de potassium quand l'anémie est due en partie à une ancienne syphilis ; de la quinine et de l'arsenic dans les cas d'impaludisme, etc. Quant aux contre-indications, on peut établir en règle générale que les malades disposés à l'obésité ou à la pléthore abdominale, les pléthoriques (full-blooded) et les malades atteints de dégénérescence artérielle considérable ou d'affections du cœur, ne sont pas justiciables du traitement de Spa.

Saison de mai à octobre.

Accès : Charleroi, Namur, Liége, et Pepinster, en changeant de train à Pepinster.

Installation : très bonne.

Schwalbach, Allemagne (province prussienne de Hesse-Nassau). — Schwalbach, dont le nom officiel est Langenschwalbach pour le distinguer d'autres stations du même nom, est situé à une altitude d'environ 290 mètres, dans une branche latérale de la vallée de l'Aar, dans la partie nord de la chaîne du Taunus. C'est une ville longue et étroite, dont la partie supérieure, sud ouest, est plus moderne et confortable, et constitue l'établissement de bains proprement dit.

Les eaux sont ferrugineuses assez pures, fortes et froides, avec excès d'acide carbonique libre, semblables à celles de Spa, mais sans trace d'hydrogène sulfuré. Parmi les différentes sources employées en boisson il faut citer le Stahlbrunnen et le Weinbrunnen. Le Stahlbrunnen contient une plus grande proportion de fer ; il renfermerait 0,08 pour mille de bicarbonate de fer et le Weinbrunnen 0,06 pour mille. Il y a aussi dans les eaux de petites quantités de bicarbonate de manganèse. Le Lindenbrunnen, une des sources utilisées pour les bains, ne contient que 0,01 pour mille de bicarbonate de fer et on peut la classer parmi les eaux acidulées. Schwalbach est une station très populaire, spécialement parmi les Anglais et les Américains.

Les bains ferrugineux doivent leur action, comme à Spa, à la stimulation mécanique de la peau par les bulles d'acide carbonique. Les baignoires sont en cuivre, de sorte qu'on peut chauffer l'eau avec de la vapeur par un récipient placé au fond de la baignoire pour laisser se perdre le moins possible d'acide carbonique. On donne aussi des bains de tourbe ; la tourbe, que l'on recueille dans le voisinage, est mélangée à de l'eau minérale et chauffée à la vapeur dans des baquets en bois à la température voulue. On emploie fréquemment les bains de tourbe avant de commencer les bains ferrugineux ordinaires, mais les malades doivent se reposer après ces bains pour éviter la fatigue. On peut conseiller les bains ferrugineux ordinaires un peu plus froids quand le malade va mieux et que la réaction se fait plus facilement. Un nouveau bâtiment sera prochainement ajouté à l'établissement de bains actuel, et sera consacré aux bains de tourbe. Dans les cas appropriés on peut employer le massage et le traitement hydrothérapique ordinaire.

Les affections justiciables de Schwalbach sont : la chlorose des jeunes filles et des jeunes femmes, l'anémie sous toutes ses formes et les convalescences prolongées, la leucorrhée et les états inflammatoires chroniques des organes pelviens de la femme, les troubles de l'appareil digestif, quand ils dépendent partiellement ou complètement d'un état général d'anémie ou de débilité. On em-

ploie dans la leucorrhée les douches vaginales d'eau minérale aussi bien que les bains. Le meilleur moment pour
boire les eaux est après le bain, avant midi ou de très
bonne heure le matin, avant le premier déjeuner. Toutefois à cet égard les médecins se règlent beaucoup sur la
force et les habitudes antérieures des malades. Quelquefois on recommande de boire l'eau au repas de midi avec
ou sans addition de vin blanc du Rhin. Chez quelques
malades on pratique le massage de l'estomac pour combattre l'action constipante de l'eau.

Accès : Cologne, Coblentz et Wiesbaden ; à deux heures et demie en voiture de la gare d'Eltville.

Installation : très bonne.

St-Moritz, Suisse (Grisons). — Les bains de St-Moritz
(altitude 1768 mètres), dans la vallée de la Haute-Engadine, sont situés sur un plateau, entre le lac de St-Moritz
et celui de Campfer. C'est là que jaillit la source. Le village de St-Moritz est placé sur un plateau plus élevé (altitude 1860 mètres), à environ deux kilomètres de l'établissement de bains. Les malades qui boivent les eaux
peuvent s'installer dans le village ou aux bains de St-Moritz ; depuis quelques années le village a pris une importance spéciale comme station climatérique d'hiver
pour les tuberculeux et les neurasthéniques ; l'air au
village est en somme plus fortifiant que celui du voisinage
immédiat de la source. Campfer est également une bonne
station climatérique.

Il y a trois sources ferrugineuses froides différentes,
toutes riches en acide carbonique : l'Altequelle ou Bad-
quelle ; la Neuquelle, appelée aussi Paracelse-Quelle, en
l'honneur de Paracelse, qui, dans ses écrits, a mentionné
les eaux de St-Moritz ; et, enfin, la Surpunt-Quelle récemment découverte. Les deux premières contiennent
0,033 et 0,038 pour mille de bicarbonate de fer, 0,27 et

0,18 pour mille de bicarbonate de sodium, et environ
1,2 pour mille de bicarbonate de calcium ; la troisième
source renferme environ la même proportion de fer,
moins de sels terreux et plus d'acide carbonique libre
que les deux premières.

En raison de la proportion d'acide carbonique, l'eau
de St-Moritz est agréable au goût ; les personnes assez
robustes peuvent la boire dans la matinée avant le déjeuner, ou avant midi, environ une heure avant le repas, ou
dans l'après-midi deux heures après ; quelquefois on la
boit aux repas.

Quand on les compare aux eaux de Schwalbach, etc.,
les eaux de St-Moritz sont faiblement ferrugineuses, mais,
par suite des avantages climatériques, elles sont plus
actives dans beaucoup de cas que des eaux plus fortes
situées à une altitude moins élevée. D'autre part il y a
des malades nerveux, excitables, qui ne supportent pas
l'altitude élevée et la sécheresse de l'air de St-Moritz ;
les sujets anémiques atteints d'albuminurie ne tolèrent
pas non plus ce climat. Pour les malades faibles ou dont
le cœur est excitable, il est nécessaire de séjourner tout
d'abord dans une station intermédiaire, à une altitude un
peu moins élevée, tels que Churwalden, ou Parpan, Savognin, ou Bergün. La saison des bains à St-Moritz est du
15 juin au 15 septembre.

Accès : de la gare de Coire par diligence à St-Moritz
environ 13 heures ou de la gare de Thusis environ
11 h. 1/2.

Installation : très bonne. Pendant la saison il est bon
de retenir des chambres d'avance.

Tunbridge Wells, Angleterre (Kent). — L'eau de
Tunbridge Wells (altitude environ 128 mètres) appartient à la classe des eaux ferrugineuses pures, et, d'a-
près l'analyse du Dr Y. Stevenson en 1862, elle contient

environ 0,06 pour mille de carbonate de fer. La source ferrugineuse a été accidentellement découverte en 1606 par Dudley, troisième baron North, dont la santé s'améliora beaucoup pendant le temps où il en fit usage. Au bout de quelque temps un village s'éleva autour de la source et l'établissement devint, au dernier siècle, une des stations les plus fashionnables, quand Bath était au summum de sa prospérité. C'est maintenant une station sanitaire très populaire, et encore encombrée de visiteurs ; mais peu d'entre eux prennent les eaux. Quelques pâturages situés dans les environs permettent de faire des promenades dans une atmosphère pure.

La buvette et des boutiques (placées sous des arcades vieux style) sont situées dans un vallon et on peut y accéder de toutes les parties de la ville. Les eaux sont prises uniquement en boisson, et ne renferment pas d'acide carbonique, élément si important des eaux ferrugineuses de Schwalbach, de St-Moritz, etc.

Le climat de Tunbridge Wells contribue incontestablement pour une large part au résultat bienfaisant obtenu chez les personnes anémiques et affaiblies. Dans les cas graves de chlorose il faut joindre à l'action du climat des préparations pharmaceutiques, surtout quand l'eau minérale n'est pas bien digérée. Saison de juin à septembre.

Accès : de Londres environ 1 h. 1/2 par le chemin de fer.

Installation : bonne.

Stafford et Saltburn, mentionnés déjà parmi les bains d'eau saline concentrée, possèdent également des eaux ferrugineuses. Il en est de même de Cheltenham et de Melksham, qui ont été indiqués parmi les eaux sulfatées chlorurées, de Harrogate décrit dans la classe des eaux sulfureuses, et de Buxton dans le groupe des eaux thermales indifférentes. L'eau ferrugineuse de Shanklin, d'après l'analyse du professeur Attfield en 1896, a une minéralisation totale de 0,38 pour mille et contient 0,068 pour mille de carbonate de fer.

Parmi les autres eaux ferrugineuses qui sont connues ou ont été connues en Angleterre on peut citer : Flitwick Well, près d'Ampthill, dans le comté de Bedford (ce sont des eaux sulfatées ferrugineuses vendues en bouteilles) ; Sandrock, près Blackgang Chine, dans l'île de Wight (contenant de l'aluminium) ; Gilsand Spa (il y a aussi des eaux sulfureuses qui seront mentionnées plus tard) dans le Cumberland ; Horley Green, près de Halifax, dans le comté de York ; une source à Brighton en Sussex ; Dorton dans le comté de Buckingham ; et la source Lady Ida, récemment découverte à Knockin, dans le Shropshire ; toutes ces eaux contiennent du sulfate de fer. Parmi les sources ferrugineuses plus rapprochées de Londres, quelques-unes étaient autrefois bien connues : Dulwich Spa ; Hampstead Wells ; Shadwell, près la Tour de Londres ; Sadler's Wells, ou le New Tunbridge Wells, à Islington ; Hoxton, Coldbath Wells, et Bermondsey Spa. Les lecteurs des livres du Dr J. Macpherson et du Dr A. B. Granville sur les eaux d'Angleterre trouveront des renseignements intéressants sur ces stations autrefois populaires. Quelques-unes d'entre elles sont étudiées dans « un traité sur l'origine, la nature, et les vertus des eaux ferrugineuses », par D. W. Linden (première édition, Londres, 1748), médecin allemand qui, le premier, a écrit sur les eaux de Llandrindod dans le pays de Galles.

En Ecosse on peut mentionner comme exemples d'eaux contenant du sulfate de fer les sources ferrugineuses de Vicar's Bridge, près Dollar, une dans Moffat, et la source Hartfell, près Moffat. Trefriw, dans le nord du pays de Galles (source de la vallée Conway) à 4 kilomètres de Llanrwst, possède des eaux qui contiennent une propor-

tion considérable de sulfate de fer et du sulfate d'aluminium.

Les sources ferrugineuses de l'Irlande sont : Castlecon-
nell (comté de Limerik), Ballyspellan (comté de Kilken-
ny), Tralee Spa (sur le rivage nord du Tralee Bay, comté
de Kerry), et Lisdoonvarna.

Cudowa, en Prusse (province de Silésie), est situé à
une altitude de 386 mètres, près la frontière de Bohème.
Ses quatre sources ferrugineuses alcalines sont toutes riches en acide carbonique. L'Eugen-Quelle est la plus riche
en fer et contient 0,07 pour mille de bicarbonate de fer,
1,29 pour mille de bicarbonate de sodium, et 0,0025 d'arséniate de fer. Le bon air a une grande part dans les résultats obtenus dans les cas d'anémie, de débilité et de
convalescence. On peut prendre des bains de boue ferrugineuse et des bains de gaz. La gare la plus voisine est
Nachod, à 6 kilomètres de distance sur la ligne Breslau et
Prague.

Installation : assez bonne.

Reinerz, Silésie prussienne (altitude 567 mètres), est
situé dans le pays de Glatz, district riche en eaux minérales. Son climat est frais, et deux de ses sources ferrugineuses alcalino-terreuses contiennent 0,05 pour mille de
bicarbonate de fer. Il y a des promenades installées dans
les environs pour la cure de terrain, d'après la méthode
de Oertel. Gares : Rückers-Reinerz, Nachod (20 kilom.),
Glatz (environ 27 kilom.).

Flinsberg (Silésie prussienne) est situé dans la vallée
de Queis, sur le versant septentrional de la Tafelfichte, à
une altitude de 518 mètres. Il possède des sources ferrugineuses gazeuses dont deux, employées pour la boisson,
contiennent environ 0,04 pour mille de bicarbonate de
fer. Dans le voisinage il y a des promenades appropriées

pour la cure de terrain, d'après le système de Oertel. L'établissement est situé au milieu d'une forêt de sapins ; le climat est stimulant et rafraîchissant ; on descend à la gare de Frieberg, à une heure de voiture de Flinsberg.

Godesberg, dans la Prusse Rhénane, est un séjour d'été très apprécié, situé sur les bords du Rhin à 6 kilomètres environ au-dessus de Bonn (au sud).

Il possède deux sources ferrugineuses gazeuses dont la plus ancienne contient 0,029 pour mille de bicarbonate de fer, avec 1,4 de bicarbonate de sodium et environ 1,0 de chlorure de sodium, tandis que la nouvelle source, uniquement employée pour les bains, contient une plus forte proportion de fer (0,05 pour mille de bicarbonate) et une moindre quantité d'autres principes solides.

Installation : bonne.

Driburg en Prusse (province de Westphalie). — Cet établissement est situé, à une altitude de 222 mètres, dans une charmante vallée de la forêt de Teutoburg. Parmi les sources ferrugineuses terreuses l'Hauptquelle est la plus forte et contient 0,07 pour mille de bicarbonate de fer, 1,4 pour mille de bicarbonate de calcium, 1 pour mille de sulfate de calcium, et beaucoup d'acide carbonique libre. L'Hersterquelle, à 5 kilomètres environ au sud de Driburg, contient peu de fer et on peut la comparer à la Georg-Victorquelle à Wildungen. Les bains ferrugineux, pendant qu'on les chauffe, perdent une proportion considérable d'acide carbonique. Pour la préparation des bains de tourbe sulfureuse on emploie la source sulfureuse voisine de Saatz. Il y a deux bons établissements de bains, l'ancien et le Kaiser Wilhelm Bad. La gare de Driburg est située entre Holzminden et Altenbeken, à 8 kilomètres d'Altenbeken. La saison est du 15 mai au 1er octobre.

Installation : convenable.

Freienwalde sur l'Oder (Prusse), dans la Marche de Brandeburg, est une station d'été fréquentée par les habitants de Berlin, et contient des eaux ferrugineuses pauvres en acide carbonique.

Neustadt-Eberswalde ou **Eberswalde** (Prusse), situé dans une belle région de la Marche de Brandeburg (altitude 30 mètres), est une station d'été et contient des eaux ferrugineuses pauvres en acide carbonique.

Bibra (altitude 125 mètres), petite station climatérique dans la Saxe prussienne, possède une source ferrugineuse terreuse faiblement minéralisée, l'Eisenquelle, contenant 0,02 pour mille de bicarbonate de fer.

Pyrmont en Allemagne (principauté de Waldeck-Pyrmont). Cette station (altitude environ 128 mètres) est située dans la belle vallée de l'Emmer ; elle est entourée de bois. Elle possède des eaux ferrugineuses et chlorurées froides. Parmi les sources ferrugineuses les deux principales, utilisées pour la boisson (Hauptquelle et Helenenquelle), contiennent environ 0,07 et 0,03 pour mille de bicarbonate de fer, 1 pour mille de bicarbonate de calcium, 0,8 de sulfate de calcium et 0,45 de sulfate de magnésium ; elles sont toutes les deux riches en acide carbonique libre, mais le Brodel-Brunnen employé pour les bains est encore plus riche ; il contient environ 1,540 volumes pour mille d'acide carbonique.

Les eaux chlorurées de Pyrmont renferment de 7 (Trinkquelle) à 32 (Bohrlochsoole) pour mille de chlorure de sodium.

Les installations pour les bains sont bonnes. On donne des bains soit avec l'eau des sources chlorurées soit avec celle des sources ferrugineuses gazeuses. On emploie la tourbe ferrugineuse de Pyrmont pour les bains de boue.

A l'aide de ces deux variétés d'eaux on peut traiter à

Pyrmont les malades atteints d'anémie, de faiblesse, de scrofule et d'affections nerveuses fonctionnelles, etc. La saison est du commencement de mai au 1er octobre.

INSTALLATION : bonne.

Berka sur l'Ilm (altitude 234 mètres), station climatérique dans le Grand-Duché de Weimar, possède des eaux ferrugineuses faibles. Il y a des établissements avec installations pour bains de pin, bains de boue, et bains de sable chauds, etc.

Imnau (Allemagne), dans la principauté de Hohenzollern, est agréablement situé dans la vallée d'Eyach, à une altitude de 347 mètres. Parmi ses eaux ferrugineuses terreuses gazeuses froides, la plus riche est la Kasper-Quelle qui contient 0,05 pour mille de bicarbonate de fer, 0,03 pour mille de bicarbonate de manganèse, et 1,4 pour mille de bicarbonate de calcium. La Fürsten-Quelle, également riche en acide carbonique, ne renferme que 0,005 pour mille de bicarbonate de fer. Imnau est à une demi-heure de la gare d'Eyach.

INSTALLATION : satisfaisante.

Liebenstein, dans le Duché de Saxe-Meiningen, est situé à une altitude de 443 mètres, abrité du nord et du nord-est par la forêt de Thuringe. Il y a de belles promenades dans les forêts des environs. Cette station est très fréquentée par les Allemands du Nord, et possède deux sources ferrugineuses gazeuses froides et un établissement d'hydrothérapie. L'Alte-Quelle est la plus minéralisée, et, avec une minéralisation totale de 1,4 pour mille, contient 0,104 pour mille de bicarbonate de fer, tandis que la Neue-Quelle, avec un total légèrement plus considérable de principes solides, renferme plutôt moins de fer (0,08 pour mille de bicarbonate de fer). Saison de mai à septembre.

INSTALLATION : bonne.

Rippoldsau (Rippold's-Au), Grand-Duché de Bade (altitude 566 mètres, la mieux connue des sources Kniebis), est situé dans une partie étroite de la vallée de Wolf à la base méridionale du mont Kniebis . Le paysage a exactement le caractère d'un vallon très boisé de la Forêt-Noire.

Trois sources sont employées pour la boisson : la Wenzels-Quelle, la Josephs-Quelle et la Leopolds-Quelle. Leurs eaux contiennent 0,05 à 0,12 pour mille de bicarbonate de fer et environ 1 pour mille de sulfate de sodium ; elles sont froides et riches en acide carbonique. Avec la Josephs-Quelle et la Leopolds-Quelle on a préparé artificiellement des eaux minérales alcalines sulfatées gazeuses en y ajoutant du carbonate de sodium et de l'acide carbonique ; elles sont respectivement appelées « Natroine » (2,3 pour mille de bicarbonate de sodium et 2,4 de sulfate de sodium) et « Schwefelnatroine » (Natroine sulfureuse) (2,2 pour mille de bicarbonate de sodium, 1,7 de sulfate de sodium, et une petite proportion de gaz hydrogène sulfuré) ; elles ressemblent, dit-on, à l'eau du Kreuz-Brunnen de Marienbad et à celle du Schwefelbrunnen de Weilbach.

On prend les eaux ferrugineuses en boisson dans le traitement de l'anémie et de ses complications. La « natroine » est conseillée pour combattre la tendance à la constipation.

Pour la préparation des bains ferrugineux on emploie deux sources un peu plus pauvres en fer, mais plus riches en acide carbonique que les sources utilisées pour la boisson ; les bains sont chauffés par la méthode de Schwarz.

Il y a une installation hydrothérapique et des bains de boue qui sont préparés avec de la tourbe de Franzensbad en Bohême. La saison est du 15 mai au 30 septembre.

INSTALLATION : bonne.

Antogast, Allemagne (Bade), la plus ancienne des sources Kniebis, est situé dans la Forêt-Noire à une altitude de 500 mètres, à une demi-heure en voiture de la gare de Oppenau. Antogast possède trois sources ferrugineuses alcalino-terreuses gazeuses (l'Antoniusquelle renferme 0,039 pour mille de bicarbonate de fer).

Les bicarbonates alcalins de l'eau sont employés dans les affections atoniques des voies digestives, et l'air de la montagne boisée favorise l'action fortifiante du fer. Les sources ont une réputation ancienne et populaire dans le voisinage.

Freiersbach dans la Forêt-Noire (Grand-Duché de Bade), également une des sources du groupe Kniebis, est situé dans la vallée de la Rench, à une altitude de 384 mètres. Parmi les sources ferrugineuses gazeuses froides la Friedrichsquelle contient 0,058 pour mille de bicarbonate de fer, et 0,013 pour mille de chlorure de lithium. La Lithionquelle contient moins de fer mais plus de chlorure de lithium (0,017 pour mille), et la Schwefelquelle, qui a une odeur d'hydrogène sulfuré, est la plus riche en fer (0,1 pour mille de bicarbonate). La gare d'Oppenau est éloignée d'environ 7 kilomètres.

Griessbach ou **Griesbach** (Grand-Duché de Bade) est situé dans la Forêt-Noire, à une altitude de 564 mètres. Cette station fait partie du groupe de la vallée de la Rench ou sources Kniebis, elle possède des eaux ferrugineuses gazeuses froides, dont l'Antoniusquelle, employée pour la boisson, est la plus forte et renferme 0,07 pour mille de bicarbonate de fer, 1,6 de bicarbonate de calcium et 0,7 de sulfate de sodium. La gare d'Oppenau est distante de 12 kilomètres.

Installation : satisfaisante.

Petershal (Grand-Duché de Bade), dans la Forêt-

Noire, est situé à une altitude de 405 mètres dans la vallée de la Rench, sur le versant occidental du mont Kniebis, à 8 kilomètres de la gare d'Oppenau. Ses différentes sources ferrugineuses contiennent environ 0,045 pour mille de bicarbonate de fer, 1,5 pour mille de bicarbonate de calcium et 0,7 pour mille de sulfate de sodium.

Teinach, dans une vallée de la Forêt-Noire du Würtemberg, est situé à une altitude de 400 mètres au pied du Zavelstein. Il possède des sources ferrugineuses gazeuses faibles et une source ferrugineuse pauvre en gaz, ainsi que des eaux alcalines gazeuses faiblement minéralisées qu'on peut utiliser comme eaux de table ordinaires. Il y a un établissement d'hydrothérapie.

Alexandersbad (Bavière), sur le versant sud-est du Fichtelgebirge, à 3 kilomètres environ de la gare de Wunsiedel, possède une eau ferrugineuse gazeuse alcalino-terreuse froide avec environ 0,06 pour mille de bicarbonate de fer ; on l'emploie pour la boisson et les bains. Il y a un établissement d'hydrothérapie, où on donne des bains de boue et de pin, etc. L'établissement est situé sur le versant sud-est de la montagne, à une altitude d'environ 560 mètres. On peut utiliser cette station comme séjour climatérique ou comme station de cure complémentaire pour les malades qui reviennent de Karlsbad et de Marienbad. La saison est du 15 mai à octobre.

Installation : satisfaisante.

Brückenau, en Bavière (altitude 298 mètres), est admirablement situé au sud-ouest du Rhœngebirge, au milieu de forêts de hêtres et de chênes, à 4 heures en voiture de Kissingen.

La Stahlquelle est une source ferrugineuse froide, faible, agréable au goût (0,011 pour mille de carbonate de fer), riche en acide carbonique. Outre cette source, il y en a deux autres alcalines gazeuses, faiblement minéralisées, la Sinnbergerquelle et la Wernarzerquelle, employées dans les maladies des bronches. On prescrit la source ferrugineuse principalement aux femmes anémiques et débilitées. On donne aussi des bains de boue et des douches. La saison est du 15 mai au 30 septembre. La plupart des malades sont des femmes.

Installation : satisfaisante.

Bocklet, en Bavière, à 7 kilomètres environ en voiture de Kissingen, dans une position boisée et abritée (altitude 210 mètres), possède une source ferrugineuse mixte, la Stahlquelle, dont les eaux contiennent du bicarbonate de fer (0,088 pour mille), du chlorure de sodium (1 pour mille) et beaucoup d'acide carbonique libre (température 10° C.). Il y a aussi une source ferrugineuse moins employée qui contient de l'hydrogène sulfuré. Cette eau est indiquée pour différents malades anémiques et débilités ; on la prescrit parfois comme cure complémentaire, après le traitement de Kissingen. On donne des bains de boue avec les mêmes éléments qu'à Kissingen.

La saison est du 15 mai à la fin de septembre.

Kohlgrub, dans les montagnes de la Bavière, à 1 h. 1/4 en voiture de la gare de Murnau, réunit les avantages d'une position élevée (910 mètres d'altitude) à celui d'une source ferrugineuse forte (la Schmelzhaus-Quelle). Cette eau employée en boisson contient 0,09 pour mille de bicarbonate de fer. On donne également des bains de boue ferrugineuse.

Augustusbad, dans le royaume de Saxe, est situé à une altitude d'environ 220 mètres, au milieu de bois de pins, à une demi-heure de la gare de Radeberg. Il possède des eaux ferrugineuses (0,02 à 0,03 pour mille de bicarbonate de fer) et un établissement hydrothérapique.

On emploie des bains de boue ferrugineuse. De Dresde on arrive à l'établissement en moins d'une heure.

Elster (Allemagne, royaume de Saxe) possède des eaux ferrugineuses mixtes, dans lesquelles l'action du fer est modifiée par du sulfate de sodium, etc. Elster a déjà été décrit dans le groupe sulfaté alcalin.

Schandau (Allemagne, royaume de Saxe) est agréablement situé (altitude 122 mètres) sur l'Elbe, dans la région appelée la Suisse saxonne. L'installation est suffisante et cette station est utilisée comme séjour d'été. Sa source ferrugineuse faible contient 0,015 pour mille de bicarbonate de fer et 0,24 pour mille de bicarbonate de calcium (gare de Schandau).

Berggiesshuebel, petite ville du royaume de Saxe, possède des sources ferrugineuses faibles employées en bains par les habitants des environs.

Rabbi (altitude 1250 mètres), dans le Tyrol autrichien, est situé dans le val di Rabbi, un embranchement du val di Noce. Il possède deux sources ferrugineuses alcalines fortes, dont la plus forte (la nouvelle) contient, dit-on, environ 0,18 pour mille de bicarbonate de fer et 1 pour mille de bicarbonate de sodium. La gare la plus rapprochée est San Michele (10 heures de distance). La saison est du milieu de juin au milieu de septembre.

Pejo, dans le Tyrol autrichien, est situé dans la vallée de Pejo au sud du district d'Ortler à 1350 mètres d'altitude. Il possède une source ferrugineuse alcaline contenant, d'après Bizio, 0,05 pour mille de bicarbonate de fer. La gare la plus rapprochée est San Michele (12 heures en voiture).

Andelsbuch (Tyrol autrichien), station d'été du

Voralberg, est situé à une altitude de 600 mètres et possède une source ferrugineuse gazeuse.

Antholz (Autriche), station d'été à une altitude de 1097 mètres dans une vallée méridionale du Tyrol, possède une source ferrugineuse et une source sulfureuse ; toutes deux sont employées en bains par les habitants des environs.

Franzensbad (Bohême). — Cette station balnéaire, dont plusieurs sources, spécialement la Neuquelle et la Stahlquelle, fournissent des eaux ferrugineuses mixtes importantes, a été décrite dans le chapitre des eaux alcalines sulfatées, groupe auquel appartiennent la plupart de ses sources.

Marienbad, en Bohême, possède des eaux ferrugineuses de force modérée ; elles ont été décrites dans le chapitre XI avec les eaux alcalines sulfatées.

Liebwerda (altitude 433 mètres), dans le nord de la Bohême, est situé sur le versant sud-ouest de la Tafelfichte, à une demi-heure du chemin de fer de Raspenau-Liebwerda. Il possède le Stahlbrunnen qui contient 0,03 pour mille de bicarbonate de fer et de petites quantités de sels alcalins et terreux. Le Christians-Brunnen est une source gazeuse, alcalino-terreuse, faiblement minéralisée, dont l'eau peut être prise aux repas ou comme simple boisson rafraîchissante. On emploie aussi des bains de boue.

Kœnigswart, station sanitaire en Bohême (altitude 680 mètres), est une gare sur la ligne d'Eger à Pilsen, à 8 kilomètres environ avant la gare de Marienbad. Le Curhaus est situé sur une colline boisée, à une demi-heure en voiture de la station. Les sources ferrugineuses gazeuses froides contiennent, dit-on, 0,08 pour mille de bicarbonate de fer. La Ricardsquelle est une eau gazeuse simple. On emploie des bains de boue. La position sur le versant d'une montagne située au midi et la pureté de l'air sont des conditions favorables pour le traitement de l'anémie et de la convalescence, et pour une cure complémentaire après Marienbad, etc.

Bartfeld (altitude 305 mètres),en Hongrie, est situé dans une charmante vallée aux pieds du Kamenahola, un contrefort des Carpathes. Il possède plusieurs sources ferrugineuses chlorurées alcalines gazeuses froides, contenant une petite proportion d'iodure de sodium. La Doctorquelle contient 4,8 pour mille de bicarbonate de sodium, 1,1 pour mille de chlorure de sodium, 0,05 pour mille de bicarbonate de fer et 0,001 pour mille d'iodure de sodium. Il y a des installations pour le traitement hydrothérapique. On traite ici l'anémie surtout associée à la scrofule ou à la dyspepsie. On peut employer ces eaux comme cure complémentaire après un séjour à Karlsbad ou à Marienbad, etc. L'établissement est à 5 heures de distance de la gare la plus rapprochée, Eperies, et à une demi-heure de la ville de Bartfeld.

Elœpatak ou **Arapatak** (Transylvanie) possède des eaux froides ferrugineuses alcalines fortes, riches en acide carbonique libre. C'est la station la plus fréquentée de la Transylvanie ; elle est située dans une vallée agréable et abritée, à 20 kilomètres environ de Kronstadt, à une altitude d'environ 620 mètres. Parmi les différentes sources employées en boisson, nous citerons surtout les eaux du Stammbrunnen, contenant environ 0,17 pour mille de carbonate de fer et celles du Neubrunnen, qui en renferment environ 0,24 pour mille.Ces eaux sont conseillées dans le traitement de la chlorose et des troubles menstruels et digestifs des personnes anémiques. On peut employer aussi le traitement hydrothérapique.La saison dure du milieu de mai à la fin de septembre.

Borszek, station sanitaire en Transylvanie, est situé à une altitude d'environ 881 mètres, dans les monts Carpathes, près de la frontière de Roumanie, et possède des sources ferrugineuses, alcalino-terreuses, froides, dont la Kossuthquelle est la plus riche en fer. On prend des bains de boue.

Acquarossa (Suisse, canton du Tessin), à une altitude de 350 mètres, est admirablement situé parmi les hautes montagnes, dans le val Blenio, à environ une heure et demie en voiture de la gare de Biasca, sur le versant italien du chemin de fer du St-Gothard. Les eaux ont une température de 25° C., et, d'après l'analyse de Koerner, contiennent 0,034 pour mille de bicarbonate de fer, 0,019 de bicarbonate de manganèse, 0,00024 d'arséniate de calcium, 0,0025 de borate de magnésium, 0,0046 de chlorure de lithium, et 1,1 de sulfate de calcium (la minéralisation totale est de 2,5 pour mille). Les eaux laissent un dépôt boueux, ferrugineux, rouge, d'où elles tirent leur nom : ce dépôt chauffé est appliqué extérieurement dans le traitement des maladies chroniques de la peau.

Tarasp (Suisse, Grisons) possède des sources ferrugineuses mixtes, dont la Bonifaciusquelle est la plus forte ; elle contient 0,045 pour mille de bicarbonate de fer, avec des bicarbonates de sodium et de calcium (V. le chapitre X où Tarasp est décrit dans le groupe alcalin sulfaté).

Tiefenkasten et **Solis**, près **Alveneu** (Suisse, Grisons), possède des sources ferrugineuses alcalines sulfatées. Ces eaux sont décrites sous le nom d'*Alveneu* dans les eaux sulfureuses.

Andeer-Pignieu. — Andeer en Suisse (Grisons) est situé dans la vallée de Schamser, à une altitude de 975 mètres, à 5 heures environ en voiture de la station de Coire. L'eau de la source voisine de Pignieu est amenée à Andeer ; c'est une eau terreuse faiblement minéralisée (1,7 pour mille de sulfate de calcium) contenant une petite proportion de bicarbonate de fer (température 18°,89 à 20° C). On emploie aussi des bains de boue ferrugineuse. La saison dure du milieu de juin à la fin de septembre.

San-Bernardino (Suisse, Grisons) est situé à une altitude de 1621 mètres, sur la route du Splügen à Bellinzone, à 11 heures environ en diligence de la gare de Coire et à 7 1/2 de Bellinzone. Sa source ferrugineuse terreuse gazeuse froide, d'après l'analyse de de Planta, contient 0,035 pour mille de bicarbonate de fer, 0,01 de bicarbonate de strontium et 1,2 de sulfate de calcium, le total de ses principes solides est de 2,59 pour mille. Son installation est maintenant bonne.

Fideris (Suisse, canton des Grisons) est situé à une altitude de 1054 mètres dans la vallée de Praettigau, à une heure de la gare de Fideris, sur le chemin de fer de Landquart à Davos. Il possède des eaux ferrugineuses gazeuses faibles (0,01 pour mille de bicarbonate de fer avec une minéralisation totale de 1,9 pour mille), elles rentrent dans la catégorie des eaux de table. Le climat joue le rôle principal dans ce traitement.

D'autres sources ferrugineuses en Suisse sont celles de Passug ; Farnbühl (altitude 704 mètres) dans le canton de Lucerne, à une heure de la gare de Malters ; Gonten (altitude 884 mètres) dans le canton d'Appenzell ; Rothenbrunnen dans le canton des Grisons, avec une eau ferrugineuse mixte faiblement minéralisée et à une altitude de 610 mètres ; et, enfin, Morgins dans le canton du Valais, à trois heures et demie en voiture de la gare de Monthey, à une altitude de 1310 mètres, mais avec 2,4 pour mille de sulfate de calcium dans ses eaux.

Lamalou (Hérault) est situé à une altitude de 189 mètres, dans une vallée de la partie méridionale des monts Cévennes. Le climat est doux, bien que la station ne soit pas complètement à l'abri des vents froids. Les sources forment trois groupes, à peu de distance les uns des autres : Lamalou-le-Bas, Lamalou-le-Centre, Lamalou-le-Haut. Leur température varie de 15 à 47°5 C. Les eaux ferrugineuses et faiblement alcalines contiennent une proportion modérée d'acide carbonique. Chaque groupe de sources a son établissement thermal propre ; celui de Lamalou-le-Bas (Lamalou l'ancien) est le plus perfectionné.

La source Capus, de Lamalou-le-Centre (température 15° C.) est la plus ferrugineuse; elle contient environ 0,06 pour mille de bicarbonate de fer et 0,001 pour mille d'arséniate de sodium. C'est la source la plus utilisée pour la boisson dans les cas d'anémie, mais elle a très peu d'acide carbonique et ne le conserve pas suffisamment pour l'exportation. La source dite du « Petit Vichy » (température 16°15 C.) de Lamalou-le-Haut renferme très peu de fer et un total de seulement 1 pour mille de principes solides (carbonate de sodium, etc.). La source de la Vernière, située près de la gare, à environ 400 mètres au sud de Lamalou-le-Bas, contient 1,1 pour mille de carbonate de sodium, 0,5 pour mille de bicarbonate de calcium, et 0,2 pour mille de bicarbonate de magnésium. Elle est froide et comparativement riche en acide carbonique; elle renferme jusqu'à 0,014 pour mille de bicarbonate de fer, et constitue une boisson rafraîchissante et agréable ; on l'exporte en bouteilles comme eau de table, etc.

Les sources que nous venons de mentionner sont employées en boisson, mais Lamalou est mieux connu par ses bains, dont la température varie de 30°, 60 à 36° C.

Beaucoup de malades prennnent leur bain ensemble dans la même piscine. Il y a aussi des installations pour douches, bains de vapeur (pour lesquels les sources thermales naturelles de Lamalou-le-Bas sont suffisantes) ; il y a des doucheurs exercés pour le massage. Les indications de Lamalou sont le rhumatisme chronique, les névralgies, le tabes commençant et certaines affections du système nerveux. Le professeur Charcot envoyait bon nombre de malades à Lamalou. La saison est du 15 mai au 15 octobre.

Accès : Lamalou est une station du chemin de fer de Béziers à Bédarieux.

Installation : bonne. Les malades peuvent avoir des chambres attenant aux bains et on peut les transporter à une courte distance dans des chaises à porteur.

Bagnères-de-Bigorre (Hautes-Pyrénées) possède quelques sources ferrugineuses. Cette eau est décrite dans le groupe terreux.

Rennes-les-Bains (Aude). — Le village est situé dans une vallée étroite, à une altitude de 317 mètres, sur les bords de la rivière Salz, à 9 kilomètres environ de la gare de Couiza-Montazels.

Parmi ses sources thermales ferrugineuses faibles la plus chaude est la source du Bain Fort (température 46°5 C.), qui, suivant Willm (1890), ne contient que 0,002 pour mille de bicarbonate de fer et n'a qu'une minéralisation totale de 0,54 pour mille ; on peut cependant la classer avec d'autres sources similaires de Rennes parmi les eaux thermales simples.

Une seconde classe d'eaux minérales est constituée par la source du Cercle (température 12°22 C.), les sources Madeleine, et autres sources à Rennes, qui, d'après Willm, contiennent du sulfate de fer (0,15 pour mille dans la source Madeleine n° 1), du sulfate d'aluminium, et un peu d'acide sulfurique libre.

La troisième classe d'eaux de Rennes comprend différentes sources chlorurées qui coulent dans le ruisseau de Salz ; d'où son nom. Une des sources contient jusqu'à 56 pour mille de chlorure de sodium. Les eaux de Rennes sont employées dans le traitement de l'anémie, du rhumatisme chronique et de la scrofule.

Barbotan (Gers). — C'est un village paisible situé près de Cazaubon, à 30 kilomètres environ de la gare de Mézin. Barbotan possède des eaux chaudes (température 15 à 37°78 C.) ferrugineuses et contenant de l'hydrogène sulfuré. Les eaux sont principalement employées sous forme de bains de boue, qui sont la spécialité de Barbotan et sont utilisées dans les cas de rhumatisme chronique et de maladies des articulations. L'établissement est fréquenté principalement par des malades de cette région de la France. La saison est du commencement de juin à la fin de septembre.

Amphion-les-Bains (Savoie) est situé sur le bord méridional du lac de Genève (altitude 380 mètres) à environ 3 kilomètres d'Evian. Il possède une eau faiblement minéralisée, riche en acide carbonique, et contenant la minime quantité de 0,006 pour mille de phosphate de fer avec de très petites proportions de bicarbonate de calcium, de magnésium et de sodium. Il y a aussi des eaux similaires à celles d'Evian.

La Bauche (Savoie), à une heure et demie en voiture de la gare de Lépin-Aiguebelette, est située à une altitude de 600 mètres, dans une vallée fertile de la Savoie, sur la pente du Mont Signal. Son eau ferrugineuse froide, non gazeuse, passe pour contenir 0,14 pour mille de bicarbonate de fer, et 0,03 pour mille de crénate de fer.

Charbonnières (Rhône). — Village à environ 8 kilomètres au nord-ouest de Lyon, possède des eaux ferrugineuses froides (0,04 pour mille de bicarbonate de fer), elles sont pauvres en acide carbonique libre.

Luxeuil (Hte-Saône) a déjà été décrit parmi les eaux thermales simples.

Châteauneuf (Puy-de-Dôme). — Quelques-unes des sources les plus froides, telle que la source Morny, peuvent être classées parmi les eaux ferrugineuses.

Forges-les-Eaux (Seine-Inférieure) (1). — La ville (altitude 160 mètres) est située sur le chemin de fer de Paris à Dieppe, viâ Pontoise, et doit sa réputation à la visite qu'y fit Louis XIII en 1632, avec sa femme Anne d'Autriche et son célèbre ministre le cardinal de Richelieu.Les eaux (froides) de la source Cardinal contiennent, suivant O. Henry, 0,098 pour mille de crénate de fer avec de petites quantités d'aluminium et des sels terreux ; elles sont pauvres en acide carbonique libre.

Orezza est situé à une altitude de 597 mètres dans les montagnes de la région nord-est de la Corse. Il possède deux sources ferrugineuses gazeuses.

Santa Catarina (Haute Italie), à environ 5 kilomètres de Bormio, à une altitude de 1707 mètres, possède des eaux ferrugineuses fortes, avec un climat analogue à celui de St-Moritz dans la Haute Engadine.

Recoaro (Italie, province de Vicence) est situé à une altitude de 427 mètres, au midi des Alpes tyroliennes, à

(1) Il ne faut pas confondre cette station avec celle de Forges-les-Bains (Seine-et-Oise). Cette dernière possède des eaux froides, à faible minéralisation, auxquelles il est difficile d'attribuer quelque propriété thérapeutique spéciale, quoiqu'il y ait un hôpital pour les enfants scrofuleux.

42 kilomètres environ de la gare de Vicence, à laquelle il est relié par un tramway à vapeur. Parmi ses nombreuses sources ferrugineuses la plus connue est la source Lelia qui, d'après Bizio, contient 0,046 pour mille de carbonate de fer avec de petites quantités de carbonate de calcium et des sulfates de calcium et de magnésium ; elle est riche en acide carbonique. Les environs sont pittoresques et l'installation bonne.

Passons maintenant aux eaux du continent qui renferment du sulfate de fer ; les eaux anglaises de ce genre ont été mentionnées déjà parmi les eaux ferrugineuses anglaises.

Alexisbad (Allemagne, Duché de Anhalt) est situé dans la vallée de Selke, au pied des montagnes inférieures du Harz, à deux heures de la gare de Gernrode. Les eaux ferrugineuses, utilisées pour la boisson, sont fournies par l'Alexis-Brunnen et le Freundschafts-Brunnen et contiennent du bicarbonate et du sulfate de fer. Le Selke-Brunnen, renfermant du chlorure de fer (0,1 pour mille) et du sulfate de fer (0,05 pour mille) et des sulfates de sodium, de magnésium et de calcium, est employé pour les bains. Il y a aussi des bains salins, des bains de pin et des douches avec massage. L'établissement occupe un site agréable, à une altitude de 330 mètres. L'air est frais et plutôt humide ; on trouve de charmantes promenades ombragées dans les forêts voisines. La saison est du commencement de juin au 15 septembre.

Hermannsbad à **Muskau,** dans la Silésie prussienne. Muskau (altitude 97 mètres) sur la Neisse, dans l'Oberlausitz, station sur l'embranchement du chemin de fer de Weisswasser, possède des eaux ferrugineuses froides (sulfate de fer). La Trinkquelle contient, dit-on, environ 0,19 pour mille de sulfate de fer, 0,24 pour mille de bicarbonate de fer et 0,5 pour mille de sulfate de calcium, tandis que la Badequelle plus forte renferme 0,75 de sulfate de fer, 0,54 de bicarbonate de fer et 2,08 de sulfate de calcium. On y trouve des bains de boue ferrugineuse. Hermannsbad est situé au centre du célèbre parc et jardin du prince Pückler.

Hermannsbad près **Lausigk**, dans le royaume de Saxe, possède des eaux contenant une forte proportion de sulfate de fer (au-dessus de 4 pour mille), un peu d'arsenic ; elles ne peuvent pas être employées en boisson.

Ratzes (dans le Tyrol autrichien, altitude 1188 mètres) est situé dans un ravin boisé fermé par le mont Schlern. Il possède une source ferrugineuse (0,3 pour mille de sulfate de fer), et une source sulfureuse froide. La station la plus rapprochée, Atzwang, est à 3 h. 1/4 de distance.

Mitterbad (Tyrol autrichien), altitude 947 mètres, à trois heures et demie de Meran, est situé dans la romantique vallée de Marau et possède une source ferrugineuse, contenant du sulfate de fer avec de petites quantités d'arsenic et des sulfates de manganèse, de strontium, de zinc et de cuivre.

Parad (Hongrie, altitude 201 mètres), station sur le chemin de fer de Kis-Terenne à Kaal-Kapolna, possède des eaux contenant du sulfate de fer, dont la plus forte renferme, dit-on, 5,5 pour mille de sulfate de fer, et 3,03 pour mille de sulfate d'aluminium. Dans le voisinage est la Cseviczequelle, source sulfureuse renfermant 1,1 pour mille de carbonate de sodium, beaucoup d'acide carbonique et dix volumes pour mille d'hydrogène sulfuré. Plus loin (à deux heures de distance) est la Clarissequelle, contenant 0,06 pour mille de bicarbonate de fer.

Erdœbenye (Hongrie) situé à une altitude [d'environ 237 mètres, dans une vallée bien boisée, à cinq kilomètres de la gare de Liszka-Tolesva, possède des eaux qui renferment du sulfate de fer, de l'aluminium et de l'arsenic.

Les sources contenant du sulfate de fer de Levico, de Roncegno et de Vals seront décrites avec les eaux arsenicales.

Rennes-les-Bains a déjà été décrit. Parmi les autres eaux contenant du sulfate de fer il y a celles de Ronneby, la source la plus connue en Suède ; la nouvelle source, renfermant environ 2,5 pour mille de sulfate de fer et 1,5 de sulfate d'aluminium, n'est employée qu'en bains, tandis que la plus faible, l'ancienne source (0,33 pour mille de sulfate de fer et 0,38 de sulfate d'aluminium) est quelquefois utilisée pour la boisson.

Rio (Elba) possède une eau contenant du sulfate de fer. Une autre eau intéressante est la source chaude de **Pisciarelli** près Pozzuoli, qui contient du sulfate de fer et de l'aluminium ; elle a été décrite par Pline et est encore employée, dit-on, par les Napolitains en applications externes. Il existe en Italie plusieurs autres sources contenant du sulfate de fer.

Auteuil, dans les environs de Paris, possède une source ferrugineuse froide, contenant 0,71 pour mille de sulfate de fer et d'aluminium, et 2 pour mille de sulfates de calcium, de magnésium et de sodium, avec des traces d'arsenic. La minéralisation totale est de 3,2 pour mille. Passy, un quartier de Paris, possède aussi des sources contenant du sulfate de fer, quoique non utilisées actuellement ; l'analyse de deux de ces sources montre la présence respective de 0,045 et 0,41 pour mille de sulfate de fer.

Les eaux ferrugineuses (bicarbonate de fer) de Val

Sinestra, Ceresole Reale, Vic-sur-Cère, Sylvanes et Bussang sont décrites dans le groupe arsenical. Parmi d'autres eaux ferrugineuses il faut mentionner celles de :
Haarlem, en Hollande ; Hitzacker-Weinberg, dans le Hanovre ; Clève, dans la Prusse Rhénane, près la frontière
du duché, autrefois la capitale du duché de Clève ; Mal-
médy, dans la Prusse Rhénane, près de la Belgique ; le
Dinkholder-Brunnen, près Braubach, sur le Rhin ; Al-
bersdorf, sur le canal de la Baltique (bains ferrugineux
et établissements hydrothérapiques) ; Hofgeismar, dans
la province prussienne de Hesse-Nassau (un peu faible) ;
Stettin et Polzin dans la Poméranie (pauvres en acide
carbonique) ; Ronneburg, dans le duché de Saxe-Alten-
burg (assez pauvre en acide carbonique) ; Lobenstein
(pauvre en acide carbonique), dans la principauté de Reuss-
Schleiz ; Niedernau, dans le Würtemberg, Forêt-Noire ;
Rastenberg, dans la Thuringe (Saxe-Weimar) ; Reiboldsgrün, plus connu pour son sanatorium pour les malades atteints de consomption (altitude, 686 mètres), et Linda
dans le royaume de Saxe ; Kœnig Otto Bad (près
Wiesau) ; Kellberg et Steben, en Bavière ; Langenau ou
Niederlangenau, Charlottenbrunn, Bukowine, Alt-Heide,
Hermsdorf, près Goldberg, Lauchstædt (pauvre en acide
carbonique) et Schwarzbach (faible), dans la Silésie
prussienne ; Karlsbrunn (altitude 768 mètres), dans la
Silésie autrichienne ; Sternberg et Sangerberg, en Bohême ; Pyrawarth (0,11 pour mille de bicarbonate de fer,
mais comparativement faible en acide carbonique), dans
la Basse-Autriche ; Vellach ou Fellach (altitude 838 mètres), dans la Carinthie ; Tarcsa ou Tatzmannsdorf (avec
du sulfate de sodium), en Hongrie, près les frontières
de la basse Autriche et de la Styrie ; Szliacs, et autres
sources près Altsohl (quelques-unes sont thermales), et
Vihnye (deux de ces sources sont chaudes) près Schem-

nitz, en Hongrie ; Korytnica et Bœsing, dans les Carpathes en Hongrie ; Krynica, dans les Carpathes en Galicie (altitude environ 610 mètres, eaux terreuses gazeuses assez fortement ferrugineuses, bains de boue, etc.); Zaison (voir chap. XVI) et Tusnad, en Transylvanie ; Altwasser, dans la Silésie prussienne, était bien connue comme eau ferrugineuse jusqu'à 1869 ; les sources furent très endommagées à cette époque par des travaux dans les mines de charbon.

En France, les eaux suivantes, contenant du bicarbonate de fer, n'ont pas encore été mentionnées : Neyrac (0,08 pour mille, température 26°67 C.) dans l'Ardèche ; Farette (faible, et pauvre en acide carbonique) en Savoie ; Saint-Bertrand-de-Comminges (0,05 pour mille, non gazeuses), dans la Haute-Garonne ; Renlaigue (fortes et gazeuses) et Clermont-Ferrand (avec du chlorure de sodium et des bicarbonates de sodium et de calcium), dans le Puy-de-Dôme ; Brucourt (non gazeuses), dans le Calvados ; Château-Gontier (0,104 pour mille, d'après B. Henry, de carbonate et de crénate de fer), dans la Mayenne.

CHAPITRE XIII

Eaux arsenicales.

L'arsenic existe en quantités appréciables dans quelques eaux minérales, aussi peut-on attendre de leur emploi une action altérante dans certains cas d'anémie et dans différents états cachectiques, principalement dans la cachexie paludéenne, dans laquelle les eaux ferrugineuses n'ont pas en général d'influence salutaire. On peut encore utiliser ces eaux dans quelques maladies chroniques de la peau.

L'arsenic associe son action à celle : 1° du sulfate de fer dans les eaux de Roncegno et de Levico en Italie, et de Vals en France ; 2° du bicarbonate de fer dans les eaux de Ceresole Reale, Val Sinestra, Vic-sur-Cère, Sylvanes et Bussang et 3° des eaux chlorurées alcalines à la Bourboule. On peut se demander si la proportion d'arsenic dans les sources les plus faibles de ce groupe exerce quelque action thérapeutique spéciale. Les eaux faiblement minéralisées du Mont-Dore contiennent la petite proportion de 0,0009 pour mille d'arséniate de sodium : au-dessous d'un milligramme par litre.

Outre les eaux mentionnées séparément dans ce chapitre on trouve, dans les eaux de Royat, de très faibles quantités d'arséniate de sodium ou de l'arsenic dans un autre état chimique, mais que nous exprimerons, pour la facilité des comparaisons, sous forme d'arséniate de sodium 0.0045 pour mille dans la source St-Victor); St-Nectaire (la source des Dames en contient, dit-on, jusqu'à 0,005 pour mille).

St-Honoré renferme de l'arsenic associé à de l'hydrogène sulfuré, équivalent à environ 0,004 pour mille d'arséniate de sodium dans la source de la Crevasse.

Vichy (0,002 dans la source de la Grande-Grille) ; Uriage (0,002) ; Lamalou (0,001 dans la source Capus) ; et on a trouvé des traces d'arsenic dans les eaux de Bath, Baden-Baden, Kreuznach, Plombières, St-Honoré, Poretta (en Italie), etc.

Court-Saint-Etienne (Belgique, Brabant) possède une source (altitude environ 80 mètres), découverte en 1878, qui contient, dit-on, jusqu'à 0,0097 pour mille d'acide arsénique, ou 0,0263 pour mille d'arséniate de sodium, outre un total de seulement 0,28 pour mille d'éléments solides. L'eau est utilisée uniquement pour l'exportation.

La Bourboule (Puy-de-Dôme). — La Bourboule est située dans une agréable vallée de l'Auvergne, à une altitude de 847 mètres, sur les deux rives de la Dordogne. La vallée de la Bourboule (orientée de l'est à l'ouest) forme un angle droit avec la vallée du Mont-Dore (dont la direction est du sud au nord). Le Mont-Dore est à environ 6 kilomètres plus haut sur la rivière.

Les eaux, qui ont un goût de bouillon de poulet, se distinguent des autres eaux alcalines chlorurées par la quantité d'arsenic qu'elles renferment. On peut regarder pratiquement les deux principales sources comme une seule source, et l'appeler la source Perrière-Choussy. Son eau a une température de 48 à 55° C. (60°C, avant son arrivée à la buvette), et, d'après l'analyse faite par J. Lefort et Bouis (1878), a une minéralisation totale de 6,4 pour mille, contenant 2,8 pour mille de chlorure de sodium et autant de bicarbonate de sodium et une quantité d'arsenic équivalente à 0,028 pour mille d'arséniate de sodium. Les deux sources Fenestre sont froides (18°89 C.) et beaucoup moins minéralisées ; elles sont utilisées dans les bains pour abaisser la température des autres sources.

Environ à 800 mètres de l'établissement il y a quelques nouvelles sources qui sont froides ; elles ressemblent par leur constitution chimique à celles de Fenestre.

Les eaux sont employées en boisson (un quart ou un demi-verre pour commencer), en bains et en douches, en pulvérisations et inhalations.

Dans les anciennes salles d'inhalation, l'eau minérale tombait goutte à goutte d'une certaine hauteur au centre de la salle. De cette manière une partie de l'eau pulvérisée est absorbée par le malade en même temps que la vapeur. Les malades restent environ une demi-heure assis dans les salles d'inhalation, habillés d'un large peignoir de bain. On prend souvent un bain de pieds pendant l'inhalation. L'inhalation et la pulvérisation sont aussi employées à part.

Les eaux de la Bourboule sont utilisées dans le traitement des affections du système respiratoire et dans les cas où les eaux alcalines chlorurées sont indiquées ; mais en raison de la proportion d'arsenic qu'elles contiennent, dit-on, on peut obtenir aussi de bons résultats dans le traitement de la scrofule et de différents états cachectiques, de la cachexie malarique, du rhumatisme léger, de la goutte, des maladies chroniques de la peau, dans les cas où l'arsenic est indiqué. On les a trouvées utiles dans quelques cas de glycosurie et d'albuminurie et elles ont aussi une certaine réputation dans le traitement des premières périodes et des formes torpides de la tuberculose pulmonaire.

On prescrit quelquefois des bains prolongés dans les maladies chroniques de la peau.

On observe aussi parfois durant le traitement des éruptions thermales, de la diarrhée ou d'autres variétés de fièvre thermale (poussée) ; mais comme un phénomène semblable se produit aussi après l'usage d'autres eaux, on ne peut attribuer leur apparition à la Bourboule à la présence de l'arsenic dans l'eau.

La saison est du 25 mai au 30 septembre.

Accès : Orléans et Montluçon, Laqueuille ; omnibus en 1 h. 1/2 de la gare de Laqueuille.

Mont-Dore (Puy-de-Dôme). — Le Mont-Dore est situé sur la Dordogne près de ses deux sources, dans une vallée profonde des montagnes d'Auvergne, à une altitude de 1048 mètres. Quoiqu'il ne soit pas trop encaissé, l'établissement est presque complètement abrité par le Mont-Dore et les hauteurs qui l'entourent. On peut faire depuis l'établissement plusieurs excursions intéressantes.

Les sources thermales, dont une au moins, la source César, si l'on en juge d'après de nombreux vestiges, était connue des Romains, fournissent des eaux peu minéralisées, ayant une température de 40 à 47° C. et contiennent une proportion faible, mais appréciable, d'arséniate de sodium (environ 0,001 pour mille et environ 0,02 pour mille de bicarbonate de fer).

Les sources thermales diffèrent principalement par la proportion d'acide carbonique qu'elles renferment. Leur minéralisation totale atteint environ 2 pour mille.

La source Madeleine (température 45° C. est la seule qu'on exporte) et la source Bardon (température 47° C.) sont peut-être les deux sources les plus généralement employées en boisson. D'après J. Lefort, la source Ramond contient jusqu'à 0,05 pour mille de bicarbonate de fer.

La fontaine Sainte-Marguerite, gazeuse froide (température 12° 22 C.), est employée comme eau de table.

Les eaux thermales sont utilisées sous forme de bains, douches, bains de pieds, boisson, gargarismes, pulvérisations et inhalations. On prescrit dans des cas spéciaux des demi-bains très chauds (quelquefois même jusqu'à 45°C.) ; l'immersion ne doit durer que quelques minutes.

Le contingent des baigneurs comprend beaucoup de personnes dont la profession est de parler en public, de chanter et qui sont atteintes d'affections chroniques, telles que laryngite, bronchite, etc. Dans ces cas on emploie surtout le traitement par inhalation. Les malades mettent un peignoir de flanelle dans les salles d'inhalation, et on les porte et rapporte dans une *chaise à porteurs*. Sur le trajet et à leur retour ils boivent pour la plupart un peu d'eau thermale. Le traitement par inhalation (quelquefois combiné avec la pulvérisation) ne se fait que dans la matinée ; il est habituellement suivi d'un repos avant le *déjeuner* (à 10 h. 1/2 ou midi). Les malades qui suivent ce traitement le matin prennent souvent un bain de pieds d'eau thermale ou quelque autre traitement dans l'après-midi avant le dîner.

Le Mont-Dore jouit d'une réputation spéciale dans le traitement de l'asthme, et on peut dire que les résultats sont ici plus favorables que dans toute autre station. Le succès est plus fréquent dans l'asthme compliqué de catarrhe bronchique chronique ; mais souvent le véritable asthme nerveux bénéficie également de la cure. Toutefois des rechutes ne sont pas rares. Bon nombre de malades du Mont-Dore sont goutteux ou rhumatisants et quelques-uns d'entre eux viennent à cette station pour des troubles nerveux fonctionnels. Une grande partie du bon résultat est due au climat et au traitement thermal ordinaire. On suppose que l'arsenic a aussi quelque influence. L'établissement thermal récemment complété est un des mieux installés de France. On donne le traitement gratuit aux malades pauvres du voisinage. La saison est du 15 juin au 15 septembre.

Accès : six heures en voiture de la gare de Clermont-Ferrand ; ou, ce qui est préférable, directement de Paris par le chemin de fer d'Orléans à Laqueuille et de là une heure et demie en voiture. L'année prochaine le chemin de fer de Laqueuille au Mont-Dore sera terminé.

Installation : bonne.

Levico, village du Tyrol autrichien, situé à l'entrée de la belle vallée de Sugana, à une altitude de 518 mètres, à 20 kilomètres environ à l'est de Trente. Il possède des eaux froides contenant du sulfate de fer et de l'arsenic ; on les emploie en boisson chez les malades atteints d'anémie, de cachexie paludéenne, etc., et à l'extérieur contre le catarrhe des organes génitaux de la femme. C'est dans les grottes de Vetriolo, à une altitude de 1493 mètres, sur la pente méridionale du Monte-Fronte, que sont situées les sources forte et faible de Levico. L'établissement de bains de Vetriolo se trouve près des grottes.

L'eau faible de Levico (0,66 pour mille de sulfate de fer, 0,00095 d'acide arsénieux) est prise en boisson, au commencement de la cure, à la dose d'une à deux cuillerées à soupe, deux ou trois fois par jour, pendant ou après les repas. Après deux à trois semaines on emploie l'eau plus forte aux mêmes doses ; on peut même les doubler plus tard.

L'eau forte de Levico contient 0,009 pour mille d'acide arsénieux, 5,13 pour mille de sulfate de fer, 0,05 pour mille de sulfate de cuivre, et 0,65 pour mille de sulfate d'aluminium.

La saison dure du 1er juin à la fin de septembre.

Roncegno, village du Tyrol autrichien, à 30 k. 1/2 environ à l'est de Trente, possède des eaux contenant une forte proportion de sulfate de fer et l'eau arsenicale du Mont Tesobo. L'établissement, situé dans le Val Sugana, à une altitude de 533 mètres, aura prochainement une gare sur la nouvelle ligne du Val Sugana, à une heure de distance de Trente.

D'après l'analyse de 1888 du professeur Pietro Spica, l'eau du Mont Tesobo a une minéralisation totale de 7,87 pour mille et contient 0,109 pour mille d'arséniate de sodium, 3,11 pour mille de sulfate de fer, 0,028 pour mille de sulfate de cuivre, 1,38 pour mille de sulfate d'aluminium, 1,21 pour mille de sulfate de manganèse, 0,047 pour mille de sulfate de nickel, 0,025 pour mille de sulfate de cobalt, 0,038 pour mille de phosphate de fer, 0,115 pour mille d'anhydride arsenique, et 0,209 pour mille de matière organique.

La saison est du 1er mai à la fin de septembre.

Srebernik ou **Srebernicza**, en Bosnie. La Guber-quelle (total des matières solides 0,753 pour mille) contient, dit-on, 0,373 pour mille de sulfate de fer, 0,227 pour mille de sulfate d'aluminium, 0,008 pour mille d'acide sulfurique, 0,006 pour mille d'acide arsénieux.

Hermannsbad, près Lausigk dans le royaume de Saxe. V. p. 244.

Ceresole-Reale (Italie, Piémont) est un petit village de la vallée de l'Oreo, à 5 heures environ de Turin. Il est situé à une altitude de 1612 mètres, entre le Grand Paradis et les monts Levanna ; tous les deux ont plus de 3,353 mètres. L'eau des deux sources est semblable et contient, d'après l'analyse de Sobrero, 0,17 pour mille de bicarbonate de fer, 0,0057 pour mille d'arséniate de sodium, et environ 0,003 pour mille de bicarbonate de lithium ainsi que de manganèse. Le site est beau, l'air fortifiant et l'installation bonne.

Val Sinestra (Suisse, canton des Grisons). — Les sources de Val Sinestra sont à environ trois heures de Tarasp-Schuls, et on peut se procurer à Schuls les eaux de Val Sinestra, prises chaque jour à la source. Elles contiennent, dit-on, environ un cinquième de la proportion d'arsenic contenu dans les eaux fortes de Levico et ont l'avantage de renfermer du bicarbonate de fer au lieu de sulfate de fer. D'après l'analyse de Husemann, l'Ulrichsquelle contient 0,0017 et la Conradinsquelle 0,0019 pour mille d'arséniate de sodium. Ces deux sources comprennent parmi leurs principes constituants environ 0,03 pour mille de bicarbonate de fer et environ 1,5 pour mille de bicarbonate de calcium.

Cudowa, dans la Silésie prussienne. On a trouvé de l'arsenic dans l'Eugenquelle, sous forme d'arséniate de fer. L'eau de cette source contiendrait, dit-on, 0,07 pour mille de carbonate de fer, 1,29 pour mille de bicarbonate de sodium et 0,0025 d'arséniate de fer.

Bussang (Vosges) est situé dans une vallée des montagnes des Vosges, à 671 mètres d'altitude. La gare est le terminus d'un embranchement de la ligne d'Epinal. Ses eaux alcalines faibles sont riches en acide carbonique ; la source Salmade a une minéralisation totale de 1,5 pour mille de principes solides ; dans ce chiffre il y a 0,0086 pour mille de carbonate de fer, 0,003 pour mille de carbonate de manganèse, et 0,0012 pour mille d'arséniate de fer. L'eau est surtout exportée et on la prend aux repas.

Sylvanes (Aveyron) est situé dans un district montagneux, à une altitude de 400 mètres ; on y arrive par la gare de Ceilhes-Roqueredonde. Ses eaux thermales ont une température de 31°11 à 36°11 C. Outre un total d'environ 1 pour mille d'éléments solides, elles contiennent, dit-on, 0,02 de carbonate de fer et 0,016 d'arséniates (fer et magnésium). Sylvanes, en raison de ce que ses eaux sont principalement utilisées en bains, est quelquefois rangé dans les eaux thermales simples. Ceux qui prennent les bains boivent parfois les eaux alcalines gazeuses froides (1,8 pour mille de bicarbonate de sodium) d'Andabre, situé à 4 kilomètres de Sylvanes et Camarès.

Vals, connu pour ses sources alcalines froides, possède aussi des eaux faiblement chargées de sulfate de fer. La source Saint-Louis, outre un total de 0,4 pour mille d'éléments solides, contient 0,04 pour mille de sulfate de fer, de protosulfate et de persulfate, et 0,004 pour mille d'arséniates ; elle contient aussi 0,099 pour mille d'acide sulfurique libre. La source Dominique, la mieux connue de ce groupe, contient 0,003 pour mille d'arséniate de fer.

Vic-sur-Cère (Cantal), situé à une altitude d'environ 671 mètres, au pied des montagnes du Cantal, possède des eaux ferrugineuses gazeuses froides qui contiennent, dit-on, 0,05 pour mille de bicarbonate de fer, 0,008 pour mille d'arséniate de sodium, 1,8 pour mille de bicarbonate de sodium, 1,2 pour mille de bicarbonates terreux et 1,2 pour mille de chlorure de sodium. L'établissement se trouve à 1200 mètres environ du village, mais les eaux sont surtout utilisées pour l'exportation.

CHAPITRE XIV

Eaux sulfureuses.

Il est difficile d'expliquer l'action des eaux sulfureuses, et quoique leur valeur thérapeutique spéciale ait été mise en question, l'expérience cependant semble montrer que les eaux fortes de ce groupe exercent dans tous les cas certains effets thérapeutiques. L'action des eaux sulfureuses très faibles est probablement semblable à celle du traitement thermal simple ou hydrothérapique ordinaire, aidée par le climat, le régime, une bonne hygiène et la direction médicale générale. Dans les eaux sulfureuses mixtes, l'action est modifiée par la présence d'autres éléments de l'eau.

Les eaux sulfureuses sont employées en bains, douches, boisson, pulvérisation et inhalation. On les utilise dans le traitement des affections rhumatismales chroniques, du catarrhe chronique des voies digestives, de l'hyperhémie du foie et des hémorrhoïdes, des catarrhes bronchique, laryngé et pharyngé, de la syphilis constitutionnelle, des intoxications métalliques chroniques, de quelques affections scrofuleuses et des maladies chroniques de la peau.

L'action des bains sulfureux prolongés dans les affections de la peau est vraisemblablement analogue à celle des bains d'eaux thermales simples ou des bains d'eaux thermales terreuses ; mais, dans quelques cas, le soufre peut exercer une action parasiticide spéciale sur la peau.

Verdenal (1), des Eaux Chaudes, a trouvé qu'une culture de microbes pyogènes pousse plus lentement quand on a ajouté de l'eau sulfureuse à la culture que quand on l'a additionnée de la même quantité d'eau distillée. Il suppose qu'il s'agit d'une action antiseptique douce ; on comprendrait ainsi qu'autrefois certaines eaux sulfureuses aient eu une grande réputation dans le traitement des plaies. Ainsi on a appelé les Eaux Bonnes *Eaux des Arquebusades*, à partir du moment où les soldats béarnais, blessés à la bataille de Pavie (1525), y firent une cure. D'autres eaux sulfureuses, telles que celles de Baréges, ont également joui d'une grande réputation pour la guérison des plaies ; mais on a attribué une action curative presque identique aux eaux thermales simples (V. p. 73).

Les bains sulfureux sont employés à Aix-la-Chapelle, Baréges, Luchon, Uriage, Aix-les-Bains, etc. pour faire apparaître des signes de syphilis latente (V. Aix-la-Chapelle) (2).

Des cures internes prolongées d'eaux sulfureuses fortes tendent chez quelques personnes à produire un état anémique temporaire et un épuisement nerveux.

Les eaux sulfureuses se conservent en règle générale mal ; il faudrait autant que possible les boire à la source

---

(1) *Essai d'une application de la bactériologie à la médecine thermale.*

(2) On a dit que les eaux sulfureuses étaient une « pierre de touche » pour la guérison de la syphilis. Il est vrai que, dans quelques cas, elles ont déterminé l'apparition d'éruptions syphilitiques, en raison de l'action stimulante, sous forme de bains ou de douches, qu'elles exercent sur la peau, mais cette action n'a rien de constant, et, en ce qui concerne le prétendu *jugement des eaux* appliqué à la question du mariage, le pouvoir décisif qu'on leur attribue n'a rien de fondé, et on ne peut en déduire que des éléments de sécurité relative.

A. DOYON. P. SPILLMANN.

même, malgré les méthodes perfectionnées d'embouteillage. Dans les eaux riches en sulfure de sodium un changement rapide se produit quelquefois au contact de l'air. L'acide carbonique de l'eau et de l'air se combinent avec le sodium pour former du carbonate de sodium, et une partie du soufre ainsi resté libre constitue le précipité floconneux qu'on observe à Bagnères-de-Luchon, etc., tandis que l'autre partie se combine à l'état naissant à l'hydrogène de l'eau et se dégage sous forme d'hydrogène sulfuré (dont l'odeur caractéristique n'est pas constatée dans les eaux qui contiennent du sulfure de sodium pur, quand ces eaux sont tout à fait fraîches). L'autre partie du sulfure de sodium se transforme successivement en hyposulfite et sulfate de sodium.

C'est à des changements chimiques de cette nature que quelques-unes des eaux sulfureuses des Pyrénées doivent leur tendance à s'altérer rapidement au contact de l'air. Elles deviennent alcalines grâce à la présence du carbonate de sodium. Quelques-unes des eaux thermales des Pyrénées-Orientales sont peu alcalines et sulfureuses, c'est-à-dire partiellement dégénérées, même quand elles sont recueillies récemment à la source ; d'autres sont complètement dégénérées et ne contiennent pas de sulfure, mais seulement une petite quantité de sulfate et de carbonate. On peut, au point de vue pratique, ranger les eaux de ce genre dans le groupe des eaux thermales simples.

On classe quelquefois les eaux sulfureuses en trois subdivisions différentes, dont les principales sont les suivantes : 1° les eaux dont le principal élément sulfureux est le sulfure de sodium, telles sont les eaux de Cauterets, Bagnères-de-Luchon, Barèges, etc. ; 2° les eaux contenant de l'hydrogène sulfuré, dans lesquelles le principal élément sulfureux est l'hydrogène sulfuré, nous citerons :

Schinznach, Weilbach, Aix-les-Bains, Strathpeffer, Ilan-wrtyd, etc.); 3° les eaux sulfureuses chlorurées, contenant, outre de l'hydrogène sulfuré, une proportion modérée de chlorure de sodium : Aix-la-Chapelle, Uriage, Harrogate (source sulfureuse ancienne), Ilandrindod, Hercules-Bad, Acqui, etc. Nous ne suivrons pas cependant cet ordre.

Nous décrirons en premier lieu Cauterets, Bagnères-de-Luchon, Eaux-Bonnes, Aix-la-Chapelle et Aix-les-Bains, et nous adopterons pour les autres sources de ce groupe l'ordre géographique.

Bagnères-de-Luchon (Haute-Garonne). — Luchon (altitude de 625 mètres) est un très bel établissement cons-truit sur le côté ouest d'une large plaine et abrité de tous côtés par des montagnes. La plaine fertile dans laquelle l'é-tablissement est situé est un prolongement de la vallée de Luchon, où se réunissent les vallées d'Arboust et de la Pique. Plusieurs débris romains trouvés dans le voisinage indiquent que Luchon (Balnearea Lixoniensis) était connu et employé par les anciens. Les nombreuses sources ther-males sulfureuses ont des températures variant de 16°11 à 67° C., et la proportion de sulfure de sodium varie aussi beaucoup : dans la source de la Reine elle s'élève à 0,056 pour mille et dans la source Bordeu à 0,07 pour mille. Les eaux sont rapidement altérées au contact de l'air, et abandonnent un précipité de soufre. On les em-ploie en boisson, en bains, en douches et bains de vapeur chauds, en gargarismes, sous forme de pulvérisation pour la gorge, en douches nasales et en inhalations de vapeur (avec un appareil spécial du professeur A. Frebault). L'établisse-ment thermal et les installations hydrothérapiques sont excellentes. Une petite piscine est alimentée par l'eau mi-nérale. L'emploi des sources à différents degrés de miné-ralisation et de température permet de prendre des bains plus ou moins excitants.

Derrière l'établissement thermal est le mont Super-bagnères, sur les pentes duquel sont de nombreuses promenades ombragées et à leur base des galeries creusées dans le rocher, contenant les sources des différentes eaux sulfureuses. Le tour des galeries constitue un bain de vapeur réel grâce à la chaleur et à l'humidité qui se dégagent de l'eau.

Les affections traitées à Luchon comprennent le rhumatisme chronique et les affections articulaires qui en dérivent, le catarrhe chronique des voies respiratoires, les états scrofuleux torpides, les maladies chroniques de la peau et la syphilis. Dans les affections des organes de la respiration on emploie beaucoup le traitement par inhalation (1).

Le climat de Luchon est doux, mais, à cause de son site montagneux, il est sujet à des variations assez brusques. La saison est du 15 juin au 15 octobre, mais l'établissement thermal est ouvert toute l'année.

En raison de la beauté de son paysage, des amusements et des distractions qu'on y rencontre et des excursions attrayantes qu'on peut faire dans les environs, Luchon est pendant la saison un centre d'attraction pour les touristes et les visiteurs ordinaires, aussi bien que pour les malades.

Il y a une source ferrugineuse froide à 1400 mètres de l'établissement.

Accès : Limoges, Toulouse et Montrejeau, gare de Luchon, ou *via* Bordeaux et Montrejeau.

Installation : bonne.

Cauterets (Hautes-Pyrénées). — Cauterets est une

____

(1) On a installé dans ces dernières années à Cauterets et à Luchon des appareils à humage dont l'efficacité est très appréciée dans le traitement des affections des voies respiratoires.

A. D. — P. S.

petite ville située dans la vallée étroite et sinueuse du gave de Cauterets, à une altitude d'environ 950 mètres. Cette station thermale jouit en France d'une grande réputation ; c'est une des plus anciennes, car elle fut visitée au XVIe siècle par la reine Marguerite de Navarre, l'intelligente sœur de François Ier de France.

Parmi les nombreuses sources sulfureuses thermales les principales ont des températures qui varient de 39°44 à 53° C. et, outre un total d'environ 0,2 pour mille de principes solides, il y a des quantités de sulfure de sodium variant de 0,01 à 0,022 pour mille. Plus les sources sont chaudes (comparez Barèges), plus elles semblent en général contenir de sulfures ; ces faits font penser que, à leur origine souterraine, toutes ces sources peuvent avoir la même composition chimique, mais que dans leur trajet à travers un canal plus ou moins long jusqu'à leur point d'émergence, et selon les stratifications à travers lesquelles elles passent, elles perdent en température et en richesse de sulfure parce qu'elles se mélangent probablement avec de l'eau ordinaire avant d'arriver à la surface.

La Raillère, sur les bords du Gave, dans une partie un peu découverte de la vallée, au sud de Cauterets, à près de deux kilomètres de cette station et à 122 mètres au-dessus. Les eaux (température 39°5 C.) contiennent 0,15 pour mille de sulfure de sodium et jouissent d'une réputation particulière pour le traitement des affections des organes de la respiration.

La source la plus chaude, Source des Œufs, alimente les Thermes des Œufs qui ne forment qu'un même bâtiment avec le Casino.

Les sources César (température 48° C.), et des Espagnols (température 46°5 C.), comptent également parmi les plus importantes.

Les principaux établissements de bains sont ceux de la Raillère, des OEufs, l'ancien établissement de César et les Néothermes. Ces derniers sont alimentés par les sources de César, du Rocher et par une source d'eau pure (Ricumiset).

En dehors de l'usage externe qu'on fait des eaux de Cauterets pour les douches et les bains, on les emploie beaucoup aussi en gargarismes et en inhalations d'eau finement pulvérisée et de vapeur, ainsi que pour les douches nasales. La douche-massage, d'après la méthode d'Aix-les-Bains, est aussi administrée à Cauterets.

Les eaux du Petit St-Sauveur, comme leur nom l'indique, sont regardées comme analogues à celles de St-Sauveur. En raison de leur vertu plus sédative on les emploie dans beaucoup de cas de troubles de la menstruation chez les sujets jeunes et impressionnables.

La source Pauze Vieux (température 42°4 C.) est également utilisée dans le traitement des maladies des femmes.

La source Mauhourat (température 49°5 C.), contenant 0,01 pour mille de sulfure de sodium, située dans le voisinage immédiat de la Raillère, est employée seulement en boisson. Elle jouit d'une réputation particulière dans les cas de dyspepsie et de gravelle urique.

Cependant Cauterets doit sa grande renommée surtout à son efficacité dans les cas de pharyngite chronique, de laryngite, de bronchite et de l'affection connue sous le nom de « mal de gorge des ecclésiastiques ».

On peut ajouter à cette nomenclature les manifestations goutteuses et les suites du catarrhe simple ; mais il ne faut pas y comprendre la laryngite tuberculeuse, la tuberculose pulmonaire ou la bronchite chronique, ni l'emphysème chez les sujets ayant une dilatation caractérisée ou une dégénérescence du cœur.

Il serait à désirer pour beaucoup de malades que Cauterets fût pourvu de promenades à terrain plat et bien
ombragées. Parmi les excursions convenant aux baigneurs
les mieux portants, il faut citer celle que l'on peut faire
en remontant la vallée du côté du Pont d'Espagne
(1625 mètres). Un peu plus loin on rencontre le petit lac
de Gaube (1903 mètres).

La vie des baigneurs à Cauterets est très caractéristique.

A une heure très matinale ils se rendent en foule à la
Raillère, la source la plus employée. Tous ceux qui le
peuvent, et c'est la majorité, font cette ascension à pied.
Ceux qui ne peuvent ou ne veulent pas marcher peuvent
se faire conduire en voiture (1). Dans les cas exceptionnels on peut se faire apporter l'eau à domicile. Le meilleur moment pour prendre les eaux est de 7 à 10 heures
du matin. Ce sont aussi les heures que l'on choisit pour
le bain ou la douche. En France, le déjeuner a lieu vers
11 heures, et c'est en réalité le premier repas de la journée. Les personnes suffisamment fortes feront bien de ne
rien prendre avant ce moment. Il est cependant des cas
où l'on permet une tasse de bouillon, de lait ou de thé
au lever. On peut encore prendre une tasse de lait une
demi-heure après avoir bu les eaux, surtout si l'on fait
usage des eaux de Mauhourat. On peut se procurer du
lait à côté des sources ; on a installé une métairie à cette
intention. Généralement les médecins de Cauterets con-
seillent de ne mêler ni sirop ni lait à l'eau minérale, du
moins quand on la boit aux sources mêmes.

Dans la matinée un orchestre se fait entendre en ville.

Entre 4 et 6 heures de l'après-midi on prend souvent

----

(1) L'établissement de la Raillère a été tout récemment relié à
Cauterets par un chemin de fer ; Cauterets doit être rattaché
également à la gare de Pierrefitte.

une seconde fois les eaux, et, selon les cas, une séance de pulvérisation ou d'inhalation. Vers 6 h. 1/2 a lieu le dîner ou repas du soir, après lequel viennent les réunions du Casino.

Saison du 15 mai au 1er novembre.

Accès : Bordeaux, Tarbes, Lourdes et Pierrefitte. Une heure et demie de voiture de la gare de Pierrefitte à Cauterets.

Installation : bonne.

Eaux-Bonnes (appelées aussi Bonnes) (Basses-Pyrénées).

Le village s'étend du nord au sud (altitude 750 mètres) dans une partie rocheuse de la pittoresque vallée d'Ossau, à environ 42 kil. au sud de Pau.

La plus importante et la plus chaude des sources sulfureuses est la *Source Vieille* (température 22°50 à 32°25 C.). Les parties solides ne s'élèvent pas à plus de 0,6 pour mille ; elles renferment environ 0,2 pour mille de sulfure de sodium et des traces d'autres sulfures ; environ 0,3 pour mille de chlorure de sodium et d'autres chlorures et des traces de barégine.

Les Eaux Bonnes sont d'une conservation plus facile que beaucoup d'autres eaux sulfureuses ; exposées à l'air, elles ne blanchissent pas, comme les eaux de Luchon. Les Eaux Bonnes sont employées principalement dans la bronchite chronique, la pharyngite granuleuse et les affections catarrhales des organes de la respiration, accompagnées d'une expectoration abondante. Le débit des eaux n'est pas très grand ; on les prend surtout en boisson, parfois sous forme de gargarismes, d'inhalations ou de douches nasales, mais on les utilise peu en bains. Tout au contraire les *Eaux Chaudes*, situées à 8 kil. de distance, sont employées principalement pour les bains et les applications externes.

L'effet des eaux est excitant au début ; les sécrétions des membranes muqueuses augmentent ainsi que la toux. Les urines deviennent plus abondantes, les pulsations plus fréquentes et l'appétit meilleur. Un sentiment de malaise vient quelquefois se joindre à cette exagération générale des symptômes. Mais tout cela se dissipe pour faire place à une amélioration, ou même à l'état normal. On prend d'abord l'eau à petites doses (1/2 verre, ou moins encore) et graduellement on augmente la quantité. Cependant il est rare qu'on prescrive plus de 3 ou 4 verres. Parfois on additionne l'eau de lait ou d'un sirop, soit simple soit composé.

Le traitement est contre-indiqué quand il y a de la fièvre ou une inflammation aiguë, ou bien chez les malades atteints d'asthme névralgique (sec) et chez les personnes très irritables.

La *Source Froide* (température 12° 50 C.) est utilisée dans les cas de dyspepsie

La *Promenade horizontale*, bien qu'elle n'offre pas encore beaucoup d'ombre, est une promenade agréable, à terrain plat, pour les malades qui ne peuvent monter. La promenade *de l'Impératrice*, en pente douce, demande un effort un peu plus grand. On trouve de plus beaux ombrages dans le *Jardin Darralde* où l'orchestre se fait entendre durant la saison ; ce jardin est situé au centre même de l'établissement. Les bois environnants offrent également des avantages analogues aux promeneurs. Somme toute, les Eaux Bonnes sont mieux pourvues de promenades variées et bien ombragées que leurs voisines les Eaux Chaudes.

Malgré l'absence remarquable de vent, il faut, dans les Pyrénées, se munir de vêtements chauds, à cause des variations de température. Souvent après avoir pris les eaux, les malades font une saison au bord de la mer.

La saison dure du 1ᵉʳ juin au 30 septembre.

Accès : 5 kilom. environ de la gare de Laruns, terminus d'un embranchement venant de Pau. L'omnibus met près d'une heure à faire le trajet.

Installation : bonne.

Aix-la-Chapelle (Aachen) Allemagne, Prusse rhénane.

Aix-la-Chapelle (altitude 161 m.) est une ville industrielle très importante; elle a 96.000 habitants, ce qui modifie son caractère de ville d'eaux sous bien des rapports.

La cathédrale conserve les reliques de Charlemagne, auquel est attribué l'honneur de la découverte des eaux et de la fondation de la ville.

Quoi qu'il en soit, les eaux thermales d'Aix-la-Chapelle étaient certainement connues des Romains, et Pépin le Bref y vint en 756. La ville se nommait alors Aquae Grani.

Ce fut en 1267 (1), lorsque Richard de Cornouailles était roi des Romains, que *le bain du roi* devint la propriété de la ville.

La ville est construite sur un terrain sablonneux et bien abritée par des collines. Le climat y est modérément humide et la moyenne de la température y est plus élevée en hiver et plus basse en été que celle de Berlin.

Les environs sont beaux. Au Nord, le Louisberg se trouve à une petite distance de la ville, et, avec le tramway électrique, on gagne facilement les fraîches promenades de la forêt d'Aix (propriété de la ville) située au sud-ouest.

Les différentes sources se trouvent au centre de la ville, y compris la source de l'Empereur (Kaiserquelle), la plus forte de toutes (température 55° C.). Les autres sources se nomment : Quirinusquelle, Rosenquelle, Cor-

______

(1) Richard fit aussi présent à la ville des ornements royaux qui lui avaient été envoyés d'Angleterre pour son couronnement.

neliusquelle, etc. Toutes ces sources sont sulfureuses chlorurées ; elles contiennent environ 2,6 à 2,8 pour mille de chlorure de sodium et environ 0,6 pour mille de carbonate de sodium. Mais il y a entre elles des différences de température (de 45° à 56°5 C.) et la quantité de soufre (sulfure de sodium et hydrogène sulfuré) qu'elles contiennent varie aussi.

La source Elise (Elisenbrunnen), la plus employée en boisson, reçoit ses eaux de la Kaiserquelle. L'eau de cette dernière source, débarrassée artificiellement du soufre qu'elle contient et imprégnée d'acide carbonique, se vend en bouteilles et donne une eau de table agréable.

A l'établissement thermal on trouve des installations pour bains de vapeur et divers procédés d'hydrothérapie, spécialement la douche-massage.

En ville se trouve aussi un institut Zander contenant les appareils médico-mécaniques (gymnastique suédoise) du médecin du même nom. A cause du chlorure de sodium qu'elles contiennent, on prend les eaux d'Aix-la-Chapelle dans les cas de catarrhe de l'estomac, du tube digestif ou des bronches.

Il y a des salles d'inhalation pour les affections des bronches et du larynx. Le rhumatisme chronique, la goutte et les lésions articulaires qui en résultent, sont traités par les douches, le massage, etc. La douche-massage, semblable à celle d'Aix-les-Bains, est aussi employée à Aix-la-Chapelle, mais ici elle est, dans la plupart des cas, administrée par une seule personne.

Les maladies chroniques de la peau, telles que l'eczéma, le psoriasis, sont traitées à Aix avec un certain succès. Les résultats obtenus sont dus en partie aux médicaments, tels que l'acide chrysophanique, etc., employés en même temps que les eaux. Mais c'est dans le traitement de la syphilis, qu'Aix-la-Chapelle s'est fait une renommée. Soixante-dix pour cent des malades qui viennent y prendre les eaux sont atteints de syphilis. Les bains sont sans doute un complément utile au traitement, mais c'est surtout par un traitement spécifique très soigné et méthodique que les médecins d'Aix ont conquis cette grande réputation à leur ville. Quelques médecins estiment qu'à l'occasion le soufre ferait apparaître les signes de la syphilis latente ; il servirait à établir si le virus est éliminé de l'organisme ou s'il s'y trouve encore à l'état latent.Le traitement pourrait alors éclairer la nature de certaines douleurs obscures, de certains engorgements glandulaires, de certaines formes d'alopécie qu'on ne pouvait avant cette épreuve attribuer avec certitude à la syphilis.

Güntz croit que cette action des eaux est occasionnée par le soufre qui favorise l'élimination du mercure. D'après sa théorie le mercure séjournerait dans les tissus sous forme d'albuminate et empêcherait ainsi les manifestations de la syphilis ; le traitement sulfureux accélère le *catabolisme* albumineux, causant ainsi l'excrétion et l'élimination des albuminates de mercure.L'élimination du mercure permettrait alors à la syphilis de se manifester de nouveau. Les thermes d'Aix-la-Chapelle sont ouverts toute l'année ; il y a néanmoins une saison d'été, du 15 avril au 15 octobre, et une saison d'hiver, du mois de novembre au mois d'avril.

Accès : Verviers, Aix-la-Chapelle.

Installation : très bonne.

Les malades peuvent s'établir dans les hôtels ou dans les établissements de bains, ce qui est très commode par le mauvais temps.

Burtscheid est en quelque sorte un faubourg au sud-ouest d'Aix-la-Chapelle et les sources sont semblables, mais un peu moins sulfureuses. La température du Kochbrunnen s'élève à **72°50** C. et la Schwertbad-quelle est un peu plus chaude encore.

Aix-les-Bains ou Aix en Savoie. Cette ville d'eau célèbre, l'Aquæ Gratianæ ou Aquæ Domitianæ, ou encore Aquæ Allobrogum des Romains, est située à une altitude de 262 mètres, dans le beau pays des Alpes savoisiennes, à l'est du pittoresque lac du Bourget. Les deux sources principales sont : la source sulfureuse et la source St-Paul, plus habituellement appelée source d'alun, bien qu'elle ne contienne pas d'alun. L'élément minéral y est assez pauvre, mais leur température s'élève à 43° et 44°5 C. ; elles sont très abondantes et passablement riches en glairine et en matières organiques ; l'hydrogène sulfuré y est suffisamment abondant pour leur donner l'odeur caractéristique.

L'eau de ces deux sources est surtout employée pour la médication externe. Cependant on les boit aussi. Mais pour l'usage interne on se sert souvent à Aix de l'eau froide et fortement sulfureuse de Challes qui contient de petites quantités d'iodure et de bromure de sodium. Challes est situé près de Chambéry et ses eaux sont transportées à Aix dans de grands récipients. On peut se les procurer chez tous les pharmaciens de la ville.

A Marlioz, à environ 10 minutes de marche, au sud d'Aix, se trouve une autre source froide utilisée surtout dans les cas de catarrhe chronique du larynx et des bronches chez les adultes ; on la prescrit aussi aux enfants délicats sujets aux bronchites. Les salles d'inhalation et de pulvérisation ont été récemment réinstallées.

Les eaux voisines de *St-Simon* (Savoie), faiblement minéralisées, servent également à Aix pour l'usage interne ; elles ressemblent aux eaux d'Evian.

Les eaux d'Aix-les-Bains et les divers modes de traitement usités dans cette station sont utiles dans les cas où l'on emploie les eaux thermales indifférentes : ainsi dans les affections goutteuses ou rhumatismales chroniques, dans le rhumatisme musculaire, la sciatique, les névralgies, la neurasthénie chez les arthritiques, les maladies chroniques de la peau et les affections catarrhales chroniques des membranes muqueuses. Pour la syphilis, le traitement est le même qu'à Aix-la-Chapelle.

On prend de préférence les bains et les douches dans la matinée, avant le déjeuner, et si l'on use des eaux comme boisson, c'est immédiatement avant ou après le bain, ou bien avant les repas. Comme l'usage interne des eaux ne joue qu'un rôle très secondaire à Aix, la vie des baigneurs diffère un peu de celle que l'on mène dans d'autres villes d'eaux. A Aix, point de promenade matinale. Le grand établissement thermal appartient à l'Etat, et c'est l'un des mieux organisés qui existent. Les pauvres y sont soignés aussi bien que les riches. Il y a des cabines séparées, et des piscines pour plusieurs personnes, des douches chaudes et froides, des cabines pour bains de vapeur, des bains de vapeur *Berthollet* pour les différentes parties du corps ; des salles connues sous le nom de *bouillons*, dans lesquelles l'eau minérale chaude est employée sous forme de bain de vapeur. Il y a une piscine spéciale pour le traitement des maladies de la peau. Aix est célèbre pour les bons résultats obtenus dans les cas d'arthrite provenant d'anciennes blessures, ou dans le traitement de la goutte et des affections rhumatismales.

Il est un mode de traitement très employé à Aix et qui a reçu le nom de *douche d'Aix* ou *douche-massage*. Ce traitement consiste en un massage méthodique opéré par deux habiles masseurs, simultanément avec la douche. On en peut faire usage pour tout le corps (hormis la tête bien entendu) ou bien l'appliquer spécialement à une partie malade. Le genre de massage ou de friction varie, naturellement, selon les cas, et ce traitement peut être combiné avec des mouvements passifs de certaines articulations. La douche d'Aix est quelquefois précédée ou suivie d'un bain de vapeur pris dans le *bouillon* voisin. A présent la place manque à l'établissement pour permettre aux malades de se reposer dans les salles après le traitement ; mais bientôt il y aura des installations nouvelles établies dans ce but. Ordinairement les malades se rendent de leur domicile à l'établissement en chaise à porteurs et regagnent leur lit de la même manière. Après quelques jours de traitement par la douche d'Aix, on conseille généralement un intervalle de repos, ou du moins on supprime la douche pendant quelques jours pour la remplacer par un bain simple. (Pour plus amples détails sur la douche d'Aix voir Forestier : *Le traitement d'Aix-les-Bains*, 1895). La douche-massage d'Aix a été introduite dans plusieurs autres stations balnéaires françaises ; elle a été adoptée avec succès également à Harrogate, Bath et autres villes d'eaux de la Grande-Bretagne. La saison dure à Aix depuis le mois d'avril jusqu'au mois de novembre ; mais l'établissement thermal reste ouvert toute l'année. Pendant la plus grande partie de la saison les distractions ne manquent pas aux baigneurs. Une cure complémentaire est souvent utile, et on peut recommander à cet effet un séjour sur le mont Revard qui se trouve dans le voisinage (1633 m.). Un chemin de fer à crémaillère, partant d'Aix, mène au haut de la montagne. Si le temps est trop frais, on peut choisir Les Corbières (670 m.). Le col du Chat est une autre localité voisine (637 m.) ; c'est la montagne qui domine le lac du Bourget et fait face à Aix. Les ressources en fait de logements y sont limitées mais suffisantes.

Les stations climatériques peu éloignées des Avants,

de Caux et de Glion conviennent très bien aussi, car elles sont très ensoleillées, possèdent un sol sec et un air modérément vif.

Accès : on peut se rendre de Paris à Aix, via Mâcon, Bourg, Ambérieu, Culoz, en 9 heures 1/2.

Installation : excellente.

Harrogate (Angleterre, Yorkshire), situé dans un district où circule un air tonique, à une altitude de 80 à 183 mètres, est peut-être la plus florissante de toutes les stations balnéaires de l'Angleterre, sans cependant être devenu un centre d'élégance mondaine aussi renommé que l'était Bath au XVIIIe siècle. La ville basse est beaucoup mieux abritée que Harrogate-le-Haut, et l'air y est moins vif.

La grande lande recouverte de bruyère « Stray » assure le libre accès de l'air aux maisons et aux hôtels qui sont construits en bordure.

Il y a à Harrogate environ 80 sources différentes. La richesse de ces eaux et la proportion de leurs parties constituantes varient beaucoup. La plupart sont des sources chlorurées froides contenant de l'hydrogène sulfuré et du sulfure de sodium. Parmi celles-ci la « vieille source sulfureuse » (Royal Pump-Room), avec environ 0,07 pour mille de sulfure de sodium et 37 volumes pour mille d'hydrogène sulfuré, est la source préférée pour l'usage interne. Elle contient aussi 12,7 pour mille de chlorure de sodium et 0,09 pour mille de chlorure de baryum. On croit que cette dernière substance, qui se trouve à peu près dans les mêmes proportions que dans les eaux de Llangammarch, exercerait une influence tonique sur les contractions du cœur, compensant ainsi les effets déprimants du soufre. La source sulfureuse forte « Montpellier » contient, dit-on, environ 0,2 pour mille de sulfure de sodium et pas d'hydrogène sulfuré. Les sources légèrement sulfureuses de Starbeck sont utilisées pour les bains. Il y a aussi des eaux avec une quantité appréciable de fer. Parmi celles-ci la source « Kissingen » renferme 0.13 pour mille de carbonate de fer, environ 1 pour cent de chlorure de sodium, environ 1,2 pour mille de chlorure de calcium et pas de chlorure de baryum ; tandis que la « source chlorure de fer » contient environ 0,19 pour mille de chlorure de fer, 0,16 pour mille de carbonate de fer, et environ 2,5 pour mille de chlorure de sodium et environ 0,07 pour mille de chlorure de baryum.

L'eau contenant du sulfate de fer de l' « alum well » dans la tourbière (bog field) est intéressante parce qu'on y trouve environ 1 pour mille de chacune des substances suivantes : sulfate ferreux, sulfate ferrique, sulfate d'aluminium, sulfate de calcium, et sulfate de magnésium. Un peu de gaz des marais (CH^4) se trouve également dans certaines sources d'Harrogate.

Les eaux ferrugineuses sont utiles dans l'anémie, mais elles n'ont pas l'avantage de contenir de l'acide carbonique comme les eaux de Spa, de Schwalbach, etc.

Bien qu'on ne doive pas prescrire d'eaux sulfureuses fortes dans les cas d'anémie prononcée, on fait précéder, dans certains états anémiques, le traitement ferrugineux par un traitement sulfureux ; on estime que le soufre, en stimulant les sécrétions du foie, des reins et de la peau, « débarrasse » l'organisme et le prépare à l'action bienfaisante du fer. Certaines préparations ferrugineuses pharmaceutiques peuvent être ajoutées aux eaux d'Harrogate. Le chlorure de sodium qu'elles contiennent a une influence favorable dans les cas d'anémie, de cachexie et chez les malades qui souffrent des bronches. Les eaux sulfureuses et les eaux ferrugineuses sont chauffées artificiellement avant d'être employées.

Le nouvel établissement « Victoria » est pourvu de

tous les perfectionnements modernes, en ce qui concerne les bains, les douches, etc.

Il y a un personnel spécial pour administrer « la douche d'Aix » comme à Aix même. Ce mode de traitement est surtout utilisé dans les affections goutteuses ou rhumatismales chroniques, pour lesquelles on vient prendre les eaux d'Harrogate. Au début des ostéo-arthropathies, les bains semblent avoir une action plus favorable que le traitement interne. Les bains sulfureux s'emploient également pour le traitement de l'eczéma et du psoriasis.

Il n'est pas universellement admis que les eaux sulfureuses aient une action thérapeutique spéciale dans l'empoisonnement chronique par le plomb et les métaux en général.

La saison dure à Harrogate du mois de mai au mois de septembre, mais l'établissement de bains reste ouvert toute l'année.

Accès : Londres, de la gare de King's Cross en six heures environ.

Installation : bonne.

Askern Spa (Angleterre, Yorkshire). Askern (altitude environ 7 mètres), village possédant une gare à 10 kil. environ au nord de Doncaster, est situé dans une vaste plaine, dont une partie est une tourbière incomplètement desséchée. Chacune de ses quatre sources possède sa buvette et ses salles de bains. Les eaux sont alcalino-terreuses, contenant de l'hydrogène sulfuré ; elles ont une teinte jaunâtre due sans doute à ce qu'elles ont leur origine dans la tourbière.

Leur action est diurétique ; on les boit généralement froides, à la dose d'environ un quart de litre, deux ou trois fois par jour.

Pour l'usage externe les eaux sont chauffées artificiellement.

On les prescrit dans certains cas de dyspepsie et dans les affections goutteuses et rhumatismales chroniques.

Accès : Londres : quatre heures environ, de la gare de King's Cross.

INSTALLATION : bonne.

Parmi les autres sources sulfureuses de l'Angleterre, mentionnons encore les suivantes : Gilsland Spa (Cumberland) dans une belle position, sur la rivière Irthing, à environ 32 kilomètres de Carlisle ; cette station balnéaire possède aussi des sources d'eau ferrugineuse. Nottington et Radipole près Weymouth (Dorsetshire), Croft Spa (Yorkshire) et Low-Dinsdale (Durham). Ces deux dernières stations sont situées sur la rivière Tees, sur les confins des comtés de York et de Durham.

Llandrindod Wells (pays de Galles, Radnorshire), (altitude de la partie haute de la ville, 213 m.), possède des eaux chlorurées, des eaux sulfureuses chlorurées et des eaux ferrugineuses faibles. L'air vif de cette station contribue beaucoup aux bons effets obtenus par les eaux, surtout chez les personnes fatiguées par la vie des grandes villes. La réputation locale (1) de Llandrindod est déjà fort ancienne, mais ce n'est que récemment que cette ville a pris tout son développement pour devenir une station climatérique fréquentée. Elle est située au centre d'un plateau élevé ; la forêt de Radnor l'abrite sans la masquer. Le sol est argileux comme celui des stations voisines de Llangammarch, Builth et Llanwrtyd.

(1) Le premier travail qui parut sur les eaux de Llandrindod avait pour titre : *Traité des trois sources d'eaux minérales de Llandrindod,* par D. W. Linden. Londres 1756. Ce docteur Linden était un médecin allemand qui avait déjà étudié d'autres sources ferrugineuses anglaises et qui vint à Llandrindod en 1754, atteint d'une affection chronique de la peau.

Les eaux chlorurées de Llandrindod (3,4 à 4,8 pour mille de chlorure de sodium, 1 à 1,4 de chlorure de calcium, 0,04 à 0,7 de chlorure de magnésium) sont légèrement laxatives et utiles dans les cas de dyspepsie atonique, de constipation, dans certains cas de rhumatisme et de goutte chroniques, dans la glycosurie d'origine goutteuse et au début de la cirrhose du foie.

On ne les prescrit pas dans les inflammations des intestins ou de la vessie, ni dans les maladies des reins.

Pour les malades atteints de goutte ou de rhumatisme on en combine souvent l'usage avec celui des eaux sulfureuses, et dans les cas d'atonie du tube digestif on les donne en même temps que les eaux ferrugineuses astringentes.

Les eaux sulfureuses de Llandrindod sont légèrement chlorurées, et paraissent contenir de 1 à 14 volumes pour mille d'hydrogène sulfuré. Elles sont quelquefois utiles dans les cas d'irritation du tube digestif avec tendance à la diarrhée, dans quelques affections chroniques de la vessie et dans diverses maladies de la peau. Dans les affections scrofuleuses l'eau sulfureuse peut être utilement associée à l'eau ferrugineuse.

Le fer contenu dans la source ferrugineuse (non la soi-disant source ferrugineuse voisine du lac, qui n'est sans doute qu'un écoulement de l'eau du lac additionnée d'un peu de fer provenant des conduits, etc.), malgré sa minime quantité (0,018 pour mille de carbonate de fer), est considéré comme donnant des résultats utiles dans l'anémie. L'eau de cette source contient aussi environ 4 pour mille de chlorure de sodium et 1 pour mille de chlorure de calcium. On prescrit quelquefois l'eau chlorurée en même temps que cette dernière (1).

____

(1) A Llandrindod on prend habituellement l'eau chlorurée (sali-

On peut prendre des bains et des douches à Llandrindod.

Saison : du mois de mai au mois d'octobre. On peut
faire une cure complémentaire à l'hôtel du lac Vyrnwy,à
304 mètres d'altitude,à 6 heures de distance de Llandrindod et à 19 kil. environ de la gare de Llanfyllin.

Accès : en six heures environ de Londres.

INSTALLATION : bonne.

L'hôtel *Rock-house* est dans une position moins élevée et moins tonique que le *Pump-house Hôtel*.

Builth Wells dans le Brecknockshire a des eaux
semblables à celles de Llandrindod (1).

C'est une ville agréablement située sur la Wye, dans
une vallée bien abritée (altitude environ 122 mètres).
Les sources se trouvent à 2 kil. environ. Il y a quelques
logements aux sources de Park-Wells.Certains baigneurs
prennent des appartements à Builth, tout en faisant usage
des eaux.

Llanwrtyd Wells (Pays de Galles,Brecknockshire).
— Cette station balnéaire est située à 244 mètres d'altitude ; elle a un climat sain. Cependant Llanwrtyd est

ne) avant le déjeuner, vers 7 ou 8 heures du matin,parfois au son
d'un orchestre, comme dans les stations du continent. L'eau sulfureuse se prend avant ou après midi ; on la boit froide, tandis
qu'on chauffe souvent l'eau chlorurée.

(1) Les eaux chlorurées de Builth sont néanmoins beaucoup
plus fortes que celles de Llandrindod. Selon l'analyse qu'en a
faite le docteur J. Attfield en 1891, les eaux chlorurées de Park
Wells contiennent 12,5 pour mille de chlorure de sodium et 3,5
pour mille de chlorure de calcium. Nous ne croyons pas que les
eaux des sources Glanne Wells aient jamais été analysées convenablement. Glanne Wells et Park Wells sont à une distance
de 800 mètres les unes des autres. Toutes deux sont éloignées
d'environ 2 kil. et demi de Builth.

plus abrité, son air moins tonique que celui de Llandrindod, et ne doit être mis qu'au second rang des stations balnéaires du pays de Galles.

Llanwrtyd possède des eaux sulfureuses pures contenant, dit-on, 36 volumes pour mille d'hydrogène sulfuré, et des sources ferrugineuses faibles avec 0,011 de carbonate de fer. On peut aussi, au besoin, se procurer les eaux chlorurées de Builth. Vers le mois de juillet Llanwrtyd est très fréquenté par les mineurs de la vallée de Rhondda.

Saison : de mai à septembre.

Trajet : Londres, en 6 h. 1/2 environ de la gare d'Euston.

INSTALLATION : bonne. De grandes améliorations ont été faites récemment à l'hôtel Dolecoed situé tout près des sources dans la partie ouest, la mieux abritée de la ville.

Strathpeffer (Ecosse, Ross-shire) (altitude **61** mètres) dans une vallée bien abritée, ce qui rend son climat doux.

La source la plus forte parmi les anciennes sources sulfureuses, a reçu le nom du docteur Morrison, l'un des fondateurs de cette station balnéaire. Elle contient environ 0,02 pour mille de sulfure de potassium, 0,007 de sulfure de sodium et environ 40 volumes pour mille d'hydrogène sulfuré. Selon le docteur R. F. Fox, la source « Lady Cromartie », récemment mise en exploitation, est plus sulfureuse encore. La source ferrugineuse Saints' Well, est considérée comme contenant à peu près 0,035 pour mille de carbonate de fer. Toutes les sources de Strathpeffer sont froides. On traite ici surtout les malades atteints d'affections goutteuses et rhumatismales chroniques, de dyspepsie ou de maladies chroniques de la peau. Bien que l'usage interne des eaux prédomine à Strathpeffer, on y prend aussi différentes espèces de bains, bains sulfureux, bains d'eau saline concentrée et

bains de boue, ainsi que d'autres traitements hydrothérapiques. C'est généralement vers 8 heures et 11 heures
1/2 du matin qu'on boit les eaux. L'établissement de
bains est ouvert toute l'année ; la saison est du mois de
mai au mois d'octobre.

Accès : de Londres en 17 heures, gare d'Euston.

INSTALLATION : bonne.

Moffat (Ecosse, Dumfriesshire). Altitude 122 mètres.
Moffat possède des sources sulfureuses et ferrugineuses
faibles. La position de cette station est belle et les sources situées à une certaine distance sont utiles dans les
cas d'anémie légère, de débilité, et dans les maladies
chroniques de la peau, etc.

Accès : par le chemin de fer via Carlisle en 8 heures environ.

INSTALLATION : convenable.

Lisdoonvarna (Irlande, Comté de Clare) est la
ville d'eau la plus fréquentée de l'Irlande (Altitude,
131 mètres). Elle possède des sources sulfureuses froides.
La source Gowlaun contient 5.5 volumes pour mille d'hydrogène sulfuré. Il y a aussi des sources ferrugineuses
faibles. Les maladies qu'on y traite sont les affections
goutteuses et rhumatismales chroniques, la dyspepsie
et quelques affections cutanées.

Le climat est tonique. La saison dure du mois de juin
au mois d'octobre.

Le docteur E. D. Mapother fait remarquer (Notes der-
matologiques, 1889, p. 91) que les effets favorables obtenus par un séjour à Lisdoonvarna ne semblent pas entièrement dus à la sobriété du régime prescrit, attendu
que le séjour est également bienfaisant pour les indigents
dont forcément le régime alimentaire est toujours très
modéré.

Accès : 8 heures environ de Dublin, vià Limerick, jusqu'à la gare d'Ennistymon ; et de là environ 11 kil. en voiture jusqu'à la station balnéaire.

INSTALLATION : convenable.

Lucan (Comté de Kildare), agréablement situé dans la vallée de la rivière Liffey (altitude environ 30 mètres), à 13 kilom. ouest de Dublin, possède des eaux froides contenant de l'hydrogène sulfuré et des installations convenables.

Ces eaux étaient très connues au commencement de ce siècle.

En remontant la Liffey, à 3 kilom. environ à l'ouest de Lucan, se trouve *Leixlip Spa* avec des eaux faiblement minéralisées, à légère odeur d'hydrogène sulfuré. Il fut un temps où l'on croyait les eaux de Leixlip ferrugineuses et les habitants de Dublin en faisaient grand usage. En 1875 le docteur Mapother a constaté que leur température était de 18° C.

Swanlinbar (ou Swanlibar) (altitude environ 91 mètres) petit village du Comté de Cavan, Irlande, a des sources sulfureuses froides qui ont été fort à la mode autrefois.

Ballynahinch (Irlande, comté de Down), à 27 kil. environ de Belfast, en chemin de fer, possède des eaux sulfureuses jouissant d'une bonne réputation locale dans l'Ulster. Selon le docteur Andrews il y a environ 3.5 volumes pour mille d'hydrogène sulfuré dans la source inférieure (lowerwell).

Voyez Flinn : *Irlande, ses stations climatériques et ses villes d'eaux*, 2ᵉ édit., p. 159.

Weilbach (Allemagne, province prussienne de Hesse-Nassau). Weilbach est situé à une altitude de 134 mètres entre Francfort et Wiesbaden, à 25 minutes en voiture de la gare de Flœrsheim.

Weilbach possède deux sources minérales : la Schwefelquelle et la Natron-lithionquelle. La source sulfureuse est froide, faiblement minéralisée, contenant 5,2 c. c. d'hydrogène sulfuré par litre.

L'eau est prise en boisson par les personnes qui ont de l'embonpoint avec tendance aux hémorrhoïdes et à l'hypertrophie du foie. On l'emploie aussi en bains ; dans le catarrhe des organes de la respiration on l'utilise en inhalations.

L'eau de la Natron-lithionquelle contient 1,2 pour mille de chlorure de sodium, 1,3 pour mille de bicarbonate de sodium, 0,009 pour mille de bicarbonate de lithium. On peut donc classer ces eaux parmi les eaux alcalines chlorurées et en faire usage dans la goutte et dans quelques affections des voies urinaires.

La saison dure du 1er mai à la fin de septembre. Il a été fait beaucoup d'études à Weilbach pour expliquer l'effet thérapeutique des eaux sulfureuses.

Nenndorf (Prusse, Province de Hesse-Nassau). Altitude 70 mètres. L'établissement se trouve à proximité du village de Gross-Nenndorf, dans une contrée boisée, non loin de la ville de Hanovre. Parmi ses sources sulfureuses froides, la Trinkquelle (1 pour mille de sulfate de calcium et environ 45 volumes pour mille d'hydrogène sulfuré) est la plus riche en soufre et la seule dont on fasse usage pour la boisson.

L'eau saline concentrée de Rodenberg, contenant 6 pour cent de chlorure de sodium avec des traces d'hydrogène sulfuré, est amenée de Soldorf pour être employée en bains à Nenndorf. On peut, au besoin, la renforcer par une addition d'eau mère. On fait aussi usage, dans certains cas, de bains de boue sulfureuse et d'inhalations de gaz.

Les malades viennent à Nenndorf pour le traitement du rhumatisme chronique, de la goutte, des affections cutanées, du catarrhe des organes de la respiration, etc.

La saison principale s'étend du 15 mai au 30 septembre.

Meinberg (Allemagne, principauté de Lippe Detmold), à une heure et demie en voiture de la gare de Detmold (altitude 200 mètres), est situé sur la lisière nord de la forêt de Teutoburg et possède plusieurs sources minérales, parmi lesquelles une source sulfureuse terreuse froide (23 c. c. d'hydrogène sulfuré par litre), employée en bains et une source chlorurée froide, contenant environ 5,5 pour mille de chlorure de sodium qui peut servir à l'usage interne. L'acide carbonique qui s'élève du sol est employé en bains gazeux. Cependant le traitement le plus important de Meinberg est constitué par ses bains de boue sulfureuse. Il y a aussi à Meinberg des sources ferrugineuses terreuses, riches en acide carbonique. La saison dure du 20 mai au 10 septembre.

On traite à Meinberg la scrofule, le rhumatisme chronique, la goutte, les névralgies et les affections de l'utérus et des annexes.

Eilsen (Allemagne, Principauté de Lippe-Schaumburg), altitude 70 mètres, est situé dans une vallée abritée contre les vents du nord et de l'est. Parmi les dix sources sulfureuses froides, le Julianen Brunnen contient la plus grande quantité de parties solides (2 pour mille de sulfate de calcium et environ 49 volumes pour mille d'hydrogène sulfuré); on emploie aussi des bains de boue sulfureuse et des inhalations de gaz. La gare la plus proche est Bückeburg (environ une heure de voiture) sur la

ligne de Hanovre-Minden. La saison est du 30 mai au
5 septembre.

Bentheim (altitude 244 mètres) en Hanovre, est situé dans une forêt de chênes près de la frontière de Hollande ; il y a une source terreuse froide (1,3 pour mille
de sulfate de calcium etc.) contenant de l'hydrogène sulfuré ; elle est employée en bains dans les affections rhumatismales chroniques, etc., souvent en connexion avec
un traitement hydrothérapique ou massage.
Les eaux peuvent être utilisées en inhalations dans
le catarrhe des voies respiratoires.

Langensalza en Thuringe (Province prussienne de
Saxe), à une altitude de 183 mètres, possède plusieurs sources sulfureuses froides, dont la plus forte contient jusqu'à 47 volumes pour mille d'hydrogène sulfuré. L'établissement est à 20 minutes en voiture de la gare.

Wipfeld (Bavière). Tout près se trouve le Lud-
wigsbad, dans une position abritée, à 217 mètres d'altitude. La Ludwigsquelle, source sulfureuse terreuse froide
(1 pour mille de sulfate de calcium, 25 volumes pour
mille d'hydrogène sulfuré), est utilisée en boisson et sert à
la préparation des bains de boue sulfureuse. Il y a aussi
une source terreuse faible, et deux sources ferrugineuses
faibles.

Kainzenbad ou **Kanitzerbad**, près de Partenkirchen, en Bavière, sur la frontière du Tyrol, est situé à
une altitude de 615 mètres, à environ 3 h. 3/4 en voiture de la gare de Murnau. En plus de la Gutiquelle, source
froide contenant de l'hydrogène sulfuré, il y a des sources alcalines faibles contenant de l'iode et une source
ferrugineuse. On fait également des cures de lait et de
petit-lait.

On trouve des installations identiques à Alm-am-Eck, à 1038 mètres d'altitude.

Abbach (altitude 340 mètres) en Bavière, à environ une demi heure en chemin de fer de Ratisbonne, possède une source alcalino-terreuse faible, contenant également de l'hydrogène sulfuré. Elle était déjà connue au XIIIe siècle et avait une réputation locale pour le traitement des hémorrhoïdes, etc.

Langenbrücken (Allemagne, Grand-duché de Bade) à une altitude de 136 mètres, station sur le chemin de fer entre Heidelberg et Karlsruhe, contient des sources sulfureuses sulfatées froides faibles. On les emploie dans le traitement des hémorrhoïdes, du catarrhe chronique des organes respiratoires, et sous forme de bains chauds, de douches, etc., dans les affections rhumatismales chroniques.

Reutlingen, Würtemberg (altitude 348 mètres), sur le Echaz, station de chemin de fer à environ 14 kilom. 1/2 à l'est de Tübingen, possède des eaux sulfureuses froides contenant de très petites quantités de bicarbonate de sodium et de bicarbonate de magnésium.

Bad Boll (Würtemberg) est agréablement situé dans le Filsthal, à une altitude de 400 mètres, à 7 kil. environ sud de la gare de Gœppingen. Ses eaux sulfureuses étaient déjà connues au XVIe siècle.

D'autres sources allemandes sulfureuses froides sont celles de Sebastiansweiler (altitude 477 mètres), en Würtemberg ; Hechingen (altitude 468 mètres) et Tennstedt (altitude 213 mètres), en Prusse ; Bad Hoehenstadt (altitude, 340 mètres), dans la Basse-Bavière. Landeck (voyez page 89), dans la Silésie prussienne, a été rangé dans le groupe des eaux thermales indifférentes.

Baden en Autriche. — Baden, près de Vienne (altitude 213 mètres), bien situé à l'entrée de l'Helenenthal, est très fréquenté en été par les Viennois. Les eaux thermales sulfurées terreuses, connues des Romains, ont une température de 27° à 36° C. et sont plus employées en bains que sous forme de boisson. Il y a des piscines d'eau thermale pour plusieurs personnes, des bains séparés, des bains de boue (locaux et généraux) et une installation pour le traitement hydrothérapique.

Il y a aussi une salle de natation alimentée par l'eau minérale. On y traite la goutte chronique, les affections articulaires de nature rhumatismale, le rhumatisme musculaire, la scrofule, et les maladies chroniques de la peau. On utilise l'eau en boisson dans les cas de catarrhe bronchique et de catarrhe gastrique chroniques; l'eau est mélangée avec du lait ou du petit-lait ou une autre eau minérale. La principale saison est du 15 mai au 15 octobre, mais les bains sont ouverts toute l'année.

Accès : De Vienne, par le train, en une heure.

Installation : bonne.

Altenburg (ou Deutsch-Altenburg) dans la Basse-Autriche, près de Presbourg, contient une source thermale sulfureuse faible ; elle a une réputation locale pour le traitement des maladies chroniques de la peau, etc. Ce bain était autrefois appelé Hofbad et était très célèbre. Du temps des Romains il était connu sous le nom de Thermæ Pannoniæ.

Innichen, dans le Tyrol autrichien, à une altitude de 1.316 mètres, est admirablement situé au milieu de forêts, dans une branche de la vallée de Puster, à une 1/2 heure de la gare de Innichen. Il y a deux sources sulfureuses froides et une source ferrugineuse.

Alt-Prags, bien situé, à une altitude de 1371 mètres,

dans la vallée de la Prags (Tyrol autrichien), est à une heure et demie de la gare de Niederdorf. Il possède une source sulfureuse faible utilisée pour les bains. Dans le Tyrol autrichien il y a aussi des eaux sulfureuses froides à Lengenfeld (altitude environ 1,461 mètres), dans la vallée d'Oetz, et à Ladis (altitude de 1,197 mètres), près de Landeck.

Hercules Bad (Hercules-fürdo), près Mehadia, en Hongrie (altitude 204 mètres), est situé dans la romantique vallée de Czœrna, à 5 kil. environ du Danube et entre les gares d'Orsova et de Temesvar. Ses eaux thermales, connues du temps des Romains, avec des températures de 21°5 à 56°5 C., sont pour la plupart sulfureuses chlorurées ; elles ont été comparées à celles d'Aix-la-Chapelle et sont comme ces dernières employées pour l'usage interne et externe, mais principalement externe. Le soufre y est contenu sous forme d'hydrogène sulfuré ; une source en renferme, dit-on, jusqu'à 42 volumes pour mille ; mais la source d'Hercule en est tout à fait indemne et a déjà été mentionnée dans le chapitre des eaux chlorurées. On y traite les mêmes affections qu'à Aix-la-Chapelle. La position au pied des monts Karpathes est très belle et fort appréciée des habitants du sud-est de l'Europe.

Installation : bonne. Saison de mai à fin septembre.

D'autres sources thermales sulfureuses en Hongrie sont celles de Pystjan ou Pystyan, 57°5 à 63°5 C. avec des bains de boue sulfureuse. Trenczin-Toeplitz ou Teplitz-Trentschin, 37°4 à 40°20 C. avec des bains de boue sulfureuse, Hajo, près de Grosswardein 37°4 à 42°5 C., et Harkany 62° à 63° C. Karl de Than découvrit dans les eaux de Harkany un gaz inflammable, le sulfure de carbonyl (COS) qui se dégage, dit-on, en quantité suffisante au-dessus de la source pour être enflammé.

Buda-Pest (voyez p. 94) possède des eaux thermales sulfureuses.

Balf, en Hongrie ; c'est un village avec un climat doux à 1 kil. 1/2 d'Oedenburg. Il possède deux sources chlorurées sulfurées alcalines froides employées seulement par les malades des environs.

Parad, en Hongrie, contient une source renfermant de l'hydrogène sulfuré en forte proportion. Cette source a été mentionnée parmi les eaux contenant du sulfate de fer (v. p. 244).

Warasdin-Teplitz ou **Warasdin-Tœplitz,** en Croatie, à 3 heures de la gare de Csakathurn, est situé à une altitude de 280 mètres, dans une position agréable, abritée du nord. Ses eaux thermales sulfureuses (température 58° 2 C.) étaient connues, dit-on, des Romains sous le nom de Aquæ Jasæ. Elles contiennent 0,77 pour mille de parties solides.

Baden en Suisse (canton d'Argovie). La station balnéaire (altitude 314 mètres environ) et la ville ancienne de Baden, située un peu plus haut, sont dans une superbe vallée aux bords de la Limmat. Baden est très abrité, jouit d'un climat doux et des avantages que lui procurent les vastes forêts qui l'entourent. Ses eaux thermales sulfureuses faibles étaient connues des Romains et célèbres au Moyen Âge. Le secrétaire du pape Poggio Bracciolini appela l'attention sur le séjour charmant qu'il fit à Baden (1416). La température moyenne des eaux est de 48° C.; elles ont une odeur d'hydrogène sulfuré et contiennent une certaine quantité de sulfates et de chlorures de calcium et de sodium ; on y a même découvert une proportion appréciable d'arsenic. En raison des sels terreux qui entrent dans leur composition, les eaux de Baden ne sont pas très utilisées pour l'usage interne ; mais quand elles sont indiquées, comme dans certains cas d'hémorrhoïdes, on peut les mélanger ; quand une action laxative est nécessaire on les additionne avec de l'eau de Birmenstorf, ou, dans d'autres cas, avec un peu de bicarbonate de sodium.

Les hôtels ont leurs bains particuliers, mais il y a aussi un établissement de bains séparé qui est fréquenté par les malades pauvres de différents pays. Parmi les malades traités à Baden, quelques-uns sont atteints d'arthrites d'origine rhumatismale ou goutteuse ou résultant de névrites périphériques. D'autres malades viennent se faire traiter pour la sciatique, le lumbago, le rhumatisme musculaire ou pour diverses affections de nature goutteuse. Les bains sont d'ordinaire prescrits à une température de 34° C. On les prend de préférence avant le déjeuner. Si on désire un effet plus stimulant on peut y ajouter de l'eau saline concentrée de Rheinfelden. Le massage est très employé pour les affections des articulations, la sciatique et le rhumatisme musculaire. Des salles d'inhalation sont aménagées pour le traitement des affections chroniques des voies respiratoires. On trouve dans le voisinage des promenades pour une cure de terrain, d'après le système d'Oertel. La saison à Baden dure du milieu de mai à la fin de septembre ; mais les bains restent ouverts toute l'année. Comme on boit peu les eaux, il n'y pas de musique avant le déjeuner ; sur ce point les habitudes diffèrent de celles de la plupart des stations bien connues du continent.

Trajet : viâ Bâle.

INSTALLATION : très bonne.

Schinznach (Suisse, canton d'Argovie), station du chemin de fer de Zurich à Aarau, est à une altitude d'environ 335 mètres, dans la charmante vallée de l'Aar. L'établissement se trouve dans une propriété éloignée du village ; il est aussi connu sous le nom de Habsburger Bad à cause des ruines de Habsburg qui couronnent le Wülpelsberg voisin (512 mètres).

La source de Schinznach fournit une eau thermale sulfureuse forte, avec température variant de 28° 2 à 35° 2 C; d'après Grandeau elle contient 37 volumes pour mille d'hydrogène sulfuré avec environ un pour mille de sulfate de calcium, comme beaucoup d'autres eaux sulfureuses de la Suisse, et 0,008 pour mille de sulfure de calcium. L'établissement est très bien aménagé ; on y trouve des bains d'eau minérale, des bains de vapeur, des bains ordinaires ; on y a installé également des appareils pour douches locales et nasales et pour inhalations d'eau minérale pulvérisée et de gaz.

Les eaux minérales de Schinznach sont employées en boisson et sous forme de bains. On prescrit souvent des bains de longue durée (1 h. 1/2 à 2 heures) ; la température de l'eau est parfois élevée de 1 à 2 degrés pour les bains. Quand on prend l'eau en boisson, on la boit en général avant le bain.

Les affections traitées à Schinznach sont : l'eczéma, chronique et les autres maladies chroniques de la peau (pour lesquelles ces eaux ont une renommée spéciale),les affections goutteuse et rhumatismale chroniques, la leucorrhée, le catarrhe des organes respiratoires, la carie des os, la scrofule, le rachitisme et la syphilis. Des douches nasales, des inhalations, des pulvérisations sont employées pour le traitement du catarrhe naso-pharyngien, de la bronchite, de l'asthme et de l'emphysème. On recommande l'usage interne des eaux chlorurées voisines de Wildeg (voyez p. 155) qui contiennent de petites quantités d'iodures et de bromures, dans le traitement de certaines affections scrofuleuses et cutanées. La saison dure du 15 mai à la fin de septembre.

Lavey (Suisse, canton de Vaud), à 2 kilomètres de la gare de Saint-Maurice, possède des eaux thermales sulfureuses faibles (température 33°9 à 48° C.), contenant, d'après Baup, 3,5 volumes pour mille d'hydrogène sulfuré et environ 1,3 pour mille d'éléments solides (principalement du sulfate et du chlorure de sodium).

Les eaux sont utilisées en boisson et sous forme de bains et de pulvérisations. Pour les bains, l'eau-mère de Bex est ajoutée à l'eau thermale. L'eau mère est parfois aussi employée en boisson, après filtration et en dilution convenable avec l'eau thermale sulfureuse. On utilise comme purgatif cette eau privée de la plupart de ses chlorures et on fait d'autres préparations avec l'eau mère. On emploie des bains d'un sable fin provenant des rives du Rhône, principalement sous forme d'applications locales, à une température de 45° 5 à 54° 5 C. et même plus élevée. Il y a aussi des installations pour le massage dans le bain chaud, la douche massage comme à Aix, l'hydrothérapie, et des bains de vagues dans la rivière qui, durant l'été, coule à pleins bords, froide et recouverte de vagues bouillonnantes. Lavey est situé dans la vallée du Rhône, à une altitude de 411 mètres, entre la rive droite du fleuve et la base rocheuse de la Dent-de-Morcles qui l'abrite à l'est et au nord. L'établissement, l'hôtel et un petit hôpital pour les malades pauvres sont situés loin de tout village et des fabriques.

Les maladies traitées à Lavey comprennent la scrofule et le rachitisme chez les enfants, le rhumatisme chronique chez les adultes, les maladies chroniques de la peau, etc.

Yverdon (Suisse, canton de Vaud) est situé à l'extrémité sud du lac de Neufchâtel, sur le chemin de fer de Lausanne à Neufchâtel (altitude 433 mètres). Son eau sulfureuse (température 24°C.) est faiblement minéralisée (suivant Bischoff le total des éléments solides est de 0,4 pour mille), elle renferme 3,4 volumes pour mille d'hydrogène sulfuré. L'établissement thermal est convenablement aménagé, il y a des installations pour le traitement par pulvérisation et inhalation, douches, massage, etc.

Lenk ou **la Lenk** (Suisse, canton de Berne) est situé dans une plaine, près de l'extrémité nord de l'Ober Simmenthal. Par suite d'une faute d'impression, cette station a quelquefois été confondue avec Leuk (Voyez Loèche-les-Bains) dans le canton du Valais. L'établissement (altitude 1.100 mètres) est à 800 mètres environ du village, dans une position un peu plus élevée et abritée, sur le versant ouest de la vallée, à la base de l'Hohliebe; on a une vue magnifique sur les crêtes rocheuses et les glaciers du Mont Wildstrubel qui ferme la vallée au sud.

Lenk possède deux sources sulfatées calciques froides, la Hohliebquelle, la première connue, et la Balmquelle, beaucoup plus forte, qui est, dit-on, l'eau la plus sulfureuse de la Suisse. Cette dernière a sa source à quelque distance au-dessus de l'établissement, ses eaux y sont amenées dans des conduites ; suivant l'analyse (1876) de Müller et Schwarzenbach, elle contient 44,5 volumes pour mille d'hydrogène sulfuré et 1,6 parties pour mille de sulfate de calcium. On utilise quelquefois aux repas une eau sulfatée calcique ferrugineuse faible, froide, non gazeuse (0,01 pour mille de bicarbonate de fer).

D'après De la Harpe la température moyenne pour les quatre mois d'été est de 15° C., il n'y a pas entre le soir et le jour une aussi grande différence que dans beaucoup d'autres localités de la Suisse de la même altitude ; il faut attribuer la plus grande chaleur de Lenk en partie au calme de l'atmosphère et à la reverbération des montagnes environnantes chauffées pendant le jour. Les forêts de pins voisines protègent souvent du soleil du milieu du jour.

Parmi les affections qu'on observe le plus fréquemment à Lenk, il faut citer le catarrhe chronique de la gorge et des organes respiratoires. L'eau sulfureuse est habituellement chauffée pour la boisson et l'inhalation ; elle est très employée en pulvérisation. On utilise les bains d'eaux sulfureuses chauffées dans les maladies de la peau, parmi lesquelles le Dr Jonquière mentionne spécialement l'eczéma et la furonculose. La saison dure du 15 juin au 30 septembre. En raison de sa position et de son altitude Lenk convient dans beaucoup de cas comme simple station climatérique et comme cure complémentaire après des saisons d'eaux minérales à d'autres sources.

Accès : la gare de Thun est environ à 8 heures (54 kil. par diligence.

Installation : bonne.

Gurnigel (Suisse, canton de Berne). — L'établissement, ainsi que l'hôtel spacieux (altitude environ 1100 mètres) sont situés sur le versant nord du mont Gurnigel, près d'une immense forêt de pins, et de là on a une vue étendue sur les montagnes du Jura au Nord. La source sulfureuse froide, le Schwarzbruennli, contient, d'après de Fellenberg, 1,3 pour mille de sulfate de calcium, 0,004 pour mille de sulfure de calcium, et 0,001 pour mille de sulfure de magnésium, avec 35 volumes pour mille d'hydrogène sulfuré (39 volumes d'après Müller). La Stockquelle, employée au point de vue thérapeutique depuis le XVIe siècle, contient moins d'hydrogène sulfuré.

Il y a beaucoup de jours de soleil, et, en raison de sa position ouverte, le climat est stimulant : il y a un nombre infini de belles promenades, abritées du soleil et du vent, dans les forêts de pins du voisinage et l'installation est excellente. L'établissement est isolé ; il n'y a ni villages ni fabriques dans les environs qui puissent altérer la pureté de l'air et donner de la poussière. En cas de mauvais temps, de vastes galeries couvertes peuvent être utilisées comme promenades.

Le Gurnigel, suivant la statistique de Verdat, a une réputation spéciale dans la dyspepsie et dans le catarrhe chronique de l'estomac et des voies digestives. La saison dure de juin à septembre. La gare de Berne est à 5 heures en diligence.

Schwefelberg, à 2 heures 1/2 du Gurnigel, a des eaux sulfatées calciques semblables, mais son altitude est un peu plus grande (1392 mètres).

Heustrich (Suisse, canton de Berne). L'établissement (altitude 700 mètres) est situé sur la rive gauche du Kander, au pied du versant Est du mont Niesen, il est tout à fait à l'écart des villages et des fabriques, et vers le sud a vue sur le Blümlisalp avec son éblouissante couche de glaciers et de neige.

Les eaux sulfureuses froides contiennent, suivant l'analyse de Müller, 0,03 pour mille de sulfure de sodium, et 11 volumes pour mille d'hydrogène sulfuré, associés à de petites quantités de bicarbonate de sodium (0,6 pour mille) et de sulfate de sodium. Elles diffèrent des eaux voisines du Gurnigel par leur plus faible proportion d'éléments solides (exactement au-dessous d'un pour mille), et en ce qu'elles ne renferment pas de sulfate de calcium. Les malades qui sont assez forts pour aller à pied à la source, qui est environ à 1/4 d'heure au-dessus de l'établissement, boivent l'eau à l'endroit même où elle jaillit de terre, toutefois on peut toujours se la procurer en bouteilles à l'établissement.

L'humidité relative moyenne un peu élevée de l'atmosphère est un avantage dans les affections inflammatoires du larynx et des voies respiratoires, pour lesquelles on trouve un traitement par la pulvérisation de l'eau minérale. Il y a une salle d'air comprimé qu'on peut employer dans l'emphysème et la bronchite chronique, quand le cœur et la circulation sont en assez bon état. Après les affections catarrhales chroniques des organes de la respiration, viennent les cas de dyspepsie chronique traités à Heustrich, et, parmi les maladies de la peau, Neukomm attire spécialement l'attention sur l'emploi des bains dans quelques cas de furonculose. On peut avoir recours à l'hydrothérapie, au massage et à la cure de lait dans les cas appropriés. La saison dure du commencement de juin à la fin de septembre.

Accès : Heustrich est à 2 heures en voiture de la gare de Thun, et à 40 minutes en omnibus de Spiez ; bateau à vapeur et gare sur le lac de Thun, entre cette ville et Interlaken.

Installation : bonne. L'hôtel fait partie de l'établissement.

Schimberg (altitude 1408 mètres), dans le canton de Lucerne, possède des eaux semblables à celles d'Heustrich, mais elles contiennent plutôt moins de soufre.

L'établissement est situé sur le versant ouest de la montagne de Schimberg, qui le protège contre les vents du nord-est, bien que les vents du sud-ouest et du sud soient parfois violents. Pour les bains on emploie l'eau d'une autre source ferrugineuse.

Lostorf (Suisse, canton de Soleure), à une altitude de

500 mètres, sur le versant sud du Jura, à 1 h. 1/4 en voiture de la gare d'Olten ; chlorurée et sulfurée froide, qui, selon Bolley, contient du sulfure de potassium, de l'hydrogène sulfuré et 3 pour mille de chlorure de sodium ; il y a également une autre source semblable, mais plus faible, et des eaux, contenant du sulfate de calcium, qui présentent quelque analogie avec celle de Weissenburg, quoiqu'elles soient plus froides.

Alveneu ou **Alvaneu** (Suisse, Grisons), à une altitude de 968 mètres, dans la vallée d'Albula, près de Tiefenkasten. L'établissement possède une source froide sulfatée calcique, suivant Planta, de Reichenau (1864), environ 1 pour mille de sulfate de calcium et très peu d'hydrogène sulfuré ; cette eau est employée dans le traitement du rhumatisme chronique et des maladies goutteuses, du catarrhe des organes respiratoires, etc. Dans le voisinage se trouvent les sources alcalines sulfatées ferrugineuses de St-Pierre à Tiefenkasten (suivant Planta, 2,2 pour mille de sulfate de sodium, 1,7 pour mille de bicarbonate de calcium et 0,029 pour mille de bicarbonate de fer) et de St-Donatus à Solis : cette dernière eau renferme une petite quantité d'iodure (0,001) et de bromure (0,002) de sodium. Ces eaux peuvent être prises en boisson, à Alveneu, dans certaines maladies catharrhales chroniques des organes digestifs, surtout chez les sujets faibles. Saison du 15 juin au 25 septembre. On peut se rendre à Alveneu en diligence de Coire, de Thusis ou de Davos ou, en franchissant la passe d'Albula, pour les voyageurs qui viennent de l'Engadine.

Le Prese en Suisse (canton des Grisons) est une station d'été, sur le lac de Poschiavo, à 962 mètres d'altitude, à une demi-heure en voiture de Poschiavo et environ à six heures en voiture de Samaden. Les sources sulfureuses froides sont faiblement minéralisées (total des éléments solides, suivant Wittstein, 0,3 pour mille) et contiennent 0,6 cc. d'hydrogène sulfuré par litre; elles sont employées en bains et en boisson. L'installation des bains et des hôtels est satisfaisante. La saison dure du commencement de juin à la fin de septembre.

Serneus (Suisse, canton des Grisons) a une source sulfureuse froide qui contient environ 9 volumes pour mille d'hydrogène sulfuré. L'établissement est à une altitude d'environ 987 mètres dans la vallée de Prættigau sur l'embranchement du chemin de fer de Landquart à Davos.

Stachelberg (Suisse, canton de Glaris), près de la gare de Linththal, possède une source sulfureuse froide contenant très peu d'hydrogène sulfuré, mais suivant une ancienne analyse de Simmler, 0,04 pour mille de sulfure de sodium. Par son climat et sa superbe position dans le district de Tœdi (625 mètres d'altitude), cette station offre des avantages considérables.

On compte encore en Suisse les sources sulfureuses froides de *Montbarry*, dans les Gruyères (altitude 750 mètres), canton de Fribourg ; Etivaz (altitude du petit établissement, 1250 mètres), près le Chateau d'Oex, dans le canton de Vaud ; de *Fluehli* dans l'Entlebuch (altitude 893 mètres), canton de Lucerne, et de *Rietbad* (altitude 850 mètres, dans le district de Toggenburg, canton de St-Gall.

Eaux-Chaudes (Basses-Pyrénées). Le village est situé sur le prolongement rocheux de la vallée d'*Ossau* (altitude 625 mètres environ), à 4 kil. de la gare de Laruns et à 8 kil. par la route des Eaux-Bonnes.

Les sources thermales ont une température de 33°5 à 36°5 C. et sont semblables dans leurs éléments constituants à celles d'Eaux-Bonnes, mais contiennent moins de soufre (sulfure de sodium 0,0088 ; total des parties solides, 0,33 pour mille. Les eaux (contrairement à celles d'Eaux-Bonnes situées dans le voisinage) sont employées surtout en bains, en douches y compris des douches vaginales et rectales. Les différentes sources ont, suivant de vieilles traditions, de la renommée pour diverses affections : la source Clot pour les affections arthritiques ; la source Esquirette pour les maladies utérines etc. ; la source Rey pour les accidents nerveux d'origine rhumatismale, et la source Baudot (température 25° 5 C. seulement), pour les affections catarrhales des organes respiratoires. Les Eaux-Chaudes ont une action moins excitante que les eaux sulfureuses plus chaudes des Pyrénées, mais elles ont, dit-on, une tendance à produire l'hyperémie des organes pelviens, et par là aident à la réapparition de la menstruation chez les jeunes filles chlorotiques. Les Eaux Chaudes sont surtout fréquentées par les femmes souffrant de désordres chroniques des organes pelviens.

Il y aussi une source froide, la source Minvielle, analogue à la scurce froide d'Eaux-Bonnes. Après l'élimination du soufre cette eau est utilisée comme eau de table. Une excursion agréable qu'on peut faire aux Eaux Chaudes est celle du village de Gabas, à 8 kil. environ dans le haut de la vallée vers le sud. Les promenades ombragées y sont plus rares qu'aux Eaux-Bonnes. Saison du 1er juin au 1er octobre.

Trajet en omnibus ou en voiture de la gare de Laruns. INSTALLATION : assez bonne.

Cambo (Basses-Pyrénées) est situé dans la vallée de la Nive, au centre d'un beau paysage, à une altitude d'environ 61 mètres. Il possède une eau contenant du sulfate de calcium (21° 20 C.) avec un peu d'hydrogène sulfuré et une source ferrugineuse froide. Il y a d'agréables promenades et d'intéressantes excursions à faire dans le voisinage. En raison de la douceur de son climat Cambo est aussi utilisé comme station climatérique d'hiver. L'établissement est ouvert toute l'année. La gare est à 40 minutes de Bayonne.

St-Boès (Basses-Pyrénées), d'après le docteur F. Garrigou (*Bulletin médical des stations pyrénéennes*, décembre 1894, p. 47), possède les eaux les plus sulfureuses des Pyrénées (elles ne sont utilisées que pour l'exportation). Cette eau est froide, bitumeuse, et contient du sulfure de sodium et de l'hydrogène sulfuré, équivalents à 0,156 pour mille de sulfure de sodium. Garrigou parle de son efficacité dans le traitement des affections des membranes muqueuses des voies respiratoires et intestinales et dit avoir obtenu de bons résultats dans certains cas de tuberculose pulmonaire.

Barèges (Hautes-Pyrénées). Cet établissement célèbre est situé dans la partie élevée de la vallée du Gave de Bastan, à une altitude de 1280 mètres ; pour l'été il faut apporter des vêtements chauds ; cette station est difficilement habitable en hiver. Les eaux sont thermales sulfureuses (température : 27° 5 à 38° 5) ; exposées à l'air elles ne blanchissent pas comme celles de Luchon ; elles contiennent une substance organique qui forme une écume à la surface de l'eau et qui fut désignée par Longchamp sous le nom de barégine, du nom de la souce même. Les sources plus chaudes sont les plus riches en sulfure de sodium. Quand on les emploie sous forme de bains, on administre d'abord des bains tièdes, puis graduellement des bains plus chauds (parfois jusqu'à 38° C.). Quelquefois on prescrit des douches locales jusqu'à 44° C. Les eaux chaudes ont une action très excitante sur le système nerveux.

Barèges a une grande réputation pour le traitement des anciennes blessures provenant d'armes à feu ou autres, des cicatrices douloureuses et des affections chroniques des articulations : il y a un grand hôpital militaire. L'eczéma chronique et le psoriasis sont, dit-on, temporairement atténués par les eaux. Barèges est aussi fréquenté par des syphilitiques. Les eaux devinrent célèbres en 1675, quand le duc du Maine, fils naturel de Louis XIV, fut traité avec efficacité pour une affection tuberculeuse.

Employées en boisson les eaux causent parfois des nausées et de la diarrhée : elles sont un peu moins utilisées sous forme de boisson qu'en bains. La source Tambour (temp. 44° 5) qui contient 0,04 pour mille de sulfure de sodium (et une très petite quantité d'arséniate de sodium) est la seule utilisée en boisson ; on l'emploie à petites doses, souvent mélangée avec du lait ou du petit-lait. La saison dure du 15 juin au 15 septembre.

Accès : 2 heures 1/2 en voiture de la gare de Pierrefitte (voyez Cauterets).

Installation : assez bonne.

Barzun, à 402 mètres au-dessous de Barèges, est une source dont les eaux ressemblent à celles de cette station ; temp. 29° C. En 1881 on amena l'eau de Barzun par une conduite, à environ 6 kil. plus bas dans la vallée à Luz, village situé à une altitude de 547 mètres, à 1 h. 1/2 en voiture de la gare de Pierrefitte et seulement à 1 kil. environ de l'établissement de St-Sauveur.

Il y a maintenant deux établissements de bains ; l'ancien, à la source, et le nouveau à Luz. Les eaux de Barzun sont moins excitantes que les eaux plus chaudes de Barèges, mais plus excitantes que celles de St-Sauveur, source des Dames.

St-Sauveur (Hautes-Pyrénées). Le village est situé

dans une des plus pittoresques vallées des Pyrénées, à une altitude de 793 mètres, sur le gave de Gavarnie qui rejoint le gave de Cauterets à Pierrefitte. Il y a d'intéressantes excursions à faire, mais pour les malades les promenades dans le voisinage immédiat de la source sont peu variées.

La source des bains ou des Dames (température 34°5 C.) alimente l'établissement et contient environ 0,02 pour mille de sulfure de sodium et des traces d'arsenic. L'autre source, Source de la Hontalade (température 30°5 C.), à quelques minutes de promenade du village, renferme un peu moins de sulfure et jouit d'une réputation spéciale dans les cas de gastralgie, comme la source Mauhourat à Cauterets. St-Sauveur peut être appelé une station de Dames ; ses eaux sont principalement employées dans le traitement des affections de l'utérus et de ses annexes et des désordres nerveux fonctionnels.

Les bains qui exercent une influence sédative sur le système nerveux (contrastant avec l'action excitante des bains de Barèges) produisent une action stimulante ou tonique sur l'utérus et provoquent parfois une véritable hydrorrhée thermale. Le traitement de St-Sauveur convient aux personnes d'un tempérament irritable ou éréthique.

L'établissement de Barzun à Luz peut aussi recevoir des malades résidant à St-Sauveur, dont il n'est distant que de 1 kil. environ.

Saison du 1er juin au 1er octobre.

Accès : environ 1 h. 1/2 en voiture de la gare de Pierrefitte (voyez Cauterets).

Installation : satisfaisante.

Bagnères-de-Bigorre (Hautes-Pyrénées) possède les eaux sulfureuses de Labassère, en plus de ses autres eaux. Voyez le chapitre sur les eaux terreuses, p. 314.

Cadéac (Hautes-Pyrénées) est pittoresquement situé à une altitude de 720 mètres, à 3 kil. environ au sud d'Arreau. Il possède des eaux sulfureuses froides, presque les plus fortes des Pyrénées, contenant 0,075 pour mille de sulfure de sodium. Arreau est à peu près à moitié chemin sur la route bien connue entre Bagnères-de-Bigorre et Bagnères-de-Luchon ; il sera prochainement relié par un embranchement de chemin de fer à la ligne de Bayonne à Toulouse.

L'eau ferrugineuse de Le Moudang (0,03 pour mille de sulfate de fer) est quelquefois employée à Cadéac.

Argelès-Gazost (Hautes-Pyrénées). Argelès ou Argelès de Bigorre, à 478 mètres d'altitude, dans la partie la plus large de la vallée du gave de Pau, est presque complètement abrité par un amphithéâtre de montagnes.

Une végétation luxuriante, le parfum suave de l'air, la vue magnifique sur les Pyrénées, constituent un charme qui, grâce à l'excellente installation, attire un grand nombre de visiteurs à Argelès malgré la chaleur de l'été.

L'établissement de bains, nouvellement installé, est alimenté par l'eau sulfureuse froide de Gazost, situé à environ 16 kilomètres. Suivant l'analyse de Willm, en 1890, la grande Source de Gazost contient 0,04 pour mille de sulfure de sodium et 0,02 pour mille de sulfure de calcium, tandis que la Source Noire contient 0,02 pour mille de sulfure de sodium et 0,04 pour mille de sulfure de calcium.

On peut avoir les deux sortes d'eau à Argelès, mais la dernière (apportée de Gazost seulement en bouteilles) est, dit-on, la meilleure. Elles sont employées dans le traitement des affections catarrhales chroniques de la gorge, des organes respiratoires et dans celles de l'utérus qui n'exigent pas un traitement très excitant.

Argelès est très chaud pendant la saison (du 15 juin au

1er octobre), mais pendant la première partie du printemps beaucoup d'Anglais ayant séjourné l'hiver à Pau ou à Biarritz, se reposent quelque temps à Argelès avant de partir pour passer l'été en Suisse ou en Angleterre.

Accès : Argelès est une station du chemin de fer de Lourdes à Pierrefitte.

Installation : excellente.

Ax-les-Thermes (Ariège) est agréablement situé, a une altitude de 713 mètres, dans la vallée supérieure de l'Ariège. A cause de sa position montagneuse, le climat est un peu variable et les soirées sont fraîches. Le bain nommé Leper (Bassin des Ladres) date, dit-on, de l'année 1260, et était connu par conséquent sous le règne de Saint Louis. Il y a environ 60 sources thermales dont la température varie de 18° 5 à 77° 5 C. et contenant la plupart 0,01 à 0,026 pour mille de sulfure de sodium. Les eaux d'Ax, nommées eaux « sulfureuses dégénérées », dans lesquelles le sulfure de sodium a été converti en hyposulfite et sulfate, peuvent être pratiquement regardées comme des eaux thermales indifférentes légèrement alcalines ou des eaux terreuses faibles ; elles exercent une action sédative ; tandis que les sources dans lesquelles le soufre persiste à l'état de sulfure de sodium ont un effet stimulant. Les eaux d'Ax sont employées en boisson, en bains, en douches, en inhalations et en bains de vapeur très chauds. Vu l'abondance, les différentes températures et la composition chimique de ces eaux, les ressources balnéothérapiques d'Ax sont plus variées que celles de la plupart des autres stations pyrénéennes.

Avec le temps Ax sera plus largement connu. On y envoie des malades atteints d'affections rhumatismales chroniques, de scrofulose torpide, d'affections chroniques des organes respiratoires, de maladies de la peau, de syphilis, etc.

La saison dure du 15 mai au 30 octobre.

Accès : Ax est le point terminus du chemin de fer de Toulouse.

Installation : Satisfaisante. On peut aussi avoir des chambres à l'établissement de bains de Teich.

Amélie-les-Bains (Pyrénées-Orientales), appelé aussi Bains-près-d'Arles, jusqu'en 1840, où il changea de nom en l'honneur de la femme de Louis-Philippe, à 280 mètres d'altitude, est situé dans une vallée fermée par des montagnes. Malgré cela, et bien que le soleil ne brille que pendant un temps relativement court dans la journée, l'hiver est doux et sec; la température moyenne y est de 7° 78 C.

L'établissement est ouvert toute l'année, mais, à cause de la chaleur, il est principalement fréquenté en hiver. Le vent d'Est est parfois désagréable au printemps (la plus mauvaise saison pour cette station).

Les différentes sources donnent des eaux alcalines sulfurées, d'une température d'environ 60° C. et renferment 0,016 pour mille de sulfure de sodium.

Elles sont riches en glairine et en matière organique.

Les Romains faisaient usage de ces eaux et l'un des deux établissements civils est bâti sur les fondations des anciens thermes romains. Les bains sont employés dans le traitement des maladies de la peau, du rhumatisme chronique, des douleurs occasionnées par d'anciennes blessures, etc. ; il y a également une installation hydrothérapique. Ces eaux sont aussi utilisées dans le traitement du catarrhe chronique des organes respiratoires, pour lesquels le climat doux de la station est très favorable, surtout pendant les mois d'hiver. On a recommandé l'usage des eaux en boisson dans le traitement des maladies de l'appareil digestif et du foie. Il y a un grand hôpital militaire avec bains y attenant.

Accès : chemin de fer de Perpignan à Céret ; de là 10 kilomètres en voiture. Le chemin de fer sera prochainement continué de Céret à Amélie-les-Bains.

Installation : assez bonne.

Les malades peuvent passer de leurs hôtels aux bains sans s'exposer à l'air extérieur.

Vernet-les-Bains ou **le Vernet** (Pyrénées-Orientales), station agréable avec installation excellente pour bains, et promenades à l'ombre, est à une altitude d'environ 678 mètres, dans la partie sud de la vallée du Tet, au pied du Mont-Canigou du côté nord. Le Vernet possède des sources d'eaux thermales sulfureuses (32° 4 à 68° C.) contenant du sulfure de sodium dans la proportion de 0,04 pour mille.

Les eaux sont employées en boisson, en bains, en douches, pulvérisations et inhalations. Il y a aussi une petite piscine chaude.

Les malades vont au Vernet pour les affections chroniques des organes respiratoires, le rhumatisme chronique, les maladies de la peau, etc.

La saison principale est en été, mais un des établissements est ouvert toute l'année. Le docteur Ch. Sabourin a fondé en 1890 un sanatorium d'hiver pour les tuberculeux.

Accès : Le Vernet est environ à 5 kil. 1/2 (cinquante minutes en omnibus) de Villefranche-de-Conflent, point terminus du chemin de fer de Perpignan.

Installation : excellente.

La Preste (Pyrénées-Orientales) est un village situé à une altitude de 1125 mètres, à environ 32 kilomètres d'Amélie-les-Bains et à 4 h. 3/4 en diligence de Céret, la gare la plus proche.

Ses eaux thermales sulfureuses (température de 32°

à 44° C.) se décomposent rapidement à l'air. Elles deviennent alcalines ; on les a désignées sous le nom d'eaux sulfureuses dégénérées ; elles ont une action diurétique et sont utilisées dans le catarrhe chronique des organes urinaires et dans le traitement de la gravelle urique.

Olette (Pyrénées-Orientales), situé dans la vallée du Tet, non loin du Vernet, possède de nombreuses sources thermales sulfureuses (température, 32° 5 à 81° C.), contenant 0,004 à 0,03 pour mille de sulfure de sodium.

Les établissements de bains sont situés à 3 kil. environ du village, à 700 mètres d'altitude, et à une heure en omnibus de la gare de Villefranche-de-Conflent.

Molitg (Pyrénées-Orientales) est à une altitude d'environ 610 mètres dans la vallée du Tet, à 10 kilomètres du Vernet. Il possède plusieurs sources alcalines sulfurées avec des températures variant de 32° à 38° 5 C. et contenant de 0,003 à 0,018 pour mille de sulfure de sodium.

Cette eau est surtout renommée pour le traitement des maladies de la peau.

Les Escaldas (Pyrénées-Orientales). Cette station est située près de la frontière d'Espagne sur un plateau d'environ 1350 mètres d'altitude. Les eaux sont thermales et contiennent du sulfure de sodium. La température de la Grande Source est de 43°5 C.

Uriage (Isère). Uriage, à 12 kilomètres de Grenoble, est situé à une altitude de 414 mètres, dans une très belle vallée des Alpes Dauphinoises. La source thermale chlorurée sulfureuse (température 27° 25 C.) a une minéralisation totale de 9,7 pour mille, et, suivant Willm (1888), contient 6 pour mille de chlorure de sodium, environ 1 pour mille de sulfate de sodium ainsi que de sulfate de calcium, 0,48 pour mille de sulfate de magnésium, et 0,0001 pour mille d'arsenic (sous forme d'arséniate). L'hydrogène sulfuré y est équivalent à environ 7 volumes pour mille. A la dose de 4 à 6 verres, cette eau a en général une action purgative douce et dans bon nombre de cas on l'emploie comme purgatif pendant la durée du traitement.

Uriage est indiqué dans les maladies chroniques de la peau (eczéma, acné, psoriasis, etc.), dans les affections des organes pelviens de la femme, plus particulièrement celles qui sont liées à des troubles de la nutrition générale, et dans différents états chroniques de la scrofule et du rhumatisme. Pour les bains et les douches, on fait chauffer l'eau minérale à la température nécessaire : les installations balnéaires de l'établissement sont excellentes. On associe fréquemment le massage avec les douches, comme dans la douche-massage d'Aix-les-Bains (1) ; toutefois, à Uriage, le malade est placé sur une table inclinée pendant la douche, qui est donnée par un seul masseur (durant environ 12 à 15 minutes) ; on fait très souvent usage de douches avec des jets alternativement chauds et froids. Le traitement de la syphilis est le même qu'à Aix-la-Chapelle.

On emploie aussi l'eau d'Uriage sous forme de pulvérisations, de gargarismes et de douches nasales.

Le nouvel établissement d'hydrothérapie est alimenté avec de l'eau ordinaire.

Dans le voisinage de l'établissement, près des restes des thermes romains, il y a une source ferrugineuse non

(1) La douche avec massage a été installée à Uriage en 1838 par Gerdy (V. *Etudes sur les eaux d'Uriage*, par V. Gerdy, médecin inspecteur de ces eaux et professeur agrégé à la Faculté de médecine de Paris, 1 vol. in-8, 1849, p. XXXIV et XLII).

A. D. — P. S.

gazeuse (0,02 pour mille de bicarbonate de fer) qui est parfois employée en boisson dans les cas d'anémie.

Uriage est une station climatérique éloignée des villes et des centres industriels. La pureté de l'air, la végétation luxuriante de la vallée, la beauté du paysage et les promenades ombragées dans les forêts du voisinage contribuent pour une grande part aux bons résultats obtenus. Le vieux château d'Uriage, aux propriétaires duquel l'établissement thermal doit sa fondation et son développement actuel, est perché sur une éminence, à 100 mètres au-dessus de l'établissement, il ajoute beaucoup à l'aspect pittoresque du voisinage. La saison dure du 15 mai au 15 octobre.

Accès : Dijon, Mâcon, Lyon, Grenoble. Tramway à vapeur de Grenoble à Uriage ; trajet en 40 minutes.

Installation : bonne.

Allevard (Isère) possède des eaux froides, contenant de l'hydrogène sulfuré, environ un demi pour mille de chlorure de sodium et à peu près la même proportion de sulfate de sodium. La proportion d'hydrogène sulfuré est, dit-on, de 24 volumes pour mille.

Les eaux sont utilisées en boisson, pulvérisations et inhalations dans le catarrhe chronique de la gorge, du nez et des organes respiratoires. On fait dans quelques cas des cures de lait et de petit lait. Il y a aussi des installations pour bains, douches, « douche massage », et bains de vapeur, on peut par conséquent traiter les maladies de la peau et différentes affections rhumatismales chroniques. Allevard est situé sur les bords du ruisseau du Bréda dans une agréable vallée, à une altitude de 426 mètres. L'établissement thermal a été reconstruit en 1893 et est satisfaisant, quoique la ville elle-même ait un aspect un peu misérable, et qu'il y ait près des bains une fabrique assez bruyante. Les salles pour l'inhalation de l'eau pulvérisée, des gaz et de la vapeur d'eau méritent particulièrement d'être mentionnées.

La saison dure de juin à septembre.

Allevard est à 10 kilomètres environ de Goncelin (omnibus en 1 h. 1/2) et il est relié à Pontcharra par un tramway à vapeur (distance 12 kilom. environ); Goncelin et Poncharra sont sur la ligne de Grenoble à Chambéry.

Challes (Savoie), à environ 5 kilomètres par tramway à vapeur de la gare de Chambéry, est situé, à une altitude de 268 mètres, dans une vallée abritée des vents du nord et de l'est.

Ses eaux froides, fortement sulfureuses, sont aussi utilisées à Aix pour l'usage interne. La minéralisation totale de l'eau est de 1,3 pour mille et la quantité de soufre, sous forme de sulfure de sodium, est de 0,5 pour mille. On y trouve aussi, d'après Willm, de petites quantités d'iodure de sodium (0,01 pour mille) et de bromure de sodium (0,003 pour mille). On se sert de l'eau en boisson, en douches nasales, pulvérisations etc. pour le catarrhe chronique de la gorge et du pharynx, dans les cas d'ozène, de végétations adénoïdes et de bronchite chronique. On peut employer aussi les bains dans certains cas de scrofule, dans la cachexie syphilitique, etc. Contigu à l'établissement il y a un vieux château qui a été transformé en un hôtel pour ceux qui suivent le traitement. Il est assez éloigné de la grande route qui est souvent très poudreuse. La saison dure de juin au commencement de septembre.

Gréoulx (Basses-Alpes) est situé à une altitude d'environ 347 mètres, à une heure et demie de distance de Mirabeau, station du chemin de fer de Grenoble à Marseille. Ses eaux thermales chlorurées sulfureuses, contiennent environ 2 pour mille de chlorure de sodium et sont utilisées sous forme de bains à leur température naturelle de 36°5 C.

Digne (Basses-Alpes) a des eaux thermales chlorurées sulfureuses semblables à celles de Gréoulx.

Bagnols (Lozère) est situé dans l'étroite vallée du Lot, à 793 mètres d'altitude et à 37 kilomètres de la gare de Villefort. Bagnols possède des eaux thermales peu minéralisées (température de 35°2 à 43° C.), contenant environ 1,7 volume pour mille d'hydrogène sulfuré. On emploie les eaux en boisson, en bains chauds et en inhalations.

On vante les bons résultats obtenus par l'usage des eaux de Bagnols dans le traitement du rhumatisme chronique, des maladies de la peau, et aussi de quelques affections cardiaques chroniques. Quoi qu'il en soit, on a depuis longtemps donné la preuve, à Bagnols, que les bains chauds, loin d'être nuisibles, sont quelquefois fort avantageux aux malades souffrant d'affections chroniques (rhumatismales) des valvules du cœur, sans trouble de compensation (Voyez J. E. Dufresse de Chassaigne, « Mémoire sur le traitement et la guérison de l'anévrysme rhumatismal du cœur (endocardite rhumatismale chronique) sous l'influence de l'usage des eaux thermales de Bagnols » (Angoulême, 1859).

Saint Honoré-les-Bains (Nièvre). Cette station est dans une position agréable, à une altitude de 304 mètres, dans une contrée accidentée et bien boisée. Sa position au pied du versant ouest de l'une des collines avancées de la chaîne du Morvan, lui assure un abri contre les vents de l'est et du nord-est. Saint-Honoré est éloigné de Nevers d'environ 54 kil. 1/2. Ses eaux tièdes (température de 23,5 à 32° C.) étaient connues des Romains ; elles contiennent une faible proportion d'hydrogène sulfuré et un peu d'arsenic. Leur minéralisation totale n'est que de 0,67 pour mille environ. Ces eaux sont légèrement alcalines et l'hydrogène sulfuré ne leur communique que très peu d'odeur. Selon les analyses faites par Personne en 1880, et par Parmentier en 1894, la « Source de la Crevasse », celle choisie le plus souvent pour la boisson, contient une quantité d'arsenic équivalente à environ 0,004 d'arséniate de sodium.

L'établissement thermal est situé dans un parc. On peut y prendre des bains et des douches ; il y a aussi des salles pour la pulvérisation, l'inhalation, les gargarismes, les bains de vapeur chauds, et une piscine pour la natation. On emploie beaucoup à Saint-Honoré, les douches sur les pieds ; on les prend quelquefois après les séances d'inhalation.

Cette station balnéaire est fréquentée par les personnes atteintes d'affections chroniques des organes de la respiration, de rhumatisme chronique, de scrofule et de maladies chroniques de la peau.

Saison du 15 mai au 1er octobre.

Accès : St-Honoré est environ à 8 kilomètres (une heure en omnibus) de la gare de Vandenesse, sur la ligne entre Ceray-la-Tour et Clamecy.

Installation : bonne.

Enghien (Seine-et-Oise) est une petite ville (altitude 48 mètres) des environs de Paris. Elle possède des sources froides contenant de l'hydrogène sulfuré et aussi du sulfure de calcium (0,023 à 0,029). L'établissement de bains est bien organisé. On se sert des eaux en boisson, en bains, en douches, en inhalations, en pulvérisations et en gargarismes.

Pierrefonds (Oise). Cette petite ville est célèbre par son château féodal reconstitué par Viollet-le-Duc pour

Napoléon III; elle est située au bord d'un petit lac, au pied de la colline sur laquelle s'élève le château, et sur la lisière méridionale de la forêt de Compiègne. Ses sources sulfureuses froides contiennent 0,015 pour mille de sulfure de calcium, de petites quantités de sels terreux et 1,4 volume pour mille d'hydrogène sulfuré. On se sert des eaux particulièrement dans les affections chroniques des organes de la respiration. Dès 1856 on employait à Pierrefonds les pulvérisations d'eau sulfureuse dans le traitement de la pharyngite chronique.

Il y a aussi à Pierrefonds une source ferrugineuse froide, qui contient, dit-on, 0,139 pour mille de bicarbonate et de crenate de fer ainsi que de faibles quantités de sels terreux, des traces de manganèse et d'arsenic.

La saison dure du 1er juin au 30 septembre.

Parmi les eaux françaises contenant du sulfure de sodium, et dont il n'a pas encore été question, nous citerons les suivantes : *Tramezaigues*, *Couret*, *Loudenvielle*, *Germs* et *Beaucens*, dans les Hautes-Pyrénées ; *Mérens*(près d'Ax-les-Thermes), *Carcanières* et *Usson*, dans l'Ariège ; *Escouloubre* (près Carcanières), Aude ; *St-Thomas* et *Nossa-les-Bains*, Pyrénées-Orientales ; *Berthement* (à 50 kilomètres de Nice), Alpes-Maritimes ; *Saint-Mélany*, Ardèche.

Les noms suivants sont à ajouter à la liste des eaux françaises contenant de l'hydrogène sulfuré : *La Caille*, Haute-Savoie ; *Castéra-Verduzan* et *Barbotan*, Gers, ces deux dernières stations ont aussi des sources ferrugineuses ; *Eugénie-les-Bains*, *Tercis* et *Préchacq* (1), Landes ; *Cauvalat-le-Vigan*, Gard, *Euzet* et *Les Fumades*, Gard, ces deux dernières ont des sources bitumineuses et sulfureuses.

(1) Outre la source sulfureuse froide il y a à Préchacq des eaux thermales et des bains de boue, analogues à ceux de Dax.

Pietrapola (Corse) est pittoresquement situé dans une contrée montagneuse et possède des sources thermales sulfureuses (température de 32° 7 à 58° C) contenant environ 0,02 pour mille de sulfure de sodium.

Guagno ou **St-Antoine de Guagno**, dans la partie occidentale de la Corse, à environ 64 kilom. au nord d'Ajaccio, possède des sources thermales sulfureuses et un hôpital militaire. La Grande Source a une température de 51° 2 C., et contient 0,02 pour mille de sulfure de sodium. On fait usage de ces eaux pour les maladies de la peau, les blessures anciennes par armes à feu, etc. dans les mêmes cas que celles de Barèges.

Puzzichello (Corse), situé à une faible altitude, possède des sources froides contenant de l'hydrogène sulfuré ; elles jouissent d'une certaine réputation pour le traitement des maladies de la peau.

Acqui, dans le nord de l'Italie (province d'Alexandrie) (altitude, 137 mètres), à environ 33 kil. au sud-est d'Alexandrie, sur la ligne de Savone, possède des sources thermales chlorurées sulfureuses, connues déjà du temps de Pline sous le nom d' « Aquae Statiellae ». Le climat est humide et variable, aussi les malades doivent-ils se munir de vêtements chauds. La Bollente est la plus importante des huit sources d'Acqui (1,5 pour mille de chlorure de sodium) ; elle jaillit du sol à une température de 70° 5 C. La température des autres sources est de 39° à 61° C. et a, selon les différentes salles, de 39° à 60° 2 C. Les eaux d'Acqui ont une certaine réputation pour le traitement des affections des articulations d'origine traumatique, rhumatismale ou goutteuse. Cette réputation s'étend aussi au traitement des névroses et de quelques maladies de la peau. On tire des puits une substance semblable à de la boue imprégnée de sels minéraux et de matières organiques.

On emploie cette boue chaude « fango » en applications locales ; elle joue un grand rôle dans le traitement d'Acqui, on peut la comparer au traitement du même genre en usage à Abano, Battaglia et Valdieri, ainsi qu'aux bains de boue et de tourbe de Dax, de St-Amand, etc.

La saison dure du 15 mai au 30 septembre.

Vinadio, dans l'Italie septentrionale (Piémont), à 35 kil. de la gare de Cunéo, possède des eaux thermales chlorurées sulfureuses et des bains de vapeur naturelle ou « stufe ».

On emploie des applications de boue chaude(« fango ») comme à Acqui, Battaglia, Valdieri, etc.

Abano (Italie du Nord). L'une des stations des monts Euganéens dont nous avons parlé en nous occupant des eaux chlorurées.

Battaglia (Italie). Les eaux de cette station ont souvent été classées parmi les eaux thermales sulfureuses, mais elles ne contiennent pas de soufre et sont mieux à leur place dans le groupe des eaux thermales indifférentes.

Tabiano (Italie, province de Parme), 6 kilom. 5 de la gare de Borgo-san-Donnino, possède des eaux sulfureuses froides. La position de son ancien château moyen-âge sur la crête de la colline est des plus pittoresques et on peut faire différentes excursions dans le voisinage. Les eaux chlorurées de Salsomaggiore sont à 5 kil. environ de distance.

Porretta (Italie, province de Bologne) est situé dans la vallée du Reno, au milieu des Apennins, à 335 mètres d'altitude.

Porretta est une station du chemin de fer de Bologne

à Pistoie. La distance jusqu'à Bologne est de 59 k. 1/2. Ses eaux thermales (température de 32° 75 à 35° 2 C.), connues dès l'antiquité, contiennent 8 pour mille de chlorure de sodium (Sorgente Leone), des traces d'iodures, de bromures et d'arsenic, un peu d'hydrogène sulfuré et une certaine quantité de carbure d'hydrogène inflammable, ou gaz des marais. L'action des eaux est laxative et diurétique. On s'en sert dans le traitement des hémorrhoïdes, contre la pléthore abdominale, etc. On les emploie aussi, sous forme de bains, dans les maladies de la peau et le rhumatisme chronique. Les carbures d'hydrogène s'échappent des fissures de la montagne Sasso-Cardo, située au-dessus de la ville ; suivant le Dr Macpherson, ces gaz peuvent être recueillis en quantité telle, qu'on s'en est parfois servi pour l'éclairage de la ville.

La saison dure du 30 juin au 30 septembre.

Les eaux de VITERBO et d'ACQUE-ALBULE dans la province de Rome sont thermales sulfureuses. Suivant Commaille et Lambert (1860) la seconde de ces eaux (23°90 C.) contient environ 1,4 pour mille de bicarbonate de calcium, 0,017 pour mille de sulfure de calcium et 6,9 volumes pour mille d'hydrogène sulfuré.

Civita Vecchia, le port de mer de Rome, possède des eaux thermales. La source principale, Fioncella, a une température d'environ 55° 56 C. et est légèrement sulfureuse. Il y a aussi des bains de vapeur naturelle.

Valdieri (Italie du nord, Piémont), altitude 823 mètres. Cette station balnéaire est située dans la vallée du Gesso. Ses eaux, ainsi que celles de Battaglia, ont été classées dans le groupe des eaux thermales indifférentes.

Acireale est une ville florissante de la Sicile ; elle est située à une altitude de 161 mètres, près de la côte, au pied du versant sud-est de l'Etna. Acireale sert de station climatérique d'hiver. Sa source Santa Venera, sulfureuse et chlorurée (21° C), contient, selon Silvestri (1872), 2,6 pour mille de chlorure de sodium ; 0,01 pour mille d'iodure de sodium ; et dans 1,000 volumes, 10 volumes d'hydrogène sulfuré, 95 d'acide carbonique, 21 d'azote et 10 de carbure d'hydrogène ou gaz des marais.

La position plus élevée d'Acireale lui donne quelques avantages sur Catane qui est située 15 kilom. plus au sud.

Sciacca, sur la côte sud-ouest de la Sicile, à 35 kil. de la gare de Castelvetrano, occupe l'emplacement des anciens thermes romains « thermæ selinuntinæ ». Il possède des eaux chlorurées sulfureuses (température de 50° à 51°65 C.) et des sources ferrugineuses mixtes (37°78 C.). Non loin de là sont les bains de vapeur naturelle (« stufe ») de San Cologero.

Panticosa (en français Penticouse) (en espagnol Huesca), est situé à une altitude d'environ 1800 mètres dans les Pyrénées, près de la frontière française, à douze heures à cheval des Eaux-Chaudes. La station balnéaire se trouve à 8 kilom. du village de Panticosa. De toutes les villes d'eaux de l'Europe il n'y en a point dont l'altitude soit plus grande à la seule exception, pourtant, de St-Moritz en Suisse.

La source principale utilisée surtout en boisson est appelée del Hidalgo ou source du foie. On peut la classer parmi les eaux thermales indifférentes, de même que la Fuente de los Herpes (source des éruptions). La Fuente de la Laguna appartient au même groupe (température de 25 à 31° C.). La Fuente del Estomago (source de l'estomac) est une eau sulfureuse contenant 0,002 pour mille de sulfure de sodium et un peu d'hydrogène sulfuré (température 31° C).

Le climat doit beaucoup contribuer aux bons résultats

qu'on obtient dans cette station balnéaire dont les eaux sont surtout employées dans le traitement des affections des organes de la respiration, de la digestion et de la peau.

La saison dure depuis le 15 juin jusqu'au 15 septembre.

Trillo (Espagne, province de Guadalaxara) est situé sur le Tage, à 75 kilomètres de Madrid. Trillo possède des eaux thermales chlorurées ferrugineuses, à odeur d'hydrogène sulfuré, température de 25 à 32° C. ; elles servent à l'usage externe dans le traitement des affections rhumatismales et des maladies de la peau, etc. Quelquefois on les emploie aussi en boisson.

Caratraca (Espagne) est situé dans une belle contrée, non loin de Malaga, et possède des eaux sulfureuses froides peu minéralisées (température 19° C.) qui ont de la réputation en Espagne pour les maladies de la peau et le traitement de la syphilis.

Les eaux thermales sulfureuses de *Ledesma* en Espagne (province de Salamanque) et de *Monte-Mayor* (province de Caceres) sont très fréquentées par les Espagnols. Ces deux stations balnéaires sont dans une très belle position, à une altitude moyenne (au-dessus de 600 mètres). Parmi les autres eaux sulfureuses en Espagne il faut citer celles de *Cortegada* (Province d'Orense) qui possède aussi des sources ferrugineuses hypo-thermales ; *Carballino*, dans la même province ; *Carballo*, dans la province de Corunna ; *Ontaneda*, dans la province de Santander ; et *Archena* (température 55°C.), dans celle de Murcie. *Santa-Agueda*, dans la province de Guipuzcoa, au nord de l'Espagne, possède des eaux terreuses froides, contenant de l'hydrogène sulfuré, et une source ferrugineuse.

Caldas-de-Rainha (Portugal, province de l'Estramadure) possède des sources thermales chlorurées faibles, contenant de l'hydrogène sulfuré (température 35° C.).

On se sert de ces eaux pour les usages externe et interne dans les cas de rhumatisme chronique, etc. La position de cette station, la plus fréquentée du Portugal, est d'une grande beauté. Il y a deux hôpitaux à Caldas-de-Rainha.

On trouve encore en Portugal les eaux thermales sulfureuses de *Caldas-de-Vizella* (dont la saveur, selon Macpherson, est semblable à celle des eaux d'Harrogate), et les eaux extrèmement chaudes de San-Pedro-do-Sul (environ 72° C.).

Piatigorsk (Russie), situé à une altitude de 503 mètres sur le versant sud-ouest de la colline Mashuka, sur un éperon des montagnes du Caucase, possède des eaux thermales chlorurées sulfureuses, dont la température varie de 28°5 à 47°5 C. On emploie une espèce de bain de boue diluée, cette boue provient du lac de Tambukan à 11 kilom. environ de distance. Suivant le D<r> F. G. Clemow, Piatigorsk est une ville de plus de 15,000 habitants et le paysage dans les environs est très beau. Quoique très froid en hiver, le climat en été, pendant la saison (de mai à septembre) est, dit-on, agréable. La source Marie-Thérèse située à Karras, petite colonie allemande, environ à 8 kilom. de Piatigorsk, fournit l' « eau amère du Caucase » ; c'est une eau sulfureuse purgative, qui ressemble à l'eau d'Hunyadi Janos.

Goriatchevodsk et **Bragoun** dans le Caucase (Russie) possède des eaux sulfureuses très chaudes, contenant, dit-on, des traces de naphte.

Kammern (Russie), en Livonie, a des sources sulfureuses froides. On emploie également des bains de tourbe et des bains de mer.

Bousk (Russie), en Pologne, a des eaux sulfureuses et des bains de tourbe.

Les Thermopyles (Grèce) possèdent des eaux sulfureuses très chaudes qui ont jusqu'à environ 65° C.

Sandefjord, en Norvège, est une petite ville bien située sur un petit fjord de la Mer du Nord environ à cinq heures de chemin de fer de Christiania. C'est la plus ancienne station d'eaux minérales de la Norvège (l'établissement de bains a été construit en 1837). Elle possède des sources froides chlorurées sulfureuses, gazeuses, qu'on emploie en boisson et en bains. Il y a encore à Sandefjord une source ferrugineuse (contenant, dit-on, 1,29 pour mille de sulfate de fer et un peu d'aluminium) et une source froide chlorurée faible, contenant 4,4 pour mille de chlorure de sodium.

On prend aussi des bains de mer froids et chauds.

On trouve dans le fjord (1) une sorte de limon imprégné de soufre, dont on se sert en frictions ou en applications chaudes dans les cas de rhumatisme articulaire chronique, etc. Le procédé est le même que celui qu'on emploie aux bains de mer de Strœmstad, en Suède. Un autre procédé singulier consiste à appliquer sur la peau des méduses vivantes (medusa aurita, cyanea capillata), afin de produire une sorte de révulsion sur la peau, dans les affections rhumatismales chroniques, les névralgies, etc.

La saison dure du commencement de juin au 1er septembre.

(1) Voy. Ebbesen et Hœrbye, *The Sulphurous Bath at Sandefjord*. Traduction anglaise, Christiania, 1862.

CHAPITRE XV

Eaux terreuses ou calcaires.

Ces eaux diffèrent beaucoup dans la proportion de leurs parties constituantes. Pour plus de facilité nous en avons classé quelques-unes parmi les eaux thermales indifférentes, par exemple les eaux de Bath et de Loèche-les-Bains ; d'autres ont été mentionnées avec les eaux sulfureuses, telles que les eaux de Baden et de Schinznach, en Suisse. Nous n'avons pas pensé qu'il fût nécessaire de séparer les eaux alcalino-terreuses des eaux calcaires (sulfate de calcium), nous les avons comprises toutes les deux dans ce chapitre. Quelques eaux alcalino-terreuses, grâce à leur alcalinité et à leur action astringente, ont une action bienfaisante dans le traitement des troubles digestifs avec tendance à la diarrhée et à une irritabilité anormale de la muqueuse intestinale (1). Plusieurs eaux de cette classe possèdent également une grande réputation pour le traitement du catarrhe chronique des voies respiratoires.

Il est assez douteux que les eaux terreuses aient une valeur thérapeutique spéciale dans l'ostéomalacie, le rachitisme et la tuberculose ; elles faciliteraient uniquement la digestion.

(1) Pour l'emploi des eaux alcalino-terreuses dans les différents cas de dyspepsie, voir l'étude du Dr M. Piatkowsky dans la *W. klin. Wochensch.* 1898, n° 1, p. 10.

Les eaux du genre de celles de Contrexéville doivent
probablement en partie à leur action diurétique leur réputation dans le traitement de la gravelle urinaire, du
catarrhe chronique de la vessie et des voies urinaires.
Le carbonate de chaux contenu dans les eaux de Wildungen, etc., ne semble en aucune façon augmenter le volume des concrétions urinaires ; à moins, qu'en ajoutant
à l'élément alcalin des urines, elles n'aident indirectement à la formation de nouveaux dépôts chez les malades
qui ont des calculs phosphatiques. Il nous paraît douteux
qu'aucune des eaux en question possède la vertu qu'on
leur prête, de provoquer la désagrégation et l'excrétion
des calculs urinaires, car on a vu ces calculs spontanément
se désagréger et être expulsés.

Le docteur Karl Grube de Neuenahr a récemment attiré
l'attention sur l'usage possible du carbonate de calcium
dans le traitement du diabète sucré (*Münchener med.
Woch.*, 1895, n° 22, et *Therapeutische Monatshefte*, mai
1896). Si ces observations se confirment, les eaux alcalino-
terreuses pourront devenir d'une utilité réelle dans le
traitement de certains cas de diabète. Il reconnaît cependant que l'action n'est pas spécifique, et mentionne tout
particulièrement que dans le « diabète bénin » qui comprend les cas les mieux appropriés pour le traitement
balnéaire, le carbonate de calcium n'a aucune action.

Dans les maladies de la peau, tels que l'eczéma chronique et le psoriasis, l'action des eaux terreuses, telles
que celles de Loèche-les-Bains, quand on les emploie sous
forme de bains chauds prolongés, en imprégnant et net-
toyant la peau, est sans doute plus importante que l'action spéciale exercée par les éléments minéraux solides
qu'elles contiennent.

Parmi les villes d'eaux appartenant à ce groupe, nous

décrirons d'abord Wildungen et Contrexéville. Les autres stations suivront dans l'ordre géographique.

Wildungen (Allemagne, principauté de Waldeck). Cette station est dans une position pittoresque dans une vallée ouverte, à environ 300 mètres d'altitude ; elle est bien abritée contre les vents froids. Bad Wildungen, qui est le quartier des baigneurs, forme la partie occidentale de la ville et se compose presque en entier d'une longue rue, la Brunnen Allee, où se trouvent les villas et les hôtels habités par les malades. Les bois voisins offrent de délicieuses promenades aux personnes qui doivent faire de l'exercice au grand air.

A l'extrémité ouest de l'Allée se trouve la Georg-Victorquelle, dont les malades font usage depuis le XVIᵉ siècle. Ici, durant la saison, un orchestre se fait entendre le matin, tandis que les baigneurs viennent boire les eaux. L'Helenenquelle est située dans la belle vallée du même nom, l'Helenenthal, au sud-ouest de Wildungen, à une demi-heure de marche. La Kœnigsquelle, près de la gare, est la propriété de l'un des médecins de Wildungen. Ces trois sources fournissent une eau gazeuse froide, contenant de 0,5 à 1,3 pour mille de bicarbonate de calcium et de bicarbonate de magnésium, et de 0,018 à 0,036 de bicarbonate de fer. La Georg-Victorquelle est la moins fortement minéralisée (sa minéralisation totale n'est que de 1,4 pour mille) ; elle contient environ 0,029 pour mille de bicarbonate de fer ; on pourrait la classer au nombre des eaux de table.

La Kœnigsquelle est celle qui renferme le plus de fer (0,036 de bicarbonate de fer), tandis que l'Helenenquelle contient 0,84 pour mille de bicarbonate de sodium. De plus, ces deux sources contiennent un peu plus d'un pour mille de bicarbonate de calcium, de bicarbonate de magnésium et de chlorure de sodium.

Outre les trois sources dont nous venons de parler, il y a encore, à environ 3 kilom. de la ville, la Thalquelle, qui est peu employée ; ses eaux sont terreuses et ferrugineuses. Dans son voisinage se trouve la Stahlquelle (source ferrugineuse), dont l'eau est très ferrugineuse assez pure (0,07 pour mille de bicarbonate de fer) et riche en acide carbonique. Les malades peuvent se procurer à la Georg-Victorquelle l'eau des deux sources que nous avons mentionnées en dernier lieu, la Stahlquelle et l'Helenenquelle, ainsi que du lait et du petit-lait.

L'établissement de bains, qui sert en même temps de maison d'habitation aux personnes qui le désirent, est situé tout près de la Georg-Victorquelle, mais il est alimenté par l'eau d'une source séparée. Il y a aussi un petit établissement attaché à la Kœnigsquelle, à l'autre extrémité de la ville.

Presque tous les malades qui se rendent à Wildungen souffrent d'affections des voies urinaires, ou du moins présentent quelques-uns des symptômes appartenant à ces affections. On trouve ici des personnes atteintes de calculs de la vessie, de cystite chronique, de pyélite, d'hypertrophie de la prostate et de ses conséquences, de blennorhagie et de rétrécissement de l'urèthre. D'autres souffrent de la gravelle urique, d'autres encore ont une légère albuminurie, accompagnée ou non de lésions des reins.

Le régime alimentaire, dans les hôtels, est réglé de manière à convenir au genre de maladies traitées le plus généralement à Wildungen. On ne voit paraître sur la table ni bière, ni moutarde, ni mets recherchés ou épicés fortement. On recommande particulièrement aux baigneurs de n'user qu'avec une grande modération soit de boissons alcooliques, soit de mets sucrés.

Il ne faut pas croire cependant, qu'il n'y ait à Wildungen que des personnes malades ; la situation agréable de cette station attire les visiteurs et les touristes, et contribuera à lui assurer de plus en plus de succès comme séjour d'été.

On boit les eaux le matin, avant le déjeuner, et souvent de nouveau avant le repas de midi et quelquefois encore dans l'après-midi. Pour beaucoup de malades il est préférable de faire chauffer l'eau avant de la boire, bien que par ce procédé une bonne partie de l'acide carbonique s'échappe. On pose les verres pleins d'eau minérale dans de l'eau chaude préparée à cet effet dans de grands récipients. On peut aussi élever la température de l'eau en y ajoutant soit de l'eau chaude, soit du lait chaud. Certains estomacs ne tolèrent pas l'eau minérale, prise à jeun ; dans ce cas le malade peut commencer par prendre une tasse de thé ou de café, ou bien il peut mêler du lait ou du petit-lait à l'eau minérale.

Il n'y a qu'un petit nombre de malades auxquels les bains soient prescrits ; on les recommande à ceux qui sont atteints de diathèse urique ou d'affections rénales ; ou bien encore, dans le but de fortifier les muscles de la vessie en cas d'atonie. On donne généralement à l'eau des bains une température variant de 25° à 37° C. et son action stimulante (on y ajoute parfois du chlorure de sodium ou du carbonate de soude) est encore augmentée par les bulles d'acide carbonique qui couvrent le corps du baigneur. On se baigne en général le matin, à peu près une heure avant le repas de midi. Quand il y a chez le malade la moindre disposition aux hémorrhagies, les bains sont interdits.

Ce qui a donné à Wildungen sa réputation de station balnéaire chirurgicale, pour les affections des voies urinaires, c'est l'habileté des médecins qui y résident ; on peut attribuer, dit M. Mark, la plus grande partie de cette réputation au docteur Stœcker.

On débarrasse les malades des calculs de la vessie par
la lithotritie ; on dilate les rétrécissements de l'urèthre ou
bien on les sectionne ; plusieurs autres méthodes chirurgicales sont encore employées, et l'on ne prétend plus
qu'il suffit de boire les eaux pour amener la désagrégation des calculs de la vessie, ou la disparition des rétrécissements de l'urèthre ; les eaux peuvent cependant
contribuer au succès de l'intervention chirurgicale.

Ce sont les hommes qui fréquentent en grande partie
Wildungen ; mais les femmes y vont également pour la
gravelle et pour diverses maladies des voies urinaires ; parfois aussi pour des irritations de la vessie, indépendantes
de la cystite, mais consécutives à d'autres affections pelviennes.

Dans les cas de grande irritabilité de la vessie, avec
urine très acide, on préfère à la Georg-Victorquelle,
l'Helenenquelle à cause des éléments alcalins qu'elle contient ; comme elle est plus facilement tolérée par l'estomac, on l'emploie de préférence pour commencer le traitement, surtout s'il y a de la tendance à la constipation.
D'un autre côté la Georg-Victorquelle convient mieux
quand il y a un catarrhe de la vessie, et que les urines
sont alcalines, ou bien s'il y a phosphaturie sans mucus
ou muco-pus. Lorsque le malade est anémique, il peut
être utile d'ajouter au traitement l'eau de la Stahlquelle.
Si aux affections urinaires vient se joindre une tendance à la bronchite ou à la dyspepsie, l'usage de l'Helenenquelle, le régime alimentaire très sain qui est suivi
à Wildungen, et l'air pur de ses montagnes et de ses forêts
auront encore leur utilité. Mais, en raison de sa réputation spéciale, cette localité est moins connue comme station climatérique que d'autres eaux de la même classe
pour les maladies dont nous venons de parler, quand
elles ne sont pas associées à des troubles urinaires.

La saison principale est du 10 mai au 25 septembre; les malades sont également reçus à Wildungen à tous les autres moments de l'année.

Installation : bonne.

Contrexéville (Vosges). Le village (altitude 387 mètres) est une station desservie par le chemin de fer de l'Est. Il y a plusieurs sources d'eau terreuse froide. La plus célèbre est la source du Pavillon qui contient, selon Debray (1864), 1,5 pour mille de sulfate de calcium, 0,4 pour mille de bicarbonate de calcium et de minimes quantités de fer, d'arsenic et de fluorure de calcium. On emploie les eaux de Contrexéville en boisson et en assez grande quantité pour produire la diurèse ; elles sont légèrement laxatives. On utilise quelquefois les bains et les douches comme adjuvants de l'eau prise en boisson.

La réputation de cette station balnéaire pour le traitement des affections des voies urinaires est très grande. Les organes sont pour ainsi dire lavés par les eaux. On traite à Contrexéville la gravelle urique, l'oxalurie et la cystite chronique. On parle de cas où les calculs se seraient désagrégés spontanément dans la vessie pour passer ensuite dans l'urine, tandis que le malade était en traitement. Mais ces faits se produisent ailleurs aussi, bien que rarement, et sans qu'on ait bu aucune eau.

Les eaux de Contrexéville peuvent être utiles dans le traitement de la goutte, chez les sujets faibles, dans les cas de glycosurie goutteuse, et, à en croire certains auteurs français, dans diverses affections hépatiques.

Leur emploi accidentel chez les enfants atteints d'incontinence nocturne d'urine a été mentionné par le Dr Debout, d'Estrées et est confirmé par le Dr F. R. Cruise, de Dublin, qui connaît un certain nombre de cas invétérés guéris par l'usage diététique de la source du Pavillon. On suppose que non seulement les eaux enlèvent aux urines les principes irritants qui peuvent déterminer l'incontinence nocturne, mais encore qu'elles exercent une influence locale tonique.

On ne boit en général l'eau que le matin et non l'après-midi comme à Vittel. Les médecins de Contrexéville trouvent que si l'on en prend aux repas, ou dans l'après-midi, outre celle qu'on a prise le matin, elle peut agir sur les intestins pendant la nuit.

Habituellement la cure dure environ 21 jours. Le malade commence par deux ou trois demi-verres, et on augmente graduellement la quantité jusqu'à six verres et même davantage. Chaque verre contient environ un tiers de litre ; on boit l'eau le matin en mettant une demi-heure environ entre chaque verre. Le malade doit se lever de très bonne heure quand il a une grande quantité d'eau à boire, afin d'avoir terminé une heure au moins avant le déjeuner. Le dîner est à 6 heures. Les Anglais, au lieu d'un repas copieux à 10 heures, ne prennent souvent qu'un petit déjeuner ; ils lunchent plus tard (à 1 heure environ) et dînent à l'heure ordinaire française.

La position de l'établissement dans une vallée peu profonde (de la Vair), sur un large plateau élevé, rend le climat très stimulant et les baigneurs doivent se munir de vêtements chauds. Il n'y a rien de particulier pour les distractions à Contrexéville. Un orchestre se fait entendre avant le déjeuner et dans l'après-midi, et le genre de vie est le même que dans d'autres stations.

En général on trouve le séjour de Contrexéville agréable.

La saison dure de la fin de mai au 15 octobre.

Accès : Troyes, Chaumont, Chalindrey, Contrexéville ; en 7 heures.

Installation : bonne.

Des hôtels spacieux sont contigus à l'établissement.

Bath (Angleterre). Nous avons décrit cette station dans le groupe des eaux thermales indifférentes.

Lippspringe (Prusse, province de Wesphalie) à 8 kilomètres de la gare de Paderborn. Cette station balnéaire, située dans une plaine (altitude 150 mètres), est jusqu'à un certain point protégée, au nord par la forêt de Teutoburg.

Les eaux terreuses faibles de l'Arminiusquelle (température 21° 1 C.) ont une minéralisation totale de 2,4 pour mille et contiennent environ 0,7 pour mille de sulfate de calcium et autant de sulfate de sodium, avec des quantités moindres de carbonates terreux, 0,015 de bicarbonate de fer. Environ 83 pour cent du gaz qui s'échappe de l'eau consiste en azote. Le reste est de l'acide carbonique avec de petites quantités d'oxygène et de carbure d'hydrogène. On se sert de ces eaux en boisson, en bains et en inhalations d'azote. Cependant depuis quelques années on emploie moins ces inhalations. On vient à Lippspringe pour le traitement de la bronchite chronique, d'anciens épanchements pleurétiques et de la tuberculose pulmonaire chronique. La réputation dont jouissent les eaux de cette station pour le traitement de cette dernière affection est due en partie aux écrits de feu le docteur Rodhen.

Le climat est assez humide et égal.

Saison du 15 mai au 15 septembre.

Inselbad, à un quart d'heure de Paderborn, est un établissement destiné au traitement de l'asthme et des affections chroniques des organes de la respiration. L'Ottilienquelle (température 14° 44 C.) donne une eau terreuse faible contenant 40 volumes pour mille d'azote et un peu d'acide carbonique. Il y a aussi une source ferrugineuse employée en boisson et une source sulfureuse.

Auerbach (altitude environ 107 mètres), joli village du grand-duché de Hesse, à une demi-heure de Darmstadt ; c'est une station d'été qui possède des eaux minérales faibles qu'on emploie en bains. Dans le voisinage, il y a de belles forêts de hêtres.

Gran (Hongrie) a des sources thermales terreuses (température 20° C.) et une installation balnéaire. Cette station possède en outre une eau saline très forte, contenant 45 pour mille de sulfate de magnésium.

Szkleno (Hongrie) est situé dans une position pittoresque, au fond d'une vallée boisée, à 373 mètres d'altitude.

Il faut 2 heures 1/2 de voiture pour aller de la gare de Garam-Berzencze à Szkleno. S es eaux thermales (37° à 53° C.) ressemblent à celles de Loèche-les-Bains, et contiennent 2 pour mille de sulfate de cacium.

Krynica en Galicie. Ses eaux alcalino-terreuses et ferrugineuses ont déjà été mentionnées dans le groupe ferrugineux.

Weissenburg (Suisse, canton de Berne). Le principal établissement (récemment construit) est situé à une altitude de 860 mètres, à 2 kilomètres du village de Weissenburg, dans une vallée très boisée, abritée, qui du côté Nord-Est conduit hors du Simmenthal. Le petit établissement (l'ancien) est situé environ à 800 mètres plus haut dans la vallée, dans une gorge pittoresque. L'emploi médical de la source date au moins de la première partie du XVIIe siècle. La végétation y est dense (principalement de pins et de hêtres) ; il n'y a ni poussière, ni vents, si ce n'est une petite brise qui rafraîchit la vallée ; des deux côtés du ravin au-dessus du torrent, on trouve des promenades ombragées, ce sont là des avantages qui méritent d'être mentionnés. D'après H. Schnyder, l'humidité relative moyenne pendant l'été est élevée, sans doute en raison des forêts, de la poussière de l'eau du torrent et des chutes d'eau. On fait tiédir l'eau minérale (température 26° C.) qui est prise comme boisson ordinaire ; on ne l'emploie que pour l'usage interne. Elle contient, d'après l'analyse de Stierlin (1875), 0,95 pour mille de sulfate de calcium (1) et une petite proportion de sulfate de magnésium ; en raison de sa faible minéralisation totale (1,39 pour mille) on peut classer cette eau soit dans le groupe terreux soit dans le groupe indifférent. Elle exerce une action diurétique et, au début, elle occasionnerait de la constipation, mais plus tard de la diarrhée. On commence avec de faibles doses, parfois seulement environ 30 grammes, on augmente graduellement la quantité jusqu'à un demi-litre ou davantage chaque jour. S'il y a beaucoup de constipation on peut ajouter un peu de sulfate de magnésium à la faible proportion que l'eau contient. Dans les affections des organes respiratoires l'eau de Weissenburg facilite l'expectoration. Chez les malades affaiblis, Huguenin conseille de faire prendre les premières doses d'eau dans le lit, afin d'éviter toute fatigue.

Parmi les maladies traitées à Weissenburg, il faut avant tout mentionner les affections des organes respiratoires, en y comprenant surtout les premiers degrés de la tuberculose pulmonaire. Le climat, les conditions hygiéniques générales, l'influence calmante du site, jouent sans doute un rôle important dans les résultats obtenus. La saison dure du 15 mai au 30 septembre.

(1) On a signalé la présence du phosphate de calcium dans les eaux de Weissenburg, mais, d'après l'analyse de Stierlin, la quantité totale n'en est que de 0,0004 pour mille.

Accès : il faut environ 3 h. 1/2 en voiture pour se rendre de la gare de Thun au principal établissement.

Installation : bonne.

Faulensee-Bad (canton de Berne), altitude 793 mètres, est situé à 30 minutes environ du village de Faulensee ; débarcadère sur le côté méridional du lac de Thun. La vue sur le lac est magnifique. L'eau minérale froide, d'après Müller et Simmler, contient environ 1,5 pour mille de sulfate de calcium, une petite quantité de carbonate de fer et des traces d'hydrogène sulfuré.

Vals (Suisse, canton des Grisons) possède des eaux contenant du sulfate de calcium (température de 25° à 26° C.), avec une minéralisation totale de 2 pour mille. L'établissement est situé à une altitude d'environ 1250 mètres, dans la vallée de Vals, à 5 minutes de Vals-Platz, et à 21 kilomètres de Ilanz ; les bains sont peu employés.

Peiden (Suisse, Grisons) est admirablement situé dans la vallée de Lugnetz, à une altitude de 575 mètres, à environ 5 kilom. 1/2 au sud d'Ilanz. Peiden possède des eaux alcalino-terreuses froides renfermant une proportion modérée de bicarbonate de fer et d'acide carbonique libre.

Loèche-les-Bains (Suisse, canton du Valais). Cette station a été décrite dans le groupe des eaux thermales indifférentes.

Saxon (Suisse, canton du Valais), station du chemin de fer de Lausanne à Brigues, est situé dans la vallée du Rhône à une altitude de 520 mètres. Ses eaux terreuses faibles ont une minéralisation totale d'environ un pour mille, et contiennent de minimes quantités de bromures et d'iodures de calcium et de magnésium.

Mais Dénériaz assure que pendant de courtes périodes

ces iodures disparaissent complètement des eaux. Le climat de Saxon n'est pas stimulant. La chaleur est souvent excessive et les moustiques abondent pendant une partie de l'été.

Bergün, village des Grisons (Suisse), est un séjour d'été situé sur le versant ouest de la passe d'Albula, à une altitude d'environ 1500 mètres. Bergün possède une source sulfatée calcique) (total des éléments solides, 1,4 pour mille), et contenant un peu de bicarbonate de fer.

Attisholz (Suisse, canton de Soleure) est situé dans une vallée boisée, à une altitude d'environ 580 mètres, à 3/4 d'heure par l'omnibus de Soleure, et possède une source minérale terreuse (température 15° 5 C.). Attisholz est fréquenté par les habitants des environs.

Bagnères-de-Bigorre (Hautes-Pyrénées) dans une très belle position (altitude 530 mètres), dans la vallée de l'Adour, possède des eaux appartenant à trois groupes différents : 1° des eaux terreuses thermales indifférentes ; 2° des eaux ferrugineuses ; 3° des eaux sulfureuses. Les propriétés médicales de toutes ces eaux sont par conséquent fort diverses.

Le *premier groupe* est le plus important. Quelques-unes des sources qui en font partie pourraient être classées avec les eaux thermales indifférentes, comme celles de Loèche-les-Bains. En tête de ce premier groupe il faut placer la très abondante « source Salies », la plus chaude qui soit à Bagnères. Sa température est de 51° C. et, selon l'analyse de Willm, ses eaux contiennent 1,8 pour mille de sulfate de calcium, 0,38 de sulfate de magnésium ; 0,12 de bicarbonate de calcium ; 0,0016 de bicarbonate de fer, et 0,0003 d'arséniate de sodium. La minéralisation des sources dont les noms suivent est assez semblable à celle de la source Salies : La Rampe (température

35° C.), Platane (33° C.), Dauphin (48°,5 C.), St-Roch (40° C.), Des Yeux (33° C.), Foulon (35° C.), La Peyrie (25° C.) et les sources du Salut (1) (de 31° 5 à 33° C.).

On peut employer les eaux de ce premier groupe pour l'usage interne et externe, selon les indications spéciales, dans le traitement des gastralgies et des troubles nerveux des diverses fonctions, de quelques affections chroniques des voies urinaires ou de l'utérus, et de certains cas de rhumatisme chronique.

Des fouilles ont montré que la source Salies était certainement connue des Romains.

Dans le *deuxième groupe*, nous trouvons diverses sources ferrugineuses dont quelques-unes contiennent aussi un peu d'arsenic. Cependant elles ne sont pas gazeuses comme les sources ferrugineuses si connues de Spa et de Schwalbach.

Le *troisième groupe* est composé des eaux sulfureuses froides de Labassère, à 11 kilomètres de Bagnères. On les transporte à la station balnéaire dans des récipients clos. D'après l'analyse de Willm, cette eau contient 0,046 pour mille de sulfate de sodium. Comme les eaux de Cauterets et les Eaux Bonnes, elle sert dans le traitement du catarrhe chronique du pharynx, du larynx et des bronches.

Le principal établissement de bains de Bagnères est alimenté par la source Salies et par plusieurs autres sources. C'est à cet établissement aussi qu'on peut se procurer les eaux de Labassère.

Les « Néothermes » sont compris dans les bâtiments du Casino ; on y trouve des piscines où plusieurs personnes peuvent se baigner ensemble ; elles sont alimentées par

---

(1) On a trouvé de l'argon, dit-on, dans les eaux de la source du Salut, comme dans celles de Bath, de Buxton, etc.

la source Salies et servent pour les bains prolongés, comme on les prend à Loèche-les-Bains. Il y a aussi une piscine plus vaste pour la natation.

L'établissement du *Salut* est à 1 kilom. 1/2 environ de la ville, mais les malades peuvent s'y transporter dans des voitures mises à leur disposition.

La saison dure du milieu de juin au milieu d'octobre, mais l'établissement de bains reste ouvert toute l'année. Bagnères-de-Bigorre est aussi une station climatérique recherchée.

Accès : Chemin de fer du Midi. Ligne de Toulouse à Bayonne. Embranchement de Tarbes à Bagnères-de-Bigorre.

Installation : bonne.

Beaucoup de baigneurs prennent des appartements meublés.

Capvern (Hautes-Pyrénées) est une station du chemin de fer de Toulouse à Bayonne. L'établissement thermal est agréablement situé, à une altitude d'environ 518 mètres. Il y a des eaux terreuses faibles ; elles contiennent environ 1 pour mille de sulfate de calcium (température de 21° à 25° C.).

Installation : satisfaisante.

Siradan (Hautes-Pyrénées), à une altitude de 490 mètres, est situé dans une jolie position à l'entrée d'une vallée, à 18 kilomètres environ de Bagnères-de-Luchon. Il y a à Siradan des sources terreuses froides (1,3 pour mille de sulfate de calcium) et des eaux ferrugineuses faibles, froides.

Audinac (Ariège), situé à une altitude d'environ 490 mètres, dans une agréable vallée, au pied des Pyrénées. Par la route, il y a environ 5 kilom. de la gare de St-Girons.

Les eaux ont une température d'environ 21°C. et contiennent à peu près 1,2 pour mille de sulfate de calcium ; elles sont légèrement ferrugineuses.

Aulus (Ariège), à une altitude de 850 mètres, est situé dans une pittoresque vallée des Pyrénées, à 30 kilomètres au sud de la gare de St-Girons. Aulus possède des sources tièdes, contenant environ 1,6 pour mille de sulfate de calcium. Ces eaux exercent une action laxative et diurétique ; elles passent pour utiles dans le traitement des cas de syphilis tertiaire restés rebelles à d'autres médications.

L'INSTALLATION balnéaire ne laisse rien à désirer.

Cransac (Aveyron) est un village avec une gare sur la ligne de Rodez à Capdenac. Cransac est situé à 328 mètres d'altitude, au pied d'un volcan encore en activité, nommé Le Montel. Cette station possède des eaux terreuses froides qui contiennent, outre du sulfate de calcium et du sulfate de magnésium, une certaine quantité de sulfate de potassium, d'aluminium, de fer, de manganèse. La source Basse-Richard (environ 2 pour mille de sulfate de magnésium et de sulfate de calcium) a une action laxative, elle est utilisée dans les cas de dyspepsie accompagnée de constipation chronique, d'ictère, etc.

Cette source a également une réputation dans les cas de cachexie paludéenne avec hypertrophie de la rate. Sur les flancs de la montagne il y a des crevasses où l'on peut prendre des bains naturels d'air chaud (température de 37° à 47° C.) utiles dans le traitement du rhumatisme chronique. L'air qui sort de ces crevasses est chargé de vapeurs sulfureuses comme dans le « Stufe di San Germano », la « Solfatura » près Pozzuoli et quelques autres bains de vapeur naturels en Italie.

Pougues-les-Eaux (Nièvre) est situé à une altitude

de 220 mètres, sur la rive droite de la Loire, à 12 kilomètres environ de Nevers. Pougues possède des eaux alcalino-terreuses froides (1,7 pour mille de bicarbonate de calcium, et 0,7 pour mille de bicarbonate de sodium dans la source St-Léger). On les utilise pour le traitement de la dyspepsie, de la diarrhée chronique et des affections des voies urinaires.

L'INSTALLATION est bonne et il y a un petit établissement thermal dans un joli parc où est situé aussi le Casino.

Pougues est une station sur la ligne de Paris à Nevers.

Vittel (altitude 340 mètres) et **Martigny-les-Bains** (altitude 364 mètres) (Vosges) sont deux stations desservies par le chemin de fer, l'une à 6 kil. 1/2, au nord-est, l'autre à 10 kilom. au sud-est de Contrexéville. Ces deux établissements possèdent des sources terreuses froides qui ressemblent à celles de Contrexéville (1). On les emploie pour les mêmes affections. Leur saison dure environ de la fin de mai à la troisième semaine de septembre.

Le climat de ces deux stations est le même que celui de Contrexéville.

Il faut encore mentionner d'autres eaux françaises, qui ont quelques rapports avec celles de Contrexéville : ce sont les eaux de St-Vallier, de Heucheloup, de Norroy-sur-Vair et de Remoncourt, toutes situées dans les Vosges, et celles de la source Maynard et de Larivière-sous-Aigremont (Haute-Marne), à 8 kilomètres de Bourbonne-les-Bains.

Les eaux françaises suivantes, tièdes ou froides, contenant du sulfate de calcium dont il n'a pas encore été

______

(1) Vittel possède, en outre, une source salée, légèrement laxative, très employée dans les états congestifs du foie et dans la lithiase biliaire.   A. D. P. S.

question sont : Encausse (1,7 pour mille) et Barbazan (1,5 pour mille) (Haute-Garonne).

La station de **Le Monestier de Briançon** (Haute s-Alpes), a des eaux contenant 0,5 à 1,5 pour mille de sulfate de calcium (température de 22° à 44°C.).

Bagni die Lucca (Italie, dans la province de Lucca). L'établissement (altitude de 122 à 304 mètres) est situé au pied des Apennins, dans la belle vallée de Lima, à 24 kilomètres au nord de la ville de Lucca. L'établissement comprend trois villages, à savoir Ponte-Seraglio, Bagni Caldi (altitude 304 mètres) et Villa ; ces deux derniers sont fréquentés principalement par des Anglais.

Les bains de Lucca étaient connus depuis des siècles. L'empereur Frédéric II les visita en 1245. Fallope et le médecin Biancello les ont cités avec éloge et, en 1581, Montaigne alla s'y faire soigner. Dans des temps plus modernes, ces sources furent visitées par Byron, Schelley et Heine. La température des sources varie de 36° 67 à 53° 90 C. et leurs eaux thermales sulfatées calciques contiennent de 2 à 3 pour mille d'éléments solides. La plus chaude et en même temps la plus fameuse de ces sources est celle de Bagni Caldi ; elle contient 1,75 pour mille de sulfate de calcium et 0,75 pour mille de sulfate de sodium. Ici aussi l'établissement de bains principal possède une grotte qu'on emploie comme bain d'air chaud naturel. La douche massage d'Aix et les autres variétés de douches, le massage et les bains de boue peuvent également être appliqués ici.

Les bains thermaux de Lucca sont employés dans les affections goutteuses et rhumatismales, dans l'arthrite rhumatoïde et dans d'autres cas traités généralement par les bains chauds simples ou les bains chauds d'eau minérale terreuse. L'établissement de bains est ouvert du

1er mai au 15 septembre, mais la véritable saison est au mois de juin et au mois de septembre ; à cette époque les habitants de Florence s'y rendent en foule. Beaucoup de gens n'y vont que par plaisir ou pour changer d'air. Cette source pourrait, comme le fait remarquer le Dr Danvers, servir de station de transition pour les malades revenant soit de la Riviera au printemps, soit de Karlsbad, ou d'autres stations d'eaux minérales actives à l'automne.

Installation : satisfaisante.

Accès : l'embranchement de Viarregio conduit jusqu'à Ponte-a-Moriano ; de là on arrive aux bains de Lucca en diligence après un trajet de 1 h. 1/2. On espère que bientôt la voie ferrée sera prolongée jusqu'à la source elle-même.

Chianciano (Italie centrale, non loin de Montepulciano) est situé dans la vallée de Chiana, à une altitude d'environ 600 mètres. On s'y rend en voiture, en une demi-heure de la gare d'Asciano. Chianciano possède des eaux thermales terreuses, utilisées surtout en bains (température 37° 78 C.). La minéralisation totale varie entre 3 et 4 pour mille (principalement du sulfate et du carbonate de calcium). Il y a aussi des sources ferrugineuses gazeuses. Outre les villes d'eaux italiennes précédemment citées, il existe d'autres sources relativement peu connues maintenant. mais dont quelques-unes ont été célèbres autrefois.

Urberoaga de Alzola (Espagne, province de Guipuscoa, à quelques heures en voiture de St-Sébastien), dans une position pittoresque, au fond d'une gorge, possède de beaux environs et des eaux alcalino- terreuses faibles (température environ 30°5 C.). Cette station a été nommée un peu inexactement le Vichy espagnol. Les eaux ont de la réputation pour les affections de la vessie et des voies urinaires ; on les emploie en boisson et sous forme de bains.

CHAPITRE XVI

Eaux de table et eaux froides très peu minéralisées.

Les eaux de table sont des eaux peu minéralisées ; elles contiennent en général une forte proportion d'acide carbonique libre ; on peut par conséquent les désigner sous le nom d'eaux gazeuses simples, ou d'eaux acidulées simples, ou bien lorsqu'on n'y a pas ajouté du gaz, sous celui d'eaux gazeuses naturelles simples (1). Dans les cas où le gaz a été ajouté artificiellement, il s'échappe d'ordinaire d'une façon plus prompte quand on débouche la bouteille.

Ces eaux peuvent avoir une certaine utilité en médecine. Elles renferment généralement de petites quantités de bicarbonate de sodium ou de bicarbonate de calcium, ou ces deux sels à la fois ; ces sels associés avec de l'acide carbonique exercent un effet favorable dans les cas de dyspepsie. L'acide carbonique stimule les nerfs et les muscles de l'estomac ; pris à dose modérée, il favorise la digestion ainsi que les mouvements péristaltiques, et soulage les personnes atteintes de dyspepsie. Il détermine probablement aussi une action légèrement diurétique et tend à augmenter la sécrétion de la bile.

Toutefois ces eaux s'emploient plus habituellement comme eaux de table, ou comme boisson rafraîchissante, entre les repas, qu'en qualité d'eaux médicamenteuses.

(1) Le gouvernement français ne permet pas d'ordinaire d'ajouter de l'acide carbonique aux eaux minérales.

Inutile d'ajouter que celles qui contiennent beaucoup de sels ferrugineux et de bicarbonate de sodium se mélangent mal au vin. La proportion de substances solides contenue dans les eaux de table ne doit pas être assez considérable pour leur donner un goût bien prononcé; l'acide carbonique qui est naturellement dans l'eau (quelquefois on en ajoute artificiellement avant de mettre l'eau en bouteilles), devrait toujours être en quantité suffisante pour empêcher qu'il ne se produise de précipité des éléments minéraux et pour permettre que l'eau reste limpide. Quant à la préférence momentanée du public pour certaines eaux de table, elle est due simplement à la mode et à la façon dont on fait la publicité.

Un des grands avantages que possèdent ces eaux naturelles sur beaucoup d'eaux ordinaires gazeuses fabriquées, c'est qu'on peut compter sur leur pureté (1) parfaite, avantage inestimable lorsqu'il y a des raisons de croire l'eau ordinaire contaminée. Toutefois il ne faut pas recommander l'usage habituel de quantités considérables d'eaux de table fortement gazeuses, naturelles ou artificielles (2). La plupart de ces eaux de table sont bien con-

(1) On peut néanmoins en dire autant des eaux de table artificielles, pour la fabrication desquelles l'eau distillée seule est employée ; ou bien de l'eau qui a été filtrée dans des filtres convenablement entretenus du système Pasteur-Chamberland, Berkefeld, ou dans tout autre filtre remplissant les mêmes conditions.

(2) L'usage des eaux gazeuses entretient chez quelques personnes une tendance à la diarrhée. Suivant l'avis du Dr Lauder Brunton (De quelques formes de la diarrhée, principalement de la diarrhée matinale, *Quarterly medical Journal*, janvier 1894), toutes les eaux gazeuses prises le soir, additionnées ou non d'alcool, ont une tendance particulière à entretenir ce mal incommode. Pour certains malades faisant une cure d'eaux laxatives, l'abstention d'eau de table gazeuze paraît indiquée pendant le traitement, quand l'emploi simultané de ces eaux donne lieu à des selles trop liquides ou trop fréquentes.

nues par la publicité, et, comme en général elles ont peu d'intérêt thérapeutique, il suffira de les indiquer simplement ici. On peut approximativement les diviser en trois classes : 1° groupe alcalin simple ; 2° groupe alcalin chloruré ; 3° groupe terreux.

Cette troisième classe comprend les eaux de table alcalino-terreuses et celles qui, bien que contenant du bicarbonate de sodium, renferment tout autant, ou plus, de bicarbonate de calcium (c'est-à-dire, qui appartiennent au groupe des eaux françaises bicarbonatées mixtes).

On peut placer parmi les eaux du premier groupe, celles d'APPOLINARIS (près Neuenahr), la source JOHANNIS à Zollhaus, celles de GEROLSTEIN, de BIRRESBORN, de TOENNISTEIN, toutes dans la Prusse rhénane ; OBERLAHNSTEIN, près Ems ; TEINACH (la Hirschquelle) dans le Wurtemberg ; SOULTZMATT, en Alsace ; GIESSHUEBL et KRONDORF, près Karlsbad, en Bohême ; PREBLAU, ADONIS, en Belgique. En France, citons, TESSIÈRES-LES-BOULIÈS (Cantal) ; BUSSANG (qui contient des proportions appréciables de fer, de manganèse et d'arsenic), COUZAN ou SAIL-SOUS-COUZAN, et les sources les moins minéralisées de Vals (telles que la Pauline, Délicieuse n° 1, St-Jean et Impératrice).

Parmi ces sources, celle de Birresborn contient jusqu'à 2,8 pour mille de bicarbonate de sodium, ce qui la rend un peu trop alcaline pour une eau de table ordinaire. Bilin (3,3 pour mille) et Fachingen (3,5 pour mille) contiennent trop de bicarbonate de sodium pour être classées parmi les eaux de table.

Dans le deuxième groupe on peut ranger ROISDORF, NIEDERMENDIG (source Reginaris) et RHENS, dans la Prusse rhénane ; ROSBACH, près Hombourg, le KRONTHALBRUNNEN et la WILHELMSQUELLE à Kronthal, la TAUNUSQUELLE près Francfort, GEILNAU et SELTERS (1) (Nieder-selters ou eau

(1) L'eau de Selters contient jusqu'à 2 pour mille de chlorure de sodium.

de seltz naturelle), toutes dans la province prussienne de Hesse-Nassau ; Schwalheim, près Nauheim ; Eyach-Sprudel dans le Wurtemberg, près Stuttgart ; et Aqua Acetosa, près Rome.

Le troisième groupe comprend les sources suivantes : Bellthal, dans la Prusse rhénane ; le Selzerbrunnen dans la Hesse Darmstatt ; Goeppingen, en Wurtemberg, mentionnée par Paracelse ; Roemerquelle en Carinthie ; les eaux françaises dont les noms suivent : Condillac, Bondonneau, Oriol, Chateldon, Saint-Galmier (on peut aussi se procurer cette eau additionnée d'acide carbonique), Renaison, Fourchambault et St-Ablan.

L'eau d'Evian qui ne ressemble pas à la plupart des eaux de table, est très peu gazeuse, et peut être considérée comme de l'eau ordinaire très pure, comme les eaux de Romanel (près de Lausanne), d'Aigle-les-Bains, d'Henniez-les-Bains, en Suisse, et aussi comme l'eau d'Alet ou comme celle de la source Cristal-Château qu'on peut toutes deux se procurer à Paris comme eaux de table. En Angleterre, l'eau naturelle de Malvern (gazeuse ou non) qui est très pure et qui n'a pas de carbonate de calcium en excès est employée, dans certains cas, en guise d'eau distillée.

Un grand nombre des stations balnéaires, dont il a été question dans d'autres chapitres, outre leurs sources minérales plus actives et mieux connues, possèdent aussi des eaux gazeuses faiblement minéralisées, qu'on emploie ou qu'on pourrait employer comme des eaux de table ordinaires. Parmi elles il faut citer le Ludwigsbrunnen à Nauheim ; la Dorotheenquelle, à Karlsbad, en Bohême ; la Vernière près de Lamalou ; la Saint-Pardoux près de Bourbon-l'Archambault ; la Lindenquelle, à Schwalbach ; le Christianbrunnen à Libwerda ; la Sinnbergerquelle à Brückenau, etc.

Bon nombre d'eaux minérales utilisées comme eaux de table contiennent de petites quantités de fer, quelquefois en proportion plus grande qu'il ne serait désirable pour une eau de table. Ainsi St-Alban (Puits César) et Châteldon (Puits Rond) renferment plus de 0,02 pour mille de bicarbonate de fer et Oriol, près de Grenoble, en contient, selon O. Henri, 0,04 pour mille. Quelques eaux de table sont suffisamment minéralisées pour être mentionnées à part dans d'autres groupes.Ainsi Birresborn, Tœnnistein et Preblau sont citées aussi parmi les eaux alcalines indifférentes. Quelquefois on trouve à côté d'une source d'eaux très peu minéralisées un établissement de bains et une installation pour recevoir les étrangers. C'est le cas à Evian et à Giesshuebl ; nous en parlerons donc séparément comme des autres stations balnéaires.

Giesshuebl-Puchstein (Bohême) est agréablement situé dans la vallée de l'Eger, sur les deux rives de la rivière, à environ 10 kilom. de Karlsbad. Il y a un établissement de bains, mais les eaux minérales de cette station sont en général exportées comme eau de table gazeuse.

Schmecks ou Tatra-Füred (Hongrie, Zips). Cette station est formée de trois villages situés à peu de distance les uns des autres dans les monts Carpathes, sur le versant sud du Tatra : Alt Schmecks (altitude 1011 mètres), Neu-Schmecks (1005 mètres) et Unter-Schmecks (938 mètres). Ils possèdent des sources gazeuses employées comme eaux de table et pour bains effervescents ; il y a aussi des aménagements pour prendre des bains de boue ferrugineuse et pour suivre un traitement hydrothérapique. Il y a à Neu-Schmecks un sanatorium pour les phtisiques, ouvert toute l'année. La gare la plus rapprochée est celle de Poprad-Felka, à 1 h. 1/2 de distance.

Rœmerquelle, en Carinthie, est situé au milieu des bois, au pied de l'Ursulaberg, à 508 mètres d'altitude. De la station de Prevali il faut en voiture 1 h: pour y arriver.

Fuscherbad ou **St-Wolfgang'sbad** (Autriche, Styrie) est situé à une altitude d'environ 1230 mètres, dans une vallée bien abritée du magnifique Fuscherthal. Les sources sont connues depuis le XVe siècle. Elles paraissent n'être que de l'eau ordinaire très bonne. Fuchs est une agréable station climatérique dans les montagnes, qui, en beaucoup de cas, produit de bons effets. Souvent les malades s'y rendent après avoir suivi un traitement de bains à Gastein. La gare la plus rapprochée, celle de Bruck, est environ à 2 h.

Evian-les-Bains (Savoie) est situé sur le lac de Genève, en face de Lausanne, à une altitude de 418 mètres. Ses sources alcalines froides sont si faiblement minéralisées, qu'elles peuvent presque être considérées comme des eaux pures. D'après l'analyse faite par E. Willm en 1894, la source Cachat, qui peut être considérée comme le type de toutes les sources d'Evian, contient 0,3 pour mille de substances solides, le carbonate de calcium y est dans les proportions de 0,19 pour mille. De même que l'eau pure, les eaux d'Evian exercent une action diurétique ; elles sont réputées bonnes pour les affections des voies urinaires, la diathèse urique, la gastralgie chez les goutteux, la dyspepsie nerveuse, etc. On les emploie principalement en boisson et en bains ; il y a aussi des installations pour le traitement hydrothérapique, la douche-massage d'Aix et la gymnastique suédoise. La saison est de juin au commencement d'octobre. Chez certains malades anémiques et cachectiques on peut faire usage en même temps des eaux ferrugineuses d'Amphion. Cette dernière station est environ à 3 kilom. à l'ouest d'Evian et possède aussi des eaux analogues aux siennes.

Thonon (Haute-Savoie) possède des eaux froides peu minéralisées, semblables à celles d'Evian. La ville est située sur le bord méridional du lac de Genève, à 7 kilomètres à l'ouest d'Evian, mais sur une colline, à 43 mètres au-dessus du lac. On peut classer, à côté des eaux de Fusch, d'Evian, de Thonon, d'Aigle, etc. les sources froides peu minéralisées de Malvern et d'Ilkley, en Angleterre, ainsi que d'autres eaux presque pures, dont on faisait grand usage autrefois, à cause des effets thérapeutiques spéciaux qu'on leur supposait. Aujourd'hui elles ne sont guère employées que dans des établissements spéciaux d'hydrothérapie.

Il y a dans différents pays de l'Europe, un grand nombre d'eaux froides peu minéralisées, qui jouissent d'une réputation thérapeutique. Quelques-unes appartiennent au groupe des eaux terreuses faibles ; d'autres contiennent une proportion d'acide carbonique libre si forte qu'elles rentrent dans le groupe des eaux gazeuses simples ; d'autres encore, bien que ne renfermant que de très minimes quantités de bicarbonate de fer, quelquefois beaucoup moins de 0,01 pour mille, sont cependant classées parmi les eaux ferrugineuses.

Ainsi on trouve les eaux froides d'EMPFING (ou WILD-BAD-EMPFING) et celles d'ADELHOLZEN (ou WILDBAD-ADEL-HOLZEN), dans la Haute-Bavière, classées dans le groupe des eaux alcalino-terreuses, malgré une minéralisation totale inférieure à un demi pour mille. Il en est de même des eaux froides de REHBURG, dans le Hanovre, avec une minéralisation totale d'environ 1 pour mille.

Il existe aussi des eaux froides peu minéralisées avec ou sans beaucoup d'acide carbonique libre, contenant quelque élément spécial, en quantité minime, qui permet de leur attribuer une action thérapeutique particulière. Il est plus rationnel de placer ces eaux dans le groupe actuel. Telles sont les eaux de Saint-Christau, qui renferment une très faible proportion de sulfate de cuivre, les eaux phosphatées d'Aiguemont et les eaux iodées de Krankenheil. Les eaux peu minéralisées de Fideris en Suisse, de Fuered en Hongrie, etc., peuvent aussi être comprises dans ce chapitre.

Krankenheil-Tœlz (Haute-Bavière) est admirablement situé sur le versant nord du Blomberg, à une altitude de 335 mètres. Krankenheil est séparé de Tœlz par l'Isar. Ses eaux froides faiblement minéralisées, appartiennent à ce même groupe, bien que d'ordinaire on les range dans les eaux chlorurées. Elles contiennent de 0,19 à 0,33 pour mille de bicarbonate de sodium, de 0,03 à 0,29 pour mille de chlorure de sodium, environ 0,001 pour mille d'iodure de sodium et un peu d'hydrogène sulfuré.

Ces eaux sont si peu minéralisées qu'il est difficile de dire quelle est leur action thérapeutique spéciale ; Krankenheil a de la réputation pour le traitement des affections scrofuleuses, de l'endométrite chronique, des maladies de la peau, etc.

La saison dure du 15 mai au 1er octobre. Ajoutons qu'on emploie pour le traitement à Krankenheil des sels extraits des eaux, des savons fabriqués avec ces mêmes sels et l'eau minérale concentrée.

Zaizon (Transylvanie, altitude 863 mètres) est une station fréquentée surtout par des femmes et des enfants.

La source Ferdinand, chlorurée alcaline gazeuse faible (1,3 de bicarbonate de sodium, 0,6 de chlorure de sodium) a été l'objet d'une certaine attention, en raison des 0,25

pour mille d'iodure de sodium qu'on a cru trouver (pro
bablement par erreur) dans ses eaux.Il y a aussi des eaux
ferrugineuses faiblement minéralisées.

Saint-Christau (Basses-Pyrénées) , petite station
balnéaire située à une altitude de 328 mètres, dans l'é-
troite vallée pyrénéenne d'Aspe, possède des eaux terreuses froides, peu minéralisées (total des éléments solides
de 0,2 à 0,5 pour mille). Selon Willm (1882), la source
Arceaux contient 0,001 pour mille de carbonate de fer et
de manganèse et 0,0003 pour mille de sulfate de cuivre.

Les eaux, outre qu'elles sont utilisées en boisson, en
bains, ont été employées sous forme de pulvérisation
dans le traitement de la laryngite et de la pharyngite chroniques, ainsi que dans le traitement de la blépharite et de
la conjonctivite chroniques.

Coise (Savoie),à trois kilomètres de la gare de Cruet,
possède la fontaine de la Saulce dont les eaux alcalines
(avec une minéralisation totale de 0,9· pour mille) contiennent 0,007 pour mille d'iodure de magnésium, et
0,001 pour mille de bromure de magnésium. Ces eaux
jouissent d'une ancienne réputation locale dans le traitement du goître.

Aiguemont (Seine-et-Oise) possède une eau froide
peu minéralisée qui, d'après l'analyse de 1887, contient
0,179 pour mille de phosphate de calcium, 0,2 de bicarbonate de calcium, 0,04 de nitrate de calcium ; la minéralisation totale n'est que de 0,7 pour mille et il y a une
proportion modérée (86 volumes pour mille) d'acide
carbonique. On a attribué à cette eau, en raison des
phosphates qui s'y trouvent, quelque importance pour
le traitement de la scrofule et du rachitisme des enfants.
On l'a aussi conseillée comme eau de table aux repas.

Fuered (Balaton-Füred), ville d'eaux très connue en

Hongrie, à une altitude de 150 mètres ; dans une belle position sur le Plattensee, à une heure, en bateau à vapeur, de la gare de Sio-Fok. On peut classer ses eaux faiblement minéralisées soit dans le groupe sulfaté alcalin, soit dans le groupe terreux, ou encore dans le groupe ferrugineux ; mais en considération de leur mode d'action probable, il convient plutôt de les placer dans le groupe actuel, à la suite des eaux acidulées simples et des autres eaux faiblement minéralisées. La source employée de préférence en boisson est la Franz Josephsquelle, gazeuse, qui contient environ 0,8 pour mille de carbonate de calcium et autant de sulfate de sodium, 0,11 pour mille de carbonate de sodium, 0,01 pour mille de bicarbonate de fer, et 1,207 volumes pour mille d'acide carbonique. Les eaux du lac, faiblement minéralisées (renfermant 54 volumes pour mille d'acide carbonique) ainsi que la boue de ses rives sont employées en bains.

La saison dure du 15 mai au 15 septembre.

Fideris (Suisse, Grisons) doit aussi être mentionnée dans ce chapitre. Cette station est située à une altitude de 1150 mètres, dans la vallée de Praettigau ; ses eaux gazeuses froides ne contiennent qu'une minime quantité de fer (0,01 pour mille de bicarbonate de fer) et moins de 2 pour mille de parties solides.

Rappoltsweiler, dans la haute Alsace, est située à une altitude de 280 mètres au pied des montagnes des Vosges à 4 kilomètres de la gare. La Carolaquelle (17° C.) fournit une eau terreuse faible, avec un total d'éléments solides de 1,79 pour mille, suivant R. Fresenius et E. Hintz. L'eau est employée en boisson, inhalations, bains et douches ; il y a aussi une piscine pour natation.

Kislovodsk (Russie) est une petite ville située à une altitude de 823 mètres dans le Caucase, à 21 kilomètres au sud-est d'Essentuki. C'est une station climatérique ouverte toute l'année ; suivant le Dr F. G. Clemow il y a, dit-on, en hiver même, un grand nombre de jours de beau temps, bien qu'on ait parfois à craindre la neige et les brouillards ; le thermomètre est en moyenne au-dessous de zéro en décembre, janvier et février, mais il peut atteindre au soleil 12°78 ou 15°56 C. pendant le milieu du jour. Quelques médecins russes envoient des phtisiques dans cette station.

La principale eau minérale est la source froide alcalinoterreuse peu minéralisée de Narsan qui, d'après l'analyse de Zalieski, ne contient que 1,7 pour mille (0,8 de carbonate de calcium) d'éléments solides.

CHAPITRE XVII

Stations maritimes et stations climatériques.

L'eau de la mer est réellement une eau minérale, et les bains de mer agissent comme les bains salins assez forts de l'intérieur des terres ou les bains d'eau saline concentrée.

Bains de mer. — Il existe cependant de notables différences entre les bains salins et les bains de mer. Le charme et la fraîcheur du bain pris au grand air de la plage, l'excitation produite sur la peau par le contact des vagues et du mouvement de l'eau, sont des avantages qu'on ne retrouve pas dans les bains salins (à moins de produire des vagues artificielles); ces bains ressemblent plutôt aux bains d'eau de mer pris dans un établissement clos, ou à domicile. Les personnes très délicates ou craintives, peuvent se baigner de cette façon dans les stations maritimes si elles le préfèrent.

Usage interne de l'eau de mer. — On a recommandé l'usage interne de petites quantités d'eau de mer diluée, et quelquefois les résultats ont été satisfaisants ; la saveur désagréable de cette eau en fera cependant bien difficilement une boisson très répandue ou *à la mode*.

Différence dans les eaux de la mer. — En réalité l'eau de mer n'est utilisée qu'en bains, et le choix de l'eau de mer n'a pas une grande importance, bien que la quantité de substances solides contenues dans l'eau de la Baltique soit de moitié moindre que la quantité des parties solides de l'eau de l'Océan Atlantique (3 pour cent de chlorure de sodium). Dans la Méditerranée la proportion des éléments solides est encore un peu plus considérable que dans l'Atlantique ou la Mer du Nord. L'eau de la Baltique par conséquent a une action moins stimulante que celle de la Méditerranée ou de l'Atlantique.

Air marin. Influence des stations climatériques maritimes. — L'effet produit par le séjour au bord de la mer est dû en grande partie à la fraîcheur de l'air, provoquée par les brises qui soufflent constamment. Pendant la journée la surface terrestre s'échauffe plus que celle de la mer. La chaleur de la terre échauffe les couches inférieures de l'atmosphère qui, devenant plus légères, s'élèvent et cèdent la place à l'air plus frais venant de la mer ; de là vient la prédominance de la brise de mer durant la chaleur du jour. Après le coucher du soleil, la surface de la terre se refroidit plus rapidement que la surface de la mer, aussi la brise de terre se fait-elle sentir principalement le soir. C'est ce mouvement constant de l'air qui rend le séjour au bord de la mer si agréable pendant les chaleurs de l'été. L'effet stimulant qui en résulte est très utile aux personnes affaiblies par le surmenage, ainsi qu'aux convalescents. Une partie des bons effets produits par un séjour au bord de la mer est due à ce fait qu'il y a dans les brises marines des particules infinitésimales d'eau de mer concentrées (venant de l'écume des vagues), et aussi à ce fait qu'il y a dans l'air marin une bien plus forte proportion d'ozone que dans l'air de l'intérieur des terres.

L'air de la mer rend certaines personnes bilieuses et provoque de la constipation, spécialement dans les localités où cet air est plus stimulant ; l'air des montagnes ou de la campagne leur conviendra donc mieux. Mais, dans beaucoup de cas, il est possible de remédier à cet inconvénient par une alimentation plus légère et par l'usage d'eaux et de médicaments laxatifs.

L'air de la mer et les bains sont d'un grand secours dans le traitement des affections scrofuleuses des enfants, spécialement dans les cas torpides. Les affections tuberculeuses nécessitent parfois des opérations chirurgicales qui ont plus de chance de réussir au bord de la mer que dans l'hôpital d'une grande ville. Le séjour au bord de la mer peut exercer une influence favorable sur la santé, sans aucun traitement spécial, surtout chez les personnes affaiblies ou anémiées. Dans la dyspepsie atonique et dans les affections nerveuses fonctionnelles non inflammatoires, le séjour au bord de la mer est souvent d'un très bon effet. Dans le catarrhe gastrique chronique et dans certaines dyspepsies inflammatoires les bains de mer peuvent être nuisibles ainsi que les brises marines; il en est de même dans certaines affections nerveuses. Quand il s'agit du choix d'une station maritime, il faut apporter la plus grande attention aux prédispositions de chaque malade, non moins qu'aux affections dont il est atteint ou dont il a souffert autrefois. En général les stations où l'air est vif conviennent particulièrement aux personnes qui ont conservé la force nécessaire pour réagir contre le froid ; il faut au contraire choisir les climats plus doux pour les individus dont la réaction est faible ou dont le tempérament nerveux est très irritable.

Les bains de mer peuvent aggraver une éruption eczémateuse ou bien provoquer une urticaire, ou une autre éruption (1). Dans d'autres cas, les bains de mer occa-

____

(1) Les éruptions cutanées provenant des bains de mer ne sont pas dues seulement à l'action immédiate du bain mais bien plutôt à l'irritation occasionnée par des particules de sel qui restent

sionnent des maux de tête ou un sentiment de lassitude trop grand ; il faut alors les suspendre temporairement, ou même s'en abstenir totalement ; ou bien encore on peut essayer de prendre des bains de très courte durée (méthode qu'il faut toujours recommander au commencement d'une série de bains), ou bien encore faire usage de bains d'eau de mer chauffée, pris à domicile, de même nature que les bains salins ordinaires. Même lorsqu'on se porte bien, mais lorsque l'on n'a pas l'habitude de prendre des bains de mer, on devrait toujours veiller à ne jamais se baigner avant déjeuner sans avoir bu un peu de lait ou de café ou mangé un biscuit. A plus forte raison des gens délicats ne doivent-ils jamais négliger cette précaution ; il ne faut pas non plus se baigner en rentrant d'une course fatigante.

Si certaines stations maritimes climatériques ont acquis de la réputation dans les cas d'impuissance, c'est sans doute en raison de l'amélioration de la santé générale produite par l'air de la mer et les bains.

Il en est de même dans les cas d'anémie accompagnée de leucorrhée ou d'aménorrhée.

En effet, les bains de mer peuvent guérir ou soulager les personnes atteintes d'affections très diverses provoquées par un état de dépression générale.

Choix d'une station de bains de mer. — Pour le choix d'une station maritime, il faut tenir compte de plusieurs points d'une importance variable, tels que la plage, par exemple, et les facilités qu'elle offre pour les bains ; puis la position de la station balnéaire ; ses environs et son climat aux différentes époques de l'année. Enfin il faut s'enquérir de la facilité plus ou moins grande

dans les interstices de l'épiderme après qu'on s'est essuyé en sortant du bain.

de se procurer un logement, des conditions hygiéniques et des distractions qui s'offriront aux baigneurs. Les plages à air vif, situées sur la côte Est de l'Angleterre, diffèrent considérablement de celles de Torquay, de Falmouth et des autres plages de la côte sud-ouest où l'air est moins stimulant. Les stations maritimes de la Baltique ont un climat plus semblable à celles de l'intérieur et l'eau de la Baltique n'est pas très stimulante. Les stations de la Méditerranée, au contraire, ont un climat plus chaud ; l'eau y est généralement tiède et les vagues y sont plus petites qu'ailleurs.

Chaque station a ses avantages et ses inconvénients, qui varient suivant chaque malade. Quelquefois la plage a une pente trop forte, ou bien la profondeur de l'eau n'est pas suffisante pour qu'on puisse s'y baigner. Parfois aussi la plage sablonneuse est si plate et si étendue que les baigneurs ont un chemin considérable à parcourir, pour trouver une profondeur suffisante. C'est là un avantage pour les enfants. Dans d'autres localités il faut descendre beaucoup pour atteindre la plage, ce qui est une fatigue pour bien des malades, à moins qu'il n'y ait des installations spéciales pour s'y rendre. Il arrive aussi que les logements sont insuffisants au moment de la plus grande affluence des baigneurs, et tandis que certaines stations regorgent de monde il en est d'autres qui restent mornes et privées de toute distraction pour les malades. Il se peut aussi qu'on ait à souffrir d'émanations provenant d'un système défectueux d'égouts. Ce cas se présente moins souvent en Angleterre que dans les autres pays. En effet, le soin apporté en Angleterre au bon écoulement des eaux est remarquable, ainsi que l'absence de mauvaises odeurs dans les villes. Il faut avouer cependant, que les odeurs qui émanent du port de Margate, cette station si fréquentée, à marée basse surtout, et pendant les journées chaudes de l'été, ne sont rien moins qu'agréables. Ces mauvaises odeurs ne sont pas nécessairement dues à un système d'égouts défectueux. Il importe donc, dans le choix d'une station maritime, de tenir compte des données suivantes : le climat, les conditions hygiéniques et le milieu dans lequel se trouvera le malade ; l'époque de l'année doit aussi être prise en considération, car beaucoup de stations où l'air est frais et stimulant, seront excellentes en été, mais en général trop froides en hiver pour les personnes malades. Il faut donc, pour l'hiver, conseiller une station d'un climat doux, tandis que, en été ou en automne, on recommandera au même malade une station dont le climat est plus stimulant.

Différentes parties de la même plage peuvent présenter des avantages et des inconvénients de nature contraire. Tel quartier de la ville peut être plus près de la mer ou mieux abrité contre les vents ou mieux exposé que tel autre quartier ; et dans un même quartier toutes les maisons et tous les hôtels n'offrent pas des avantages analogues. Il est donc urgent de toujours demander conseil à un médecin du pays avant de choisir une demeure.

Classification. — La classification des stations de bains de mer selon les caractères les plus saillants de leur climat nous a paru la plus commode. Nous les avons groupées par stations dans les pages suivantes, selon que leur climat est sec, humide, ou d'une humidité moyenne, chaud ou froid.

Stations à climat maritime sec et chaud. — Parmi les stations à climat maritime *sec et chaud*, les plus importantes et les plus connues sont celles de la Riviera occidentale comprenant : St-Raphaël avec Valescure, Hyères avec Costebelle, Cannes avec le Canet, et

Grasse (cette dernière, à une altitude d'environ 300 mètres, se trouve à 4 kilom. de Cannes et de la mer), Antibes, Nice avec Cimiez, Villefranche, Beaulieu, Eze, Monte-Carlo, Le Cap Martin, Menton, Bordighera, Vinti mille, Ospedaletti, San-Remo et Alassio (1).

(1) *Costebelle,* localité composée uniquement d'hôtels, dans une position magnifique, sur le versant méridional d'une colline couverte de pins et de maquis. Cette station, assez bien protégée contre les vents du nord-ouest, est moins bien abritée des vents du nord-est.

Celui-ci, il est vrai, règne moins souvent que le mistral, ou vent du nord-ouest, et ses effets ne sont pas aussi fâcheux.

Hyères n'est pas aussi bien abrité ; cependant la ville s'est agrandie et possède de meilleures installations.

St-Raphaël est moins bien abrité, et *Valescure* ne s'est pas développé comme on s'y attendait. Plusieurs boulevards et un certain nombre de villas en construction sont restés inachevés. Les pins sont trop disséminés pour offrir beaucoup d'abri et bien que les collines de l'Esterel protègent légèrement la ville contre les vents du nord-est, elle reste complètement exposée au mistral.

Durant les vingt dernières années, *Cannes* s'est énormément agrandi, en ce qui concerne les hôtels et les villas, surtout dans le quartier Est, où, sur un espace de 3 à 5 kilomètres, dans la direction d'Antibes, les maisons couvrent le versant des collines semé de pins.

Sous le rapport de l'approvisionnement d'eau et du système d'égouts, on a réalisé de grands progrès.

Grasse, dont la belle position rappelle un peu celle des Avants, près Montreux, est abritée à l'ouest, au nord-ouest, au nord et au nord-est, par des montagnes d'une hauteur considérable. L'air y est frais, la vue superbe, et les promenades y sont délicieuses. L'installation est bonne au Grand-Hôtel qui est situé dans la partie la plus élevée de la ville, à 335 mètres d'altitude.

Les personnes atteintes de névralgies ou d'asthme, et dont l'état a été aggravé par le séjour au bord de la mer, trouveront à Grasse une atténuation de leurs souffrances.

A quatre heures et demie au nord-ouest de Grasse, on rencontre *Thorenc,* à environ 1.220 mètres d'altitude ; cette station

Malgré la fréquence du vent, les tourbillons de poussière, les changements brusques de température et les brouillards du soir, les personnes dont l'état de santé exige

climatérique d'été à proximité d'une forêt de pins, est en voie de développement, et pourra devenir une grande ressource pour les malades séjournant au bord de la Riviera.

Nice, quoique la plus grande partie de la ville soit très exposée au vent, s'est, comme Cannes, énormément agrandie depuis vingt ans ; elle s'est embellie et les conditions hygiéniques s'y sont beaucoup améliorées. *Cimiez*, principalement, a pris beaucoup de développement ; l'air y est moins excitant qu'à Nice et convient à la plupart des personnes nerveuses. *Beaulieu*, sur le chemin de fer de Nice à Monte-Carlo, est situé sur une étroite langue de terre qui s'étend entre la mer et les rochers très élevés qui l'abritent au nord, nord-est, et en partie au nord-ouest. A la seule exception de la baie est de Menton, Beaulieu et Eze sont les localités les mieux abritées de la Riviera. Les rayons du soleil reflétés par les rochers ont fait donner à Beaulieu le nom de petite Afrique. L'étroite langue de terre entourant la gare d'Èze, est peut-être mieux abritée encore que Beaulieu. Eze est une gare située après Beaulieu dans la direction de Monte-Carlo ; le vieux repaire de brigands, couronnant ses rochers abrupts, à 400 mètres d'altitude, forme un tableau des plus pittoresques.

Le Cap Martin, entre Monte-Carlo et Menton, possède aujourd'hui l'un des hôtels les mieux situés et les mieux organisés de la Riviera. Construit à une altitude de 45 mètres environ au-dessus de la Méditerranée, il est entouré d'une vaste forêt de pins sous lesquels croissent des buissons de romarins, de myrtes, de lentisques et de cistes.

Le grand avantage qu'offre cette station, c'est que la poussière y est à peu près inconnue. L'action de son climat sur le système nerveux, est plus calmante que celui de Menton ou de Monte-Carlo. Les pins et les arbustes de la forêt offrent un abri contre le soleil et le vent, en même temps qu'ils parfument l'air. Dans les conditions actuelles, on ne peut considérer le Cap Martin comme une station climatérique favorable aux malades atteints d'affections pulmonaires sérieuses ; l'élément mondain y tient trop de place ; mais il y a au milieu des plantations de pins d'excel-

plus de soleil, de chaleur, et un air plus sec que celui du pays qu'elles habitent, gagneront de l'appétit et se trouveront mieux au physique et au moral après un séjour dans l'une des stations que nous venons de nommer. Le meilleur moment de l'année pour se rendre dans ces stations est en général de la fin d'octobre jusqu'à la fin d'avril.La température hivernale varie suivant les années, mais elle est généralement douce et en moyenne d'environ 10° C. Les malades qui se trouveront bien d'un séjour au bord de la Méditerranée (Riviera occidentale) sont : les personnes délicates, ayant peu de force de résistance, les malades atteints de tuberculose pulmonaire chronique ou indolente, de catarrhe des voies respira-

lents emplacements qui pourraient être installés au grand avantage des malades.

Bordhigera s'est beaucoup étendu depuis vingt ans, tout en conservant son ancien caractère de station climatérique tranquille. Les hôtels et les villas situés loin de la mer, au milieu des plantations d'oliviers, offrent plus d'abri et moins de poussière. Les villas de *Borghetto* (petite localité voisine, généralement comprise sous le nom de Bordighera) sont les mieux protégées contre le vent. L'air est, somme toute, plus frais à Bordighera qu'à Menton et à St-Remo.

A St-Remo on a construit un certain nombre de villas et d'hôtels dans les quartiers est et ouest de la ville,en partie peut-être, depuis que feu l'empereur Frédéric a fait un essai de ce climat.

On doit ouvrir prochainement une station climatérique d'été, à climat doux, à *Ormea* (820 mètres d'altitude), à cinq heures environ en voiture par une bonne route de la gare d'Oneglia, entre St-Remo et Alassio.

Alassio ne s'est pas beaucoup agrandi, bien que le séjour en soit préférable à celui de St-Remo pour beaucoup de malades. La ville ancienne proprement dite est située tout près de la mer, mais l'hémicycle de collines qui l'entourent, surtout les versants exposés au sud ou au sud-ouest, offrent de bonnes expositions, plus chaudes en hiver, plus fraîches en été que le terrain plat sur lequel est bâtie l'ancienne ville.

toires ou intestinales ou bien les convalescents d'affections pulmonaires ; les goutteux ou les rhumatisants très sensibles au froid et à l'humidité ; enfin ceux dont la force de résistance a été considérablement diminuée, d'une façon temporaire ou permanente, à la suite d'une maladie, de lésions ou par le fait d'une vieillesse prématurée. Comme toujours, il faut considérer ici, non seulement la nature de la maladie, mais encore les prédispositions particulières à chaque malade.

Les sujets excitables atteints de tuberculose pulmonaire qui sont épuisés par une toux sèche et nerveuse, par une grande irritabilité du larynx, et chez lesquels la moindre sensation de froid produit une élévation de température, tous ces malades se trouveront, en général, mieux dans un climat plus humide et plus égal, tel que celui d'Ajaccio, d'Alger, de Pau, ou d'Arcachon. Pour les malades nerveux ou ceux atteints de névralgies, il faut presque toujours donner la préférence aux contrées plus humides, plus froides et plus élevées, telles que Grasse et Cimiez.

Sorrente et Castellamare, dans l'admirable baie de Naples, bien que probablement trop chauds pendant l'été pour les habitants du nord de l'Europe, constituent un séjour délicieux au printemps et à l'automne. On peut prendre des bains de mer dans ces deux localités ; à Castellamare, il y a aussi des eaux minérales chlorurées alcalines.

Les îles d'Ischia et de Capri sont trop peu abritées pour un séjour. Naples est très exposé à la tramontane, mais il est devenu beaucoup plus sain depuis les travaux de drainage et depuis la diminution de la population dans les quartiers pauvres, et surtout depuis que la ville est alimentée (1885) par de l'eau pure provenant des sources de Serino, utilisées du temps des Romains, pour le célèbre aqueduc de Claude. Salerne qui égale presque Naples en

beauté et en réputation, n'est malheureusement pas sans
reproche au point de vue des installations hygiéniques, et
l'air chargé des miasmes paludéens, des marais près de
Pœstum, y arrive parfois. La Cava dei Tirreni est plus
saine. Elle est située à l'intérieur, à 10 kilom. de Salerne,
sur le chemin de fer de Naples ; c'est une station très
courue comme séjour d'été et d'automne ; néanmoins, suivant le Dr Johnston-Lavis, il y a en hiver beaucoup de
vent, de nuages et de poussière. Amalfi, sur le rivage nord
de la baie de Salerne, environ à 19 kilom. de la ville
de Salerne, a une position gaie et salubre. Bien que très
ensoleillé en hiver il n'est que partiellement abrité du
nord.

Dans cette catégorie de stations climatériques il faut
aussi ranger plusieurs villes situées sur la côte méditerra-
néenne de l'Espagne : citons Barcelone, Alicante, dont le
climat est plus chaud, enfin Malaga. Cette dernière ville a
un sol sec, sablonneux, un aspect de pays oriental ; elle est
protégée contre les vents du nord et de l'est par un hémicycle de montagnes ; mais elle est exposée à la bise mor-
dante du nord-ouest. Quant à Valence, elle appartient
plutôt aux stations à climat humide.

Parmi les localités climatériques plus *chaudes* d'humidité relative plus grande, quelques-unes des moins humides sont les villes ci-après de la Riviera orientale.

**Stations maritimes plus chaudes, d'humidité
relative plus grande** : Viareggio, Spezzia, Chiavari,
Rapallo, Ste-Marguerite et Nervi. Ces villes, à l'exception
de Nervi (1), sont un peu moins protégées contre les vents

(1) Presque toute la localité appartient à la noblesse opulente
italienne, mais l'Eden hôtel, qui est bien situé sur le versant de
la colline, offre une bonne installation pour les visiteurs (ce sont
principalement des Allemands). L'un des traits distinctifs de
Nervi, c'est la promenade qui longe ses côtes rocheuses et pitto-

froids et ont un climat relativement plus humide que celui des localités déjà citées sur la côte ouest de la Riviera que nous venons d'énumérer. Quant à Pise, située à quelques kilomètres dans l'intérieur, on ne peut strictement la ranger au nombre des stations à climat maritime.

A Gènes le vent et la pluie sont fréquents, mais Pegli, à 9 kilomètres à l'ouest, est mieux abrité, et jouit d'un climat plus égal, bien que l'humidité y soit plus grande que dans les localités situées plus à l'ouest, c'est-à-dire dans la Riviera occidentale proprement dite.

Les malades qui ont passé l'hiver à la Riviera de Gènes, peuvent se rendre au printemps à Pegli, avant de gagner la Suisse ou les lacs italiens.

Venise a un climat moins chaud que les deux Riviera ; elle n'est pas à l'abri des vents froids du nord, aussi son ancienne réputation pour la guérison de la phtisie n'est-elle pas entièrement méritée. Cependant l'absence de toute poussière y est un avantage très grand, et on peut recommander le séjour de Venise dans les cas où la phtisie enrayée a laissé subsister de la tendance à une toux irritante. On conseillera aussi ce séjour dans quelques cas d'irritabilité nerveuse, surtout pendant les mois de mars et d'avril, époques pendant lesquelles les autres stations ont également leurs inconvénients (1).

resques ; elle est bien abritée et complètement indemne de poussière ; c'est peut-être la plus belle promenade de toutes les stations maritimes de l'Europe. On la doit en grande partie à l'influence du docteur Schetelik.

(1) Les rhumatisants sont fort nombreux à Venise ; il est indispensable pour les malades d'éviter les appartements du rez-de-chaussée, ou ceux qui ne reçoivent pas directement le soleil. Le *Lido* est une ile qu'on peut considérer comme faisant partie de Venise. On y trouve une bonne installation de bains de mer, et si le Lido était absolument exempt de malaria, il constituerait une excellente station climatérique maritime.

Les villes autrichiennes de la côte de l'Adriatique ont une humidité relative plus élevée et un climat plus froid que les stations de la Riviera. Le temps y est plus variable, et la plupart d'entre elles sont exposées à des vents désagréables, spécialement au vent froid la « Bora », qui est très mauvais en hiver et au commencement du printemps. Abbazia, sur la côte Est de la péninsule de l'Istrie, est une station climatérique élevée, bien abritée, avec des hôtels bien installés. Ils sont ouverts pendant l'hiver ainsi que dans la saison des bains de mer. Plus au sud, se trouvent Cirkvenica, et les îles de Lussin, Lissa, et Lesina. Raguse est une très belle station et présente de l'intérêt pour les visiteurs ; mais malheureusement elle est assez exposée au siroco.

Parmi les îles Ioniennes la ville de Corfou, bien que très chaude en été, a en hiver un climat assez variable ; elle offre néanmoins plusieurs avantages au printemps et à l'automne, rendus plus agréables encore par la grande beauté du paysage et l'effet agréable du ciel. Zante a un climat semblable, mais l'installation y est moins bonne.

La Sicile possède de nombreuses localités délicieuses, qui peuvent être utilisées pour les malades, bien qu'elles ne puissent revendiquer des climats parfaits. Syracuse, Palerme, Catané et Acireale sont toutes trop chaudes en été pour les habitants des régions du Nord, et sont en hiver parfois très exposées aux vents. Leur caractère gai, cependant, agit favorablement sur le système nerveux et contrebalance ainsi les désavantages (vents et poussière), excepté quand il s'agit de malades très délicats.

Girgenti (l'ancien Agrigentum), quand les installations seront meilleures, prendra quelque jour une place prépondérante parmi cette classe de stations climatériques, mais, pour ce qui est de la beauté, toutes les stations doivent céder le pas à Taormina (l'ancien Tauromenium), qui est situé sur la côte Est, sur une colline abrupte, à 115 mètres environ au-dessus de Giardini, gare entre Acireale et Messine. La colline sur laquelle est placée Taormina est une prolongation des versants nord-est du mont Etna.

Si l'on compare le climat d'hiver de la Sicile avec celui des autres stations hivernales, on trouve, d'après la commission spéciale la « Lancet » de 1897 (1), que la température moyenne mensuelle pour janvier est de 10°80 C. à Palerme, de 9°75 C. à Catane, de 4° C. à Bournemouth, 5°5 C. à Ventnor, de 4°90 C. à Torquay, de 8°33 C. à Nice, de 9°44 C. à Menton, de 8°40 C. à San-Remo, de 12° C. au Caire, de 15°5 C. à Orotava (îles Canaries). Somme toute, le climat de la Sicile pendant l'hiver, à Palerme et à Catane, est plus chaud, plus humide et plus égal que celui des stations françaises et italiennes de la Riviera ; il est plus froid, plus humide et plus égal que celui du Caire ; il est également plus froid, mais probablement moins égal que celui d'Orotava.

Ajaccio (2), en Corse, exposée au sud-ouest, est abritée contre les vents froids et n'a ni poussière ni moustiques ; il y a de belles promenades et des courses en voiture à faire dans les environs. Les routes sont excellentes, les installations bonnes et les habitants accueillants.

(1) Pour renseignements plus complets sur la Sicile, voir les articles intéressants parus dans la « Lancet » (juin, juillet, août 1897) sur la Sicile comme station climatérique.

(2) En ce qui concerne Ajaccio, il faut noter surtout sa situation sur un terrain granitique, l'absence de poussière, sa position abritée, ainsi que les senteurs aromatiques toutes spéciales de l'air qui s'exhalent du maquis épais couvrant les collines environnantes. Les maquis ou broussailles corses sont composés principalement d'arbousiers, de cistes, de lentisques, de myrtes et de bruyères. On comprend le mot de Napoléon, qui disait à Ste-Hélène, qu'il reconnaîtrait la Corse les yeux fermés, rien qu'au parfum de son air.

Valence rentre dans le groupe des localités d'humidité moyenne, et non dans celui des stations à climat sec, comme quelques autres villes de la côte orientale de l'Espagne, dont nous avons parlé précédemment. Son climat doux et égal est un peu gâté par la proximité de canaux d'irrigation des rizières avoisinantes.

Le climat de Lisbonne et celui de quelques autres villes de la côte occidentale de l'Espagne et du Portugal, est trop variable pour être recommandé aux malades.

Biarritz et St-Jean de Luz, dans le sud-ouest de la France, sur le golfe de Gascogne, sont exposés aux vents prédominants et leur climat est stimulant pour beaucoup de personnes. Bien que la pluie soit fréquente, l'air semble rarement humide ; le sol étant très sec absorbe rapidement l'eau. Ces deux stations constituent un agréable séjour de bains de mer au printemps et à l'automne. On peut les recommander dans la cachexie occasionnée par un long séjour dans les pays chauds, aux personnes qui ne sont atteintes d'aucune maladie organique et dans certains cas d'hypochondrie.

Arcachon est plus au nord, à 14 kil. 1/2 environ de la côte actuelle, au milieu d'une forêt de pins, au sud d'un large bassin d'eau salée relié à la mer par un étroit chenal. Selon l'opinion du docteur Burney Yeo, le climat y est doux et calmant, particulièrement favorable dans le catarrhe des bronches et du larynx, ainsi que dans la phtisie avec tendance à la congestion ou à des complications inflammatoires. Toutefois, bien que la température moyenne de l'hiver soit d'environ 7°78 C., le climat y est moins égal et moins sédatif qu'à Dax, qui est dans son voisinage. Arcachon est composé de deux parties distinctes. La ville d'été, à proximité de l'eau, et pour cette raison, plus commode à habiter si l'on veut prendre des bains d'eau saline. La ville d'hiver couvre les dunes de ses villas disséminées parmi les pins. La plaine qui entoure Arcachon est presque complètement recouverte de plantations de pins, qui servent à donner de la stabilité aux collines de sable, autrefois arides ; elles constituent en même temps une barrière aux empiétements de la mer.

Stations maritimes à climat plus froid, d'humidité relative plus grande. — Parmi les localités à climat *plus froid et d'humidité relative plus grande*, il faut ranger les nombreuses stations maritimes de la Grande-Bretagne et de l'Irlande, les stations situées sur le littoral nord-ouest et nord de la France, et sur les côtes de la Belgique, de la Hollande et de l'Allemagne.

Le voisinage du Gulf-Stream et les vents humides réchauffés par les courants chauds de l'Océan Atlantique, rendent le climat de la Grande-Bretagne et de l'Irlande plus chaud que celui d'autres contrées situées sous la même latitude. Les pluies. sans être beaucoup plus abondantes, sont réparties plus également entre les différentes saisons que dans les pays plus méridionaux. Les nuages si fréquents dans le ciel britannique, tout en amoindrissant dans une certaine mesure la lumière et la chaleur du soleil durant le jour, empêchent aussi la déperdition de la chaleur par rayonnement pendant la nuit, et tendent ainsi à égaliser la température du jour et de la nuit. De là, l'absence de ce sentiment de fraîcheur ressenti si souvent au coucher du soleil dans la région plus chaude et plus ensoleillée de la Riviera. De plus, les conditions hygiéniques et l'installation sont en général excellentes dans les stations anglaises, avantage qu'elles possèdent sur beaucoup de localités du continent.

Il y a une différence très grande entre le climat des côtes de l'ouest et du sud-ouest de l'Angleterre, et celui des côtes de l'est et du sud-est. Ces dernières ont un climat plus froid et plus sec que les autres, tandis que les côtes méridionales réunissent en général les avantages du climat sec de l'Est et du climat chaud de l'Ouest. C'est en hiver surtout que ces différences de température se manifestent principalement. On pourra donc choisir quelques-unes des localités les plus chaudes pour des stations d'hiver. C'est de celles-ci dont il sera tout d'abord question.

Queenstown, dans la rade de Cork, Irlande, est bien abrité du nord ; il y fait aussi chaud qu'à Torquay dans le Devonshire. Glengariff, très bien situé sur la côte sud-ouest de l'Irlande dans la baie de Bantry, jouit d'un climat analogue. Selon le docteur D. E. Flinn, la température annuelle moyenne de Glengariff est de 11°C., et par conséquent, un peu plus élevée que celle de Torquay, de Ventnor ou de Bournemouth. La température moyenne de l'hiver est de 7°22 C. Parknasilla, dans la baie de Kenmare, avec Valentia et le reste du promontoire de Waterville, a la température moyenne la plus élevée en Irlande, à savoir 11°10 C. Suivant le Dr R. H. Scott, la moyenne des variations de la température journalière à Valentia n'est que de 1°06 C., tandis qu'elle est à Londres de 1°5 C. Dans l'est de l'Irlande, Rostrevor est recommandé par le Dr Flinn comme un séjour d'hiver et de printemps. Il est pittoresquement situé sur le versant nord du Carlingford Lough, et abrité au nord et à l'est par les monts Mourne qui sont très boisés. Rothesay, dans l'île de Bute, est, parmi les stations de la côte ouest de l'Ecosse, celle qui jouit en hiver d'un climat comparativement doux.

Le Dr Tripe a déclaré que les îles Scilly possèdent la température hivernale la plus égale des Iles Britanniques, si ce n'est de toute l'Europe. Penzance et Falmouth, dans le Cornouailles, ont un climat très égal, quoique ces sta-

lions soient moins bien abritées du vent que Torquay.
Falmouth a été mentionné en termes très élogieux par
Sir E. Sieveking (1) et Sir Joseph Fayrer (2), qui ont
une expérience personnelle de son climat, et le Dr W. H.
Dickinson (3) le préfère à toute autre localité de l'Angleterre comme séjour d'hiver pour les maladies chroniques
des reins. Le climat de Torquay est, dit-on, plus sec que
celui des autres localités du Devonshire méridional. Dans
la partie de la ville qui est étagée sur les collines, loin
de la mer, l'air est moins mou que dans les parties plus
rapprochées de la plage.

Teignmouth n'a pas un climat aussi égal que Torquay.
Cette localité n'est pas assez abritée pour servir de séjour
d'hiver. Dawlish conviendrait mieux aux malades ; mais
au printemps les vents d'Est la rendent moins habitable.
A Exmouth le quartier neuf est assez bien abrité, mais
le voisinage de la rivière y occasionne parfois des brouillards.

Budleigh-Salterton, à environ 6 kilomètres à l'est d'Exmouth, est mieux protégé du nord que cette dernière localité, mais les promenades abritées occupent un espace
limité.

Sidmouth est presque aussi bien abrité que Torquay
et possède de grands avantages pour une station climatérique d'hiver. Le nouvel établissement de bains offre de
grandes facilités pour les bains de mer chauds, etc. On
a, dit-on, installé dans cette station la douche massage
d'Aix, et le traitement de Nauheim pour les maladies du
cœur.

Salcombe, grâce à sa position abritée, est l'une des lo-

(1) *Brit. med. journ.*, 14 décembre 1889.
(2) *Brit. med. journ.*, 29 août 1896.
(3) *Allbutt's system of medicine*, vol. IV, p. 402.

calités les plus chaudes de l'Angleterre. Mais il y a trop peu de promenades pour les malades.

Un grand nombre d'autres localités de la côte du sud-ouest pourraient être mentionnées dans ce groupe ainsi que Lynmouth, Lynton, Ilfracombe et quelques autres villes de la côte septentrionale du Devonshire et du Cornouailles.

Deux des plus importantes stations climatériques hivernales de la côte anglaise sont Bournemouth dans le Hampshire et l'Undercliff de l'île de Wight. Bournemouth (qui comprend Boscombe) a été comparé à Arcachon, en raison de ses plantations de pins. Le vent est plus fréquent ici qu'à Torquay, mais la ville est assez bien abritée des vents du nord, du nord-est, et, même dans une certaine mesure, de ceux de l'est. L'air n'est pas si mou qu'à Torquay.

Le sable et le grès sur lesquels la ville est bâtie absorbent la pluie et contribuent à diminuer l'humidité de l'atmosphère. L'extension considérable qu'a prise la ville de Bournemouth depuis quelques années est une preuve de la faveur croissante dont jouit cette station comme station climatérique et séjour d'hiver pour les malades atteints d'affections des bronches ou des poumons. Branksome est à proprement parler la continuation de Bournemouth.

L'Undercliff de l'île de Wight est une sorte de terrasse longue d'environ 9 kilomètres, et qui s'étend de Bonchurch à Blackgang Chine. La chaleur du soleil est augmentée par la réverbération des falaises et de la mer. Le sol, composé de craie et de grès, absorbe l'eau et reste sec à la surface. Cette partie de l'île est abritée du nord, du nord-ouest, de l'ouest, et en partie aussi du sud-ouest. Le paysage est très beau, le climat, égal et doux, est cependant suffisamment sec et nullement mou. Ce séjour convient souvent aux malades atteints de tuberculose au début ou bien de catarrhe chronique des voies respiratoires, de scrofule, d'anémie ou de débilité, de même qu'aux convalescents de maladies aiguës. La grande réputation de cette partie de l'île de Wight a été confirmée encore par les résultats satisfaisants obtenus à l'hôpital national de Ventnor dans le traitement de la tuberculose.

Pwllheli, dans la baie de Cardigan, peut être considéré, avec assez de raison, comme une station hivernale grâce à l'abri que lui offrent les montagnes voisines.

Hastings et St-Léonard dans le Sussex, et Llandudno dans le nord du pays de Galles, sont plus connus comme stations d'été, mais les personnes qui ne craignent pas un peu de vent froid, pourraient aussi y séjourner l'hiver. On peut dire la même chose de Barmouth dans le Merionethshire.

Les localités maritimes pouvant servir de résidence d'été dans les Iles Britanniques sont trop nombreuses pour que nous puissions les mentionner toutes. Leur climat est plus froid en hiver que celui des stations dont nous venons de parler ; en été la différence est moins sensible. En Ecosse on peut citer Nairn sur le Moray-Forth, Broughty-Ferry sur le Firth of Tay, la ville de St-Andrews qui possède une université, Portobello près d'Edimburg, North-Berwick et Dunbar.

En commençant par le Nord, on trouve dans le Yorkshire : Redcar, Saltburn, Whitby, Scarborough, Filey et Bridlington. Dans le Lincolnshire Skegness est une ville à la portée des cités manufacturières de cette partie de l'Angleterre. Dans le Norfolk et le Suffolk : Hunstanton, Wells, Cromer, Great Yarmouth, Lowestoft, Aldborough et Felixstowe.

Dans l'Essex : Walton, Clacton, Southend.

Dans le Kent : Herne Bay, Birchington, Westgate, Margate (et son hospice bien connu pour les scrofuleux, fondé en 1791), et Cliftonville (la portion élevée de l'est de Margate y est probablement le quartier le plus sain de la ville), Broadstairs, Ramsgate (avec St-Lawrence qui le joint), Deal, Walmer, St-Margarets Bay, Douvres, Folkestone, Sandgate, Hythe. Les villes mentionnées après Douvres sont en partie abritées du nord ; leur climat est plus chaud que celui des localités des côtes orientales.

En nous dirigeant vers l'ouest, le long des côtes méridionales on rencontre : Hastings et St-Léonard, Bexhill, Eastbourne, Seaford, Brighton (1), Worthing, Littlehampton, Bognor. Puis nous arrivons aux villes maritimes de l'île de Wight qui ne se trouvent pas dans l'Undercliff c'est-à-dire : Shanklin, Sandown, Sea View, où les baigneurs des deux sexes prennent leurs bains en commun comme sur le continent. On s'habille sous des tentes dressées sur la plage (il n'y a pas de cabines) ; Ryde, Cowes, Yarmouth, Alum Bay et Freshwater.

Plus à l'ouest, le long de la côte, sont : Southsea, Lymington, Swanage, Weymouth, Lyme Regis et d'autres localités déjà mentionnées antérieurement comme pouvant servir de résidence d'hiver. Dans beaucoup de ces

---

(1) Nous n'avons pas nommé *Brighton* parmi les stations maritimes d'hiver parce que cette ville n'est pas abritée du côté de l'est, ce qui oblige les malades à certaines précautions durant les mois de février, de mars et d'avril. Le vent du nord s'y fait aussi parfois sentir d'une façon désagréable, excepté pourtant sur les promenades connues sous le nom de « Madeira Walks » qui sont abritées par la jetée. Le séjour de Brighton peut être favorable aux malades depuis la fin de l'automne jusqu'au mois de janvier ; mais pour devenir une véritable station climatérique hivernale, il faudrait à Brighton un grand jardin d'hiver ou « palais de cristal », protégeant complètement des vents d'est, du nord, et du nord-ouest, et permettant aux malades de faire chaque jour de l'exercice de quatre à six heures.

stations la position de la maison que l'on occupe n'est pas indifférente, les divers quartiers d'une même localité étant plus ou moins protégés contre les vents froids, et l'influence de l'air marin étant plus grande dans les parties de la ville les plus rapprochées de la mer.

Dans les îles de la Manche, l'air marin est plus vif que dans aucune des stations dont nous venons de parler. A proprement dire certaines localités situées dans les îles de la Manche possèdent un climat marin très pur qui rappelle un peu celui des îles Scilly.

Le long des côtes du Cornouailles, du Devonshire et du Somerset on trouve : New-Quay, Bude, Westwad Ho, Barnstaple, Ilfracombe, Lynton, Lynmouth, Minehead, Westonsuper-mare et Clevedon. Ces trois dernières, sur le canal de Bristol, ont un grand désavantage ; ce sont les bancs de sable boueux qui restent à découvert à marée basse ; mais les promenades y sont fort belles. Le climat y est moins frais que sur les côtes septentrionales du Cornouailles, mais plutôt plus stimulant que celui de Torquay.

Sur les côtes du pays de Galles il y a : Penarth près Cardiff, Porthcawl, The Mumbles près Swansea, Tenby, Aberystwith, Barmouth, Criccieth, Pwellheli (déjà mentionné), Beaumaris (dans l'ile d'Anglesea), Penmaenmawr, Llandudno (dont il a été question), Colwyn-Bay et Rhyl.

En continuant au nord du pays de Galles, on arrive à New-Brighton, Southport, Blackpool, Fleetwood et Grange dans la baie de Morecambe ; cette dernière station, dans une très belle position et bien abritée ; Silloth, dans le Cumberland, sur le Solway Firth, a un climat doux et comparativement sec. Douglas et Ramsey, dans l'ile de Man, ont naturellement un climat complètement maritime, puisqu'elles se trouvent au milieu de la mer d'Irlande.

Sur les côtes occidentales de l'Ecosse il y a : Ardrossan, dans l'Ayrshire ; Dunoon, Largs, Wemyss Bay et d'autres localités dans le voisinage du Fith of Clyde ; Rothesay dans l'île de Bude (dont il a été question) et Oban dans l'Arglyeshire ; toutes ces stations sont d'une grande utilité aux populations des centres industriels de l'ouest.

Sur la côte est de l'Irlande nous citerons : Bray, Kingstown, Howth ; Rostrevor (déjà mentionné) ; Newcastle dans la baie de Dundrum ; Bangor et Holywood dans le Belfast Lough ; toutes ces stations possèdent un climat humide et doux. Port-Rush, près de la chaussée des géants, et Portstewart sur la côte nord, ont un climat moins humide et plus stimulant. Buncrana, sur le Lough Swilly, est un agréable séjour d'été et présente des installations satisfaisantes.

Sur la côte ouest : Bundoran dans la baie de Donegal, Westport dans la baie de Clew, Kilkee et Kilrush dans le Clare sont exposés à l'influence de l'Océan Atlantique.

Sur la côte méridionale, Queenstown et Passage dans le port de Cork, Glengariff dans la baie de Bantry (déjà nommé), Tramore et Dunmore près de Waterford peuvent être cités.

Nous arrivons maintenant aux stations maritimes du continent, appartenant au groupe des stations plus froides, d'une humidité modérée. Le climat du littoral du nord-ouest de la France, celui du Finistère surtout, ressemble un peu à celui des côtes sud-ouest de l'Angleterre. Cependant la côte septentrionale de la France a un climat plus sec et plus stimulant. Le long de ces côtes sont situées un grand nombre de stations climatériques d'été très connues. Leur saison dure de juillet à septembre. Commençant à l'ouest, nous citerons Dinard (1) ; cette

(1) Les côtes de Bretagne présentent de Dinan à Brest et sur

station est très fréquentée par les familles anglaises et américaines, de même que la ville voisine de Dinan, si ancienne et si intéressante, qui est située assez loin de la mer (1). Plus loin le long de la côte sont St-Malo, Granville et Cherbourg. Puis nous arrivons à Cabourg, Beuzeval et Villers-sur-Mer, trois stations simples et sans prétention. Trouville et Deauville sont plus à la mode ; la vie y est plus coûteuse. En nous dirigeant vers l'est nous rencontrons Etretat, — autrefois simple village de pêcheurs, transformé en station balnéaire par le patronage d'un certain nombre d'artistes français, — Fécamp, St-Valéry-en-Caux, Dieppe, Le Tréport, Berck-sur-Mer (avec son sanatorium pour les enfants scrofuleux) (2), Boulogne et Calais — bien connus des Anglais — et Dunkerque.

l'Océan des plages nombreuses, très pittoresques, dont l'installation est souvent fort simple, mais suffisante. Nous citerons notamment : St-Lunaire, Saint-Briac, Roscoff, Pornichet, etc.

A. D. — P. S.

(1) Les stations maritimes à climat plus doux et plus chaud de la côte ouest de la France comprenant : Le Croisic, Pornic, Les Sables-d'Olonne, La Tremblade, Royan, Arcachon, Biarritz et St-Jean-de-Luz, ne peuvent guère être rangées dans cette catégorie et il y a peu de chances que les Anglais les choisissent comme stations d'été.

(2) Celui-ci a été institué de 1861 à 1869 par l'Assistance publique de Paris. L'œuvre des hôpitaux marins possède des hôpitaux semblables à Banyuls-sur-Mer (Pyrénées-Orientales), et à St-Trojan (dans l'île d'Oléron). Il y a aussi des sanatoria pour enfants à St-Pol-sur-Mer, à Pen-Bron (près le Croisic), à Arcachon et à Hyères. Le Dr Jules Rochard a montré que, quoique ces localités fussent d'un climat très différent, un enfant scrofuleux se trouve toujours mieux dans un sanatorium quelconque du bord de la mer que dans l'air impur des grandes villes et des hôpitaux ordinaires. Le Dr Charles Leroux a donné un court résumé sur les hôpitaux marins charitables pour les enfants en France (*Revue philanthropique*, Paris, 1897, n° 3, p. 395).

Sur les côtes de Belgique, on trouve Ostende, avec son air stimulant, sa plage sans rivale et son beau Kursaal sur la digue. Plus loin, vers l'est, Blankenberghe, station climatérique de date plus récente, et Heyst qui a moins de prétentions. Newport-bains, Middelkerke et Knocke sont de petites plages belges très simples. Scheveningen, à 3 kilom. de la Haye, sur la côte hollandaise, est l'une des plus célèbres stations d'été du continent. Zandwoort, près de Harlem, peut également être cité.

Sur les côtes de la mer du Nord, en Allemagne, il y a bon nombre de bains de mer où l'air est stimulant. Citons entre autres les petites îles de Borkum, Norderney (1), Baltrum, Langeoog, Wangeroog, etc., la plupart probablement peu connues des Anglais et des Américains. L'île de Heligoland, qui appartient maintenant à l'Allemagne, jouit d'un climat maritime très stimulant. Les bains y sont bien organisés et l'île est très fréquentée par les Allemands du Nord. Plus au nord se trouvent les îles de Foehr et de Sylt, appartenant au Schleswig. Dans la première de ces îles se trouve la station de Wyk, dans la seconde, celle de Westerland. L'île de Sylt a des sources ferrugineuses. Sur les côtes de la Mer du Nord, l'Allemagne possède plusieurs stations climatériques d'été : Dangast dans l'Oldenburg ; Cuxhaven, à l'embouchure de l'Elbe, et Büsum dans le Holstein.

Les stations de la Baltique ont l'avantage du voisinage de belles forêts, mais l'air y est moins stimulant que dans les stations climatériques de la Mer du Nord. — Mentionnons : Warnemünde près de Rostock, Düstern-

(1) A Norderney se trouve le plus vaste des sanatoria marins appartenant à la Société des sanatoria d'enfants dans les stations maritimes de l'Allemagne. La société possède d'autres sanatoria à Wyk, dans l'île de Foehr, à Gross-Müritz, dans le Mecklemburg-Schwerin, et à Zoppot, près de Dantzig.

brook, près de Kiel ; Travemünde, près de Lübeck ; Dobe-
ran ou Heilgen Damm (avec une source ferrugineuse faible); Sassnitz, Putbus et Binz dans l'île de Ruegen ; He-
ringsdorf, Swinemünde, Misdroy, Dievenow, Kolberg (ou
Colberg), Ruegenwalde, Zoppot, près de Dantzig, et Cranz.

En Danemark, Klampenborg, près de Copenhague et
Marienlyst près de Helsingœr sont des stations d'été très
fréquentées.

On pourrait citer aussi beaucoup de stations maritimes,
à air stimulant, en Norwège et en Suède.

VOYAGES SUR MER.

Certaines petites îles situées à une bonne distance des
terres, telles que l'île d'Heligoland et l'archipel des îles
Scilly, offrent tous les avantages d'un véritable climat marin ; mais c'est surtout durant la traversée que l'on jouit
de l'air pur de l'océan. Durant les voyages sur mer, la
température est égale tout en étant suffisamment humide
et l'atmosphère est complètement exempte de poussière,
de microbes et d'impuretés de toute nature. Même sous
les tropiques il est fort rare que l'atmosphère au large
soit d'une chaleur accablante comme elle se trouverait
l'être sur terre à la même latitude, et la température du
milieu de la journée dépasse rarement 29°44 C. Quant à
l'humidité moyenne de l'air elle est d'environ de 73,5
pour cent.

Le voyage sur mer a l'avantage de calmer le système
nerveux, grâce au déplacement même, à la nouvelle façon
dont on vit, sans les agitations et les soucis que l'on rencontre chez soi. Les brises marines augmentent l'appétit, la nutrition est meilleure et l'on jouit d'un sommeil salutaire.

Les malades qui veulent essayer d'un long voyage sur

mer doivent être à l'abri du mal de mer. Il est urgent qu'ils ne soient ni trop sérieusement malades ni trop faibles. Autant que possible ils feront bien de se procurer des cabines et une installation confortables, et de veiller à ce que leur nourriture à bord soit satisfaisante (1). A bord il faudrait qu'il y eût toujours un médecin dont on pût obtenir les soins chaque fois qu'on en aurait besoin, et tout malade ne devrait s'embarquer qu'accompagné par un garde ou un infirmier spécial.

Les malades qui ont le plus de chance de se trouver bien d'un voyage sur mer sont ceux qui s'étant surmenés sont atteints d'insomnie et de dépression. Dans les longues convalescences, dans les cas où l'on craint la phtisie et dans les différentes affections scrofuleuses, de même que dans les formes bénignes et torpides de la tuberculose pulmonaire, la vie du bord produira de bons effets, pourvu bien entendu que les malades s'en accommodent.

(1) Il est difficile souvent de se procurer du lait frais à bord. C'est là un grave inconvénient pour les malades qui sont accoutumés à boire beaucoup de lait, surtout pour ceux qui sont atteints d'affections pulmonaires ou rénales.

CHAPITRE XVIII

Stations climatériques de l'intérieur des terres.

Quoique ce livre, comme nous l'avons déjà dit, ait pour but d'expliquer l'emploi des eaux et des sources minérales dans le traitement prophylactique et curatif des maladies et des dispositions morbides, un chapitre traitant des stations climatériques s'impose, parce que dans la plupart des cas, l'usage d'eaux minérales va de pair avec le séjour aux différentes stations climatériques qui conviennent à l'état particulier des malades ou le complète. Nous avons consacré le chapitre précédent aux stations climatériques marines. Nous allons nous efforcer dans celui-ci de passer rapidement en revue les principales stations climatériques de l'Europe situées à l'intérieur des terres. Nous ne prétendons pas être complet, mais tout praticien intelligent pourra aisément combler nos lacunes. D'ailleurs, dans une œuvre de ce genre, il est impossible de songer à être complet. Les limites de l'ouvrage ne nous le permettent pas ; de plus chaque jour on crée dans les différentes parties de l'Europe de nouvelles stations que nous ne saurions citer.

Classification des stations climatériques situées à l'intérieur des terres. — Etant donné que l'altitude exerce une action prédominante sur toutes les fonctions de l'organisme, nous diviserons les différentes stations climatériques situées à l'intérieur des terres en trois groupes suivant leur altitude.

I. Localités de grande altitude à 1100 mètres ou plus.

II. Localités d'altitude moyenne situées de 500 à 1100 mètres.

III. Localités de faible altitude situées au-dessous de 500 mètres.

Nous ferons remarquer que naturellement les localités dont l'altitude est sur la limite de deux groupes pourront également être classées dans le premier ou le second de ces groupes. Des localités dont l'altitude est un peu inférieure à 1100 mètres peuvent parfois être rangées pour divers motifs dans le premier groupe, par exemple, si en raison de certaines particularités de leur position, leur influence sur l'organisme se rapproche davantage de celle des localités plus élevées et vice versa. Dans d'autres cas, les diverses parties d'un même village, dont l'ensemble est naturellement désigné sous le même nom, sont à des altitudes différentes ; on trouve parfois des différences de niveau de 150 mètres ou même plus entre deux quartiers d'une même station.

I. Localités de grande altitude, d'environ 1100 mètres et au-dessus.

Localités de grande altitude. — Les modifications climatériques que l'on rencontre dans les localités de grande altitude sont les suivantes :

a) Diminution de la pression atmosphérique, densité moins grande de l'air, raréfaction de l'atmosphère.

b) Un plus faible degré d'humidité absolue ou relative de l'atmosphère.

c) Absence ou tout au moins rareté des brouillards.

d) Grande limpidité de l'air.

e) Facilité plus grande de l'air de se laisser traverser par les rayons caloriques, parce que la chaleur venant du soleil est plus grande que dans les régions inférieures où l'air est plus humide.

f) Basse température à l'ombre.

g) Différence très notable entre la température au soleil et à l'ombre.

h) Pureté de l'atmosphère exempte de particules organiques ou inorganiques. Absence ou du moins rareté des microbes. Présence probablement plus grande d'ozone dans l'air.

i) L'agitation de l'atmosphère varie considérablement suivant que l'on se trouve sur le versant d'une montagne, dans une vallée ou sur un plateau.

En été il y a, durant le jour, des vents réguliers locaux qui soufflent des montagnes et de la vallée ; mais en hiver lorsque le sol est couvert de neige, il y a en somme peu de vent.

On peut considérer le climat des localités de ce groupe comme éminemment stimulant, réconfortant et tonique. Il provoque la dilatation de la poitrine et des poumons, l'amplitude des inspirations. Il augmente l'appétit, favorise la digestion, la nutrition, l'oxygénation et la régénération du sang. Sous l'influence de la faible pression atmosphérique que l'on rencontre aux grandes altitudes, le nombre des globules rouges du sang augmente rapidement ainsi que la proportion d'hémoglobine, quoique d'une façon moins rapide (1) ; la quantité d'oxygène qu'absorbe le sang devient également plus considérable (Paul Bert, F. Viault, A. Müntz, F. Miescher, F. Egger, A. Mercier, A. Rollet, P. Regnard, etc.). Le poids spécifique du sang augmente également et ce dernier devient plus riche en fer (Müntz, Viault).

(1) Ce changement qui a lieu dans la composition du sang a été

Les grandes altitudes peuvent être utiles aux malades
atteints d'anémie cérébrale ou d'épuisement provenant

considéré par plusieurs savants comme une réaction vitale de l'organisme tendant à compenser les pertes occasionnées par la diminution de la pression atmosphérique aux grandes altitudes. Afin que les tissus reçoivent la quantité d'oxygène dont ils ont besoin, les corpuscules rouges (qui portent l'oxygène) du sang augmentent en nombre afin de compenser la diminution de pression de l'oxygène dans les poumons. Miescher (*Correspondenz-blatt f. Schweitzer Aerzte*, 1893, nº 24) fait remarquer que le manque d'oxygène dans le sang stimule l'activité des organes hématopoiétiques (moelle rouge des os) et provoque ainsi la réaction ; cette explication est semblable à celle que l'on donne pour expliquer la réaction hématopoiétique qui suit de grandes pertes de sang occasionnées par des hémorrhagies. La proportion d'hémoglobine augmente sous-l'action des hautes altitudes plus lentement à coup sur que celle des globules rouges, néanmoins les observateurs qui n'ont pas noté l'augmentation de l'hémoglobine se sont trompés dans leur expérimentation ou bien n'ont pas attendu suffisamment longtemps. La lenteur de cette augmentation de l'hémoglobine provient très probablement de ce que les corpuscules rouges de nouvelle formation sont très petits au début et n'atteignent qu'à la longue leur volume normal et leur véritable richesse en matière colorante.

Le changement de composition du sang doit-il être regardé simplement comme dû à une réaction de compensation, ou bien provient-il d'autres causes ? Ce problème n'est pas encore résolu. Il est en tout cas un fait acquis, c'est que la proportion des corpuscules rouges et de l'hémoglobine diminue et retombe à l'état normal peu de temps après que l'on a recommencé à vivre à des altitudes inférieures. On a dit que le sang assimilant plus d'oxygène et rejetant plus d'acide carbonique, aux grandes altitudes que dans les régions peu élevées, le changement de composition de ce liquide devait forcément être dû à une autre cause qu'à une simple réaction de compensation. Il se peut que cette transformation résulte d'une cause autre qu'une simple réaction de compensation provoquée par la diminution de la pression atmosphérique. Elle provient peut-être de ce fait que le *métabolisme* de compensation doit être plus fort et la production de chaleur plus considérable aux grandes altitudes. Les localités situées à de hautes altitudes

de surmenage, de vie dans un air confiné, de manque
d'exercice, de tracas ou qui sont affectés d'atonie des

sont généralement plus froides que celles placées plus bas, et cet
abaissement relatif de la température rend nécessaire de la part de
l'organisme une augmentation de production de chaleur. Cette augmentation suffit, ce nous semble, pour expliquer comment il se fait
que le sang absorbe plus d'oxygène et rejette plus d'acide carbonique aux grandes altitudes. Ceci nous amène à un nouveau problème:
a-t-on normalement une plus forte proportion de corpuscules rouges et d'hémoglobine dans le sang lorsque l'on vit dans les climats
froids que lorsque l'on demeure dans les pays très chauds ? C'est
probable, mais le problème ne semble point avoir été résolu jusqu'à
ce jour quoique (comme nous l'a fait remarquer le Dr P. Manson),
le Dr A. Corre, parlant des effets des climats chauds (*Maladies des
pays chauds*, Paris, 1887, p. 38) dise « que le sang devient moins
plastique, moins riche en hématies ». Aux grandes altitudes, l'appétit augmente souvent, et A. Müntz (Comptes rendus, 1891, vol. 112,
p. 298) a démontré expérimentalement que toute augmentation
de nutrition constitue à elle seule un facteur suffisant pour améliorer la composition du sang. Selon toute probabilité, le changement de composition du sang que l'on constate aux grandes
altitudes appartient à cette loi générale de réaction qui veut que
chaque fois que les tissus réclament un supplément d'oxygène,
le sang tend normalement à devenir plus riche en hémoglobine
afin de suppléer au manque d'oxygène. Le besoin d'oxygène qui
produit une réaction de cette nature provient peut-être de causes
multiples ou d'un ensemble de différentes causes, à savoir : augmentation du *métabolisme* (exercice physique, nourriture reconstituante, abaissement de la température, traitement hydrothérapique), diminution de la pression barométrique (grandes altitudes) et même circulation plus lente (comme c'est le cas dans
certaines affections chroniques des organes thoraciques).

Le problème de l'augmentation des corpuscules rouges du sang
aux grandes altitudes n'est point encore résolu. Récemment les
recherches de A. Gottstein (*Allgem. mediz. Centralzeitung*,
1897, no 74) et de E. Meissen et G. Schrœder (*Münch. mediz.
Wochensch.*, 1898, no 4) ont montré que la chambre de l'hémocytomètre de Thomas-Zeiss est influencée par des variations relativement minimes de la pression barométrique, et que la préten-
due augmentation du nombre des corpuscules rouges observée

différentes fonctions produite par ces causes ; elles conviennent aux convalescents de maladies aiguës, aux personnes atteintes d'affections paludéennes, de cachexie des pays chauds, de glycosurie chronique, de polyurie nerveuse (diabète insipide), dans certains cas d'asthme, de goître exophtalmique, d'anémie sans complications, de tuberculose pulmonaire au début, de sueurs abondantes résultant de l'état de faiblesse de la peau.

Les localités de ce groupe, surtout celles qui sont très élevées, doivent cependant être évitées par les malades atteints d'hypertrophie du cœur très prononcée, accompagnée ou non de lésions des valvules ; de modifications athéromateuse et scléreuse du cœur et des artères ; d'emphysème pulmonaire, d'albuminurie, d'excitabilité nerveuse et de folie.

Nous indiquerons les stations de ce groupe qui méritent une mention spéciale. Elles ne sont point rangées suivant leur altitude seulement, mais aussi suivant les provinces où elles se trouvent. Nous avons cru en effet que les médecins aimeraient à savoir quelles étaient les différentes localités d'une même région dans laquelle ils seraient désireux d'envoyer leurs malades.

Dans les Alpes orientales, ordinairement comprises sous le nom de Tyrol : Sulden et Trafoi dans le district d'Ortler ; l'hôtel Karersee près le Rosengarten et les monts Schlern, à 5 heures de Botzen ; Hinter-Tux dans le Tuxer Thal ; Campiglio (Madonna di Campiglio) près Pinzolo ; San Martino di Castrozza, Schluderbach, Lan-

aux hautes altitudes peut, du moins partiellement, être rapportée à l'erreur qu'elle entraine. Il est nécessaire par conséquent d'entreprendre de nouvelles expériences aux grandes altitudes avec un hémocytomètre, de même nature que celui employé par Meissen et Schrœder, mais modifié de façon à éviter cette erreur particulière.

dro, et Cortina di Ampezzo, dans les Dolomites ; Toblach, Alt-Prags et Neu Prags, et Innichen dans ou tout près de la vallée de Puster ; Heiligenblut près le Grossglockner ; Brennerbad près la passe du Brenner ; Mendelpass au-dessus de Botzen ; Eggerhof au-dessus de Meran ; Fusch dans la vallée de Fuscher ; Obladis près de la vallée de l'Inn ; Schrœcken ou Schrecken dans le Vorarlberg.

Dans la partie est des Alpes centrales, nous avons les localités bien connues de la Haute Engadine : Pontresina, Saint-Moritz, Campfer, Silvaplana, Maloja, Sils-Maria, Samaden, Zuz (ou Zuoz) ; et les localités dans la Basse Engadine : Fettan, Schuls, Tarasp et Vulpera. Dans ou tout près de la vallée de Davos : Davos Dörfli , Davos Platz, Clavadel, Frauenkirch, Wiesen. Dans une vallée latérale de la vallée de Schanfigg : Arosa, formé d'un certain nombre d'hôtels et de villas à des altitudes respectives de 1100 à plus de 1800 mètres qui, tous, sont bien abrités du vent; ceux qui sont situés le plus haut conviennent aussi bien à un séjour d'hiver qu'à un séjour d'été, grâce à la grande quantité de soleil qu'ils reçoivent, même dans les mois les plus courts ; les stations les moins élevées conviennent mieux comme résidence d'été.

Le canton des Grisons a aussi : Klosters dans le Praettigau, l'hôtel hospice de la Bernina (2,308 mètres), Molins (Mühlen), Savognin (Schweiningen), Berguen, Lenzer-Heide, Parpan, Churwalden, Flims (Flimser Waldhäuser), Disentis. Sur le côté nord de la route du St-Gothard, Andermatt et Hospenthal sont des localités fréquentées. San Bernadino, sur le côté sud de la passe Alpine de ce nom, mérite également une mention spéciale.

Dans la partie centrale, sur le côté nord de la chaîne principale des Alpes, nous pouvons citer : Rigi-Scheideck (Rigi-Scheidegg), Rigi-Kaltbad, et Rigi-First sur le Rigi ; les hôtels sur le Pilat ; Mürren ; Wengen, l'hôtel de la

Jungfrau sur le Wengernalp, et l'hôtel Bellevue sur le petit Scheidegg (Scheideck), ou Lauterbrunnen Scheidegg, toutes ces localités sont à peu de distance de la chaîne de la Jungfrau ; l'hôtel Alpenclub dans la vallée de Maderan ; le Kurhaus Brünig sur la passe du Brünig ; Engstlenalp ; Adelboden ; Lenk ; Gurnigel ; l'Axalp au-dessus du Giesbach ; St-Beatenberg ; Rosenlaui ; Grindelwald ; cette localité est à 1554 mètres, altitude qui est plutôt inférieure à celle des stations les moins élevées de cette classe.

Ici nous pouvons mentionner le Weissenstein près Soleure dont le climat est plus stimulant, en raison de sa position qui correspond simplement à son altitude (1286 mètres).

Les montagnes situées le long du Rhône au-dessus du lac de Genève, et les vallées latérales aboutissant dans cette partie de la vallée du Rhône, présentent quelques-unes des stations climatériques les plus élevées de l'Europe et dont le climat est plus stimulant. Dans ce nombre il faut citer le Riffelalp et le lac noir au-dessus de Zermatt, le Belalp, la Rieder-Furka, l'Eggischhorn, le Rieder-Alp, Arolla, dans un embranchement du val d'Hérens, Saas-Fée, Berisal, l'hôtel Bella Tola et l'hôtel du Mont-Cervin près St-Luc, l'hôtel Weisshorn au-dessus de Vissoye, Zinal ; et à une altitude un peu moins grande, les bains de Loèche (Leukerbad), Montana près de Sierre, Evolena dans le val d'Hérens, Champex près le lac de Champex, dans le val de Champex ; Leysin, Villars (ou Villars-sur-Ollon) et Chesières avec l'hôtel de Chamossaire, Ormont dessus avec l'hôtel des Diablerets, la Comballaz, Château d'Oex ; toutes ces stations sont près d'Aigle ; Les Plans-de-Frenière et Gryon au-dessus de Bex.

Dans les districts du sud-ouest des Alpes on peut signaler le grand hôtel de Morgins dans le Val-de-Morgins, embranchement du Val d'Illiez ; les hôtels sur les Voirons près de la rive française du lac de Genève ; Chaumont au-dessus du lac de Neuchâtel ; le mont **Revard** près d'Aix-les-Bains. La localité dont le climat est le plus tonique dans le district du Mont-Blanc est l'hôtel Montanvert au-dessus de la Mer-de-Glace, tandis que Chamonix, situé dans la vallée, a un climat beaucoup plus doux et est à une altitude (1050 mètres) plutôt inférieure à celle des stations de ce groupe.

Sur le côté sud de la grande chaine de montagnes il n'y a pas d'aussi nombreuses localités que sur le côté nord et au centre. En procédant de l'est à l'ouest, nous noterons les localités suivantes, groupées d'après leur ordre géographique : Santa-Catarina et Bormio à l'entrée de la Valtelline ; Piora près Airolo sur la route du St-Gothard ; dans les vallées méridionales de Monte Rosa nous avons Macugnaga, Alagna, Gressoney-la-Trinité et Gressoney-St-Jean ; Andorno dans le Val d'Andorno (à 5 kilom. environ au nord de Biella) ; au-dessus du lac de Lugano se trouve le Mont Generoso. Plus loin, à l'ouest, au sud du Mont Blanc : Courmayeur, Prolognan, près de Brides-les-Bains, et Ceresole-Reale, près le Grand Paradis. Avant de quitter l'Italie nous devons encore mentionner Abetone, à environ 1370 mètres d'altitude, on peut y arriver en 6 heures de voiture de la gare de Pracchia, sur le chemin de fer de Bologne à Florence, ou en 7 heures de voiture de Pistoja. Pour plus de facilité nous devons aussi appeler l'attention sur Cutigliano, situé dans la même région, à 11 kilomètres de Pracchia, quoique l'altitude soit un peu moins élevée.

Dans les montagnes des Vosges il faut mentionner La Schlucht et l'hôtel Altenberg au-dessus de la vallée de Münster. Dans le sud-est de la France, Thorenc, à environ 32 kilomètres (4 h. 1/2 en voiture) de Grasse, est situé à une altitude de 1100 mètres, près d'une vaste forêt de pins. Panticosa dans les Pyrénées Espagnoles peut également trouver place dans ce groupe.

II. Localités d'altitude moyenne,
entre 500 et 1100 mètres.

Localités d'altitude moyenne. — Les stations climatériques appartenant à ce groupe ont des qualités analogues à celles du premier groupe, mais moins accusées. En ce qui concerne principalement leur altitude moins élevée et la plus grande densité de l'air, leur influence se manifeste à un degré plus faible sur la respiration et la circulation, sur les échanges entre le sang et l'atmosphère, sur la composition du sang (1), sur les fonctions de la peau et des voies digestives et sur le système nerveux. L'action moins prononcée sur la peau et les organes digestifs est en partie due d'abord à ce que la température de l'air est plus élevée et ensuite à ce que l'humidité est un peu plus grande. Le climat de ces localités n'est pas tout à fait aussi stimulant et tonique que celui des localités du premier groupe ; mais il est mieux toléré par beaucoup de personnes atteintes d'hypertrophie

(1) Les recherches de E. Veillon (Langenbruck), et Wolff et Kœpp (Reiboldsgruen) permettent de regarder comme probable que la modification du sang constatée à de grandes altitudes peut également se produire à une altitude d'environ 700 mètres. (V. *Correspondenzblatt f. schweizer Aertze*, 1893, p. 809 ; *Münchener med. Wochensch.*, 1893, p. 209 ; et *Arch. f. exp. Pathologie*, Leipzig, 1897, vol. 39, p. 463). v. Jaruntowsky et Schrœder (*Münchener med. Wochensch.*, 1894, p. 945) ont obtenu cette « réaction » à l'altitude encore plus basse de Gœrbersdorf (environ 560 mètres). Cette question mérite d'être remise à l'étude comme le démontrent les expériences de Meissen et Schrœder (*Münchener med. Wochenschr.*, 1898, n° 4) faites à Hohenhonne (236 mètres d'altitude).

du cœur et de légères altérations athéromateuse et scléreuse des vaisseaux sanguins, de même que par les sujets
délicats, à système nerveux plutôt instable, qui peuvent
perdre le sommeil et l'appétit à de grandes altitudes, ainsi
que par ceux qui souffrent d'emphysème pulmonaire et
d'albuminurie.

En mentionnant les stations climatériques de ce groupe,
nous procéderons encore de l'est à l'ouest et nous les désignerons, non d'après l'altitude, mais suivant les districts
où elles se trouvent, en nous rappelant qu'elles sont toutes à une altitude variant de 500 à 1100 mètres.

Schmecks (Hongrie, Tatra-Füred), dans le Comitat
Zips, dans la Haute-Hongrie, est situé dans les belles montagnes de Tatra des Alpes Carpathes ; c'est une des principales stations climatériques de la Hongrie. L'altitude de
Alt-Schmecks et de Neu-Schmecks dépasse 980 mètres;
celle de Unter-Schmecks, à 20 minutes de distance, est un
peu inférieure.

Wildbad-Gastein ; Semmering dans la passe du
Semmering, station climatérique très fréquentée par les
Autrichiens ; Velden, dans la Haute-Carniole ; Velden et
Pörtschach sur le Wœrther See, en Carinthie ; Aussee,
et Alt-Aussee sur le petit lac d'Aussee; Ischl ; Mondsee ;
St-Wolfgang sur le Wolfgang See ; Hallstatt ; Zell-am-See ;
Bruneck ; Achensee ; Innsbruck et Igls situés au-dessus ;
Gossensass au sud de la passe du Brenner ; OEtz.

Sur les hauts plateaux de la Bavière et auprès des
lacs adjacents nous mentionnerons : Kreuth, Starnberg,
Tegernsee, Schliersee, Walchensee, Wallersee, Partenkirchen, Kainzenbad, Garmisch, Oberstdorf, Berchtesgaden.

Dans les régions orientales de la Suisse : La Prese sur
le lac de Poschiavo ; Seewis, au-dessus de Praettigau ;
Ragatz, et les localités plus élevées de Wartenstein et

Valens près Ragatz ; Thusis ; Gais, Gonten, Appenzell, Weissbad Heiden, toutes situées dans le canton d'Appenzell.

Dans les parties plus centrales de la Suisse : Grindelwald (déjà mentionné parmi les localités de grande altitude) ; Engelberg, Bürgenstock, Seelisberg, Axenstein, Axenfels, Schœneck, qui sont toutes près du lac de Lucerne ; Felsenegg et Schœnfels près du lac de Zug ; Weissenburg ; Thun ; Interlaken ; l'hôtel Giessbach ; Uetliberg au-dessus du lac de Zurich ; Macolin ou Magglingen dans les montagnes du Jura, au-dessus du lac de Bienne, et le Kurhaus de Twannberg dans le voisinage de cette station ; Langenbruck, également dans le Jura suisse (canton de Bâle).

Dans les parties sud-ouest de la Suisse : Sierre dans la vallée du Rhône ; Champéry dans le val d'Illiez, une vallée latérale du Rhône ; Les Avants, Glion, Caux (son altitude de 1090 mètres est légèrement supérieure à celle des localités de cette classe) et Charnex au-dessus de Montreux ; St-Cergues sur le Dôle dans le Jura français ; Divonne et son établissement hydrothérapique bien connu ; Monnetier et Mornex sur le Salève ; Chamonix et Argentière ; le village de St-Gervais ; Les Corbières (près d'Aix-les-Bains) ; Brides-les-Bains.

En Auvergne : le Mont-Dore, La Bourboule, Royat, Saint-Nectaire, et Le Puy-en-Velay.

Dans les Pyrénées : Cauterets, Bagnères-de-Luchon, Bagnères-de-Bigorre, St-Sauveur, Eaux-Bonnes, Eaux-Chaudes, Argelès, et Vernet-les-Bains.

Dans les Vosges : St-Odille, les trois Epis, Hohwald, Gérardmer.

Dans la Forêt-Noire : Hœchenschwand, Schœnwald Titisee, St-Blasien, Triberg, Allerheiligen, Freudenstadt, Rippoldsau, Griesbach, Antogast, Wiedenfelsen, Sand,

Plaettig, Herrenwiess, toutes ces stations sont situées dans la partie Badoise de la Forêt-Noire ; Wildbad dans la partie Wurtembergeoise de la même Forêt.

Dans la forêt de Thuringe : Oberhof, Brotterode, Elgersburg, Ilmenau, Ruhla, Friedrichroda (cette dernière localité est à une altitude légèrement inférieure à celle des stations de cette catégorie).

Dans les chaînes de montagnes de la Bohême : Kœnigswart, Marienbad, et Johannisbad.

Dans l'Erzgebirge et le Riesengebirge : Reiboldsgrün, Flinsberg, Reinerz et Schmiedeberg.

Dans le nord de la Bavière : Alexandersbad dans le Fichtelgebirge et Muggendorf et Streitberg dans la Suisse Franconienne.

Dans les montagnes du Harz : Clausthal et Andreasberg (ou St-Andreasberg).

III. Localités de faible altitude.

Localités de faible altitude. — Les stations climatériques de faible altitude, situées au-dessous de 500 mètres, ont naturellement une action beaucoup moins prononcée que celles de plus grande altitude où l'air est plus raréfié ; elles sont souvent bien moins indemnes de poussière et de matières organiques en suspension dans l'atmosphère. Leurs autres caractères climatériques et leur influence sur la constitution sont très variables. Le degré de latitude ou plutôt la ligne isothermale sur laquelle est située une localité, et bien plus encore la température moyenne dans les différentes saisons de l'année, modifie considérablement ses effets comme station climatérique. D'autres particularités ont de même une grande importance ; ainsi le voisinage des montagnes, ou de vastes nappes d'eau, ou bien de forêts étendues, ou encore l'exposition de la station au sud ou au nord, à l'est ou à l'ouest ; l'emplacement sur le versant d'une montagne, sur un coteau ou sur un plateau : la présence ou l'absence de vents, et la direction des vents prédominants, l'exposition aux vents froids ou à l'abri de ces vents, la nature du sol, perméable ou non, le degré de drainage, sont toutes choses qui méritent l'attention.

Dans les régions du nord de l'Europe, des localités situées à une altitude de 200 à 500 mètres ont souvent une action beaucoup plus stimulante que d'autres localités situées à des altitudes variant de 600 à 900 mètres en Italie ou dans le sud de la Suisse, principalement dans et près des districts où se trouvent des lacs.

Il est un point très important : c'est le voisinage ou l'éloignement de la mer : par exemple, dans des îles comme la Grande-Bretagne, des localités qui n'ont qu'une altitude de 150 à 200 mètres, principalement quand elles ne sont pas entourées de collines plus élevées, exercent une action plus stimulante que celles qui ont une altitude trois ou quatre fois plus considérable dans l'Europe méridionale. Une grande somme de vent, de pluie et d'humidité et peu de soleil sont des circonstances dont il faut également tenir compte.

Des stations appartenant à ce groupe de faible altitude, si on y trouve une bonne installation et des environs agréables, sont plus utiles au point de vue du changement d'air du repos et de la distraction ; il faut étudier avec soin ces différents points dans le choix des localités convenant à chaque cas particulier. Nous ne mentionnerons qu'un petit nombre de localités appartenant à ce groupe.

Parmi les stations situées sur le continent et qui conviennent principalement pour le printemps, le commencement de l'été et l'automne, nous citerons : Salzburg, Gmunden, Ebensee, et autres localités situées dans le duché de Salzburg et dans le Salzkammergut ; Brunnen, Gersau, Lucerne, Weggis (Waeggis) sur le lac de Lucerne ; Vevey, Montreux et les localités avoisinantes, avec Mont-Fleuri (au-dessus de Territet) et Beau-Rivage (à Ouchy, près Lausanne), sur le lac de Genève ; Zurich et Baden en Suisse ; Locarno, Pallanza, Stresa, Baveno sur le lac Majeur ; Lugano sur le lac du même nom ; Menaggio, Cadenabbia et le district de « Tremezzina » sur le lac de Come, et Bellagio sur la rive opposée ; Varese près le lac du même nom ; Riva sur le lac de Garde ; Bagni-di-Lucca, Perugia (Pérouse) et Siena (Sienne) dans la haute Italie ; Cava dei Tirreni et Corpo di Cava près la baie de Salerne.

Les localités suivantes de l'Allemagne peuvent être mentionnées ici : Alexisbad, Harzburg, Blankenburg, Wernigerode, Ilsenburg, Gernrode et Ballenstedt dans les montagnes du Harz ; Blankenburg, Tabarz, Tambach et Liebenstein, dans la forêt de Thuringe ; Berneck dans la Fichtelgebirge ; l'hôtel du château à Heidelberg ; Godesberg près de Bonn ; Gerolstein, Bertrich, le Laacher See et Altenahr dans l'Eifel ; Cleve ; Wiesbaden ; Koenigstein, Schangenbad, Schwalbach et Homburg dans le Taunus ; Bad Boll en Würtemberg ; Freiburg en Brisgau, et Baden-Baden, Badenweiler, Petersthal, Teinach, Herrenalb et quelques autres localités dans la Forêt-Noire.

En France on peut trouver des localités de cette classe bien appropriées sur les versants inférieurs et sur la lisière des différentes chaînes de montagnes : les Pyrénées, les Alpes du sud-ouest, le Jura, les Vosges, l'Auvergne, les Cévennes, le Forez et les montagnes du Morvan. Beaucoup de ces stations ont été décrites comme stations balnéaires dans les chapitres précédents. En Belgique, nous pouvons indiquer les environs de Namur et de Dinant ; il y a aussi de beaux et salubres villages dans la Belgique, le Luxembourg et les Ardennes françaises. En Normandie et en Bretagne aussi on peut utiliser, en raison de la pureté de l'air, un grand nombre de localités agréables connues depuis longtemps.

Plusieurs stations de cette classe peuvent servir de résidence d'automne et d'hiver. Dans ce nombre nous mentionnerons Meran, Botzen, Gries, Arco, Gardone-Riviera, Gœrtz (Gorizia), Pau, Cambo-les-Bains et Argelès (l'altitude d'Argelès est de plus de 500 mètres, et cette localité a été par conséquent aussi mentionnée dans les stations d'altitude moyenne. Quelques villes intéressantes comme Séville, Rome (1) et Florence sont souvent utilisées avec avantage comme résidence d'hiver.

L'Angleterre, le pays de Galles et l'Ecosse possèdent de bonnes stations de faible altitude et nous renvoyons à ce que nous avons déjà dit concernant leur effet stimulant, comparé à celui des altitudes semblables des stations du continent. Le climat de plusieurs stations, quoique rapprochées, varie beaucoup en raison d'une différence de 30 à 60 mètres dans l'altitude. Ainsi Boars Hill et Schotover Hill ont des avantages sur Oxford, et le Gog-Magog Hills sur Cambridge, de sorte que les familles qui sont en rapport avec les universités peuvent avec avantage résider dans l'une de ces localités durant la plus grande partie de l'année. De même plusieurs faubourgs de Londres, comme Highgate, Finchley, Hamspstead, Shooters Hill, Upper Norwood, et Sydenham Hill, peuvent être utilisés par les Londoniens.

En Angleterre les localités suivantes conviennent comme stations climatériques : Malvern ; le district de

---

(1) Il est encore généralement admis que Rome est une localité insalubre, le siège de la malaria et de maladies infectieuses. Les lecteurs du *Guide hygiénique d Rome* par le Dr Mendini trouveront que, en réalité, c'est une des grandes villes du monde les plus saines.

Clifton près Bristol et les Downs du voisinage ; les environs de Dartmoor ; certaines parties des Downs du
sud ; Buxton et d'autres localités dans le Derbyshire
Peak district ; Ilkley et Ben Rhydding ; Harrogate, et
Gilsland. Dans un rayon d'environ 64 kilomètres de
Londres le nombre des localités appropriées est très con-
sidérable, principalement dans les comtés de Surrey,
d'Hampshire, et de Kent ; dans ce nombre nous pouvons
indiquer les suivantes : Tunbridge Wells, Southborough,
Frant et les collines avoisinantes ; Hindhead, Black-Down,
Haslemere et Liphook ; Frensham Common et Thursley
Common, au nord d'Hindheat ; Frimley et Chobham
Ridges, au sud de Bagshot ; Ascot Heath ; Leith Hill
avec Coldharbour et autres localités ; Holmbury Hill,
Hurtwood Common et Wonersh Heath, à l'ouest de
Leith Hill ; Merrow près Guildford ; Farnham Common
et Crooksbury Common près de Farnham ; St-George's
Hill et Weybridge ; les Downs d'Epsom près Epsom et les
Downs de Banstead près Sutton ; différentes localités sur
le plateau élevé, qui s'étend de Redhill à l'est jusqu'à
Westerham et Sevenoaks dans le Kent.

Keswick, Grasmere, Ambleside, Windermere, Ulles-
water et autres localités situées dans le « district des lacs »
qui est plutôt humide, sont des stations climatériques très
recherchées en été. Le paysage y est magnifique ; il y a
beaucoup d'excursions à faire dans les environs, et on
peut s'y promener en bateau et y pêcher à loisir, etc.

Le pays de Galles possède dans l'intérieur des terres
de nombreuses localités qui conviennent pour le printemps, l'été et l'automne et quelques-unes d'entre elles,
comme la partie supérieure de Llandrindod, ont un climat stimulant. Nous ne mentionnerons que Llandrindod
Llangammarch, et Llanwrtyd ; le lac Vyrnwy et les hôtels
de l'Elan Valley ; Llanberis ; Llangollen ; Trefriw.

En Ecosse nous avons un certain nombre de stations climatériques : Braemar, Ballater, Grantown, Forres, Strathpeffer, Blair-Athol, Pitlochry, Inversnaid, le Trossachs, Crieff, Moffat, Bridge of Allan.

En Irlande, la plupart des stations climatériques sont des stations maritimes ; il y a quelques localités admirablement situées à l'intérieur des terres, telles que Killarney, sur le Lough Leane. Cette station est très pittoresque ; les personnes qui ont simplement besoin d'un changement d'air et non d'un climat qu'elles ne pourraient supporter d'ailleurs se trouveront bien d'un séjour dans cette localité. Mallow dans le comté de Cork a déjà été mentionné en raison de sa source hypothermale et Blarney à cause de son établissement hydrothérapique. Enniskerry et Woodenbridge, dans le comté de Wicklow, et Dundrum, près Dublin, sont mentionnés par Flinn, comme convenant particulièrement bien aux malades atteints de la poitrine et qui ont besoin d'un air doux et sédatif. Ces localités sont situées au milieu d'un paysage pittoresque et abritées des vents froids, mais elles conviendraient mieux pour des affections pulmonaires, si on instituait le traitement qu'on suit dans les sanatoria. Des stations de ce genre, sans l'aide d'une surveillance médicale, donnent peu de résultats chez les malades atteints de phtisie.

CHAPITRE XIX

Cure de raisin. — Cures de lait et de petit lait. — Sanatoria pour régime diététique et méthodes de traitement spéciales. — Sanatoria pour tuberculeux.

Cure de raisin. — Les raisins, comme les autres fruits et les autres jus de fruits, possèdent une faible valeur nutritive et exercent une certaine action laxative et diurétique. Les effets produits par les cures de raisin varient suivant les individus ; ils dépendent aussi dans une certaine mesure de la variété du raisin et de sa richesse en principes sucrés. Dans certains cas, le raisin pris en grande quantité, produit facilement de la diarrhée ainsi que certains troubles de nature catarrhale. Cette cure a surtout une action dérivative, et donne de bons résultats dans certains cas de constipation chronique, de pléthore abdominale et de bronchite chronique. Chez les personnes faibles, surtout chez celles qui sont disposées à avoir des selles trop fréquentes, il faut user de beaucoup de circonspection dans l'emploi des cures de raisin, et agir avec plus de prudence encore lorsqu'il s'agit d'autres cures de fruits, à l'exception peut-être des airelles.

Localités où l'on peut faire des cures de raisin. — Ce qu'il y a de plus naturel et de plus simple, quand on veut faire une cure de raisin, c'est de se transporter à l'endroit même où pousse ce fruit, pourvu qu'il soit de bonne qualité. La qualité du raisin est meilleure à tel endroit, en une certaine saison et à telle autre à des époques différentes.

Parmi les nombreuses localités propices aux cures de raisin, on peut citer les suivantes : Meran, Botzen avec Gries, qui se trouve dans le voisinage, Arco, Abbazia, Montreux, Vevey, Territet et d'autres localités avoisinantes situées sur les bords du lac de Genève ; Bex, Interlaken, Gleisweiler, Edenkoben, Neustadt-an-der-Hardt, Dürkheim-an-der Hardt, Grünberg dans la Silésie Prussienne, Voeslau en Autriche, etc.

Cures de lait et de petit lait, etc.— Le lait constitue un aliment complet qui, en beaucoup de cas, peut être digéré et assimilé, alors que d'autres seraient mal digérés ou imparfaitement assimilés. Le lait de vache, celui qu'on emploie le plus, contient environ 4,75 pour cent de sucre de lait, 3,5 pour cent de beurre, 4 pour cent de caséine et d'albumine, 0,75 pour cent de sels (surtout de phosphate de chaux) et environ 87 pour cent d'eau. Le lait de chèvre, de brebis, d'ânesse et de jument est aussi employé ; pour ce qui est du lait de chèvre et de brebis on le prend la plupart du temps sous forme de petit lait. Pour beaucoup de personnes le lait constitue d'une façon permanente un des aliments les plus importants principalement pour celles dont les digestions sont faibles, celles atteintes de diathèse urique, de néphrite, de cystite, d'anémie, de phtisie pulmonaire et de divers troubles cachectiques. Des traitements spéciaux durant lesquels le lait, le petit lait, le koumis, etc., constituent le principal ou même l'unique aliment, sont souvent utiles (parfois aussi on alterne ; on fait pendant un temps une cure de lait, puis on reprend sa nourriture ordinaire) dans les affections catarrhales chroniques du tube digestif par exemple, dans la dyspepsie nerveuse, chez certains sujets excitables, dans la dysenterie, le psilosis (1), certaines affections goutteuses, la diathèse urique, les maladies de la vessie et des reins.

La cure de lait, tout en maintenant la nutrition aussi bien et parfois mieux que toute autre nourriture, a l'avantage de procurer un repos relatif aux organes digestifs et agit comme diurétique. Le lait élimine les produits inutiles accumulés dans l'organisme, et lave pour ainsi dire le sang et les tissus.

Malheureusement il est des gens qui ont une grande répugnance pour le lait. D'autres ne peuvent pas en prendre à cause des troubles digestifs qu'il produit ou parce que, ne s'assimilant que d'une façon imparfaite, il se trouve ne pas avoir un pouvoir nutritif suffisant.

Souvent on préfère le lait cru et froid, ou bien encore tiède ou fraîchement trait ; mais quand on prend du lait non stérilisé et non bouilli il faut toujours veiller à ce qu'il soit parfaitement frais et pur, et à ce que les animaux qui l'ont fourni soient complètement sains. Le lait qu'on a fait bouillir trop longtemps devient indigeste pour certaines personnes et acquiert un goût désagréable ; mais le lait qui n'a été qu'à peine bouilli et que l'on boit chaud est souvent plus facile à digérer que le lait cru et froid. Ce dernier détermine parfois une sensation de malaise, de plénitude et d'oppression à l'épigastre et peut même provoquer de la diarrhée chez les malades prédisposés. Ces mêmes malades peuvent néanmoins souvent boire du lait à peine bouilli (chaud ou froid) et fréquemment ils en préfèrent le goût.

Parfois chez les malades qui éprouvent des malaises gastriques et une extrême répugnance pour le lait, il ne

(1) V. *Psilosis or sprue*, par Georges Thin, 2ᵉ édit., Londres, 1897, p. 131.

faut prendre ce dernier qu'en très petite quantité à la fois ; on parvient quelquefois à rendre le lait plus digestif et à lui donner un goût plus agréable en y ajoutant des eaux gazeuses, artificielles ou naturelles, de l'eau d'orge, de l'eau de chaux, du bi-carbonate de soude ou même du sel commun ; on peut aussi y mêler un peu de café ou de cognac. D'autres malades encore prennent plus volontiers leur lait avec du pain rôti ou des biscottes ou encore sous forme de pain trempé dans du lait.

Le lait écrémé, c'est-à-dire celui dont on a retiré une grande quantité de ses principes gras, est souvent plus aisé à digérer que le lait ordinaire ; son action diurétique est plus grande dans les affections rénales.

Le lait de beurre (Butter milk) contient beaucoup moins de matières grasses et de caséine que le lait ordinaire. Il a un léger goût acidulé qui est dû à la présence d'acide lactique et parfois aussi d'un peu d'acide carbonique. Son action laxative le rend utile dans les cas où il y a tendance à la constipation.

Le petit lait, c'est-à-dire le lait dont on a retiré la caséine et presque toutes les matières grasses, contient de l'eau, du sucre de lait et des sels avec environ 1 pour cent d'albumine. Toutefois la proportion de ses éléments varie beaucoup suivant le mode de préparation. On a dit que, à cause des sels que contenait ce lait, il exerçait une action analogue à celle des eaux minérales, qu'il possédait une action diurétique plus grande que le lait ordinaire et parfois aussi une légère action laxative. Le petit lait a longtemps joui d'une réputation spéciale dans le traitement de la bronchite chronique et des affections pulmonaires ; mais il contient très peu de principes nutritifs ; il est beaucoup moins employé qu'autrefois.

Le koumis est une boisson alcoolique que l'on obtient en faisant fermenter du lait de jument ; c'est une sorte de vin-lait, mais en Angleterre le véritable koumis des steppes de la Russie est remplacé par du lait de vache que l'on fait fermenter d'une façon analogue.

Le kéfir du Caucase est une boisson alcoolique fabriquée avec du lait de vache que l'on fait fermenter à l'aide d'un ferment organique spécial « les grains de kéfir ». Leur goût acidulé et l'action stimulante de l'acide carbonique sur la muqueuse de l'estomac rendent ces boissons agréables aux malades qui ont de la répugnance à boire du lait ordinaire. On emploie le koumis et le kéfir dans beaucoup de cas d'anorexie, d'anémie, d'affections pulmonaires chroniques, de débilité générale et de cachexie.

Stations pour cure de lait ou de petit lait. — Gais, Appenzell et Heyden sont les premières localités qui jouirent d'une réputation spéciale pour leurs cures de lait et de petit lait. Il y a maintenant une foule de stations où l'on peut faire une cure de ce genre. Nous citerons simplement, par ordre alphabétique, les localités suivantes : Allevard, Les Avants, Badenweiler, St-Blasien, Cauterets, Chamonix, Engelberg, Freudenstadt, Friedrichroda, Gerardmer, Gleisweiler, Joannisbrunn, Interlaken, Ischl, Klosters, Kreuth, Laubbach, Meran, Obersalzbrunn, Rehburg, Reichenhall, Rigi-Scheideck, Römerbad, Seewies, Streitberg, Teinach, Tharandt, Tobelbad, Weggis (Waeggis) (Wilhelmshöhe).

CURES DIÉTÉTIQUES ET SANATORIA POUR TRAITEMENTS SPÉCIAUX.

Le principal motif qui fait que les localités spéciales jadis réputées pour leur cure de lait ne sont plus aussi en vogue qu'elles l'étaient autrefois provient de ce que l'on peut fort bien faire une cure de cette nature dans la plupart des stations climatériques ordinaires ou même chez soi. Il ne faut cependant pas perdre de vue que beaucoup de malades ne peuvent résister à la tentation de manger à leurs repas ce qu'ils voient manger autour d'eux. C'est là un obstacle auquel on se heurte dans la plupart des cures diététiques, et un motif qui rend ces cures presque impraticables à domicile ou dans les hôtels ordinaires des stations climatériques.

Sanatoria pour cures diététiques. — C'est pour cette raison que, durant ces dernières années, on a construit dans différentes parties de l'Allemagne des établissements pour cures diététiques (comprenant des sanatoria pour le traitement du diabète). Nous citerons ceux de Heidelberg, de Würtzburg, de Francfort-sur-le-Mein, de Kissingen, de Neuenahr, de Wiesbaden, de Baden-Baden, etc. qui sont tous dirigés par des hommes fort distingués.

Sanatoria pour cures d'affections spéciales. — On a également construit beaucoup de sanatoria pour le traitement de maladies spéciales, comme les affections nerveuses, la dypsomanie, la morphinomanie, les maladies de la peau, les affections de l'utérus et de ses annexes, etc.

Des sanatoria spéciaux de cette nature peuvent rendre de grands services dans beaucoup de cas où le traitement à domicile ou dans les hôtels serait difficile pour des raisons multiples.

Sanatoria pour le traitement de la tuberculose. — Les sanatoria pour le traitement de la tuberculose pulmonaire sont encore plus nécessaires. On en a construit dans différentes parties de l'Europe et principalement en Allemagne et en Suisse, depuis que feu le Dr Hermann Brehmer appliqua sa méthode pour le traitement de la tuberculose dans son propre sanatorium à Gœrbersdorf (Silésie prussienne) en 1859. On construisit ensuite, en 1874, le sanatorium privé de Falkenstein sur le Taunus, à l'instigation des médecins de Francfort ; il fut ouvert en 1876. Dettweiler, qui avait été médecin auxiliaire de Brehmer, y introduisit certaines modifications dans le traitement, surtout plusieurs dispositifs permettant aux malades de se reposer couchés au grand air par presque tous les temps et pendant la majeure partie du jour. Les excellents résultats obtenus dans ces deux établissements firent construire un grand nombre de sanatoria privés dans les différentes parties de l'Europe. La plupart du temps ces établissements étaient dirigés par des élèves de Brehmer ou de Dettweiler qui suivaient les méthodes de leurs maîtres. Nous citerons l'établissement de Hohenhonnef sur le Rhin (Dr Meissen), ceux de Gœrbersdorf, le sanatorium du Dr Turban à Davos, ceux d'Arosa, de Leysin, en Suisse, ceux de Nordrach et de St-Blasien dans la partie Badoise de la Forêt Noire,celui de Reiboldsgruen en Saxe, etc. Naturellement les sanatoria de construction récente, ceux qu'on a bâtis depuis que l'on connaît le bacille de la tuberculose et son rôle dans la maladie possèdent certains avantages. Les murs et les planchers y sont aménagés de façon à être toujours propres et on prend toutes les mesures pour empêcher la contagion par les microbes que contient la poussière.

Les résultats obtenus dans quelques-uns de ces sanatoria démontrent surabondamment que, même dans des climats relativement peu propices, on peut traiter avec succès la tuberculose pulmonaire en faisant observer strictement aux malades une hygiène régulière et un régime spécial, et en les suivant attentivement. Ce qui caractérise les établissements de cette nature c'est surtout la cure au grand air ou plutôt à l' « air pur », le régime, les soins spéciaux que le médecin donne à chaque malade dont il relève le courage, l'empêchant de se fatiguer outre mesure, de demeurer trop longtemps sans nourriture, bref de diminuer en quelque façon que ce soit les chances de sa guérison. Le médecin règle également la somme d'exercice et de « gymnastique pulmonaire » (telles que profondes inspirations) qui convient à chaque malade ; il fixe aussi dans quelle mesure le malade doit être stimulé par des pratiques hydrothérapiques. Le séjour dans un établissement de ce genre donne au malade des connaissances et des habitudes hygiéniques (« traitement par discipline » ou « par éducation ») qui seront plus tard très utiles non seulement pour lui-même mais aussi pour la famille et pour les autres personnes avec lesquelles il pourra être en contact.

En France, un sanatorium pour la tuberculose, fondé par le D^r Ch. Sabourin suivant les mêmes principes que ceux dont nous avons parlé, fonctionne depuis 1890 à Vernet-les-Bains sur le mont Canigou. Mais on ne juge pas qu'il soit pratique d'y demeurer toute l'année. Cependant le Dr S. Bernheim (1), de Paris, et la « Société des Sanatoria de France » nous informent que l'on songe à établir de nouveaux sanatoria dans diverses régions de la France.

Suivant le Dr S. Unterberger (2), il y a en Russie des sanatoria privés pour le traitement des tuberculeux, notamment à Halila dans la Finlande et à Lindheim en Livonie. Il en existe également un à Tonsaasen, entre Bergen et Christiania, en Norvège.

En Angleterre le Dr Pott a fondé à Bournemouth un petit sanatorium privé pour le traitement de la tubercu-

(1) *Les sanatoria pour tuberculeux en France.* Communication faite par le Dr S. Bernheim au Congrès international de climatologie tenu à Clermont-Ferrand, 1896.

(2) *St-Petersburg med. Wochenschr.*, 1896, n° 32.

lose par le grand air. Le Dr Burton-Fanning (1) s'est efforcé
de mettre en action les mêmes principes dans un établissement situé près de Cromer et qui est à environ 400 mètres
de la mer et à 70 mètres d'altitude. Comme le Dr H. Weber l'a longtemps soutenu, il y a en Angleterre beaucoup
d'autres endroits où l'on pourrait avantageusement construire des sanatoria pour tuberculeux, par exemple sur
les versants des collines sablonneuses qui s'étendent au
sud de Londres. Le Dr A. Ransome et d'autres médecins
ont dernièrement fait une campagne en faveur de l'introduction en Angleterre d'un véritable système de sanatoria pour le traitement des tuberculeux. Des établissements de cette nature non seulement guériraient souvent
la tuberculose, mais auraient en outre l'avantage de faire
l'éducation du public et de lui enseigner les moyens pré-
ventifs contre la phtisie.

Le mal ne pourra néanmoins être combattu d'une façon
efficace que lorsqu'il aura été pris des mesures pour soigner les indigents déjà atteints. A ce point de vue l'Angleterre a donné l'exemple. Elle a été des premières à
établir des hôpitaux spéciaux pour les tuberculeux des
classes pauvres. Notons le « Royal National Hospital » bien
connu (1869) de Ventnor dans l'ile de Wight et le « National sanatorium for Comsumption » fondé en 1855 à
Bournemouth. Les nations européennes ont suivi l'exemple de l'Angleterre. On a construit en 1892 à Falkenstein un sanatorium pour les tuberculeux pauvres, situé
tout à côté du célèbre sanatorium privé. Il existe aussi
des sanatoria pour les indigents à Rüppertshain dans le
Taunus (ouvert en 1895), à Rehburg (pour la ville de
Brème), à St-Andreasberg dans le Hanovre (montagnes

_____

(1) V. « The Open Air Treatment of Phthisis in England », by
F. W. Burton-Fanning, in *the Lancet*, March, 1898.

du Harz), à Gœrbersdorf et à d'autres endroits en Allemagne ; de même il s'en trouve un à Davos en Suisse et à Heiligenschwendi près du lac de Thun. En somme, grâce aux efforts constants du pasteur W. Bion de Zurich et de ses amis, presque chaque canton de la Suisse possédera bientôt un sanatorium spécial pour le traitement de ses tuberculeux. D'autres sanatoria de même nature ont été construits dans différentes localités. Celui d'Alland près de Baden en Autriche (pour les malades peu aisés) mérite une mention toute spéciale. C'est grâce aux efforts enthousiastes de v. Schrœtter, de la Faculté de Vienne, qu'il a été construit (1).

Malgré les progrès considérables que l'on a faits dans la bonne voie, le nombre d'institutions spéciales pour le traitement des tuberculeux pauvres est loin d'être encore suffisant pour qu'on puisse y soigner les milliers de malheureux qui sont en proie à la maladie.

Certes on a besoin de beaucoup d'autres sanatoria. Il en faudrait qui fussent affectés aux malades pris au début et chez qui on peut espérer la guérison ; d'autres qui ne reçussent que les malades déjà fortement atteints et ne laissant plus grand espoir ; les malheureux privés de ressources pourraient y demeurer, si cela était nécessaire, jusqu'à la fin de leurs jours.

De cette façon au moins, ils ne communiqueraient pas

(1) On construit actuellement à Hauteville (Ain), altitude 900 mètres, un sanatorium pour le traitement de la tuberculose pulmonaire. Ce sanatorium comprendra environ 100 lits et sera uniquement réservé aux malades indigents. On a choisi Hauteville en raison des résultats déjà obtenus. C'est une œuvre privée, fondée sous le patronage de l'administration des hospices de Lyon. Le directeur du sanatorium est M. le Dr Dumarest, ancien interne des hôpitaux. On adjoindra au sanatorium un laboratoire de bactériologie qui sera confié au professeur Arloing.

A. D. — P. S.

leur maladie à d'autres, et on leur éviterait les souffrances inévitables qui attendent un malade dans les quartiers pauvres et populeux.

Dans le même ordre d'idées il faut aussi citer les sanatoria charitables pour les enfants scrofuleux et malingres qui, selon toute apparence, furent d'abord construits en Angleterre. Le « Royal See-Bathing Infirmary » de Margate fut fondé, dès l'année 1791, et maintenant l'Angleterre possède plusieurs institutions charitables de même nature sur différents points de la côte. En France il y a le sanatorium pour enfants scrofuleux et faibles de Berck-sur-Mer (« Assistance publique de Paris ») qui est bien connu. On en rencontre également à Banyuls-sur-Mer, sur la côte de la Méditerranée, à St-Trojan dans l'île d'Oleron (« OEuvre des Hôpitaux marins »), à St-Pol-sur-Mer, à Pen-Bron, à Arcachon et à Hyères.

En Allemagne, on trouve des établissements analogues sur la côte, à Norderney, Wyk, Gross-Müritz, Zoppot, etc. de même que plusieurs établissements contenant des sources chlorurées situés à l'intérieur des terres, tels que : Kreuznach, Kissingen, etc. La Belgique, elle aussi, possède des sanatoria du même genre situés sur ses côtes, et en Norvège on peut citer des établissements pour les enfants pauvres à Fredriksvaern près de Laurvik et à Hagevik près de Bergen.

CHAPITRE XX

Différentes maladies et états morbides divers envisagés au point de vue de leur traitement par les eaux minérales, le climat, l'exercice, etc.

Quand il est question de traiter une maladie ou un état morbide par la balnéothérapie ou par l'emploi interne ou externe des eaux minérales, il faut avant tout que le médecin, aussi bien que le malade lui-même, abandonne cette sorte de superstition, qui fait regarder le traitement balnéaire comme absolument différent de tout autre genre de médication. Les considérations qui guident le médecin dans les soins qu'il donne habituellement à ses malades, doivent le diriger aussi quand il s'agit d'appliquer les eaux minérales.

Mais prescrire les eaux à un malade est beaucoup plus compliqué que de lui conseiller un simple traitement médical à domicile. Il faut une connaissance approfondie de tous les éléments mis en jeu et de l'influence qu'ils pourront exercer sur le malade. Le médecin doit avoir égard non seulement aux eaux elles-mêmes, qui constituent en quelque sorte la partie pharmaceutique du traitement, et qui sont en elles-mêmes d'un effet très compliqué ; mais il doit encore considérer que le malade sera éloigné de chez lui, de son milieu habituel, et obligé de faire un voyage ; il devra aussi penser au climat de la station balnéaire, au changement de nourriture, à l'installation et aux autres conditions hygiéniques, et, avant tout, aux qualités du médecin à qui sera confié le malade.

De plus, il faut songer que ces influences toutes physiques seront dans bien des cas favorisées ou contrariées par des influences morales. Cette influence est souvent très puissante, surtout chez les personnes dites nerveuses ; elle est difficile à calculer, et crée ainsi un élément d'incertitude qui n'existe pas au même degré quand on prescrit des remèdes pharmaceutiques ou un simple changement d'air. Il arrive souvent que l'état morbide d'un malade est fort compliqué, et le médecin, avant de conseiller un traitement d'eaux minérales, aura à examiner avec soin quelle est la partie de l'organisme malade sur laquelle il faut agir. Il doit chercher à se faire une idée de la nature et de la force de constitution du malade et calculer jusqu'à quel point les différents organes ou systèmes pourront l'aider dans ses efforts pour rétablir le fonctionnement régulier de l'organisme. Pour mieux nous faire comprendre, citons un exemple des plus fréquents, avec toutes les complications plus ou moins graves dont il peut être entouré.

Supposons un malade d'un certain âge, atteint d'une affection catarrhale des bronches de la partie inférieure des poumons, avec myocardite et probablement dilatation du cœur droit. De là aussi congestion passive du foie et peut-être déjà des reins ; urines chargées, contenant de fortes proportions d'urates et souvent un peu d'albumine. Dans ces cas le médecin doit examiner si l'état des voies digestives permettra l'usage d'eaux purgatives destinées à soulager le système de la veine porte, et par suite, à faciliter l'action du cœur, dont les fonctions plus régulières et plus énergiques viendront en aide aux poumons ; ou bien, si l'état du malade n'autorise qu'une action très douce sur les intestins, on agira sur la peau et par là sur le cœur. Dans ce dernier cas, le médecin pourra prescrire des bains chauds d'eau indifférente, d'eau saline ou encore d'eau saline gazeuse. A ce traitement on peut ajouter ou non des exercices soigneusement réglés, ou essayer d'un régime spécial, prescrire de la digitale, du calomel, ou les deux médicaments simultanément, ou encore quelque autre agent pharmaceutique.

Souvent le malade est atteint d'une affection sur laquelle on ne peut agir directement, qu'elle vienne du cœur, des reins, de la rate, de la peau ou du système nerveux ; le médecin conseillera dans ce cas des eaux ou des stations capables d'améliorer la santé générale, les organes malades bénéficieront indirectement de l'amélioration générale. En recommandant au malade le traitement hydro-minéral, le médecin devra tenir compte, dans la mesure du possible, de toutes les influences qui peuvent agir sur le malade pendant le trajet aussi bien que durant le séjour à la station balnéaire et pendant les premières semaines ou les mois qui suivront ce séjour. Plusieurs chapitres de ce livre ont déjà été consacrés à ce sujet et à l'importance qu'il faut attacher au choix du médecin ; le succès du traitement balnéaire dépend en grande partie du médecin et le malade devra lui donner toute sa confiance.

Bien que nous ayons dit que le malade doit éviter de parcourir d'une seule traite la distance, parfois fort longue, qui le sépare de la station climatérique, nous croyons utile d'insister de nouveau sur la nécessité de prendre de grandes précautions pour rendre le voyage aussi peu fatigant que possible, afin que le malade n'arrive pas dans un état d'épuisement. Pour cela il faut étudier soigneusement à l'avance la route à suivre et les localités où l'on s'arrêtera, pour diviser le trajet. Il faut également avoir soin de choisir les heures de la journée les plus convenables pour voyager. Un voyage en chemin de fer, durant les heures les plus chaudes du jour, est souvent très nuisible à une personne délicate.

En donnant la description des différentes stations balnéaires, nous avons parlé des maladies qu'on traitait dans chacune d'elles ; nous nous bornerons donc ici à indiquer rapidement les eaux et les traitements balnéaires qu'il y a lieu d'appliquer à chaque genre d'affection.

Il est difficile de grouper les maladies d'une façon absolue, parce que chez le même malade plusieurs organes ou plusieurs systèmes peuvent être affectés en même temps, et que les maladies générales sont souvent combinées avec des lésions locales. Dans le traitement par les eaux minérales, comme dans tous les autres modes de traitement, il faut envisager le malade, étudier sa constitution, ses habitudes de vie et même ses idiosyncrasies et non point seulement l'affection locale ou générale dont il est atteint. Pour plus de facilité, nous considérerons d'abord les maladies générales et constitutionnelles ; puis nous passerons en revue les affections des divers organes. Pour la description des stations balnéaires, et les classes d'eaux que nous conseillons, nous renvoyons le lecteur à la première partie de ce livre.

1° Convalescence prolongée. — Les longues convalescences après les maladies aiguës sont très importantes à étudier et demandent à être traitées avec beaucoup de soin. La vitalité est en quelque sorte épuisée, le sang et tous les tissus ont subi des altérations profondes, ils sont anémiés et la proportion des éléments solides est diminuée. Toutes les fonctions ont perdu leur énergie. La circulation est faible, le cœur facilement irritable ; le moindre effort élève le nombre des pulsations de 60 à 70 jusqu'à 140 et même plus à la minute. La peau est souvent moite et le vent le plus léger, la moindre variation de température, peuvent déterminer un frisson et un malaise général sérieux. Dans beaucoup de cas de ce genre, le traitement balnéaire est moins favorable que l'excitation légèrement stimulante de l'air de la mer, des forêts ou des montagnes. Pour ces cas des localités bien abritées, d'altitude moyenne, produisent en été généralement de meilleurs résultats que les localités de grande altitude ; beaucoup de stations de cette nature ont été citées dans le chapitre XVIII comme faisant partie du second groupe. Au printemps et à l'automne, les stations ensoleillées du troisième groupe (V. chapitre XVIII) sont préférables, et en hiver ce sont les localités chaudes de la côte mentionnées au chapitre XVII qui conviennent le mieux. Il est souvent nécessaire, dans ces conditions, de favoriser l'excrétion des produits du *métabolisme* régressif et nous devons considérer si ce résultat peut être obtenu par l'usage d'agents pharmaceutiques, ou par celui des eaux minérales.

Dans ce dernier cas les eaux thermales indifférentes peuvent rendre de bons services, ou bien les thermes salins tels que ceux de Nauheim ou d'Oeynhausen. Pour l'usage interne, les eaux chlorurées sont préférables aux eaux sulfatées ou alcalines. Souvent l'anémie résultant d'une maladie aiguë exige une médication ferrugineuse, pharmaceutique ou hydro-minérale. Dans tous les cas, il faut éviter la fatigue, les variations de température, ainsi que les vents violents. En même temps, il importe de surveiller soigneusement le régime alimentaire. La distraction, pourvu que l'on n'en abuse pas, produit l'effet d'un bon tonique.

2° Débilité générale. — Cette expression est sans doute peu scientifique, mais elle désigne un état très réel, qui demande à être traité.

Les symptômes de la débilité générale ressemblent, chez beaucoup de personnes, à ceux de la convalescence prolongée bien qu'aucune maladie aiguë ou chronique d'un organe spécial n'ait précédé le malaise. Le système nerveux, le corps tout entier sont souvent dans un état auquel on a donné le nom de faiblesse irritable « irritable weakness ». Un choc nerveux grave ou un ennui moral prolongé sont, dans beaucoup de cas, des causes de débilité générale. Sous l'influence d'une dépression morale, la respiration et par suite l'oxygénation du sang diminuent ; le désir de prendre de la nourriture et de l'exercice disparait ; le sommeil est troublé, la nutrition des organes et des tissus est affaiblie. Le traitement soit climatérique soit hydro-minéral de la débilité générale ressemble assez à celui de la convalescence prolongée, mais il est plus difficile à appliquer et les insuccès sont fréquents. En raison de leur faiblesse persistante et des nombreux efforts tentés inutilement, les malades n'ont plus confiance dans le traitement médical et ne sont pas faciles à guider. Le médecin de la station balnéaire devra donc exercer son autorité avec beaucoup de perspicacité et insister pour faire accepter les règles hygiéniques et diététiques qui lui paraîtront nécessaires. S'il sait user de son influence, il aura plus de chance de succès que n'en avait le médecin traitant qui l'a précédé.

3° **Anémie**. — L'anémie a une signification très différente suivant les personnes. Les causes peuvent en être extrêmement multiples et, avant de prescrire un traitement quelconque, il faut examiner avec soin l'état des organes, celui des tissus et de la nutrition en général.

Pour plus de facilité nous diviserons les anémies en plusieurs catégories.

a) Pour les malades atteints d'anémie occasionnée par une perte directe de sang ou des éléments qui le composent, par exemple à la suite d'une hémorrhagie provenant d'une opération, de traumatismes ou d'écoulements purulents, muco-purulents ou séreux, le traitement ferrugineux est surtout indiqué et il y a lieu d'examiner s'il est préférable d'employer des agents pharmaceutiques ou des eaux minérales ferrugineuses. On peut se demander si ce sont des eaux ferrugineuses simples ou mixtes qui sont le mieux appropriées et à quelle altitude devra être située la station balnéaire.

b) Dans les formes d'anémie déterminées, non par une perte directe de sang, mais par une maladie aiguë ou chronique, par des névralgies, des soucis de différente nature ou de l'insomnie et de l'inappétence, le traitement thermal le plus doux, combiné avec un séjour dans un pays de forêts ou de montagnes, à une altitude modérée, est souvent le seul qu'on puisse conseiller aux malades d'une constitution délicate. Tandis que chez d'autres malades moins faibles, on prescrira, suivant les indications individuelles, des eaux chlorurées, ferrugineuses ou non, ou les bains salés gazeux tièdes de Nauheim et de Oeynhausen, ou bien encore l'air marin et des bains de mer. En ce qui concerne des malades suffisamment forts, un séjour prolongé à de grandes altitudes (chapitre XVIII, groupe 1) produit fréquemment de bons effets, quoique des localités d'altitude moyenne soient en général préférables ; en hiver, au contraire, on doit recommander les chaudes stations ensoleillées de la côte.

c) Si, comme c'est souvent le cas, l'anémie provient du ralentissement de la circulation dans la veine porte, de constipation, d'hémorrhoïdes ou de congestion des organes pelviens, il faut en général faire précéder l'usage des eaux ferrugineuses pures ou des eaux ferrugineuses et arsenicales par l'emploi d'une eau chlorurée sodique, contenant une certaine quantité de fer, telles que les eaux de Kissingen et de Hombourg, ou bien les eaux froides alcalino-sulfatées, comme celles de Franzensbad et d'Elster. Dans bon nombre de cas d'anémie, surtout pour ce qui est des malades appartenant aux classes b et c, le choix et la préparation de la nourriture, ainsi que les avantages extérieurs sont si importants que, dans le choix d'une station, le médecin devra prendre en considération non seulement la nature du climat et des eaux mais aussi les indications dont nous venons de parler.

d) L'anémie amenée par un long séjour dans les pays chauds, souvent compliquée d'affections paludéennes, avec hypertrophie de la rate et du foie, est justiciable du même traitement que les affections précédentes. Mais, dans ces cas, il est très important de choisir des localités absolument indemnes de malaria, et dont la température est modérément fraîche. Tarasp et St-Moritz dans l'Engadine offrent de grands avantages. Un long séjour à de grandes altitudes devrait toujours suivre la cure d'eau minérale pour les malades de cette catégorie, et on choisira autant que possible le voisinage immédiat des grands glaciers, tels que Pontresina, l'Eggischhorn, Bel-Alp et le Montanvert au-dessus de Chamounix. Quelques heures passées tous les jours sur le glacier lui-même seront particulièrement salutaires.

Chlorose. — On peut regarder la chlorose comme une variété de l'anémie ; elle est en général liée au développement des organes et des fonctions sexuelles, surtout chez les femmes. Dans bon nombre de cas il suffira d'un traitement rationnel suivi à domicile et accompagné de règles hygiéniques et diététiques. Cependant certaines personnes qui ne peuvent supporter les préparations ferrugineuses se trouveront beaucoup mieux d'une saison passée dans une station d'eaux minérales purement ferrugineuses.

D'autres malades atteints de chlorose ne retireront aucun bénéfice du traitement ferrugineux seul, tandis que leur état s'améliorera rapidement dans une station d'eaux chlorurées (1), ferrugineuses ou non, ou bien à la suite d'un séjour aux eaux alcalino-sulfatées de Franzensbad, de Marienbad ou de Tarasp. Il en sera ainsi surtout si la circulation de la veine porte est ralentie.

Dans d'autres cas des eaux chlorurées alcalines contenant du fer ou de l'arsenic, comme celles de Royat ou de St-Nectaire, produisent de bons effets.

Les eaux arsenicales sont souvent salutaires dans les cas où les eaux ferrugineuses restent sans effet.

Il est particulièrement important pour les malades atteints de chlorose d'éviter la fatigue. Il faut donc surveiller avec soin la somme d'exercice qu'elles prennent aux stations balnéaires. Guidées par l'idée fausse qu'il faut prendre le plus d'exercice possible en plein air, ou poussées simplement par le désir de suivre leurs compagnes plus robustes, ces malades perdent souvent, par excès de fatigue, tout ce qu'elles avaient gagné par le séjour au grand air et le traitement hydro-minéral ; quelquefois même leur état s'aggrave pendant leur cure balnéaire ou climatérique.

4° Affections scrofuleuses et tuberculeuses (2). — Autrefois Kreuznach, Ems, Soden, Rei-

---

(1) A. Robin, de Paris et H. Keller, de Rheinfelden, à la suite d'expériences sur le *métabolisme* sont arrivés notamment à la conclusion suivante : les bains d'eau saline concentrée (6 pour cent ou davantage) produisent de bons effets dans ces formes de chlorose où le *métabolisme* azoté réclame des stimulants.

(2) Parmi les affections scrofuleuses nous comprenons les affections des ganglions lymphatiques et de la peau, etc. auxquelles on donnait habituellement le nom de lésions strumeuses ou de scrofulides avant la découverte de Koch du bacille de la tuberculose ; la marche de ces affections les sépare cliniquement de la tuberculose qui survient dans les poumons, et les ganglions scrofuleux hypertrophiés ne contiennent pas toujours le bacille

chenhall et d'autres stations étaient fréquemment recommandées dans le traitement de ces affections. Aujourd'hui nous regardons l'action des eaux minérales comme secondaire. En été les plages anglaises valent infiniment mieux pour les enfants scrofuleux que les chaudes stations balnéaires de l'intérieur, telles que Kreuznach ou Ems.

Elever au bord de la mer les enfants scrofuleux est le meilleur moyen de combattre leur maladie avec succès. Depuis la découverte du bacille de la tuberculose par Koch, on estime que les affections, connues autrefois sous le nom de maladies scrofuleuses des articulations et des os, sont d'origine tuberculeuse et susceptibles d'un traitement chirurgical aseptique (1). Le succès d'une opération de ce genre sera mieux assuré si elle est faite dans un climat approprié, comme par exemple à l'hôpital de Samaden dans la haute Engadine, dirigé par le docteur Bernhard, ou bien à l'infirmerie royale des bains de mer de Margate (2). Dans certains cas d'engorgement chronique des ganglions lymphatiques cervicaux, provenant de la tuberculose ou d'autres causes, qu'il y ait ou non hyper-

de la tuberculose. Inutile de dire que nous admettons qu'il existe fort probablement en général une diathèse « strumeuse », « lymphatique » ou « tuberculeuse » (congénitale ou acquise), avant l'invasion des tissus par le bacille de la tuberculose. En d'autres termes il faut généralement que l'organisme ou du moins certaines de ses parties cessent de réagir efficacement contre le bacille. Malheureusement ces prédispositions à la tuberculose ne peuvent être ou du moins ne sont pas diagnostiquées avant que le microbe n'ait envahi l'organisme.

(1) *Tuberculous disease of bones and joints*, by W. Watson-Cheyne, Edinbourg et Londres, 1895.

(2) En France il existe des installations analogues, et très bien organisées, à Berck-sur-Mer.

D.-S.

trophie des amygdales, l'usage d'eaux chlorurées en boisson et en bains, ou encore de bains salins gazeux chauds, peut être avantageux si un séjour au bord de la mer ou un traitement pharmaceutique n'a pas produit de bons résultats. Dans beaucoup de cas de cette nature cependant il ne faut pas trop attendre avant d'avoir recours à un traitement chirurgical.

Il est aujourd'hui généralement admis que l'hygiène et le régime constituent le meilleur mode de traitement de la *tuberculose pulmonaire*, avec séjour dans des climats qu'on pourrait nommer aseptiques, dans des régions élevées, au désert ou en pleine mer. A l'occasion cependant, des eaux minérales arsenicales, telles que celles du Mont-Dore ou de la Bourboule, pourront exercer une influence temporaire favorable (1). Les eaux sulfureuses des Pyrénées ont une réputation très ancienne, et l'expérience démontre que dans le catarrhe qui accompagne la tuberculose pulmonaire ou laryngée, spécialement dans les cas torpides, les Eaux Bonnes, les eaux de Cauterets, du Vernet, d'Amélie-les-Bains, de Bagnères-de-Luchon et de Bagnères-de-Bigorre produisent un soulagement marqué.

Une station qui a une grande réputation et qui est souvent propice aux cas de phtisie chronique accompagnés de fréquentes complications catarrhales, c'est celle de Weissenburg dans le canton de Berne. Cette station est bien abritée et située au milieu d'une forêt de pins, ce qui contribue sans doute à augmenter son action bienfaisante.

Avant d'envoyer à des stations thermales ou climatéri-

---

(1) Autant le séjour du Mont-Dore peut être favorable dans le traitement des bronchites liées à l'arthritisme, à l'emphysème, à l'asthme, autant il est dangereux et à rejeter pour les tuberculeux.

D.-S.

ques des malades dont le larynx est atteint, on devrait toujours veiller à ce que l'endroit que l'on choisit possède un médecin capable de diriger le traitement local spécial qui sera nécessaire.

Des pratiques hydrothérapiques furent employées par Brehmer lorsqu'il institua le traitement de la tuberculose pulmonaire par le grand air à Goerbersdorf. Il employa surtout des douches froides ; quand on en fait un usage judicieux, elles viennent en aide au traitement par le grand air, en fortifiant la peau. Elles ont aussi, de même que les « mouvements de gymnastique respiratoire » de différentes sortes, l'avantage de provoquer des inspirations profondes. Les exercices respiratoires, quoiqu'ils produisent d'excellents résultats chez les phtisiques, ne doivent être conseillés qu'avec la plus grande circonspection, quelle que soit d'ailleurs la méthode que l'on préconise.

Souvent des applications hydrothérapiques relativement douces sont ce qu'il y a de préférable ; elles maintiennent également la peau en bon état. Les soins de la peau, dit Hess (*Practitioner*, nov. 1897), sont de grande importance, surtout chez les malades anémiques qui transpirent beaucoup. A Falkenstein, en dehors des bains chauds ordinaires de propreté, que les malades suffisamment robustes prennent dans des salles de bains, et les malades faibles ou fiévreux dans leur chambre, les garçons ou filles de bains frictionnent les malades dans leur lit tous les matins. Pour les malades faibles et pour ceux qui transpirent beaucoup la nuit, on emploie une serviette de toilette sèche ; pour les malades plus forts on se sert d'eau alcoolisée ou d'eau pure. Les malades robustes, bien nourris et exempts d'anémie, qui n'ont que de légères lésions, prennent une douche en jet, de 10 à 30 secondes de durée, suivie de frictions énergiques et d'une promenade de courte durée. Winternitz (*zur Pathologie u. Hydrotherapie der Lungenphthise*, 1887) fait éponger ses malades de la façon suivante : les mains d'abord, puis les avant-bras, les bras, le visage, le cou, les cavités axillaires, le dos, l'abdomen et enfin les membres inférieurs.

Pour empêcher le développement du catarrhe bronchique chez les tuberculeux, Schütze (1) et C. Clar (2) recommandent l'emploi de la bande en croix de Winternitz (3) ; c'est une compresse croisée que l'on applique sur le thorax, après l'avoir trempée dans de l'eau froide et tordue. L'application ordinaire de la compresse de Priessnitz sur la partie supérieure du thorax a été de même conseillée dans la tuberculose pulmonaire. Afin de produire un état d'hyperémie artificielle des sommets contaminés des poumons, il a été très recommandé de faire placer les malades dans la position horizontale, avec les membres inférieurs et la région pelvienne légèrement surélevés. E. Jacoby (4) préconise une méthode de traitement pour atteindre le même résultat. Elle consiste dans l'application durant un quart d'heure ou une demi-heure, deux fois par jour, d'un récipient contenant de l'eau chaude sur la partie supérieure du thorax; nous ne pouvons pas encore dire si ce traitement est réellement efficace. Des pratiques hydrothérapiques de nature diverse ont été recommandées dans beaucoup de complications ou de cas graves de phtisie, mais nous ne pouvons les discuter ici.

(1) « Die Hydrotherapie der Lungenschwinsucht ». *Arch. der Balneotherapie und Hydrotherapie*. Halle-a-S. 1898, p. 23.

(2) *Blätter f. klin. Hydrotherapie*. Wien, 1892, p. 23.

(3) « *Hydrotherapeutics* » in v. Ziemssen's *Traité de thérapeutique générale*.

(4) « Thermotherapie der Lungentuberculose ». *Verhandlungen des XIV Congresses f. innere Medicin*. Wiesbaden, 1886, p. 576.

Un séjour prolongé à de grandes altitudes, en hiver aussi bien qu'en été, a certainement des effets prophylactiques et curatifs sérieux en ce qui concerne la tuberculose pulmonaire. Il sera même bon pour les enfants de faire leur éducation dans des stations climatériques alpestres.

Si une grande partie de la substance pulmonaire a été détruite, il faut préférer les localités d'altitude moyenne et parfois celles d'altitude faible aux stations de grande altitude. Pour les sujets excitables et pour ceux qui ont une toux irritable, les climats maritimes plus doux et d'une température plus égale, ainsi que d'autres climats relativement humides, chauds et avec beaucoup de soleil conviennent en général mieux. Quand il existe un emphysème prononcé, de la bronchite ou une affection cardiaque, des climats chauds et habituellement secs sont nécessaires et ils sont encore plus indiqués lorsqu'il existe de l'albuminurie. Les cas avancés, avec fièvre hectique, ou compliqués de nombreuses ulcérations laryngées (1) ou intestinales ou de diarrhée chronique doivent être traités à la maison ; il est à peine nécessaire d'ajouter que les malades atteints d'affections très aiguës ne doivent pas voyager pendant la période aiguë.

(1) Quoique l'irritabilité pharyngée et laryngée soit excitée par l'atmosphère sèche des grandes altitudes, comme elle l'est d'ailleurs par tous les climats secs, même lorsqu'il n'y a pas de poussière, Derscheid (*Tuberculose laryngée et altitude*, 1897), a démontré récemment, après avoir examiné une statistique du Dr L. Spengler, de Davos, que la tuberculose laryngée en elle-même pas plus que l'hémoptysie ne suffisaient pas pour que l'on proscrive le traitement aux grandes altitudes, lesquelles passaient à tort jusqu'ici comme très mauvaises pour ces deux maladies. Tout dépend réellement de l'état général du malade, et il est aussi très important de savoir si l'on pourra le soigner d'une façon efficace dans une de ces stations climatériques.

Rachitisme. — Chez les *enfants rachitiques* le régime a une grande importance.

En ce qui concerne le choix du climat, ce sont surtout les localités à air pur, abritées et ensoleillées, ou de chaudes plages qui conviennent à ces enfants, de même qu'aux enfants scrofuleux. Il faut éviter le froid et l'humidité. Des bains chauds d'eau saline concentrée et des pratiques hydrothérapiques peuvent être utiles en raison de la force de réaction des enfants. Parmi les eaux minérales qu'on peut leur recommander comme boisson en certains cas, citons les eaux alcalino-terreuses ferrugineuses.

5° Syphilis. — La syphilis n'est guère justiciable du traitement balnéaire. Elle réclame plutôt une médication pharmaceutique. L'idée que les eaux sulfureuses chaudes, ou des eaux thermales quelconques guérissent la syphilis, ne repose sur aucune base sérieuse. Néanmoins les bains chauds, associés au traitement médical ordinaire, principalement au traitement mercuriel (1), peuvent être très utiles. Un traitement énergique est plus facile à organiser quand on éloigne le malade de ses occupations et de son milieu habituel. C'est ainsi qu'on traite spécialement la syphilis dans quelques stations balnéaires, à Aix-la-Chapelle, Uriage, Luchon, etc., par exemple, et les résultats y sont satisfaisants la plupart du temps. L'influence favorable d'un traitement balnéaire associé à une cure spécifique dépend de différentes causes. Comme nous l'avons déjà dit, il est souvent salutaire pour les malades d'être éloignés de chez eux, de leurs travaux et de leur entourage. Les bains (sulfureux chauds ou chlo-

(1) Néanmoins, comme le démontre A. Neisser (*Berlin. klin. Wochensch.*, 1897, n°s 16 et 17), durant le traitement par les frictions, les bains lavent une partie du mercure, qui serait sans cela absorbé, et les bains sulfureux en transforment une certaine proportion en sulfure insoluble.

rurés sulfureux) maintiennent la peau en bon état durant le traitement, et très probablement favorisent aussi l'élimination par les reins des toxines syphilitiques. Sans doute ils activent l'élimination du mercure, mais en empêchant qu'il ne se dépose dans les tissus d'une façon temporaire, relativement inefficace, ces bains accroissent son effet spécifique durant le temps qu'il séjourne dans l'organisme. Neisser (*Balneolog. Congress*, Berlin, 1897) fait remarquer que les eaux sulfureuses prises en boisson peuvent aider à prévenir l'entérite mercurielle ; il croit aussi que les eaux chlorurées sodiques ordinaires (prises à dose suffisante) peuvent avoir une action favorable sur les échanges nutritifs et les modifications subies par le mercure dans son passage à travers l'organisme. Chez quelques malades, cependant, la constitution tout entière est minée par le virus syphilitique. Graduellement la cachexie se développe, accompagnée ou non de lésions du cerveau ou des autres organes. Cette cachexie, loin d'être guérie par le traitement spécifique, est souvent aggravée. Dans ces conditions, avec des symptômes qui peuvent varier beaucoup, l'air des forêts et des montagnes a souvent un effet salutaire ; mais il faut y faire un séjour prolongé pendant des semaines ou des mois ; on peut en même temps faire usage de quelque eau minérale simple, ou d'une eau thermale sulfureuse, surtout de celles que l'on trouve à une grande altitude ou à une altitude moyenne ; par exemple, à Barèges, Cauterets, Bagnères-de-Luchon et Wildbad-Gastein.

Parfois aussi on peut prescrire dans les cas de ce genre des eaux ferrugineuses ou arsenicales. Ici encore ce sont les eaux situées à de grandes altitudes auxquelles il faut accorder la préférence, telles que celles du Mont-Dore, de La Bourboule, et (lorsque les nouveaux travaux seront achevés) de Levico. Un traitement hydrothérapique judicieux peut également rendre de grands services à l'occasion. L'hiver devra être passé dans des climats doux, secs et ensoleillés qui n'exigent pas une grande dépense de forces de la part de malades affaiblis (1).

(1) Les médications dites consécutives, notamment aux eaux minérales sulfureuses, aux bains de mer, ne sont en effet que des auxiliaires de la cure spécifique ; elles favorisent les fonctions de la peau, les échanges nutritifs, l'élimination du mercure, etc. ; elles relèvent les forces, et permettent d'élever notablement le taux de la mercurialisation.

Les bains chauds, les douches chaudes exercent, dans ces divers cas, une action marquée ; enfin les excellentes conditions hygiéniques des stations balnéaires placées à une certaine altitude, l'air pur, l'éloignement de toutes les causes déprimantes propres au séjour des villes, réalisent aussi des conditions très favorables.

Parmi les eaux sulfureuses considérées comme particulièrement utiles dans ces cas, les plus fréquentées en France sont Luchon, Uriage, Barèges, Aix-les-Bains ; en Allemagne, Aix-la-Chapelle.

Ces stations balnéaires sont indiquées surtout dans les syphilis graves, dans celles qui sont rebelles, malignes, progressives, sans cesse récidivantes.

C'est principalement dans les conditions que nous venons d'indiquer ci-dessus que la cure spécifique, employée sous forme de frictions mercurielles, donne souvent les meilleurs résultats. Tous les médecins qui exercent dans ces stations ont constaté que cette cure est bien supportée, même pendant un ou deux mois ; elle s'accompagne très rarement de salivation ou d'autres accidents mercuriels ; jamais elle n'est nuisible pour l'état général des malades, mais au contraire, presque toujours, sous cette influence, la nutrition s'améliore. On voit de nombreux syphilitiques, en état de cachexie, qui, au bout de quelques semaines, reprennent la santé et la vigueur ; au fur et à mesure que les forces reviennent, l'amélioration de la santé générale et l'augmentation du poids du corps coïncident avec la disparition des symptômes spécifiques.

A. D. — P. S.

6° **Empoisonnement métallique chronique**.

— Dans les empoisonnements chroniques occasionnés par les métaux, spécialement par le plomb et le mercure, on a quelquefois recours à un traitement balnéaire. Cependant on n'en retire que peu de bénéfice.

Le traitement le plus rationnel consiste à introduire dans le sang et dans les tissus, des substances pouvant former avec les poisons qui s'y trouvent, un mélange soluble ; les poisons seront ainsi graduellement éliminés. Nous avons peine à croire que les eaux minérales puissent remplir ces conditions.

On peut obtenir un certain résultat en augmentant les sécrétions et les excrétions qui favorisent l'élimination du poison. L'usage interne et externe d'eaux thermales indifférentes et d'eaux sulfureuses faibles contribue dans une certaine mesure à amener ce résultat. Si, de plus, nous considérons que c'est surtout dans le foie que ces poisons sont localisés, nous ferons usage d'eaux alcalinosulfatées, et d'eaux sulfatées chlorurées, surtout de celles qui sont chaudes comme celles de Karlsbad et de Brides-les-Bains, car elles stimulent la sécrétion de la bile.

La paralysie occasionnée par le plomb exige, outre l'emploi ordinaire des eaux thermales, l'usage des douches, du massage et de l'électricité.

7° **Cachexie paludéenne**. — Les affections paludéennes sont fréquentes chez les individus habitant ou ayant habité des contrées à malaria, surtout dans les pays chauds. Le traitement balnéaire n'a ici qu'une importance secondaire, mais des médicaments appropriés à la maladie, combinés avec un long séjour à une grande altitude où l'air est dépourvu de miasmes, dans le voisinage des glaciers surtout, donnent les meilleurs résultats chez la plupart des malades.

Dans certains cas rebelles, compliqués, par exemple, de

catarrhe des intestins avec selles décolorées, un traitement doux d'eaux sulfatées chlorurées, ou alcalino-sulfatées, telles que celles de Brides-les-Bains et de Karlsbad, sera favorable.

Les eaux thermales indifférentes de Plombières suffiront aux personnes très délicates. Lorsque le foie et la rate ont pris un volume considérable, on ne peut guère espérer obtenir une diminution complète de volume de ces organes ; mais nous avons vu l'usage des eaux alcalino-sulfatées donner d'assez bons résultats, surtout quand on les prend dans une localité de grande altitude, à Tarasp, par exemple. Un long séjour dans une station alpine élevée doit toujours suivre la cure d'eaux minérales.

Il faut recommander les eaux et le climat de St-Moritz ou de Ceresole Reale dans la cachexie malarique avec anémie, mais sans complications du côté des intestins. S'il y a des crises fréquentes de névralgie ou de rhumatisme on pourra essayer les eaux thermales indifférentes des vallées alpines, telles que celles de Wilbad-Gastein, et les eaux arsenicales de stations plus élevées, spécialement celles de la Bourboule et du Mont-Dore ; ou bien encore celles de Val Sinestra dont on peut faire usage à Tarasp.

8° **Diabète, Glycosurie.** — *Diabète sucré ; glycosurie.* — Nous ne pouvons exposer ici la pathologie de la glycosurie et nous renvoyons le lecteur aux ouvrages de Frerichs, de Seegen, de Pavy, de W. H. Dickinson et de C. v. Noorden, l'auteur le plus récent qui ait traité ce sujet. Autrefois on considérait les eaux minérales comme éminemment efficaces dans le traitement du diabète ; on recommandait surtout les eaux thermales alcalines, alcalino-chlorurées et les eaux alcalino-sulfatées. Vichy, Neuenahr et Karlsbad étaient les stations balnéaires qui avaient le plus de réputation sous ce rapport. Néanmoins leur application est fort limitée. Nous ne connaissons aucun cas de diabète bien caractérisé qui ait été guéri par l'usage des eaux ; mais on a souvent obtenu et on obtient encore une grande amélioration momentanée, qu'on a pu prendre pour la guérison. Ce résultat cependant, si nous le considérons sans idée préconçue, ne devra être attribué qu'en partie à l'action des eaux.

Le régime, l'hygiène en général et les exercices musculaires y entrent pour une grande part. Il est certain que les malades s'astreignent plus facilement à un régime quand ils sont dans une station balnéaire, loin de chez eux. Les conditions hygiéniques, le repos d'esprit, les influences climatériques favorisent la cure. Bien qu'il n'y ait pas de ligne de démarcation bien définie entre eux, on peut, pratiquement, diviser les cas de diabète en trois classes.

a) Dans les cas graves, souvent aigus, chez les sujets jeunes, avec perte de sucre considérable, urine très abondante et d'un poids spécifique très élevé, soif ardente, amaigrissement rapide et grande diminution de forces, les eaux minérales n'exerceront qu'une très légère influence et la fatigue du voyage pourra être funeste.

Au contraire, un traitement pharmaceutique et un régime alimentaire suivis à domicile, ou dans le voisinage immédiat, principalement dans une localité abritée, d'altitude moyenne, pourront quelquefois enrayer les progrès de la maladie.

Quelques auteurs n'appliquent le terme de diabète qu'à des cas de ce genre, accompagnés d'amaigrissement. Par exemple, quelques auteurs, comme le Dr Lauder Brunton (Conférence clinique sur le diabète, *St-Barth. Med. Journ.*, février 1896, p. 67), désignent les cas accompagnés d'obésité sous le nom de glycosurie goutteuse ou graisseuse. Si le terme diabète est pris dans ce sens, il

faut ajouter que seuls les cas de glycosurie (1) peuvent
être traités par les eaux minérales.

C'est parce qu'un grand nombre de cas de glycosurie
chronique ou de diabète bénin peuvent se transformer
en diabète grave, que le D͏ʳ Pye Smith (Conférence clinique, *Guy's Hospital Gaz.*, 14 mars 1896, p. 126) et d'autres auteurs préfèrent conserver le terme de diabète pour
les cas bénins, aussi bien que pour les cas graves.

b) Dans les formes chroniques de la maladie, sans
grandes variations, du moins au début, dans le poids du
corps, et sans symptômes de diabète aigu, le régime alimentaire bien compris, sans restrictions trop sévères,
une vie bien réglée, de l'exercice au grand air et, à l'occasion, un traitement pharmaceutique, agiront tout aussi
bien que les eaux minérales. Il est bien connu que les
secousses morales et les soucis ont une grande part dans
la production de cette variété de diabète comme de toutes
les autres. Il faut donc, autant que possible, éviter au malade
tout sujet d'inquiétude et d'anxiété. Un fréquent
changement de résidence et de climat est souvent favorable, sans l'adjonction d'aucun autre traitement, même
y compris le traitement balnéaire, pourvu que le régime
alimentaire nécessaire soit observé. Si, ainsi qu'il arrive
souvent, les forces ont beaucoup diminué, ces changements de résidence devront être de longue durée. Il faut
choisir un climat plus doux que celui que le malade habite
d'ordinaire, et demandant peu de dépense de la part de
l'organisme. Un séjour prolongé dans une région alpestre
ou forestière élevée, sera particulièrement utile en été,

(1) Si l'on donne au terme « *diabète* » son sens le plus étendu,
le mot glycosurie employé par opposition à celui de diabète ne
peut être appliqué qu'à des cas où la présence du sucre dans l'urine
est due à des causes momentanées, et où le sucre est en petite
quantité (environ 1 pour cent) et disparaît sans traitement spécial.

tandis que pour l'hiver on recherchera les stations à climat doux et ensoleillé.

Etant donnée la grande influence exercée par l'état psychique chez les diabétiques, il faut autant que possible joindre au changement d'air quelque occupation intéressante ; aussi retire-t-on souvent un grand bénéfice d'un voyage en Egypte, avec excursion sur le Nil, ou en Sicile, ou dans les Iles Ioniennes ; on peut encore faire une croisière sur la Méditerranée, faire un séjour à Rome ou dans la Riviera. Cependant il est parfois difficile en voyage de suivre un régime alimentaire strict, il ne faudra donc conduire le malade que dans des localités où il pourra se procurer en abondance les aliments variés qui lui conviennent.

Dans beaucoup de cas un traitement aux eaux minérales pendant l'été constituera une forme utile de changement d'air. Pour les personnes affaiblies on obtiendra de bons résultats d'un séjour dans une station thermale d'eau indifférente et d'altitude moyenne, par exemple à Gastein, Buxton, Wildbad, Schlangenbad et Ragatz ; on y joindra une quantité très modérée d'eau alcalino-chlorurée prise en boisson.

Dans d'autres cas, il faudra recommander l'usage interne d'eaux alcalines, ou d'eaux alcalino-chlorurées sans autres remèdes (Vichy, Neuenahr, Obersalzbrunn, Royat, ou la Bourboule). Il ne faut pas oublier qu'un régime alimentaire approprié, sans être trop sévère, est essentiel et doit devenir une habitude chez les diabétiques. Quelques malades de cette classe et de la classe suivante sont prédisposés à la goutte ; il faut en tenir compte dans le traitement. Une albuminurie légère provenant de lésions interstitielles chroniques des reins, peut se rencontrer chez les sujets plus âgés appartenant à cette classe.

c) Parmi les malades appartenant à une troisième classe de glycosuriques, nous trouvons une tendance à la polysarcie ; la proportion de sucre dans l'urine de ces malades est très variable. Les malades de cette catégorie peuvent avoir des attaques de gravelle urique alternant avec des attaques de glycosurie, et des dépôts de sucre et d'acide urique peuvent se produire simultanément. L'albuminurie fait aussi quelquefois son apparition chez ces malades, d'abord par intervalles, puis régulièrement ; mais la plupart du temps il n'y a qu'une petite quantité d'albumine. Chez les glycosuriques obèses, on observe en général de la stase veineuse abdominale et le muscle cardiaque s'affaiblit. Cette affection n'est pas rare chez les goutteux ou chez les héréditaires goutteux. Pour cette catégorie de malades les eaux minérales sont souvent utiles, spécialement les eaux alcalino-sulfatées, de même que les eaux purement alcalines. Il faut donner la préférence aux sources chaudes. Les eaux de Karlsbad, Brides-les-Bains, Vichy, Neuenahr doivent leur réputation dans le diabète à l'action qu'elles exercent sur les maladies dont nous venons de parler.

Il faut conseiller Contrexéville surtout quand la gravelle alterne avec la glycosurie. On peut aussi, parfois, recommander les eaux de Harrogate et de Llandrindod ; la petite quantité de soufre qu'elles contiennent n'est pas une contre-indication. Un long séjour dans des stations climatériques de montagnes a, en général, un effet salutaire dans beaucoup de cas. Pour cette classe de glycosuriques on peut combiner le massage et la gymnastique suédoise avec le traitement balnéaire ou climatérique, si les malades sont obèses et ne prennent pas un exercice suffisant.

Afin de se bien rendre compte du régime alimentaire qui conviendra le mieux à chaque diabétique, ou à un même diabétique aux différentes périodes de sa maladie, il sera très utile de le faire séjourner d'une façon temporaire soit dans un établissement thermal, soit dans une station climatérique ou autre, où les urines pourront être régulièrement analysées et où il sera possible de se rendre compte des effets que les différents régimes alimentaires exercent sur les échanges nutritifs.

Le diabète insipide peut être considéré comme une polyurie d'origine nerveuse ; il en sera question quand nous parlerons des affections du système nerveux.

9° Gravelle urinaire. — On regarde souvent la *gravelle* comme une maladie des voies urinaires, ce qui n'est pas plus correct que si l'on disait que le diabète est également une affection de l'appareil urinaire. La gravelle est occasionnée par une assimilation défectueuse et par un trouble dans les échanges nutritifs et dans le *métabolisme* des tissus.

Il y a plusieurs espèces de gravelle : 1° acide urique et urates ; 2° oxalate de chaux ; 3° gravelle phosphatique (phosphate de chaux et phosphate tricalcique). Nous pouvons nous borner à la première espèce (gravelle urique). Elle est souvent héréditaire, fréquemment associée à la goutte et au rhumatisme (diathèse arthritique). Parfois aussi elle est due à l'usage d'eaux calcaires ou encore à des causes inconnues. Cependant la plupart du temps on observe cette maladie chez les personnes qui mangent beaucoup ou qui prennent une grande quantité de stimulants alcooliques, sans faire suffisamment d'exercice ; il est donc essentiel de surveiller le genre de vie et le régime des malades.

Pour les malades disposés à l'obésité et à la congestion de la face il faut choisir les eaux sulfatées et les eaux alcalino-sulfatées. Les personnes pâles et disposées à la diarrhée se trouveront bien de l'usage des eaux alcalines si mples. Pour les sujets maigres les eaux chlorurées sont préférables. Beaucoup de médecins français donnent la préférence aux eaux terreuses de Contrexéville.

On peut conseiller comme boisson diététique, avec une certaine chance de succès, un verre d'eau de Luhatschowitz pris matin et soir, chaud ou froid. On augmentera ou on diminuera la quantité d'eau suivant les malades. L'examen régulier des urines décidera la question. En Portugal, les eaux de Vidago jouissent d'une réputation toute spéciale. On considère qu'elles réussissent toujours à chasser ou à prévenir les calculs rénaux. Pour d'autres personnes une dose d'eau chaude, prise soir et matin, ou simplement d'eau distillée, ou d'eaux presque pures comme celles de Malvern ou d'Evian, ou des eaux gazeuses dites de table comme celles d'Apollinaris, de Roisdorf, de Selters etc. en même temps qu'un genre de vie bien réglé, suffisent pour empêcher la réapparition de la gravelle urique.

Oxalurie. — Dans l'*oxalurie* persistante, avec dyspepsie, il est souvent plus facile de remédier aux troubles de la digestion et du *métabolisme* général par un traitement hydro-minéral associé au régime et à un exercice régulier que par une médication pharmaceutique ordinaire.

Parmi les eaux minérales celles du groupe alcalino-terreux (Contrexéville, Wildungen, etc.) sont fort utiles et souvent préférables aux eaux alcalines simples plus fortes de Vichy, etc. Quand le système nerveux est surtout atteint, — par suite de surmenage ou d'émotions, — un séjour dans une station climatérique tranquille, sans traitement spécial ou combiné avec des eaux thermales indifférentes, d'un effet diurétique peu prononcé, produira souvent de bons effets.

Phosphaturie. — La *phosphaturie* inquiète souvent

beaucoup les étudiants et les hommes de vie sédentaire. Généralement il n'est pas besoin d'avoir recours à l'usage d'eaux minérales. Une grande somme d'exercice en plein air suffit pour combattre le mal. L'exercice agit d'une façon favorable, en partie peut-être parce qu'il augmente la circulation dans l'estomac, et facilite ainsi le retour dans le sang de l'acide chlorhydrique nécessaire durant le processus de la digestion et diminue l'alcalinité du sang et de l'urine. Nous avons souvent remarqué que la pratique régulière d'un sport tel que l'escrime, l'équitation, le golf, ou mieux encore des marches dans les Alpes ou dans d'autres régions montagneuses avaient pour effet de rendre très claires les urines que la présence de phosphates maintenait troubles pendant des mois, par suite d'une quantité insuffisante d'acide. — V. Dr Lauder Brunton, *Conférence sur l'action des médicaments*, Londres, 1897, p. 540. Les eaux alcalines simples que l'on prescrit parfois, augmentent la plupart du temps la phosphaturie, et chez les malades qui nous occupent produisent une dépression nerveuse. D'autre part, les eaux chlorurées ont en général une influence favorable qui provient, croyons-nous, de leur action stimulante sur les membranes muqueuse et musculaire de l'estomac et du duodénum.

10° Rhumatisme. — Les affections rhumatismales exigent des traitements très variés, suivant les individus et la constitution des malades, d'autant plus que le terme de rhumatisme, tel qu'il est employé à présent, comprend des affections de nature diverse dont les progrès de la science finiront par dégager les variétés. Il est à peine nécessaire de dire que nous ne nous occuperons ici que de la forme chronique ou pseudo-chronique du rhumatisme. Plus un cas se rapproche de la forme aiguë ou subaiguë, plus il faut apporter de soin et de prudence dans le traitement balnéaire.

Convalescence du rhumatisme articulaire aigu. — La prudence est surtout indispensable dans la convalescence du rhumatisme articulaire aigu, ou chez les sujets prédisposés à cette maladie. Tout l'organisme est alors d'une sensibilité extrême, la peau est très faible, la circulation est facilement excitée, la digestion est troublée et une cause relativement légère peut amener une rechute ou une nouvelle atteinte de la maladie. On peut dire que, dans ces cas, plus la date de la dernière attaque est rapprochée et plus l'individu est jeune, plus il est facile de provoquer une rechute par imprudence.

Il est à peu près certain que le rhumatisme articulaire aigu est de nature complètement différente du rhumatisme chronique ordinaire, musculaire ou articulaire (arthrite rhumatoïde, arthrite déformante). Nous n'en avons parlé ici qu'en raison de la similitude des noms, et pour plus de facilité.

Les pratiques ordinaires de la balnéothérapie ne conviennent pas dans la première période de la convalescence du rhumatisme articulaire aigu ; mais si la convalescence est très lente, si le cœur reste faible et facilement irritable, avec ou sans complications du côté des valvules, et si l'on peut permettre au malade de voyager, entouré de soins spéciaux, une série de bains pris avec beaucoup de prudence, aux bains salins gazeux de Nauheim ou d'Oeynhausen aura probablement une action très favorable (1).

Si la santé générale est bonne, le cœur indemne, et si les fonctions de la peau se font normalement mais que, d'autre part, les articulations restent plus ou moins

(1) En France, la station de Bourbon l'Archambault remplit les mêmes indications.

A. D. — P. S.

raides et tuméfiées, on peut recourir aux eaux thermales indifférentes et aux eaux chlorurées.

Les douches, le massage et la gymnastique suédoise peuvent être utiles, mais au début il ne faut se servir de ces moyens accessoires qu'avec la plus grande prudence. Le traitement par les bains devra souvent se prolonger pendant cinq ou six semaines, parfois davantage, et il faudra toujours le faire suivre d'un séjour dans une localité d'altitude moyenne, à climat sec et ensoleillé, telle que Les Avants, Glion, St-Beatenberg, le Gurnigel, Badenweiler. On peut faire choix aussi d'une station maritime à climat suffisamment chaud. En hiver la Riviera occidentale fournira les stations climatériques les mieux appropriées.

Rhumatisme articulaire chronique. — *Rhumatisme articulaire chronique et lésions consécutives au rhumatisme articulaire aigu.* — Lorsque les attaques de rhumatisme ont laissé un gonflement ou une arthrite chronique, sans que la constitution générale se trouve affectée, les agents fournis par la balnéothérapie sont nombreux. Toutes les eaux thermales indifférentes les plus chaudes et les eaux sulfureuses chaudes peuvent servir ; il en est de même des bains d'eau saline concentrée de l'Angleterre et du continent. On peut employer le massage, les douches, la douche-massage, les mouvements passifs, la gymnastique suédoise, les mouvements volontaires gradués, la marche ou le cyclisme gradué, pourvu que ces interventions se fassent avec soin et qu'on les adapte à chaque cas particulier.

Souvent on prescrit avec avantage des applications locales chaudes, tels que des cataplasmes de terre de bruyère, de tourbe, simple, sulfureuse ou saline, ainsi que des bains locaux avec les mêmes substances et des bains de sable chauffé. En hiver des localités à climat sec et ensoleillé, telles que celles de la Riviera orientale, seront tout indiquées.

Rhumatisme musculaire chronique. — L'anatomie pathologique du rhumatisme musculaire est fort complexe, et cela se comprend étant donné que cette affection, lorsqu'elle n'est pas accompagnée de complications, n'est jamais mortelle.

Myosite chronique, lumbago, etc. — Certains cas sont compliqués d'ostéo-arthrite, ou de goutte. Chez quelques malades cette affection peut réellement produire une douleur réflexe provenant de ce qu'on appelle l' « irradiation », et la maladie peut en réalité avoir son point de départ dans une ostéo-arthrite ou une autre lésion de l'épaule, de la hanche, ou d'une articulation intervertébrale. Dans d'autres cas la douleur dont se plaint le malade a son siège dans une névrite partielle de quelque tronc nerveux ou de ses rameaux. Dans d'autres cas encore, surtout dans certaines formes de lumbago, la douleur peut avoir été provoquée par la rupture de fibres musculaires en partie dégénérées ou encore de tissus interstitiels, — rupture consécutive à un léger effort ou à un traumatisme, qui n'auraient pas atteint des muscles parfaitement sains. Dans le rhumatisme musculaire chronique les bains chauds entiers peuvent être prescrits comme dans les cas précédents, et on peut plus facilement y joindre des douches. Souvent un traitement interne est nécessaire, outre les bains. Cela dépend de la nature des complications telles que la dyspepsie, la constipation ou la diathèse urique. Comme cure complémentaire, il faudra choisir, de même que pour les affections du groupe précédent, des localités sèches et ensoleillées, d'altitude moyenne, si c'est possible, situées sur les versants sud-ouest des montagnes ou encore sur des plateaux.

Quelques douleurs localisées qui ont leur siège soit entièrement dans les muscles, soit en partie dans les muscles et les tissus fibreux, et en partie dans les nerfs, accompagnées parfois de points indurés douloureux (myosite rhumatismale chronique), peuvent être traitées d'une façon très satisfaisante par le massage, avec ou sans cure climatérique. Dans cette classe on peut probablement ranger certains cas de lumbago, et il est important de voir s'il n'y a pas dans les muscles, les fascias et les tissus fibreux sous-cutanés de ces points indurés dont nous avons parlé (nodosités rhumatismales) surtout dans les cas pris pour du rhumatisme musculaire ordinaire, de la sciatique ou de la névralgie. H. Strauss (1) et d'autres auteurs indiquent que si on peut découvrir ces points, le traitement local par le massage, les bains chauds, des compresses ou des bains locaux de tourbe, de boue, donnera souvent d'excellents résultats.

La grande tendance aux rechutes, dans le rhumatisme chronique, exige que la peau soit fortifiée par des pratiques hydrothérapiques, par un exercice actif et par le séjour au grand air. Ce dernier point devrait devenir une habitude journalière chez les rhumatisants.

11° Sciatique et affections similaires. — La *sciatique*, les *névralgies* et autres affections du même genre sont souvent d'origine goutteuse. Il y a encore d'autres causes à ces affections. Les formes les plus graves sont, en général, dues à de la névrite et demandent tout d'abord du repos ; il faut s'abstenir absolument, pendant la période aiguë, de massage, de douche-massage, de douches violentes ; mais la période aiguë une fois passée, les eaux thermales sont utiles. On emploie dans ces cas des eaux thermales indifférentes ou des eaux thermales chlorurées

(1) *Berlin. klin. Wochensch.*, 1898, n. 5 et 6.

ou sulfurées ou encore chlorurées froides que l'on fait chauffer.

On peut, avec avantage, combiner les bains chauds avec les douches et le massage.

Les douches chaudes, les douches alternées (écossaises) ou la douche-massage constituent la partie principale du traitement hydrominéral dans beaucoup de cas de sciatique, de rhumatisme, etc. ; on peut suivre ce traitement à Aix-les-Bains, Aix-la-Chapelle, Uriage, Bourbonne, Harrogate, Bath, Sidmouth et dans beaucoup d'autres stations. Il est en général appliqué sur tout le corps, quoiqu'il soit principalement dirigé sur les parties malades.

12° **Arthrite rhumatoïde.** — Pour cette affection, qui diffère de la goutte et du rhumatisme vrai, nous nous servons du terme employé d'abord par sir A. B. Garrod en 1858. Il y a d'autres dénominations d'un usage également général : arthrite ou polyarthrite déformante, employée par Virchow ; ostéo-arthrite, expression habituelle parmi les chirurgiens anglais ; rhumatisme chronique des articulations ; arthrite rhumatismale chronique et goutte rhumatismale ; ce sont d'anciens termes mais encore très employés (1).

Les traumatismes paraissent jouer un rôle prédominant dans l'apparition de la forme monoarticulaire de cette affection, principalement chez les personnes âgées et faibles (maladie sénile de la hanche) chez lesquelles le pouvoir de reconstitution des tissus est affaibli. Dans les variétés plus aiguës et subaiguës de la maladie, surtout si elle est accompagnée d'un certain degré de fièvre

---

(1) Dans notre description des divers établissements balnéaires nous avons parfois fait allusion à cette maladie sous l'expression encore si populaire, pour cette classe de cas, de rhumatisme chronique et d'affections rhumatismales chroniques.

(chez les personnes jeunes, mais parfois aussi chez des personnes âgées), il y a des raisons pour admettre l'opinion émise par Max Schüller, de Berlin, et Bannatyne et Wohlmann, de Bath, d'une intervention microbienne dans la production de la maladie. Dans d'autres cas, désignés sous le nom de « pseudo-rhumatismes », les articulations peuvent également être affectées ; il s'agit alors non du développement local d'éléments microbiens, mais de l'action de toxines circulant dans le sang ; les microbes interviennent dans d'autres parties de l'organisme en y provoquant des suppurations chroniques, des catarrhes, etc. L'influence du système nerveux dans cette maladie est très douteuse (1). Il y a encore lieu de signaler qu'une arthrite monoarticulaire persistant d'une manière chronique (par ex. au genou) chez une personne d'âge moyen, en apparence bien portante, peut devenir accidentellement tuberculeuse ; elle ne se transforme pas en arthrite rhumatoïde avec épanchement, comme on le croyait autrefois.

Les opinions soutenues actuellement quant à la pathologie de l'arthrite rhumatoïde chronique, et admirablement résumées au congrès médical de Berlin de 1897, par le professsur Bäumler, ont mis au point ce que l'on peut attendre de son traitement. On envoie les malades dans un grand nombre de stations hydro-minérales, mais aucune ne produit un effet réellement curatif. L'état général est toutefois fréquemment amélioré par un traitement

(1) Bien des lésions articulaires chroniques sont évidemment d'origine nerveuse. L'histologie pathologique n'a pas encore dit son dernier mot et il existe sans doute des centres trophiques qui peuvent être touchés au cours d'une infection ou d'une auto-intoxication et entraîner, par la suite, le développement d'arthropathies.

A. D. — P. S.

très doux quand on emploie des eaux indifférentes thermales, des eaux sulfurées ou chlorurées thermales ; les eaux alcalines chlorurées, quand elles sont situées dans de bons climats, et spécialement quand elles se trouvent à des altitudes modérées, donnent aussi de bons résultats. On emploie souvent des bains entiers de boue ou de tourbe. On préfère quelquefois les bains locaux ou des applications locales dans les arthrites monoarticulaires. Les bains de vapeur chauds ou les bains d'air chauds peuvent aussi rendre des services, principalement quand l'affection est limitée à une articulation, surtout dans les cas où il y a de vives douleurs.

Le changement de localité constitue un élément important dans le traitement de cette maladie, surtout si les malades se rendent dans des régions où le climat est sec et ensoleillé, sans chaleur excessive ou froid vif. Des changements judicieux de climats, un régime simple mais reconstituant, avec l'usage modéré mais systématique d'exercices de différente nature, et continué pendant plusieurs années, donnent souvent un résultat satisfaisant.

Le professeur A. Ott (Congrès médical de Berlin de 1897) pense que toutes les variétés de bains locaux ou généraux, employés dans l'arthrite rhumatoïde, doivent leur efficacité surtout à la chaleur. Par conséquent, selon cet auteur, le bain le plus chaud est probablement celui dont le malade retirera le plus grand bénéfice, pourvu que ses organes soient en état de supporter la chaleur, et, dans un traitement balnéaire, il faut éviter les plus hautes températures au début, par crainte d'une réaction trop vive. On peut expliquer ainsi les bons effets des bains d'air chauds locaux de Tallerman-Scheffield.

La maladie sénile de la hanche (*malum coxae senile*) est habituellement prise pour de la goutte ou du rhuma-

tisme par le malade lui-même. Les médecins la considè-
rent généralement comme une variété d'arthrite rhumatoïde analogue à celle de l'articulation de l'épaule. En
ce qui concerne le traitement balnéaire, nous renvoyons
à ce qui vient d'être dit ; mais il y a peu de chance qu'un
traitement soit efficace.

Les nodosités multiples des articulations des doigts
guérissent aussi rarement ; et certains malades ont fait le
tour d'un grand nombre de villes d'eaux, suivant leur
propre inspiration ou les conseils de leurs amis, sans trouver d'amélioration, bien que leur santé générale ait été
plus ou moins favorablement modifiée. C'est en effet l'état
général qu'il faut principalement considérer dans ces cas,
en l'améliorant on enraye les progrès du mal local pendant bien des années, parfois les nodosités elles-mêmes
diminuent d'une façon notable.

13° Rhumatisme blennorrhagique. — Pour le
*rhumatisme blennorrhagique et d'autres pseudo-rhuma-
tismes,* il n'y a rien de spécial à dire quant au traitement
balnéaire.

Si, après avoir traité la cause déterminante de la maladie par les moyens habituels, la tuméfaction, la raideur
des articulations, des gaines tendineuses et des fascias per-
sistent, on peut recourir au traitement recommandé pour
le rhumatisme articulaire chronique.

14° Goutte. — La goutte diffère beaucoup selon les
individus. Pour la plupart des goutteux le traitement balnéaire n'est nullement nécessaire ; mais aux eaux, bien
des malades se décident à suivre le régime exigé, tandis
qu'ils refuseraient de le faire chez eux.

D'un autre côté, on peut dire que presque toutes les
stations balnéaires de l'Europe peuvent, à l'occasion, être
utiles aux goutteux, pourvu qu'elles soient choisies selon

la constitution de chaque malade et suivant les complications. Il faudrait écrire un livre entier pour épuiser ce
sujet.

Si nous admettons, comme cela semble probable, qu'un
des facteurs les plus importants de la pathogénie de la
goutte est constitué par l'élimination insuffisante de l'a-
cide urique et de ses sels, il devient facile de comprendre
comment l'action éliminatrice de divers processus (externes) balnéothérapiques et hydrothérapiques peut être
employée avec succès, suivant les caractères individuels
de la maladie, et la force de réaction des malades. On peut
en dire autant des exercices et du massage, à condition
qu'on les approprie judicieusement aux besoins de chaque individu. En ce qui concerne les cures d'eaux minérales prises en boisson, nous estimons que, en beaucoup
de cas au moins, l'action bienfaisante d'eaux contenant
des sels de sodium sera supérieure aux désavantages qui,
d'après les recherches de sir William Roberts et d'autres
auteurs, sont dus au sodium.

Les personnes faibles essaieront d'un changement de
climat et d'une eau thermale indifférente, chlorurée ou
alcaline chlorurée ; encore faudra-t-il user de précautions, surtout quand le malade est âgé, affaibli, ou atteint
d'artério-sclérose.

Pour les pléthoriques avec stase abdominale et tendance à l'obésité, on prescrira les eaux sulfatées ou alcalino-sulfatées, pourvu qu'on fasse suivre ce traitement
d'un long repos dans un climat alpin ou sub-alpin. Les
eaux alcalino-sulfatées sont surtout utiles dans les cas de
pléthore avec dépôts d'acide urique. Quand la tendance à
la production d'acide urique existe sans pléthore ni congestion notable de l'abdomen, une saison à Contrexéville
est considérée comme extrêmement salutaire, surtout par
les médecins français. D'autres médecins recommandent les

eaux alcalines. Les eaux chlorurées sont préférées aux eaux sulfatées pour beaucoup de goutteux sans obésité prononcée, mais chez lesquels l'intestin est paresseux. L'addition du soufre aux eaux chlorurées, telle qu'elle existe à Harrogate, Llandrindod, Aix-la-Chapelle, Uriage etc., n'empêche pas de prescrire ces eaux aux goutteux, qu'il y ait ou non congestion abdominale.

Pour l'eczéma goutteux les eaux alcalines chlorurées peuvent être utiles, ainsi que les eaux sulfureuses. Parmi les premières celles de Royat ont une réputation établie, de même que celles de Schinznach et d'Uriage parmi les dernières ; ajoutons pourtant qu'il arrive fréquemment que la guérison n'est pas durable. Mais il en est ainsi plus ou moins de toutes les affections goutteuses, surtout quand les malades retombent dans leurs errements anciens.

Pour les malades d'un âge avancé, et pour le traitement de la goutte asthénique sir Dyce Duckworth (1) estime que les bains et les douches d'eau de mer chauds ont une action évidente ; dans les cas de goutte strumeuse il recommande le séjour au bord de la mer pendant quelques semaines chaque été. Il attire tout particulièrement l'attention sur l'amélioration que les goutteux pourront retirer d'un voyage, surtout dans des climats secs, pas trop chauds, dans des régions de collines ou de montagnes, ou parfois encore d'un voyage en mer. Dans ce dernier cas, cependant, les malades sont enclins à trop manger et à ne pas prendre un exercice suffisant, ce qui constitue un inconvénient réel.

15° **Obésité.** — Les *personnes obèses* s'imaginent souvent qu'une saison d'eaux les ramènera aux proportions ordinaires. Il en est rarement ainsi quand le malade ne suit pas un régime très sévère ; encore faut-il y ajouter

(1) A *Treatise on Gout*. Londres, 1890, p. 448.

des exercices musculaires, la marche, la gymnastique suédoise, ou le massage. Ce traitement par le régime général peut, la plupart du temps, être suivi à domicile.

Suivant F. Hirschwald, au début d'une cure destinée à combattre l'obésité, on constate souvent une perte très prononcée de matières albumineuses et d'éléments constitutifs gras de l'organisme. Il y a des chances pour que ce fait se produise d'une façon très caractéristique chez les personnes qui, avant de commencer la cure, ont suivi un régime alimentaire très riche en aliments azotés. Suivant Dapper et v. Noorden, si l'alimentation antérieure était pauvre en azote, la perte d'éléments albumineux est moins accusée ou même nulle, surtout dans les cas où l'on a soin de donner aux malades une nourriture suffisamment azotée. Durant la cure, la perte de matières grasses peut avoir lieu, comme l'a découvert Dapper, sans augmentation dans les échanges de substances azotées. Les eaux sulfatées et les eaux alcalino-sulfatées peuvent venir en aide aux traitements diététique et autres. Une alimentation suffisamment restreinte, devra être combinée avec de l'exercice musculaire régulier et des pratiques hydrothérapiques, comme le conseille Winternitz (*Blätter f. klin. Hydrotherapie,* déc. 1897), et donnera de très bons résultats dans un grand nombre de cas. Dans certains cas l'obésité peut être due non pas tant au manque d'exercice et à l'excès de nourriture qu'à une diminution dans les échanges nutritifs, un peu analogue à celle qui se produit dans le myxœdème. C'est dans cette classe qu'il faut ranger les cas d'obésité consécutifs à des maladies graves (fièvre typhoïde, etc.) ou à des affections débilitantes (1), surtout chez des sujets pâles et lymphatiques.

(1) Quelques-uns de ces cas peuvent être comparés aux cas d'obésité qui surviennent après de longues privations, comme ceux que l'on a pu constater après le siège de Paris.

Pour les malades appartenant à cette classe d'obèses torpides on a recommandé l'emploi prudent des préparations thyroïdiennes, à cause de leur action stimulante sur les échanges nutritifs. Pour la même classe de malades, et pour des raisons analogues, des climats tonifiants et des cures de bains ferrugineux gazeux, ou de bains chlorurés gazeux pourraient donner de bons résultats. Les bains gazeux sont surtout indiqués lorsque l'action du cœur est faible. Lorsqu'il y a, outre l'obésité, une anémie prononcée (comme cela arrive souvent chez les femmes), les ferrugineux pourront être utiles. Les eaux ferrugineuses mixtes contenant du sulfate de sodium, comme celles du Ferdinandsbrunnen de Marienbad, de la Sthalquelle de Franzensbad, et de la Marienquelle d'Elster, sont souvent préférables aux eaux ferrugineuses simples. Le fer contenu dans certaines des sources chlorurées sodiques de Hombourg et de Kissingen, dans les sources alcalines chlorurées de Royat et dans quelques-unes des sources alcalines de Vals, pourra, à l'occasion, être utile à certains malades de cette catégorie.

16° **Changements climatériques**. — Bien que les sept âges dont parle Shakespeare ne soient pas toujours faciles à distinguer, n'étant pas séparés les uns des autres d'une manière absolue, nous devons reconnaître différentes étapes dans la vie des hommes et des femmes ; le passage de l'une à l'autre donne lieu à des troubles plus ou moins sérieux, selon les individus. L'équilibre est alors facilement rompu et des circonstances fâcheuses de peu d'importance produisent parfois des effets hors de proportion avec leur cause. Dans la majorité des cas, il n'est pas nécessaire de recourir aux eaux minérales, mais le changement d'air sera généralement salutaire. On y ajoutera avec avantage l'usage des eaux thermales indifférentes, ferrugineuses ou arsenicales, surtout si la station balnéaire est située à une grande altitude. Chez les personnes suffisamment robustes, les stations climatériques alpestres méritent à elles seules qu'elles y séjournent à plusieurs reprises.

17° Sénilité prématurée. — La dégénérescence sénile des tissus, des organes et des fonctions se manifeste à des âges différents, suivant les individus. Dans un âge très avancé presque tous les tissus ont une tendance à s'altérer et l'activité des fonctions cesse. C'est le cas pour les tissus musculaires non soumis à la volonté, et le système circulatoire en est surtout formé.

La nutrition des tissus et des organes dépendant du bon état des vaisseaux sanguins, il en résulte que lorsque ceux-ci s'altèrent, les différentes fonctions et les organes se détériorent également. Les organes sont plus ou moins attaqués suivant les individus. La tendance à l'affaiblissement prématuré de l'un des organes est souvent héréditaire, et on peut le constater longtemps avant que le sujet ait atteint un âge avancé. Beaucoup de personnes consultent leur médecin pour des symptômes morbides qui ne sont en réalité que les signes d'une vieillesse prématurée se manifestant dans une partie quelconque de l'organisme. On peut faire beaucoup pour retarder les effets de l'âge, et pour prolonger la vie de l'organisme tout entier en même temps que celle des organes qui tendent à s'altérer prématurément. Tout le monde est à même d'observer ces faits à propos du système musculaire, des articulations, de la peau, des voies urinaires, de la nutrition générale et des fonctions du cerveau.

Les moyens de prévenir ou de combattre, jusqu'à un certain point, les effets d'une vieillesse prématurée, consistent plutôt dans des règles d'hygiène que dans un traitement balnéaire. L'organisation judicieuse d'un régime alimentaire, et spécialement d'une hygiène générale et surtout des exercices musculaires et des occupations habituelles, ont une influence considérable. Les climats doux et chauds sont souvent nécessaires pendant l'hiver. Il n'est pas rare cependant que les eaux thermales indifférentes soient très utiles durant l'été, surtout quand elles sont situées à une assez grande altitude. On ajoutera encore à leur action, l'usage de la gymnastique suédoise, du massage et des ascensions modérées ; si ce dernier exercice est impossible, on y suppléera par des exercices de respiration qui agiront indirectement sur le cœur et sur la circulation générale.

Quelques stations climatériques sont devenues célèbres grâce aux visites réitérées qu'y firent des hommes d'Etat ou des princes : Ems et Gastein étaient les stations de prédilection de l'empereur Guillaume Ier d'Allemagne ; Wildbad avait continuellement comme hôte le prince Gortschakoff ; le premier des lords Brougham passa la plupart des hivers de ces dernières années à Cannes. Grâce à un séjour d'hiver dans des climats plus chauds, les déperditions de l'organisme affaibli sont amoindries et les facultés mentales sont doucement stimulées.

Maladies de l'appareil digestif.

18° Dyspepsie. — La *dyspepsie* est un terme qu'on applique à différents états morbides associés à des troubles de la digestion. Pris dans son acception la plus large, le mot dyspepsie signifie, comme l'écrit le Dr W. H. Allchin (1), « une perversion des fonctions digestives se produisant dans un point quelconque du tube digestif, soit dans la bouche, soit dans l'estomac, soit dans l'intestin, perversion due à n'importe quelle cause et se manifestant

(1) *Lancet,* 1897, vol. II, p. 1031.

par n'importe quel symptôme ». Nous séparerons cependant le catarrhe intestinal chronique, bien qu'on puisse le comprendre dans la définition de la dyspepsie. Chez beaucoup de personnes la dyspepsie n'est qu'un signe *d'affaiblissement de la membrane muqueuse*, qui s'étend plus ou moins à toutes les muqueuses de l'organisme. Cet affaiblissement des muqueuses est intimement lié à la faiblesse du système nerveux. La plupart des malades de cette classe sont maigres et ont peu de force de résistance. Le travail physique ou intellectuel est de nature à produire ou à aggraver les troubles dyspeptiques ; ces derniers constituent souvent l'un des signes importants de la neurasthénie. Beaucoup de ces cas doivent être classés sous le nom de « dyspepsie nerveuse » ; en réalité ce terme est souvent employé pour désigner des souffrances gastriques ordinaires, lorsqu'elles proviennent de causes particulièrement légères, chez les sujets neurasthéniques ou hyperesthésiques. On ne peut pas appliquer un traitement balnéaire énergique aux malades de cette classe, mais on peut ajouter avec profit à leur régime général l'usage d'une eau thermale indifférente, surtout si la station balnéaire est située à une grande altitude. On peut aussi employer avec prudence les eaux chlorurées, ou les eaux alcalines chlorurées, et les faire suivre d'un long séjour dans les stations climatériques de montagne. Outre ces variétés de *dyspepsie nerveuse*, qui sont dues à une faiblesse congénitale ou à une hyperesthésie gastrique, et que nous venons de mentionner, il y a des dyspepsies d'un autre genre, dyspepsies produites par un excès de travail, par les soucis, etc.

Les cas les plus graves se manifestent chez les personnes d'un âge avancé, et sont le résultat de l'épuisement nerveux occasionné par une activité cérébrale prolongée et un sommeil insuffisant. Les cas de ce genre se trouvent souvent très améliorés par un repos d'esprit dans des eaux thermales indifférentes telles que celles de Wildbad - Gastein, Wildbad dans le Würtemberg, Schlangenbad, Plombières ou Ragatz.

Les stations d'une altitude plus haute sont en général préférables. Le séjour dans de simples stations climatériques situées à une altitude modérée est souvent également salutaire. Pour la *dyspepsie atonique*, sans catarrhe ni irritabilité apparente, un séjour à des eaux salines ou ferrugineuses, avec climat tonique, sera souvent couronné de succès. Les stations du bord de la mer, que l'on use ou non de bains de mer, sont également à indiquer.

La *dyspepsie alcoolique* résulte d'un catarrhe spécifique de la muqueuse de l'appareil digestif ; il faudra donc exiger, avant tout, l'abstinence absolue de toute boisson alcoolique, ou du moins, ne faut-il en autoriser l'usage qu'avec la plus grande modération.

Cette première condition étant remplie, le catarrhe et ses complications seront améliorés et graduellement guéris en employant, selon les individus, les eaux alcalino-sulfatées, les eaux alcalines chlorurées ou chlorurées. La saison d'eau devra être suivie d'un séjour à une station de moyenne altitude. Plus tard nous reviendrons sur le traitement du catarrhe gastrique chronique. Pour les cas accompagnés de cirrhose du foie, nous renvoyons au paragraphe 26.

La *dyspepsie des fumeurs* exige rarement un traitement balnéaire, mais les eaux dont nous venons de parler sont quelquefois utiles.

Pour les formes nombreuses de la *dyspepsie des goutteux*, il faut se reporter au traitement de la goutte.

On combattra la dyspepsie accompagnée de *constipation habituelle et due à la paresse intestinale* par le traitement de cette dernière affection. La dyspepsie occasionnée par *l'anémie* est parfois aussi produite par une constipation habituelle. Mais elle est fréquemment occasionnée par une nutrition défectueuse de la membrane muqueuse ou par une altération du sang. Avant de se décider sur le traitement à prescrire (paragr. 3) il faudra rechercher s'il n'y a pas d'ulcère gastrique.

La dyspepsie qui accompagne la *première période de la tuberculose pulmonaire* exige les mêmes prescriptions climatériques et diététiques que cette affection.

Gastrite chronique. — *Le catarrhe chronique de l'estomac* (dyspepsie catarrhale chronique ou dyspepsie inflammatoire) est fréquemment dû à la suralimentation (que le malade mange trop ou trop souvent). L'abus de l'alcool et une nourriture trop pimentée en sont souvent aussi la cause. Dans ces cas le catarrhe chronique suit souvent les atteintes aiguës ou subaiguës de la maladie, ou bien il s'établit dans les intervalles de deux crises. Cette affection dépend fréquemment d'une congestion veineuse passive, occasionnée par une maladie chronique du cœur, des poumons ou du foie (1). Elle peut accompagner la goutte, la diathèse urique, la néphrite chronique

(1) Cependant le catarrhe gastro-intestinal n'est pas en général le résultat d'une maladie du foie et des reins, mais d'une prédisposition à ces maladies. Cette affection favorise la fermentation des matières contenues dans les voies gastro-intestinales, et la membrane muqueuse étant altérée, devient plus perméable aux produits de décomposition. Ceux-ci passent dans le sang et agissent d'une façon nocive sur le foie et les reins (Voyez aussi Tirard, *Lancet*, 1896, vol. II, p. 377). On trouve parfois plus d'indican (l'une des conséquences de la putréfaction intestinale) dans l'urine, pendant les attaques inflammatoires de la maladie en question, quand elle est accompagnée de diarrhée, que durant des périodes de constipation obstinée.

interstitielle, la constipation habituelle et l'irrégularité de la menstruation. C'est-à-dire qu'elle peut être déterminée par la diminution des excrétions ou s'associer à des troubles de la nutrition générale.

Le catarrhe chronique de l'estomac est souvent accompagné de catarrhe intestinal (catarrhe gastro-intestinal chronique) ; chez quelques individus, appartenant en général à des familles de goutteux, il semble produit par la simple réaction d'un aliment légèrement irritant, d'un surmenage ou d'une nourriture trop abondante, de même que chez certaines personnes on peut regarder l'eczéma des doigts comme une réaction presque naturelle après l'usage d'un savon irritant ou d'une solution antiseptique.

Dans le traitement du catarrhe chronique de l'estomac on supprimera les causes évidentes de la maladie, tels que l'abus des aliments ou de l'alcool, en surveillant le régime. Il faut favoriser la circulation gastrique par un exercice bien réglé, par des mouvements actifs et passifs, la marche et les ascensions, le cyclisme ; s'il y a de la constipation, on la combattra par des moyens appropriés. Les eaux minérales peuvent servir à activer l'action des intestins et la sécrétion des reins. On cherchera à modifier l'élément nerveux, qui influe souvent sur la maladie, par le repos intellectuel et les distractions qu'on trouve dans une ville d'eaux.

Pour les personnes plus robustes et sanguines, on prescrira des eaux alcalino-sulfatées (Karlsbad, etc.), ou des eaux contenant du chlorure de sodium (Kissingen, etc.), tandis que pour un traitement à domicile les eaux sulfatées ou les eaux sulfatées chlorurées (eaux hongroises amères, Friderichshall, etc.) sont souvent utiles. Pour les personnes faibles on essaiera d'une eau thermale indifférente.

Lorsqu'il y a diathèse urique, des eaux terreuses telles que celles de Contrexéville donnent souvent de bons résultats ; une cure d'eaux presque pures comme celles d'Evian-les-Bains, ou d'une des eaux gazeuses dites eaux de table pourra également produire de bons effets ; on pourrait encore essayer de boire régulièrement de l'eau chaude ou de l'eau distillée, lorsque l'eau ordinaire est dure.

Dans certaines affections cardiaques, de même que dans les maladies avancées des reins et dans les cirrhoses du foie, le traitement hydro-minéral ne convient pas.

Dans le traitement tonique qui doit suivre les attaques du catarrhe gastrique, on pourra avoir recours avec avantage aux eaux ferrugineuses, à l'hydrothérapie, et au séjour dans une station climatérique (Voir les stations convenant à une cure complémentaire). Certains cas de catarrhe gastro-intestinal chronique pourront être traités par le climat, comme le catarrhe chronique des organes de la respiration. Les climats sédatifs conviennent aux sujets irritables ; les climats secs et toniques, aux scrofuleux et aux sujets de constitution torpide.

Il est à peine nécessaire de dire qu'un traitement pharmaceutique ordinaire peut souvent compléter le traitement hydro-minéral de la dilatation de l'estomac et vice-versa.

Dilatation de l'estomac. — *La dilatation chronique de l'estomac* peut être due à des causes mécaniques, telles que le cancer du pylore, ou à une paralysie des parois musculaires, de même que les troubles vésicaux constituent parfois un des premiers symptômes du tabes ; ces sortes de gastrectasies ne sont pas en question ici. Quelquefois on confond les symptômes de la dilatation de l'estomac, avec les signes passagers de la gastrite aiguë ou chronique et le traitement de la gastrite simple suffit pour leur guérison. La dilatation chronique peut survenir insidieusement, et ce ne sera qu'au moment d'une attaque de gastrite qu'un examen attentif en révélera l'existence ; dans beaucoup de cas la ligne de démarcation entre ce que l'on appelle la dyspepsie atonique et la dilatation proprement dite n'est pas facile à indiquer.

Des lavages réguliers de l'estomac peuvent alors devenir nécessaires. On peut se servir pour ce lavage d'une eau alcaline comme celle de Vichy et on peut suivre ce traitement aussi bien à domicile que dans une station balnéaire. Malgré cela les distractions qu'offre une ville d'eaux peuvent avoir leur utilité.

Des dilatations gastriques moins importantes existent dans la chlorose et dans les cachexies, mais elles n'exigent pas un traitement spécial. Dans ce cas il est en général nuisible de boire beaucoup de liquide, surtout des eaux gazeuses naturelles ou artificielles, durant la dernière partie du jour.

19° **Pléthore abdominale**. — La *pléthore abdominale* (1) (stase veineuse abdominale) est la plupart du temps occasionnée par une insuffisance de la circulation de la veine porte chez des personnes dont la circulation veineuse est affaiblie. Cette disposition entraîne souvent un catarrhe chronique des intestins, et spécialement du rectum (2), ainsi que la production d'hémorrhoïdes.

(1) Sous le nom de pléthore abdominale, certains auteurs désignent simplement la tension et la tuméfaction de l'abdomen provenant d'un développement excessif de graisse dans les parois abdominales et dans l'épiploon.

(2) La cause principale du catarrhe chronique, dans les cas de ce genre, se trouve sans doute dans le ralentissement de la circulation du sang à travers les capillaires de l'intestin. C'est de la même façon que le ralentissement de la circulation du sang à à travers les capillaires de la peau amène souvent la pigmentation, l'eczéma chronique, des ulcères chroniques et la sclérose des tissus sous-cutanés des jambes chez les personnes qui ont des varices des membres inférieurs.

La suralimentation détermine souvent la pléthore abdominale ; le traitement consistera donc surtout à restreindre la quantité des aliments et des liquides ; cette dernière prescription sera à observer surtout pendant les repas. Un exercice musculaire régulier est également très important. L'augmentation des mouvements respiratoires, qui accompagne nécessairement tout exercice actif, facilite le retour du sang des veines abdominales ; parfois aussi le massage abdominal peut être utile. Les malades devraient s'astreindre à une hygiène sévère, la suivre durant la cure et la cure complémentaire, et ne jamais s'en départir.

Les personnes obèses, goutteuses et disposées à la pléthore se trouveront bien de l'usage des eaux sulfatées et des eaux alcalino-sulfatées. Pour les personnes maigres ou ayant une alimentation modérée, les eaux chlorurées ou alcalines chlorurées sont préférables. Les eaux sulfureuses contenant du chlorure de sodium donnent également de bons résultats. Parmi ces dernières citons celles de Harrogate, de Llandrindod, d'Aix-la-Chapelle et d'Uriage. Assez souvent les personnes affaiblies emploient avec avantage les eaux simplement sulfureuses, telles que celles des stations thermales des Pyrénées, ou celles des sources sulfureuses froides de Weilbach et de Nenndorf. Ces résultats confirment ce qu'on sait des bons effets des préparations pharmaceutiques sulfureuses dans le traitement des hémorrhoïdes et du catarrhe chronique du rectum. Il faut toujours faire suivre la saison d'eaux d'un séjour à une station d'altitude moyenne.

Pour les cas où la pléthore abdominale provient d'une maladie du cœur ou d'une cirrhose du foie, voir les paragraphes ayant trait à ces affections.

20° Constipation habituelle. — La *constipation habituelle* est due à différentes causes ; dans bien des cas les eaux minérales pourront la combattre avec utilité. Chez les personnes obèses, elle exige un traitement par les eaux sulfatées, ou alcalino-sulfatées, tandis que les sujets maigres éprouveront de bons effets de l'usage des eaux chlorurées ; cependant l'amélioration n'est souvent que momentanée. Le traitement sera continué pendant un mois et plus ; s'il était interrompu trop brusquement il pourrait survenir des hémorrhoïdes chez le malade. Avant de s'adresser au traitement balnéaire, il faut toujours essayer un changement de régime et de l'exercice (marche, équitation, cyclisme, ascension, canotage et natation) (1). Le massage et la gymnastique sont aussi souvent préférables au traitement balnéaire. Il est probable que certains symptômes pénibles, souvent attribués à la constipation, sont dus en réalité aux effets du catarrhe qui favorise le passage dans le sang des matières toxiques contenues dans les intestins. Nous reviendrons sur ce sujet,

(1) En ce qui concerne les effets de l'exercice sur la constipation on a constaté un fait qui semble contredire la règle : à savoir que les personnes à vie sédentaire, éprouvent généralement de la constipation, au début des vacances, lorsqu'elles mènent une vie active. On peut expliquer ce fait de la façon suivante : le mucus du gros intestin est souvent sécrété en quantité exagérée chez les individus de vie sédentaire dont les mouvements péristaltiques intestinaux sont affaiblis, et cet état, dans les cas où ces mouvements sont très prononcés, est identique à la maladie connue sous le nom d' « affection muqueuse du gros intestin ». Grâce à l'exercice qu'on prend durant les vacances, la circulation du sang dans les vaisseaux de la muqueuse du tube digestif s'améliore, d'où diminution dans la tendance à la sécrétion catarrhale. La diminution de la sécrétion muqueuse au début des vacances a beaucoup de chances pour causer de la constipation, jusqu'au moment où l'action tonique générale exercée par un genre de vie plus sain provoque des mouvements péristaltiques plus complets. Le changement de nourriture peut aussi être invoqué dans d'autres cas.

quand nous parlerons du traitement balnéaire de la céphalalgie.

Hémorrhoïdes. — Quant au traitement hydrominéral des *hémorrhoïdes*, il faut également prendre en considération l'obésité ou la maigreur du malade, et employer un traitement semblable à celui que nous avons recommandé pour combattre la pléthore abdominale et la constipation habituelle. Dans les cas où les hémorrhoïdes sont accompagnées de pléthore abdominale et de constipation habituelle (1), les eaux minérales sont incontestablement utiles. Un changement de régime est souvent d'une grande utilité.

21° Catarrhe des intestins. — *Le catarrhe des intestins* peut être occasionné par des causes diverses et le traitement devra varier avec ces causes. Si le catarrhe résulte d'une constipation habituelle ou d'un mauvais régime il faudra combattre le premier et modifier le second.

Diarrhée chronique. — Si elle est due à une atonie de la membrane muqueuse, et si elle se manifeste par une *diarrhée habituelle ou fréquente*, il faudra s'en tenir au traitement indiqué pour combattre la dyspepsie intestinale. On ne devra user que d'une très petite quantité

---

(1) On ne saurait admettre que dans tous les cas, les hémorrhoïdes sont simplement des dilatations variqueuses des veines hémorrhoïdaires produites ou aggravées par la constipation habituelle et une congestion passive. C. Reinbach (*Beitræge zur klinischen Chirurgie*,1897, vol. 19, p. 1), admet que les hémorrhoïdes sont des tumeurs angiomateuses, dont le traitement rationnel doit être l'extirpation. On peut se demander, cependant, si la néoformation de vaisseaux sur laquelle Reinbach base sa théorie n'est pas simplement analogue au grand développement des vasa vasorum observés dans les parois des veines variqueuses.

d'eau en boisson et le médecin de la station devra surveiller avec soin le traitement du malade et surtout son régime alimentaire.

La *colite muco-membraneuse* (entérite muco-membraneuse, etc.) de l'adulte est peut-être une variété de catarrhe chronique, affectant principalement l'appareil glandulaire de la membrane muqueuse et qui survient chez les individus prédisposés ; on peut la regarder comme le résultat de l'irritation du gros intestin produite par la constipation résultant d'habitudes sédentaires, etc.(1). Les eaux et les bains de Plombières ont acquis une grande réputation dans le traitement des différentes formes de la diarrhée chronique avec affaiblissement de la membrane muqueuse ; on peut employer aussi des cures de lait ou des cures de lait modifiées.

22° Catarrhe chronique du rectum. — Lorsque le *catarrhe chronique du rectum* ne dépend pas d'une maladie du cœur, du foie ou des reins, il est en général accompagné d'hémorrhoïdes et de constipation habituelle ; il peut être causé aussi par des excès de boisson et de nourriture. Il faut alors recourir au traitement déjà indiqué.

Diarrhée tropicale. Diarrhée des montagnes. — Les eaux tiendront peu de place dans le traitement quand *la diarrhée est due au paludisme ou à la dysenterie.* C'est le cas aussi pour l'affection désignée par les médecins des Indes sous le nom de *diarrhée des montagnes* (hill diarrhoea).

Il arrive fréquemment que l'usage interne des eaux est

(1) Cependant on a attribué un certain nombre de cas de ce genre à une lésion mécanique des nerfs viscéraux provoquée par des tumeurs, des adhérences péritonéales, etc. situées en dehors de l'intestin.

tout d'abord plus nuisible qu'utile, et des bains d'eau thermale indifférente sont seuls permis à de grandes altitudes, tandis que dans les cas anciens on peut recommander les eaux alcalines chlorurées, les eaux chlorurées simples, les eaux sulfurées et, dans de rares circonstances, les eaux alcalino-sulfatées. Les eaux alcalines devront être prises à très petites doses et la saison thermale sera toujours suivie d'un long séjour dans une station élevée, à sol bien sec. Ajoutons que, dans certains cas très chroniques, accompagnés d'anémie, les eaux arsenicales ont été salutaires. Dans la psilose ou sprue, suivant le Dr Thin (1), la diète lactée et les précautions contre tout refroidissement constituent la partie principale du traitement.

23° Ulcère de l'estomac. — *Les ulcères chroniques de l'estomac ou du duodénum* exigent un traitement diététique, mais quelquefois on peut ajouter à ce traitement l'usage très prudent d'eaux alcalines ou d'eaux alcalinosulfatées chaudes, spécialement celles de Karlsbad.

24° Congestion du foie. — La congestion et l'hypertrophie du foie provenant de l'abus de l'alcool, d'affections paludéennes, ou de stase dans la circulation de la veine porte, ou bien encore de dilatation du cœur ou de myocardite, devront être traitées selon les indications de la cause principale de l'affection.

Néanmoins, dans presque tous les cas où le malade est obèse, l'usage judicieux des eaux alcalines et des eaux alcalino-sulfatées, sera salutaire, tandis que les individus maigres se trouveront bien de l'usage des eaux chlorurées.

La congestion résultant d'une dilatation du cœur ou d'une myocardite nécessite un traitement très attentif.

(1) V. *Psilosis or Spruc*, 2e édition, Londres, 1897, p. 131.

Le traitement sera semblable à celui dont nous avons parlé au sujet de la dilatation du cœur.

25° Lithiase biliaire et affections annexes.— La lithiase biliaire a pour causes principales (1) : 1° un état catarrhal des canaux et de la vésicule biliaires dû parfois à la présence locale de microbes ; 2° un arrêt du flux biliaire. Pour éloigner les causes de la maladie, il faut accélérer la circulation du sang dans le foie par l'exercice, augmenter le flux biliaire par l'ingestion de quantités convenables de liquide, et remédier aux troubles intestinaux par un régime approprié, l'exercice, le massage local ou général, l'emploi d'eaux minérales, etc. (V. paragraphes 18 à 21 de ce chapitre).

Pour ce qui est de *la lithiase biliaire* et des affections annexes, tels que l'épaississement de la bile et la production de sable biliaire, on peut les combattre par l'usage des eaux alcalino-sulfatées ou alcalines, et surtout par les eaux d'une température élevée. Les eaux terreuses qui peuvent être prises en très grande quantité ont également un effet favorable, surtout parce qu'elles lavent les petits canaux. Toutes ces eaux exercent une action délayante sur la bile et semblent combattre le catarrhe des canaux biliaires.

Le Dr W. Hunter (2) indique judicieusement que, dans le but de diluer la bile, il faut avoir soin de donner les eaux en dehors des repas, car les aliments par eux-mêmes provoquent l'épaississement de la bile. Si on fait prendre des liquides le soir, plusieurs heures après le dernier repas, ils agissent à un moment où la bile a une tendance naturelle à se concentrer. Lorsqu'il y a des calculs adhé-

(1) V. *On the Causation of Chlolelithiasis*, par le Dr WILLIAM HUNTER, *British med. Journal*, 30 octobre 1897.
(2) *Albutt's System of Medecine*, vol. IV, p. 18, Londres, 1897.

rents, lès eaux minérales ne peuvent pas remplacer l'intervention chirurgicale.

26° Cirrhose du foie. — La *cirrhose hépatique*, à ses débuts, pourra être traitée comme la congestion du foie ; le malade peut en retirer de bons effets. Dans les formes plus avancées de la maladie, les eaux ne peuvent avoir qu'une action palliative.

Il est à peine nécessaire de parler des cas où la cirrhose du foie est déterminée par la syphilis, et où le traitement balnéaire est plus ou moins inutile (Voyez le chapitre consacré au traitement de la syphilis).

27° Ictère chronique. — L'*ictère*, dans ses formes très chroniques, est parfois traité dans les stations balnéaires ; mais on ne peut le faire avec succès que dans les cas de catarrhe des canaux biliaires.

Le traitement général sera celui que nous avons exposé dans les paragraphes 24 et 25, consacrés à la lithiase biliaire et à la congestion chronique du foie. En ce qui concerne le traitement balnéaire les règles sont les mêmes. Le traitement balnéaire n'est pas applicable aux affections cancéreuses, mais il est parfois bien difficile de discerner si l'ictère est dû à un catarrhe chronique des conduits biliaires, à une obstruction provoquée par un bouchon muqueux, par du sable ou un calcul biliaire, ou bien s'il provient d'une obstruction des canaux par une tumeur cancéreuse. Il est alors permis d'essayer avec beaucoup de prudence l'usage des eaux alcalines ou alcalino-sulfatées. Nous avons vu un certain nombre de cas où des médecins distingués croyaient à un cancer, où nous-mêmes restions indécis et, où les eaux de Karlsbad ou de Vichy, en opérant la guérison, décidèrent du diagnostic. Quand des précautions convenables ont été prises et que le régime a été établi avec soin, nous avons vu de bons effets résulter de l'essai d'une cure d'eaux minérales, même dans les cas où la nature carcinomateuse de la maladie était démontrée.

28° Ascite. — L'*ascite* ou l'hydropisie du péritoine est l'une des affections pour lesquelles on va rarement chercher du soulagement aux eaux, et d'ailleurs on ne l'obtient que fort rarement. Quand l'ascite est occasionnée par la compression de la veine porte, par un cancer ou par une néphrite, ou par une affection tuberculeuse du péritoine, il ne faut pas essayer d'un traitement balnéaire. Quand c'est la cirrhose du foie qui détermine l'ascite, c'est généralement à une période très avancée de la maladie. Quelquefois cependant elle se produit au début ; dans ce cas, le traitement indiqué pour la congestion du foie et le début de la cirrhose pourra être salutaire. C'est surtout dans les cas où le foie et la circulation de la veine porte ont été affectés par suite d'une dilatation du cœur, que nous avons vu le traitement balnéaire donner de réelles guérisons, principalement après l'usage d'eaux thermales chlorurées gazeuses, comme celles de Nauheim et d'Oeynhausen. Nous avons constaté à Nauheim des guérisons de ce genre, obtenues non seulement par le système combiné des bains et des divers exercices en usage actuellement, mais par l'usage seul des bains de Nauheim.

Reliquats chroniques de péritonite localisée et d'appendicite. — On peut dans certains cas employer des bains d'eau thermale indifférente pour combattre les reliquats d'une péritonite localisée, particulièrement autour des viscères pelviens (périmétrite ou périparamétrite). Les reliquats d'une typhlite et d'une pérityphlite (appendicite) sont quelquefois traités par les bains chauds de Plombières.

29° Hypertrophie de la rate. — L'hypertrophie

de la rate occasionnée pas la *lymphadénie* ou la maladie de Hodgkins est rarement traitée avec succès aux eaux. On peut en dire autant de la *leucémie*.

Les splénomégalies dues à l'entérite, à l'érysipèle, à la septicémie, à la fièvre puerpérale, au charbon, à la tuberculose aiguë, ne rentrent pas dans le domaine de la balnéothérapie.

Dans le paragraphe consacré à la malaria (fièvre paludéenne, paragraphe 7) nous avons parlé des tumeurs de la rate déterminées par les affections paludéennes. Les cas très rares d'hypertrophie idiopathique simple n'exigent pas de traitement balnéaire ; quant à la splénomégalie accompagnée de cirrhose du foie, nous renvoyons le lecteur au paragraphe concernant cette dernière maladie.

Maladies des organes de la respiration.

30° Catarrhe nasal et catarrhe naso-pharyngien chroniques. — Le *catarrhe nasal* et le *catarrhe naso-pharyngien*, s'ils ne sont pas occasionnés par des tumeurs adénoïdes ou polypoïdes ou encore par une affection syphilitique, peuvent être traités par l'usage interne d'eaux chlorurées, sulfureuses ou arsenicales, et par des pulvérisations avec ces eaux ou par des douches nasales et pharyngées. Cauterets et le Mont-Dore ont une grande réputation sous ce rapport ; mais la guérison est rarement parfaite. Marlioz (près Aix-les-Bains) et Challes sont également bien connus pour cette classe de malades. Un ou plusieurs hivers passés dans un climat sec et chaud, tel que celui de l'Egypte ou de la Riviera, et de longs voyages sur mer, font quelquefois plus de bien que les eaux; on peut cependant les utiliser pendant l'été et en hiver faire un des voyages que nous venons d'indiquer.

Pharyngite et laryngite chroniques. — Dans la *pharyngite chronique* et le *catarrhe laryngé chronique* il faut avoir soin d'écarter toutes les causes d'irritation : la poussière et l'air impur, la fumée de tabac, l'alcool, et la fatigue de la voix (chez les ecclésiastiques, les orateurs, les chanteurs, etc.). Il faut encore tenir compte d'autres facteurs tels que : l'anémie, la goutte, l'obésité, la débilité générale, la dyspepsie, le catarrhe intestinal chronique, et la constipation habituelle, qui pourront être traités d'après les méthodes indiquées dans les paragraphes où il est question de ces affections ; on peut alors obtenir indirectement une amélioration dans l'état local. Le traitement local est utile dans beaucoup de cas et il est souvent avantageux d'envoyer ces malades pendant l'hiver dans des climats à température chaude, égale, assez humide. Parmi les établissements connus pour le traitement des affections laryngées et surtout des laryngites des ecclésiastiques « clergyman's sore throat », Cauterets dans les Pyrénées, et le Mont-Dore en Auvergne ont une grande réputation.

31° Catarrhe chronique des bronches. — Le *catarrhe chronique des bronches*, ou bronchite chronique, sans complications et provenant simplement d'un catarrhe aigu négligé ou de récidives de catarrhe aigu chez les malades dont la membrane muqueuse est affaiblie, peut être traité avec avantage par les eaux chlorurées et les eaux alcalines chlorurées, les eaux alcalines faibles et les eaux chlorurées parmi lesquelles nous citerons spécialement Ems, Gleichenberg, Royat, Neuenahr et Baden-Baden.

On peut aussi employer des eaux sulfureuses, telles que celles d'Uriage, d'Aix-la-Chapelle, des Pyrénées et de Schinznach, de St-Honoré, etc., des eaux arsenicales faibles, comme celles de la Bourboule et du Mont-Dore.

Weissenburg dans le canton de Berne a souvent une action favorable, due en grande partie à sa position et à son climat. Si le catarrhe est compliqué de goutte ou de diathèse goutteuse, chez des sujets faibles, on fera usage des mêmes eaux, tandis que pour les personnes grasses, disposées à la pléthore, les eaux alcalino-sulfatées, ou sulfatées chlorurées seront plus utiles ; celles de Karlsbad et de Brides entre autres, ou bien encore les eaux plus fortement chlorurées de Kissingen ou de Hombourg, prises en boisson, rendront dans ce cas de bons services en les combinant avec une hygiène et un régime appropriés. Si le cœur est affaibli et dilaté, avec une affection valvulaire ou non, il faut donner la préférence aux eaux thermales chlorurées (Nauheim et Oeynhausen) prises surtout en bains.

Dans tous ces cas le traitement balnéaire devra être suivi d'un long séjour dans une région boisée d'altitude moyenne et bien abritée du vent. On choisira principalement le voisinage des forêts de sapins, la Forêt Noire, par exemple, ou bien les Flimser Waldhæuser en Suisse, ou bien encore une station de bains de mer bien abritée.

Quand il existe une tendance au rachitisme ou à la scrofule chez les enfants avec bronchite ou broncho-pneumonie, on peut adopter le traitement mentionné dans les paragraphes sur la scrofule et le rachitisme, après la disparition des complications pulmonaires aiguës.

32° Emphysème pulmonaire. — L'emphysème pulmonaire, en tant qu'emphysème (1), ne s'améliorera pas

(1) Le Dr M. Cazaux (*Annales d'hydrologie*, janvier 1897) pense, toutefois, que si les infundibula sont simplement dilatés, on peut espérer souvent une amélioration et même la guérison à la suite d'un traitement hydrominéral répété, surtout dans les cas où l'emphysème succède à des bronchites. Il croit qu'on peut arriver à rétablir l'élasticité des fibres élastiques dans les parois des infundibula.

par un traitement balnéaire ; mais dans ses périodes les plus avancées, surtout chez les personnes d'un certain âge, il est presque toujours compliqué de catarrhe chronique ; dans ce cas, on pourra recourir avec avantage à un traitement par les eaux alcalino-chlorurées, ainsi que par les eaux thermales sulfureuses que nous venons de mentionner. Si le cœur est très dilaté, il faudra tenir compte de cette complication. En ce qui concerne l'*asthme spasmodique* nous renvoyons au paragraphe (54) sur les *troubles du système nerveux*.

33° Tuberculose pulmonaire. — Le traitement balnéaire n'est guère applicable à la *tuberculose des organes de la respiration*. Nous avons déjà insisté sur ce point en nous occupant des affections tuberculeuses en général. Dans la tuberculose torpide, les complications catarrhales sont souvent très favorablement influencées par un séjour dans une station sulfureuse chaude, à altitude moyenne, comme celles des Pyrénées. C'est sans doute aux cas de ce genre que les Eaux Bonnes doivent la grande réputation qu'elles ont eue autrefois pour le traitement de la phtisie. Pour une autre classe de phtisies torpide, ou en voie de guérison, avec emphysème et ralentissement de la circulation de la veine porte, accompagnées de dyspepsie ou de paresse des intestins, l'usage très modéré des eaux chlorurées, ou alcalino-chlorurées, avec ou sans arsenic, nous a toujours paru éminemment salutaire. Les eaux de la Bourboule, bues sur place ou ailleurs, sont toujours très utiles. On peut en dire autant des eaux de Gleichenberg, qui sont peu connues en dehors de l'Autriche et de la Hongrie, où elles jouissent d'une réputation méritée.

Il faut toujours avoir présentes à l'esprit les considérations — concernant le régime, l'hygiène et les climats — nécessaires pour le traitement prophylactique et la guérison de la tuberculose pulmonaire (§ 4). Nous avons déjà indiqué l'emploi de l'hydrothérapie dans cette maladie.

Maladies du système circulatoire.

La plupart des maladies du cœur et des vaisseaux sanguins ne peuvent être traitées par les procédés balnéothérapiques. Cependant, dans certaines occasions, on peut les employer avec avantage.

34° Affections cardiaques dues à la fièvre rhumatismale. — Après la *fièvre rhumatismale, le cœur* est souvent dans un état de grande faiblesse et d'irritabilité, surtout lorsque la maladie s'est compliquée d'endopéricardite ou de péricardite. La myocardite vient parfois encore s'y ajouter, ou bien une lésion valvulaire. Nous avons déjà traité ce sujet assez longuement dans le paragraphe consacré aux affections rhumatismales (paragraphe 10). Nous disions que le traitement balnéaire ordinaire est chose hasardeuse dans les convalescences de la fièvre rhumatismale grave. Cette observation est surtout applicable aux cas où le cœur reste lésé après la terminaison de la maladie aiguë ou subaiguë.

On ne peut autoriser qu'un traitement balnéaire très doux et très prudent, soit à une station d'eaux thermales indifférentes, soit, ce qui est préférable, aux eaux thermales chlorurées gazeuses de Nauheim. On pourrait aussi choisir les eaux de même composition, mais moins connues d'Oeynhausen. Feu le professeur F. W. Beneke, de Marbourg, qui exerçait la médecine à Nauheim en été, fut le premier à attirer notre attention sur ce sujet, il y a environ vingt-cinq ans. Sous sa direction, beaucoup de nos malades atteints de lésions cardiaques retirèrent un très grand bénéfice de leurs saisons à Nauheim. Dans la première période des affections valvulaires avec souffle mitral ou aortique, nous avons plusieurs fois constaté la disparition lente mais complète du souffle (1). Le cœur reprenait son action normale.

Il en était ainsi alors qu'aucun traitement par les exercices physiques n'était pratiqué à Nauheim, et la station balnéaire elle-même était presque inconnue en dehors de l'Allemagne. Il faut rappeler cependant qu'on a quelquefois observé à la suite d'un traitement hospitalier ou d'un traitement ordinaire la disparition de souffles cardiaques récents dans des cas de rhumatisme.

Dans des affections valvulaires plutôt chroniques le souffle n'a jamais disparu à notre connaissance.

35° Dilatation du cœur. — Dans *la dilatation du cœur*, avec ou sans lésions des valvules, les mêmes eaux sont souvent utiles ; nous avons fréquemment vu l'action du cœur se régulariser, l'étendue de la matité cardiaque diminuer, les battements reparaître dans la région supérieure, en même temps que disparaissaient les troubles hépatiques et pulmonaires occasionnés par les contractions irrégulières du cœur. Dans un certain nombre de cas compliqués d'œdème considérable des membres inférieurs et d'épanchement dans les cavités pleurales et péritonéale, ces complications ont disparu complètement à la suite de longues saisons de Nauheim. Ces guérisons ont été obtenues également sans le secours des exercices, dits de Nauheim, dont on entretient tant aujourd'hui les médecins et le public. Il convient d'ajouter que les résultats ne sont pas toujours aussi favorables et en outre que le médecin doit exercer la plus grande surveil-

(1) Il faut tenir compte de ce fait que ces souffles sont souvent cardio-pulmonaires, et disparaissent sans aucun traitement.

A. D. — P. S.

lance dans l'emploi des bains et dans la direction des malades de cette classe.

Dans les cas où les troubles cardiaques sont déterminés en tout ou en partie par un défaut général de nutrition, le traitement a plus de chances de succès durable que lorsque les troubles de la circulation sont liés à des affections des valvules (1), à des adhérences du péricarde ou de l'athérome des artères coronaires.

Quant à l'emploi des bains de Nauheim et des exercices chez les cardiaques, le D' Bezly Thorne et d'autres auteurs ont rappelé qu'il fallait avant tout déterminer soigneusement le pouvoir de réaction de chaque malade. Cette question de « dosage » est importante dans toutes les variétés du traitement médical et le succès en dépend en grande partie. On a dit que la raison pour laquelle le traitement de Nauheim était si fréquemment inefficace chez les malades des hôpitaux, était que ces malades avaient moins de force de réserve que ceux qui appartiennent aux classes aisées (2).

(1) Il serait intéressant de connaître les effets de Nauheim et d'autres bains sur l'élimination des sels de chaux par l'urine. Bien qu'on puisse regarder souvent la calcification comme une altération conservatrice, dans certains cas de maladie valvulaire ancienne, le dépôt de sels de chaux dans les valvules malades et l'augmentation consécutive de leur rigidité, occasionnent probablement un accroissement de tension sérieuse du muscle cardiaque. Si l'on connaissait une méthode quelconque pour diminuer la tendance à la calcification dans le système cardio-vasculaire on pourrait en bénéficier dans quelques cas. Rumpf de Hambourg (*Berliner klin. Wochensch.*, 1897, n°s 13 et 14) conseille un régime par lequel on n'introduit dans l'organisme des sels de chaux que dans la même proportion où ils sont excrétés par les reins et les intestins. Il est toutefois très douteux que la question soit réellement pratique ; elle ne concerne certainement pas la thérapeutique balnéaire.

(2) M. le D' Piatot a installé à la station de Bourbon-Lancy le traitement par l'hygiène et les agents physiques.

A. D. — P. S.

36° Affections valvulaires du cœur. — Nous avons déjà parlé des affections récentes des valvules (paragraphe 34). Lorsqu'elles sont chroniques, le traitement balnéaire n'a pas d'influence curative directe, mais il peut soulager certains états morbides qui en dérivent, tels que la dilatation du cœur, par exemple, le catarrhe des poumons, la congestion du foie et des organes abdominaux. Nous renvoyons donc le lecteur à ce qui a été dit à ce sujet.

Bon nombre de personnes atteintes de lésions valvulaires moins bien compensées (spécialement de la valvule mitrale) peuvent faire de l'exercice presque aussi bien que d'autres, et peuvent en réalité vivre, pendant longtemps du moins, de la même manière que celles qui jouissent d'une santé ordinaire. A ces malades, quand ils se trouvent par hasard souffrir d'affections justiciables du traitement thermal, on peut recommander les mêmes eaux et le même traitement thermal que s'ils n'avaient pas de lésions cardiaques, à la condition que la cure soit attentivement surveillée. En effet on peut dire de ces malades qu'ils subissent le traitement balnéaire non *parce qu'*ils sont atteints d'une affection cardiaque, mais *malgré* leur affection cardiaque.

37° Dégénérescences graisseuse et scléreuse du cœur. — On est peu fixé sur le traitement balnéaire ou sur tout autre traitement de ces affections. Tous ceux qui connaissent les travaux de sir Richard Quain, ou du Dr Kenndy sur ce sujet, savent qu'il faut, avant tout, préciser le diagnostic, fort difficile dans les premières périodes de la maladie. Dans les périodes plus avancées le traitement balnéaire est trop hasardeux. Malgré cela, dans certains cas, croyant notre diagnostic assez sûr, après avoir constaté chez le malade l'irrégularité, la faiblesse et la lenteur du pouls, l'oppression à la moindre ascension, avec tendance à la somnolence et à la syncope, nous avons obtenu du soulagement par l'usage interne et prudent d'eaux chlorurées, surtout de celles de Kissingen. Nous avons plusieurs fois observé le même résultat avec les eaux alcalines sulfatées de Karlsbad, et deux fois par l'emploi des bains d'eau thermale gazeuse et chlorurée de Nauheim. Dans quelques autres cas, néanmoins, le traitement balnéaire ne répondit pas à ce que nous en attendions. Pour quelques-uns de ces cas, notre diagnostic se trouva confirmé par l'examen nécropsique.

Chez quelques malades appartenant probablement à cette même catégorie, avec complication prononcée d'anémie, les eaux ferrugineuses en bains et en boisson ont eu un effet favorable. Il est à peine nécessaire de dire que, dans cette affection grave, le traitement balnéaire doit être accompagné d'un séjour dans un bon climat; il importe aussi de surveiller le régime, l'exercice et l'état psychique du malade. Des stations d'une altitude variant de 200 à 600 mètres sont préférables ; on peut aussi conseiller le séjour du bord de la mer.

38° Infiltration graisseuse du cœur. — L'infiltration graisseuse du cœur (cœur gras) empêche souvent le fonctionnement régulier de cet organe. On peut appliquer ici le traitement recommandé pour l'obésité, mais il faut quelquefois ajouter au traitement balnéaire des toniques, tels que la quinine, la strychnine et la digitale. Une saison d'eaux ferrugineuses devra généralement suivre ce premier traitement.

39° Palpitations cardiaques. — Les palpitations cardiaques, sans lésion appréciable, sont en général d'origine nerveuse ; le traitement balnéaire n'est indiqué qu'exceptionnellement. Un traitement ordinaire, suivi à domicile, en tenant compte des causes prédisposantes et excitantes (le surmenage ou un surmenage relatif, le travail dans un air vicié, une nourriture non appropriée, l'usage immodéré du tabac, l'anémie, l'onanisme, une croissance trop rapide au moment de la puberté), a en général une influence plus salutaire qu'une saison balnéaire ; dans quelques cas le changement d'air et d'entourage, un climat favorable, l'éloignement de toute préoccupation et de l'agitation du monde, seront les meilleurs moyens de guérison.

Toutefois chez quelques personnes la dyspepsie est la cause déterminante de la maladie (Voir à ce sujet le paragraphe 18). Chez d'autres les palpitations sont dues à un trouble de la circulation des organes abdominaux, spécialement des organes pelviens ; ces cas sont justiciables d'un traitement balnéaire. Quand l'anémie ou la chlorose sont en jeu, le traitement doit s'adresser à ces affections. Pour l'hystérie et les maladies qui s'y rattachent, quand il y a surexcitation dans une partie du système nerveux et absence de force de résistance dans une autre, les eaux thermales indifférentes, situées à une altitude moyenne, exercent souvent une action très salutaire. Schlangenbad a une réputation ancienne pour les cas de cette nature. Si les palpitations, chez les sujets nerveux, sont compliquées d'irritabilité psychique, il faut proscrire le séjour à de grandes altitudes. Si les palpitations sont dues à la maladie de Graves à forme fruste ou en voie de développement, il faut se reporter aux observations que nous avons faites à ce sujet.

Certains autres troubles fonctionnels du cœur, tels que l'irrégularité dans le rythme, la tachycardie et les souffles cardio-pulmonaires ne sont pas, *par eux-mêmes*, justiciables du traitement balnéaire.

40° **Varices**. — *Les varices* des différentes parties du corps, et spécialement celles des membres inférieurs, sont souvent accompagnées de congestion veineuse des organes abdominaux et de constipation habituelle ; on les traitera donc par les moyens que nous avons recommandés (paragraphe 20). L'usage des eaux et des bains n'empêchera pas les malades de se servir d'appareils mécaniques. Pour les goutteux, quand il y a eu phlébite véritable, les eaux chlorurées gazeuses, prises en boisson et en bains, donnent parfois de bons résultats. Autrefois on croyait, et quelques personnes pensent encore, que les bains chauds, d'eau ordinaire ou d'eau thermale indifférente, ont une action salutaire sur les varices des jambes. Notre expérience personnelle ne concorde pas toutefois avec cette opinion. Des bains chauds, ainsi que des bains locaux de tourbe et de boue, peuvent toutefois agir favorablement sur les douleurs névralgiques qui accompagnent parfois les varices ; H. Thiroux (1) de Saint-Amand a spécialement appelé l'attention sur le bénéfice qui résulte d'une compression douce et uniforme et de la thermalité de bains de boue prolongés dans les troubles trophiques (eczéma variqueux, etc.) qui accompagnent si fréquemment les varices (2).

41° Dégénérescence scléreuse du cœur et des petits vaisseaux. — *Quand la dégénérescence scléreuse* des petits vaisseaux sanguins (artério-sclérose) se produit chez des personnes obèses et pléthoriques et lorsqu'elle est à sa première période, on obtiendra quelques bons effets de l'usage des eaux sulfatées alcalines, et de celui des eaux alcalines. Pour les personnes maigres, il faut donner la préférence aux eaux chlorurées. On ne

(1) *Troubles chroniques de la circulation veineuse des membres inférieurs, leur traitement par les boues thermales.* Paris, 1896.
(2) En France on envoie généralement ces malades à Bagnoles de l'Orne.

A. D. — P. S.

peut guère s'attendre à une guérison parfaite et, dans les cas de ce genre, il faut continuellement changer la manière de vivre pour empêcher, ou du moins retarder les progrès de la dégénérescence. Les mêmes observations s'appliquent aux cas où l'on soupçonne un commencement de dégénérescence scléreuse des parois du cœur. Quand les altérations sont plus prononcées, on peut appliquer ce que nous avons dit dans le paragraphe concernant la dégénérescence graisseuse du cœur (paragraphe 37). Dans les cas où l'on parviendrait à découvrir chez un malade une altération scléreuse localisée, telle qu'un anévrysme, par exemple, il faudrait renoncer au traitement balnéaire.

42° Altérations athéromateuses. — On traite de la même manière les altérations athéromateuses à leur début; mais pour les cas plus avancés, avec lésions athéromateuses des valvules, ou menace d'anévrysme, la plus grande prudence devient nécessaire dans l'emploi du traitement balnéaire. Lorsque l'*anévrysme* existe on doit y renoncer.

43° Angine de poitrine. — Pour l'angine de poitrine, la question est plus discutable. Nous avons eu l'occasion de voir beaucoup de malades chez lesquels on avait diagnostiqué une angine de poitrine. Chez quelques-uns l'angine était certainement due à des troubles gastriques et le malade était atteint de ce que l'on désigne sous le nom de cœur faible, ou cœur dilaté. Dans ce cas le régime, l'hygiène et un traitement général suivi à domicile ou combiné avec une cure balnéaire du genre de celles que nous avons indiquées pour la dyspepsie et pour la dilatation du cœur, réussissent la plupart du temps. Ce même traitement est aussi suivi avec succès dans les cas où il y a doute entre le diagnostic d'angine de poitrine ou de simple trouble fonctionnel.

Dans d'autres cas, où l'angine se manifesta plus tard d'une manière indubitable et fatale, le succès ne fut que momentané, mais dura toutefois plusieurs années. Quand le diagnostic de l'angine de poitrine est certain, il est prudent d'éviter le traitement balnéaire et les longs voyages qu'il occasionnerait. On peut cependant faire exception pour les cas où les crises se produisent à de longs intervalles et où des accidents goutteux ou bien des troubles dyspepsiques constituent une indication à l'emploi des eaux. On peut alors essayer d'un traitement balnéaire prudent et prendre de grandes précautions pour le voyage (1).

Affections du système nerveux.

Les médecins employaient autrefois le traitement balnéaire dans beaucoup d'affections du système nerveux mais, en réalité, l'usage en est fort limité, surtout dans les affections organiques graves.

44° Tabes ou ataxie locomotrice. — On a recommandé pour le traitement de cette affection un grand nombre de stations balnéaires ; mais on en retire en général assez peu de bénéfice. Il n'est pas rare que les douleurs fulgurantes, les douleurs sourdes, les fourmillements, soient calmés par des bains d'eaux thermales indifférentes, les bains ferrugineux chauds de Lamalou et par des bains d'eau chlorurée gazeuse, parmi lesquels ceux d'Oeynhausen avaient une certaine réputation. Le Dr Thiroux a revendiqué de bons résultats semblables pour les

(1) Si certains cas de fausse angine de poitrine peuvent être justiciables d'un traitement hydrominéral, il faut le rejeter dans l'angine de poitrine vraie.

A. D. — P. S.

bains chauds de Saint-Amand. L'arsenic paraît avoir quelque utilité dans le traitement de l'ataxie et quelques personnes se sont bien trouvées de l'usage d'eaux arsenicales. Les eaux sulfureuses ont été recommandées également, mais nous ne pouvons dire que nous ayons obtenu, par leur emploi, des effets meilleurs que par les eaux thermales indifférentes.

La syphilis étant souvent la principale cause du tabes, il est fortement recommandé de joindre des frictions mercurielles aux bains pris à Aix-la-Chapelle (1). Plusieurs fois nous avons vu ce traitement combiné avoir une action favorable. Quelquefois aussi l'insuccès a été complet et nous ne sommes pas certains d'une seule guérison définitive, bien que les bons effets du traitement se soient assez souvent étendus sur une période de plusieurs années.

Dans quelques cas très rares, où la maladie est restée stationnaire pendant plus de vingt ans, l'usage des eaux thermales en été, et durant l'hiver des voyages en yacht, dans des pays ensoleillés, y compris le Nil, semblent avoir eu une influence très salutaire.

45° **Paralysies, etc.** — Dans les formes variées de paralysie, à l'exception de celles qui ont une origine syphilitique évidente, le traitement balnéaire est plus ou moins inutile, et peut, à l'occasion, devenir nuisible ; dans les cas compliqués de syphilis, le traitement prescrit dans les stations balnéaires est en grande partie le traitement spécifique ordinaire. Dans certains cas d'*hémiplégie* ancienne, les eaux thermales simples ont une

(1) Voyez aussi ce que nous avons dit plus haut sur le même sujet. Il est à peine nécessaire de dire que nous ne parlerons pas ici de la pseudo-paralysie due au rhumatisme chronique, à d'anciennes blessures des articulations avec ankylose partielle ou adhérences péri-articulaires.

action salutaire due, sans doute, au relèvement de l'état général ; les bains chlorurés chauds de Bourbon l'Archambault ont une influence analogue. Les bains d'eau thermale indifférente et les bains sulfureux chauds peuvent incontestablement rendre des services dans le traitement des *névrites périphériques*, consécutives à des maladies infectieuses, etc. (V. les remarques du commencement du chapitre VI).

Chez les gens à *constitution apoplectique (apoplectic habitus)*, disposées à la pléthore, les eaux sulfatées prises en boisson et les eaux alcalino-sulfatées froides peuvent exercer une action prophylactique.

L'*épilepsie* ne doit pas être traitée par les eaux minérales, à moins qu'elle ne soit occasionnée par la syphilis cérébrale.

Dans les reliquats de la *paralysie infantile* sur lesquels il est nécessaire d'exercer une action stimulante, on peut obtenir de bons résultats de bains chlorurés et de climats toniques. On peut par là agir indirectement sur les muscles affectés, autant que l'étendue de la lésion nerveuse le permet.

Nous ne sachions pas qu'on ait obtenu de bons résultats par le traitement balnéaire dans l'*atrophie musculaire progressive*. On peut en dire autant de la *paralysie musculaire pseudo-hypertrophique*, et d'autres genres de *dystrophies musculaires primitives*.

46° Céphalalgie. — La céphalalgie présente de nombreuses variétés dont quelques-unes sont justiciables du traitement hydro-minéral. Nous nous occuperons de quelques-unes des variétés principales de cette affection. Le traitement balnéaire ne donnera qu'une très légère amélioration, si toutefois il en donne, dans les cas où la céphalalgie est déterminée par une *maladie organique* du cerveau et du crâne ; excepté pourtant si l'affection a une origine syphilitique. Nous avons exposé dans le paragraphe 5 le rôle limité du traitement balnéaire dans la syphilis.

Céphalalgie anémique. — Pour la céphalalgie liée à l'*anémie* ou à une leucorrhée persistante, il faut se reporter au paragraphe 3.

Céphalalgie rhumatismale. — Il y a des céphalalgies qui surviennent chez les sujets *rhumatisants* et *goutteux* et auxquels on peut appliquer le traitement mentionné dans le paragraphe consacré au rhumatisme chronique ; nous pouvons ajouter que dans cette variété de céphalalgie le massage de la nuque et du cuir chevelu est utile, et que des climats secs, d'altitude moyenne, ont également une action favorable.

Céphalalgie par congestion veineuse. — Dans un grand nombre de cas, la céphalalgie est probablement occasionnée par une *congestion veineuse* intra-crânienne, surtout chez les malades dont le système veineux général et local est affaibli. Les causes déterminantes résident la plupart du temps dans les parties périphériques du système nerveux, et le plus souvent dans la cavité abdominale. Pour ce qui concerne le traitement balnéaire il faut donc se reporter aux paragraphes traitant de ces causes. Des stations climatériques de haute et moyenne altitudes avec des ascensions raisonnables sont en général préférables aux stations balnéaires ordinaires.

Céphalalgie provenant de la constipation et de l'état catarrhal chronique des voies digestives. — *La constipation habituelle,* associée à un état catarrhal des voies digestives, est une cause fréquente de céphalalgie. Il est très probable que l'absorption de certaines ptomaïnes, ou bien leur excrétion imparfaite, jouent un rôle important dans le développement de cette céphalalgie. Cependant il ne faut pas oublier que l'obstacle

apporté par la constipation à la circulation abdominale
entre aussi en ligne de compte. Nous avons souvent obtenu de bons effets de l'usage des eaux sulfatées et des
eaux sulfatées alcalines chez les personnes obèses. Pour
les sujets maigres il faut prescrire des eaux chlorurées.
Karlsbad, Marienbad, Franzensbad, Tarasp, Kissingen,
Hombourg et d'autres stations balnéaires similaires ont
acquis une réputation méritée pour ce genre d'affections.
Le traitement ne doit pas néanmoins se borner à la saison d'eaux (1) ; le régime et la manière de vivre du ma-

(1) On ne peut mettre en doute que l'absorption des toxines
qui se produisent dans les voies digestives l'une des formes de
l'auto-intoxication) ne joue souvent le rôle principal dans la production de la céphalalgie et de l'irritabilité du système nerveux,
qu'il y ait ou non constipation, mais surtout lorsqu'elle existe.

Dans bon nombre de cas les toxines sont absorbées, non pas
tant en raison de la stase des matières contenues dans les intestins, que par suite de quelque catarrhe ou autre état anormal
de la muqueuse qui facilite une absorption anormale. Ceci expli-
que pourquoi dans les cas d'obstruction chronique dans le gros
intestin, il n'y a pas nécessairement de céphalalgie toxémique,
tandis que dans des cas de diarrhée, avec catarrhe intestinal,
l'urine elle-même contient d'une manière évidente des produits
de décomposition absorbés par les intestins. La nature exacte
des toxines, des fermentations qui leur donnent naissance, et
les conditions qui favorisent ces fermentations, sont actuellement
très imparfaitement connues ; et cependant pour instituer un régime, nos connaissances sur ces points seraient utiles. Les fermentations exagérées qui se produisent dans les intestins sont
dues, non pas tant à la qualité exacte des ingesta, qu'à leur très
grande quantité. Si la proportion ingérée est excessive, quoique
les sécrétions intestinales soient normales, celles-ci sont encore
relativement insuffisantes pour la somme de nourriture ingérée.
L'exercice peut remédier à certains de ces états, sans modification
du régime, en augmentant la circulation dans la membrane muqueuse ; il atténue ainsi le catarrhe, et modère l'intensité des fermentations, ou bien encore il aide l'oxydation et l'excrétion des
toxines absorbées. Souvent en diminuant simplement la quantité

lade devront donc être réglés quand il sera rentré chez lui. Dans beaucoup de cas de ce genre, il faut recommander un exercice journalier. Si l'on réfléchissait bien à ce sujet nous ne rencontrerions pas tant de mauvaise vo-

totale des aliments, en mangeant plus lentement et à des intervalles plus réguliers, on arrive à modérer les fermentations anormales. Dans d'autres cas, il faut modifier le régime pour l'adapter aux fonctions digestives individuelles et à l'affaiblissement des échanges nutritifs chez le malade. Le passage momentané d'un régime surtout hydrocarboné à un régime azoté, et *vice versâ*, agit probablement en partie de la manière suivante : il laisse des reliquats physiologiques temporaires dans certains groupes de cellules qui participent à la nutrition de l'organisme, et augmente l'activité des autres cellules (comparer l'article par F. P. Weber in *Treatment*, 1897, vol. I, p. 444). Un excellent exemple d'un changement dans l'activité physiologique occasionné par une modification dans le régime est fourni par les expériences de A. Walter (extrait du *Bolnitschnaja gaseta Botkina*, n° 45 dans la *St-Petersburger med. Wochensch.*, février 1898). Cet article montre que la sécrétion pancréatique varie qualitativement suivant que l'on ingère de la graisse ou du pain. Le Dr Brunton pense que l'effet salutaire d'un changement brusque dans le régime peut être dû à une action sur des microbes contenus dans les intestins, ces derniers ne réussissent pas à s'adapter à leur nouvel état et à ce moment meurent littéralement de faim « starved out » (Lauder Brunton, « On constipation and diarrhœa », *Lancet*, 30 May, 1896). Le Dr Thin (*Brit. med. Journal*, 1897, vol. II, p. 1636) donne une explication très analogue en ce qui concerne l'action salutaire et souvent merveilleuse de la diète lactée. Il pense que dans ces cas un régime défectueux constitue un meilleur terrain de culture pour certaines espèces anormales de fermentations dans les intestins. Les expériences d'Hirschler tendent aussi à montrer qu'il existe une sorte d'antagonisme entre la fermentation hydrocarbonée et la fermentation azotée dans les intestins ; Ortweiler a constaté que la présence de l'indican dans l'urine, occasionnée par une fermentation intestinale azotée, peut disparaître par l'absorption d'une grande quantité de féculents (V. F. Müller dans le *Handbuch der Ernæhrungstherapie* de Leyden, 1897, vol. I, p. 215).

lonté à accepter cette règle. L'exercice (marche, cheval, bicyclette, lawn tennis et jeux divers) agit non seulement sur les muscles et sur les vaisseaux sanguins des membres inférieurs et de l'abdomen, mais il accélère encore les mouvements de la respiration, augmente l'absorption de l'oxygène et son assimilation par le sang, favorisant ainsi l'oxydation des substances albuminoïdes et des ptomaïnes. L'exercice fortifie aussi les capillaires et les veines, non seulement des parties inférieures du corps, mais aussi celles de l'intérieur du crâne.

Céphalalgie provenant de l'urémie et de la cholémie. — Certaines autres formes de céphalalgie provenant d'échanges nutritifs défectueux ou d'une excrétion imparfaite, peuvent être classées parmi les céphalalgies toxémiques. Nous citerons surtout la céphalalgie liée aux néphrites et à l'urémie, les céphalalgies déterminées par certaines affections du foie et notamment la cholémie. Dans les formes plus prononcées de ces maladies le traitement thermal n'est pas possible, mais dans les cas de moindre gravité les eaux minérales peuvent exercer une influence sur les excrétions. Les eaux alcalino-sulfatées ou chlorurées, choisies selon l'état particulier du malade, auront une action salutaire. Quelquefois aussi, des eaux exerçant une action sur la peau (telles que les eaux thermales simples) peuvent donner de bons résultats. Il faut recommander des localités d'altitude moyenne où le malade pourra s'adonner à la pêche et à la chasse.

Céphalalgie alcoolique. — Une des formes de céphalalgie provoquée par la toxémie, est celle qui accompagne parfois *l'alcoolisme*. Nous n'avons pas à nous occuper de la céphalalgie passagère de l'alcoolisme, mais en ce qui concerne la forme chronique, alliée à la dyspepsie, ou à la cirrhose alcoolique, nous renvoyons le

lecteur au paragraphe traitant de la dyspepsie alcoolique
(paragraphe 18). Lorsque la céphalalgie alcoolique chronique est due à des altérations organiques du cerveau ou
des méninges, un simple traitement par le changement
de climat et l'usage d'eaux thermales indifférentes pourront amener une certaine amélioration, la cause première
ayant été écartée.

Céphalalgie par dysménorrhée. — Dans le cas
de céphalalgie périodique, accompagnant la *dysménorrhée*,
c'est sur cette affection qu'il faut porter son attention. Les
céphalalgies de ce genre sont assez souvent causées par la
circulation défectueuse des organes abdominaux, à laquelle se joint fréquemment la constipation. Les eaux de
Franzensbad et de Kissingen sont souvent utiles dans les
cas de ce genre.

Quelquefois l'anémie forme une complication importante et fait choisir les eaux ferrugineuses ; on peut les
prescrire seules ou comme complément du traitement que
nous avons mentionné d'abord.

Céphalalgie résultant de l'asthme. — La céphalalgie qui accompagne souvent *l'asthme* chronique est
probablement due à l'oxygénation imparfaite du sang ;
elle disparaît la plupart du temps quand *l'asthme* s'a-
méliore (voyez paragraphe 54).

**Céphalalgie liée à la bronchite chronique et
à la dilatation du cœur.** — Chez quelques malades
la bronchite chronique et la dilatation du cœur sont également-
ment accompagnées de céphalalgie, sans doute occasionnée en partie par le reflux du sang veineux et par l'insuffisance de l'apport du sang artériel ; cependant l'oxydation défectueuse et la rétention de ptomaïnes entrent
probablement aussi en ligne de compte. Il faut se repor-

ter à ce que nous avons dit à propos du traitement de la bronchite chronique et de la dilatation du cœur.

Céphalalgie nerveuse. — Il est un genre de céphalalgie que, faute' d'un meilleur terme, nous désignerons sous le nom de *céphalalgie nerveuse*. Quelquefois elle est le résultat de l'affaiblissement consécutif à une maladie générale, ou bien elle est déterminée par un travail intellectuel excessif, par l'insomnie chronique, par une secousse morale ou par des soucis. Certaines familles et certains individus y sont plus prédisposés que d'autres. Le changement de séjour est un élément important dans le traitement de cette affection. Il faut choisir d'abord une localité d'altitude moyenne, puis une autre plus élevée; il y aura avantage à ajouter à la première partie de ce traitement l'usage des eaux thermales simples. De même le Dr S. Gee indique en parlant des céphalalgies chroniques (*St-Bartholomew's Hospital Journal*, juin 1897) qu'il faut attendre un temps suffisant pour que l'effet du changement de climat et du genre de vie puisse se manifester.

Migraine avec vomissements. — *La migraine, ou céphalalgie bilieuse*, varie beaucoup selon les personnes, et même chez chaque sujet à des moments différents. Pour la description de cette affection nous renvoyons aux ouvrages du docteur Edward Liveing et à ceux du professeur P. W. Latham. Le traitement balnéaire appliqué à cette affection, ne nous offre en somme que des déceptions. Si la constipation habituelle accompagne la migraine, les personnes de forte corpulence ressentiront quelquefois de bons effets de l'usage des eaux alcalino-sulfatées, ou simplement sulfatées. Les sujets maigres emploieront les eaux chlorurées. On ne peut rien leur promettre, mais parfois leur état s'améliore pendant plusieurs mois et même pendant des années. Les personnes sujettes aux céphalalgies

doivent diminuer la proportion des aliments. prendre très
peu de viande de boucherie et faire beaucoup d'exercice
en plein air. Les climats de montagne, d'altitude moyenne,
sont ceux qui conviennent en général le mieux à cette
catégorie de malades.

47° Tic douloureux et névralgie faciale.— Un
traitement ordinaire, avec changement d'air, est en général
préférable à un traitement balnéaire. Cependant il est des
cas où l'anémie forme la cause prédisposante, et où l'on
peut essayer le traitement balnéaire indiqué pour cette
dernière affection.

Dans d'autres cas l'infection paludéenne est en jeu, surtout dans la névralgie sus-orbitaire, auquel cas les eaux
arsenicales ou ferrugineuses seront généralement utiles,
ainsi qu'un long séjour dans une localité à climat sec et
d'altitude élevée. On peut essayer dans d'autres cas encore,
lorsque les névralgies sont d'origine rhumatismale, les
eaux thermales indifférentes, quelquefois aussi les eaux
ferrugineuses. Quand la névralgie faciale est accompagnée
de goutte, cette dernière affection réclame une attention
spéciale. Les formes les plus graves et les plus typiques
du tic douloureux, ne cèdent en général à aucun genre
de traitement, y compris le traitement balnéaire, et pas
même au traitement chirurgical.

Le clou hystérique n'est pas une véritable névralgie. Il
faut se reporter à ce que nous avons dit au paragraphe
concernant l'hystérie, pour le traitement balnéaire de ces
douleurs.

48°. Autres névralgies. — Il y a beaucoup d'autres
névralgies pour lesquelles les malades désirent souvent un
traitement balnéaire. Voici les plus fréquentes : la *névralgie intercostale*, la *névralgie occipito-cervicale, cervico-
brachiale, crurale et lombo-abdominale.*

Quelques-unes de ces névralgies sont en réalité d'origine nerveuse. Les indications balnéo-thérapiques sont assez semblables à celles que nous venons de mentionner (paragraphe 47). Le traitement local par les douches chaudes ou alternées et le massage donne souvent de très bons résultats, principalement dans les formes chroniques. Nous renvoyons à cet égard à ce que nous avons déjà dit à propos de la sciatique (paragraphe 11). Les névralgies des organes internes, telles que la *gastralgie* et la *cardialgie*, sont parfois primitives, en apparence du moins, mais elles sont fréquemment provoquées par la dyspepsie, et nous renvoyons au paragraphe consacré à cette affection (paragraphe 18).

49° Troubles du sommeil. — *Les troubles du sommeil* sont d'origine et de nature très variables. Ils réclament souvent une grande attention de la part du médecin qui doit avoir une connaissance intime des habitudes du malade, ainsi que des particularités que peuvent présenter son système nerveux, son appareil circulatoire et ses voies digestives. Ces affections sont de celles qui se soignent plutôt à domicile ; cependant, s'il y a eu un premier insuccès, un traitement climatérique ou balnéaire peut être utile. Nous ne pouvons rechercher ici les causes nombreuses qui amènent les troubles du sommeil, et dont la cessation suffit souvent pour rétablir le malade dans son état normal. Il est des cas où l'affection provient de troubles circulatoires, d'autres où elle est plus directement liée à des troubles du système nerveux. Dans ces cas la réglementation de la vie ordinaire ne suffit pas toujours, et cependant on hésite à employer les médicaments habituels destinés à ramener le sommeil. On peut diviser les troubles du sommeil en deux classes : *insomnie* et *excès de sommeil*.

a) **Insomnie**. — Nous ne pouvons parler de toutes les variétés d'*insomnie*.

Quelques personnes n'arrivent pas à s'endormir, d'autres s'éveillent cent fois et plus pendant une nuit, les autres ont des rêves pénibles. D'autres encore s'endorment pour s'éveiller après quelques heures de sommeil et ne peuvent plus se rendormir, tourmentées par des pensées angoissantes. Un grand nombre de ces cas relèvent d'une faiblesse générale accompagnée d'irritabilité nerveuse.

Les voyages ou le changement d'air seuls seront très favorables à ces malades, ainsi que l'usage des eaux thermales indifférentes, notamment celles de Schlangenbad et de Plombières. De longs séjours à une altitude moyenne, surtout dans une région boisée où l'air est relativement peu agité, leur conviennent également. Chez quelques personnes la maladie est déterminée par une dilatation du cœur, ou par un trouble de circulation cérébrale ; on pourra, pour ces malades, ajouter au traitement ci-dessus l'emploi des eaux thermales chlorurées gazeuses qui disposeront au sommeil. Lorsque c'est l'*anémie* qui provoque l'insomnie, le traitement doit viser cette affection. Les hommes de science souffrent souvent d'insomnie après un travail assidu de plusieurs mois. Il en est de même des conférenciers et des professeurs. On pourrait souvent éviter ces inconvénients par l'exercice pris régulièrement tous les jours et au grand air, ou bien par des intervalles réguliers de repos. Quelques personnes souffrant de cette maladie retrouvent un bon sommeil après une saison de bains à des eaux thermales indifférentes ou à la suite d'un séjour à une haute altitude. Pour l'insomnie qui accompagne l'asthme, même en dehors des crises, il faut se reporter au paragraphe 54.

b) **Sommeil excessif**. — Le *sommeil excessif* s'observe souvent chez les sujets disposés à la pléthore abdominale (paragraphe 19) et chez les malades qui ont une tendance à l'apoplexie cérébrale. Ces personnes s'endorment facilement dès qu'elles sont seules, surtout après les repas, et il leur arrive de dormir ainsi trois ou quatre heures de suite si elles ne sont pas dérangées ; ce qui ne les empêche pas de dormir d'un profond sommeil pendant la nuit, durant neuf ou dix heures. Les malades atteints de cette affection s'endorment non seulement en lisant, mais encore en écrivant une lettre, ou bien pendant le repas. Cette très grande tendance au sommeil est en général moins pénible que le manque de sommeil, mais elle est infiniment plus grave. Il faut lui opposer, outre un régime très sévère, un exercice réglé, l'usage des eaux alcalino-sulfatées. Pour les personnes maigres on préfère les eaux chlorurées. Après la saison d'eaux il est utile de faire séjourner le malade un mois et davantage dans une station d'altitude moyenne, où il puisse passer au grand air la majeure partie de la journée. Il ne faut pas permettre plus de 7 heures de sommeil dans l'espace de 24 heures.

Il importe aussi de diminuer la quantité d'aliments et de boisson ; beaucoup d'exercice au grand air et la gymnastique suédoise feront partie intégrante du régime de ces malades. La quantité de sommeil nécessaire à chacun varie considérablement, non seulement selon l'âge, mais pour des personnes du même âge. Nous ne nous occuperons pas de l'enfance (1) ni de la première adolescence, période durant laquelle beaucoup de sommeil est nécessaire, mais seulement des adultes et des vieillards. Cinq heures de sommeil suffisent à beaucoup de personnes, et il ne faut pas se préoccuper d'en prendre davantage si on

(1) Bien que chez quelques enfants un sommeil trop prolongé soit parfois nuisible et empêche le développement complet des facultés cérébrales.

le peut. Presque tout le monde pourrait se contenter de dormir six ou sept heures. Huit heures ne sont nécessaires qu'à un petit nombre de personnes, et il en est peu auxquelles on doive les permettre. Mais le nombre est grand de ceux que ces limites prescrites au sommeil ne satisfont point. Cependant par un excès de sommeil on provoque l'altération prématurée des vaisseaux sanguins, particulièrement des veines et des capillaires.

50° **Hystérie**. — *L'hystérie*, bien que le terme soit défectueux, constitue un trouble réel du système nerveux. Nous n'appliquerons pas cette dénomination aux troubles nerveux des organes génitaux de la femme, mais, nous basant sur l'opinion exprimée par le docteur Buzzard, dans son article si instructif du *Dictionary of medicine* de Quain, elle nous servira à désigner un état du système nerveux assez bien défini, mais dont la pathologie intime n'est pas connue. L'hystérie est caractérisée par des crises convulsives et par des troubles fonctionnels des divers organes qui provoquent des symptômes très variés et souvent très difficiles à définir. Ces symptômes simulent parfois des désordres organiques profonds, mais ils en diffèrent par ce fait que, même arrivés au plus haut degré, ils peuvent disparaître instantanément; ce fait se produit généralement sous l'influence d'une forte émotion. Deux autres symptômes importants de l'hystérie sont le manque de volonté et de force de résistance. Le traitement balnéaire n'a pas ici de vertus curatives spéciales, mais à l'occasion il peut atténuer des affections accessoires telles que la dyspepsie, la constipation, l'anémie (voyez ces mots). L'irritabilité et la faiblesse du système nerveux sont modifiées favorablement par l'usage d'une eau thermale indifférente. Schlangenbad et Plombières ont sous ce rapport une réputation spéciale. Le changement de milieu, la société de personnes étrangères, obligeant à une certaine contrainte, l'autorité qu'exerce un nouveau médecin, sont autant d'agents favorables. Pour les cas de ce genre, l'emploi régulier des heures de la journée par les bains et l'eau en boisson, les repas à table d'hôte, la promenade, la musique, forme un élément important du traitement balnéaire.

Nous avons vu des cas où l'amélioration obtenue n'était souvent que passagère, tout en s'étendant à une période de plusieurs mois ou même de plusieurs années. Dans deux cas où la maladie était de date ancienne, l'amélioration fut définitive ; mais cet heureux résultat doit être attribué à l'influence d'un entourage intelligent et à des occupations bien ordonnées. Des troubles fonctionnels nerveux se produisant chez des sujets de nature plutôt torpide, non irritables, peuvent souvent être modifiés favorablement par un séjour au bord de la mer, dans une localité à climat stimulant, combiné ou non avec l'emploi judicieux des bains de mer.

51° **Hypochondrie**. — L'*hypochondrie* est également un terme défectueux consacré par l'usage ; car la maladie ne réside pas dans les hypochondres, mais dans le système nerveux.

Dans beaucoup de cas où on ne trouve rien d'anormal dans l'état physique ni dans les organes, le traitement balnéaire a très peu d'action, sauf qu'il est une source d'occupation pour le malade. Un voyage entrepris dans des circonstances favorables, c'est-à-dire en société de personnes prudentes, et des occupations plus ou moins absorbantes, sont, à beaucoup près, les meilleurs moyens de guérison. L'hypochondrie accompagnée de lésions matérielles ; l'hypochondrie avec *substratum* pathologique offre plus de prise au traitement, et a, somme toute, un pronostic plus favorable. S'il s'y joint de la constipation, des hémorrhoïdes, ou des accidents goutteux, ou encore de la dyspepsie, il faut consulter les chapitres consacrés à ces diverses affections. Il faut éviter les traitements fatigants, car la santé générale des hypochondriaques s'affaiblit facilement et il est très difficile d'augmenter leurs forces. La syphilis peut exister d'une façon concomitante, mais elle n'a aucune influence sur la maladie en elle-même, bien que nombre d'hypochondriaques soient poursuivis par l'idée qu'ils sont atteints de syphilis et réclament un traitement spécifique, ce qui, le plus souvent, est encore plus nuisible qu'inutile.

52° Neurasthénie. — La *neurasthénie*, désignée quelquefois sous le nom de maladie de Beard, est un terme qui est souvent mal employé, mais il exprime assez bien l'état si exactement décrit et traité par les docteurs Weir-Mitchell et William Playfair. Le traitement balnéaire en lui-même est tout à fait inutile, mais il est quelquefois possible d'adopter, pendant une saison aux eaux, un régime et un traitement que l'on observerait difficilement chez soi. Weir-Mitchell a démontré que l'éloignement du milieu habituel est presque indispensable. Les deux autres éléments de son traitement, la suralimentation et le massage, sont également très importants, sans l'être toujours au même degré. Nous avons eu occasion de constater des résultats favorables obtenus (à Schlangenbad, par exemple) en éloignant le malade de son entourage habituel, en lui faisant suivre les prescriptions autoritaires du médecin concernant la nourriture, les bains et les exercices. Le repos pris à la ville, et joint au massage et à la suralimentation, n'avait abouti à rien. Presque tout dépend de la gravité de la maladie. Dans les cas bénins, le traitement balnéaire est quelquefois très utile. Dans les cas graves, il est inutile.

Les rechutes sont fréquentes dans cette affection, cependant un certain nombre de malades guérissent com-

plètement. L'une des premières personnes sur lesquelles
le docteur Weir-Mitchell essaya son traitement, fut une
dame que nous avions soignée, mais qui était restée mai-
gre, affaiblie et incapable de remplir les devoirs de la vie
ordinaire. Elle fut tout à fait guérie par le docteur Weir-
Mitchell ; elle dirige aujourd'hui avec beaucoup de dis-
cernement sa grande fortune qu'elle emploie à des œu-
vres de charité.

53° Goître exophthalmique. — Le *goître exophthalmique* (maladie de Graves ou de Basedow), bien que la
théorie de l'intoxication thyroïdienne puisse être vraie
en partie, et bien que les causes ne soient pas les mêmes
dans tous les cas, est toujours accompagné d'un trouble
du système nerveux, soit que la maladie nerveuse ait été
la première en date ou non. Dans les cas chroniques les
moins graves, les bains d'eau thermale simple, avec leurs
qualités sédatives, et les eaux chlorurées gazeuses, donnent
souvent de bons résultats. Lorsque la maladie se complique
d'anémie, les eaux ferrugineuses peuvent être utiles. Il
faut aussi, dans ce traitement, éloigner le malade des agitations et des inquiétudes de la vie de famille. L'influence
du climat a également son importance et, en général, le
séjour dans des régions élevées est préférable. S. E. Solly
(*Trans. Amer. climatological Ass.*, 1897, vol. XIII,
p. 245) pense, toutefois, qu'un exercice exagéré a plus
de chance d'avoir une action défavorable sur les personnes atteintes de maladie de Graves à de hautes altitudes
qu'à de faibles altitudes. Ajoutons que plusieurs fois nous
avons constaté un arrêt dans les progrès de la maladie,
équivalent presque à une guérison, à la suite d'un déplacement ou d'un séjour prolongé dans de hautes altitudes. Les
cas aigus et graves ne sont naturellement pas justiciables
du traitement balnéaire ou climatérique, du moins jusqu'à
ce que les progrès actifs de la maladie soient un peu ar-

rêtés. Pour ces malades un repos complet et prolongé est indispensable.

W. Winternitz (v. *Blätter für klinische Hydrotherapie*, avril 1897, p. 65) a récemment recommandé l'emploi dans cette maladie d'un traitement hydrothérapique prudent, avec massage, gymnastique suédoise et régime, en tenantcompte des indications individuelles.

Goître. — Nous ne mentionnons ici les *goîtres* ordinaires que pour être complet. Tout ce qu'il est nécessaire de dire sur le traitement climatérique, c'est que les malades atteints de cette affection devraient résider dans une localité où le goître n'est pas endémique, et où ils peuvent avoir une bonne eau de table.

54° **Asthme spasmodique.** — L'*asthme* pur et simple, ou asthme véritable, est une affection nerveuse. On peut le regarder comme une névrose dont le point de départ se trouverait dans les ramifications du nerf pneumogastrique.

Dans les soins à donner à un malade atteint d'asthme spasmodique pur, les eaux minérales n'ont qu'une importance secondaire, tandis que le choix du climat joue un plus grand rôle. On fait souvent usage des eaux arsenicales ou sulfureuses, spécialement de celles du Mont-Dore, de la Bourboule et des stations thermales des Pyrénées. Il n'est pas certain, néanmoins, que les bons effets produits soient occasionnés par les eaux, plutôt que par l'altitude élevée de la station balnéaire.

Avant d'en avoir fait l'essai, on ne peut jamais assurer que tel ou tel climat conviendra à une personne asthmatique ; cependant l'expérience est toute en faveur des régions élevées, surtout de celles où il y a peu de vent, telles que Davos et Arosa. Plus le malade est jeune, plus il a de chances de profiter d'un long séjour à une haute altitude dans un pays bien ensoleillé ; en hiver surtout, mais également en été. Cependant, quand l'asthme est accompagné d'emphysème avancé, une très grande altitude n'est pas à recommander ; il faut plutôt choisir une altitude moyenne, une localité bien exposée au soleil et un peu abritée du vent, telle que Grasse, près Cannes. Des localités aussi élevées que Glion et Les Avants, au-dessus de Montreux, offrent aussi des avantages appréciables.

Dans l'asthme accompagné de catarrhe chronique des bronches, les recommandations sont les mêmes que celles que nous avons faites pour cette dernière affection, et ici encore la station du Mont-Dore a une grande réputation. Cependant à plusieurs reprises nous avons pu constater des résultats peu satisfaisants dans les cas de dilatation du cœur, ou d'emphysème avancé, ainsi que chez les personnes âgées, tandis que les eaux alcalines chlorurées (Ems, Royat, Gleichenberg) et les eaux sulfureuses, à des altitudes moindres, ont été plus utiles, de même que les eaux thermales chlorurées gazeuses (Nauheim). Nous avons plusieurs fois aussi vu retirer grand profit d'une saison à Weissenburg, en Suisse ; nous sommes portés à attribuer ces bons effets, moins aux eaux, qu'à la position particulièrement abritée de la station, qui est située dans une gorge entourée de sapins et de rochers élevés, et à son altitude peu élevée.

Dans l'asthme compliqué de goutte, c'est de cette dernière affection qu'il faut s'occuper. Quand l'asthme est associé à des affections de la peau ou des viscères, il arrive qu'on guérit l'asthme en soignant ces organes.

Asthme des foins (Hay fever) (1).—Nous parlons ici de *l'asthme des foins* en raison de son nom. Pour se

(1) L'asthme des foins est considéré aujourd'hui comme un coryza chronique et doit être, avant tout, traité localement.

A. D. — P. S.

préserver de cette forme de l'asthme, aussi bien que du co ryza (fièvre des foins) qui en est une forme plus ordinaire, il faut éviter la cause déterminante de la maladie, c'est-à-dire le pollen des plantes, celui surtout qui s'élève des prairies. Dans les cas les plus sérieux de cette affection, on peut recommander un voyage sur mer durant la saison des foins. Le traitement balnéaire n'a pas grande chance d'être utile, si ce n'est quand la station balnéaire se trouve à une grande distance des prairies, comme il arrive dans les régions élevées et dans certaines localités maritimes. Le bon effet produit par la position élevée et découverte de quelques stations peut être dû en partie à l'action stimulante du climat sur la constitution ; la muqueuse nasale devient alors moins sensible aux effets irritants du pollen. Lorsque la fièvre des foins est accompagnée d'asthme, le bon effet des hautes altitudes est semblable à celui que nous avons constaté en parlant de l'asthme spasmodique (1). Le traitement balnéaire dans la fièvre des foins ne donne pas par lui-même un résultat spécial, mais quelques stations balnéaires situées à de grandes altitudes et certaines stations maritimes, très éloignées des prairies, peuvent servir de résidence pendant la saison critique.

55° **Diabète insipide**. — Le *diabète insipide* est presque toujours d'origine nerveuse ; il constitue parfois l'un des premiers symptômes de trouble des centres nerveux : dans d'autres cas il semble n'affecter que la fonction urinaire. Les eaux ferrugineuses, les eaux thermales indifférentes, des stations de haute altitude, et un long séjour dans les régions alpestres, sont très souvent utiles. Nous

(1) Il en est de même de l'asthme réflexe dû à la présence de polypes du nez ou à des inflammations chroniques avec hypertrophie et congestion de la muqueuse des cornets.

A. D. — P. S.

n'appliquons le terme de diabète ni aux attaques passagères de miction fréquente due à des influences nerveuses temporaires, ni à la polyurie liée à la néphrite interstitielle.

Affections des yeux.

56° Il n'existe pas d'eaux qui aient une action spécifique dans les maladies des yeux, mais les états constitutionnels, qui leur sont associés ou dont elles dépendent, sont souvent plus ou moins justiciables du traitement par les eaux minérales ou les climats. Ainsi, dans le catarrhe chronique de la conjonctive, dans la blépharite, etc., quand ils surviennent chez des sujets scrofuleux, les eaux chlorurées sont utiles, comme celles de Woodhall, de Reichenhall, d'Oeynhausen, de Nauheim, Kreuznach, Hall dans la Haute-Autriche, Bourbonne-les-Bains, Salies de Béarn, et les eaux arsenicales de la Bourboule; quand ils sont sous la dépendance de l'anémie, les eaux ferrugineuses sont indiquées ; et s'il y a une constipation opiniâtre, les eaux de Karlsbad, de Franzensbad, de Brides-Salins, etc., peuvent être essayées, on peut aussi employer à domicile une des différentes eaux purgatives. Pour la cure complémentaire il faut choisir des localités boisées, indemnes de poussière, de vents violents et abritées du soleil. Il faut déconseiller les voyages sur mer et le séjour au bord de la mer.

Maladies de la peau.

Autrefois on employait généralement le traitement balnéaire pour combattre les maladies de la peau. Ce traitement n'offre cependant que fort peu d'avantages.

Nous renvoyons le lecteur à l'examen rapide et judicieux qu'a fait de ce sujet le docteur Robert Liveing, dans le *Dictionary of Medicine de Quain* (2ᵉ édition).

Dans l'eczéma et les diverses éruptions cutanées il faut s'efforcer de s'assurer si la cause de la maladie de la peau réside principalement dans la peau elle-même et dépend d'une prédisposition congénitale, de quelque irritation temporaire agissant ordinairement comme une cause excitante ou bien si la maladie de la peau est plutôt due à un trouble des organes internes qui détermine une altération dans la qualité du sang fourni à la peau. Il est plus que probable que la peau cherche, comme d'autres organes excréteurs, à éliminer les matières nuisibles qui sont contenues dans le sang (aussi bien celles introduites dans l'organisme, sous forme de remèdes et d'aliments, que celles qui résultent du *métabolisme* exagéré des tissus, et de l'action de microbes dans l'organisme). Comme les reins, etc., elle est sujette à s'altérer (1) dans l'accomplissement de cette fonction, bien que les troubles soient plus accusés chez quelques individus que chez d'autres. Un grand nombre de maladies de la peau sont dues en partie à des prédispositions locales, en partie à des altérations du sang et en partie aussi à des irritations locales de différente nature. L'influence du système nerveux joue sans doute aussi souvent un rôle important, parfois même le principal dans l'apparition de la maladie.

Quand la maladie de la peau dépend surtout de troubles des organes internes, les altérations de ces organes doivent nécessairement être traitées et dans les cas chroniques le traitement balnéaire et le changement de climat donneront souvent de bons résultats.

(1) Le Dᴿ David Walsh fait des observations très suggestives sur cette question dans son petit ouvrage sur l'*Excretory irritation* (Londres, 1897).

Si la peau elle-même et les fonctions du système nerveux sont altérées, les climats et le traitement hydrominéral peuvent également être utiles. Les localités de l'intérieur à climat tonique, sec, de grande altitude sont souvent indiquées, mais dans d'autres cas, principalement chez les sujets nerveux et excitables, il faut donner la préférence à des altitudes plus basses et parfois à des stations maritimes à climat égal, assez humide. Les bains chauds ordinaires, des bains tièdes prolongés (comme à Loèche-les-Bains) et différentes pratiques hydrothérapiques peuvent être utiles pour accélérer la circulation des capillaires de la peau et aider ainsi à la nutrition de cet organe ; comme nous l'avons déjà mentionné en parlant des bains prolongés, ils macèrent l'épiderme épaissi, enlèvent les squames et les sécrétions dans le psoriasis et l'eczéma, et exercent un effet adoucissant ou tonique sur les terminaisons périphériques des nerfs de la peau.

Inutile de dire que lorsqu'on choisit des climats pour des personnes particulièrement sujettes aux maladies de la peau, les effets de la chaleur, de la lumière du soleil, des vents violents et du temps froid doivent être pris en grande considération.

Acné. — L'*acné* est quelquefois compliquée d'anémie, et dans ce cas on applique le traitement balnéaire indiqué pour cette maladie, bien qu'il guérisse rarement l'acné ; le traitement ordinaire, suivi à domicile, sera souvent également impuissant contre cette affection qui disparaît presque toujours spontanément au bout d'un certain temps.

L'*acné rosacée* n'offre pas grande prise au traitement balnéaire, si ce n'est par certaines de ses complications, comme la dyspepsie, par exemple, qui rentre dans le domaine du traitement balnéaire. Souvent la disparition de ces complications arrête les progrès de la maladie de la peau. Il faut s'abstenir de boissons alcooliques ou en user avec la plus grande réserve (1).

(1) L'acné, notamment l'acné vulgaire, est souvent liée à la période de l'évolution sexuelle ; chez les jeunes filles, elle survient fréquemment au moment des époques menstruelles. Parmi les causes les plus ordinaires de l'acné il faut encore signaler les auto-intoxications et les infections liées aux vices d'alimentation, les états dyspeptiques, la dilatation de l'estomac (signalée par quelques auteurs), la constipation. On a incriminé également le froid aux pieds habituel chez les scrofuleux, les arthritiques nerveux.

Le lymphatisme, la scrofule, l'anémie constituent d'autre part un très bon terrain de culture pour le développement de l'acné.

Le régime et l'hygiène ont une grande importance. Il y aura lieu de surveiller les digestions gastrique et intestinale, de prévenir les fermentations, de prescrire un régime sévère et une médication antiseptique gastro-intestinale.

L'acné rosacée, surtout la forme érythémateuse, s'observe fréquemment à l'époque de la puberté et à celle de la ménopause. Elle est très manifestement en relation avec des troubles des organes sexuels, avec la dyspepsie chronique.

Quant au traitement balnéaire, il ne saurait être systématique ; il doit varier suivant les conditions pathogéniques.

Chez les acnéiques disposés à la constipation, on conseillera les eaux minérales laxatives ou purgatives ; aux lymphatiques et aux scrofuleux les eaux chlorurées sodiques (Salins, Kreuznach, etc.), les eaux sulfurées sodiques (Luchon, Barèges, etc.), les eaux chlorurées sodiques sulfureuses (Uriage, Aix-la-Chapelle, etc.) ; aux arthritiques, les eaux alcalines (Royat, Vichy, Vals, etc.) ; les eaux arsenicales (la Bourboule, etc.).

Toutefois les eaux sulfureuses paraissent particulièrement indiquées ; elles rendent de réels services sous forme de bains, douches, pulvérisations, lotions ; en particulier dans l'acné rosacée (forme érythémateuse).

Les pulvérisations faites, soit avec les eaux sulfureuses des Pyrénées, soit avec les eaux d'Uriage ou celles d'Aix en Savoie, constituent incontestablement un des meilleurs modes d'emploi du soufre dans le traitement externe de l'acné. Ce mode de traitement donne d'excellents résultats. V. Hallopeau (*Traité de*

Eczéma. Eczéma séborrhéique. — *L'eczéma*
est de toutes les affections de la peau celle pour laquelle
les malades réclament le plus souvent le traitement balnéaire ; cependant un traitement pharmaceutique local
leur apporte en général plus de soulagement, surtout
quand l'eczéma est nettement localisé et dans les cas d'eczéma séborrhéique.

Pour les complications (goutte, constipation ou glycosurie), nous renvoyons à ce que nous avons déjà dit.
Schinznach, Uriage et Saint-Sauveur ont acquis une
certaine réputation dans le traitement de l'eczéma.

Pour les malades de souche goutteuse on donne la préférence à Royat et à La Bourboule. Les eaux thermales
indifférentes sont aussi quelquefois utiles. Dans les cas
chroniques et très torpides, les eaux de Loèche-les-Bains
donnent de bons résultats quoiqu'ils ne soient souvent que
passagers. On ne peut rien promettre de certain et le médecin des eaux doit être prudent.

Le simple changement de climat exerce souvent une
influence heureuse sur l'eczéma, comme sur d'autres
affections chroniques. Le froid, accompagné d'humidité
et de vent violent, est nuisible le plus souvent. L'air de la
mer produit une aggravation du mal chez beaucoup de
personnes, du moins dans les premiers temps du séjour

thérapeutique appliquée, Traitement des maladies de la peau,
2ᵉ partie, 1897, p. 112).
Les eaux de la Bourboule ont également une action favorable
dans le traitement de l'acné, soit en contribuant à relever les
forces, soit en modifiant localement l'état de la peau à l'aide de
pulvérisations
Les bains et les pulvérisations avec les eaux chlorurées faibles et sulfatées de St-Gervais sont indiquées chez les sujets
irritables et nerveux. Les eaux de St-Christau ont une influence
salutaire dans l'acné rosacée, télangiectasique.

A. D. — P. S.

dans une station maritime, car souvent on finit par s'acclimater. Quant à l'altitude, M. Malcolm Morris fait remarquer avec raison (*Brit. med. Journ.*, 1896, vol. II, p. 47), qu'il faut tenir compte des particularités propres à chaque malade (1).

(1) De toutes les maadies de la peau, c'est incontestablement l'eczéma qu'on observe le plus souvent aux eaux minérales.

On rencontre des eczémateux dans les stations balnéaires les plus diverses ; car en présence d'un eczémateux, il faut prendre en considération de nombreux éléments : l'état de la constitution (lymphatisme, scrofulose, arthritisme, état nerveux, etc.), l'état général du malade, les caractères particuliers des lésions eczématiques, l'alternance que l'éruption peut présenter avec des affections des muqueuses, etc., etc.

Ceci dit, il faut ajouter que la balnéation médicamenteuse s'applique surtout aux formes chroniques de l'eczéma. Nombreuses sont les stations hydrominérales qui peuvent intervenir utilement dans le traitement externe de cette dermatose. Outre leur action sur la constitution et les états diathésiques, elles exercent un effet topique sur les lésions cutanées.

Les eaux sulfureuses ont eu de tout temps une grande et légitime notoriété dans le traitement de l'eczéma. Elles sont surtout indiquées chez les lymphatiques, les scrofuleux, les sujets affaiblis, certains arthritiques, les eczémateux torpides.

Les formes torpides seront tout particulièrement justiciables des eaux de Barèges, des sources fortes de Luchon.

S'il y a lieu de rechercher une action moins excitante, moins énergique, on conseillera de préférence les sources faibles de Luchon, Cauterets, Ax, Bagnères-de-Bigorre, etc.

Pour les eczémateux irritables, nerveux, gastralgiques, les eaux de St-Gervais, de St-Sauveur, de Molitg, de la Preste, seront plus particulièrement indiquées en raison de leurs propriétés sédatives. Les eaux d'Uriage, de Greoux, d'Aix-la-Chapelle conviennent aux eczémateux scrofuleux et affaiblis, aux héréditaires lymphatiques. On peut aussi employer ces eaux chez les eczémateux à alternances morbides, emphysémateux, bronchitiques ou atteints d'insuffisance hépatique ou rénale.

Challes, en boisson, s'applique principalement aux eczémateux

Urticaire. — *La prédisposition à des poussées répétées d'urticaire* est parfois très tenace, et, dans beaucoup

arthro-lymphatiques, scrofulo-tuberculeux, dans les formes plutôt humides que sèches de l'eczéma.

Les eaux d'Uriage ont une action essentiellement diathésique. Elles sont utilisées dans le traitement direct et local de l'eczématisation à titre résolutif, antiprurigineux, tonique et astringent.

Royat convient tout particulièrement aux eczémateux arthritiques ; le traitement thermal donne de bons résultats dans l'eczéma vulvo-anal, surtout chez les glycosuriques. Parfois, il est vrai, les eaux de Royat provoquent des poussées chez les sujets à lésions irritables.

Les eaux arsenicales de la Bourboule sont plus particulièrement indiquées dans les eczémas secs, chroniques, invétérés.

Quant aux eaux thermales simples (Néris, Plombières, Ragatz, Schlangenbad), elles nous paraissent devoir produire de bons effets dans le traitement des eczématisations irritables, en particulier chez les arthritiques nerveux.

Dans les eczématisations consécutives à des prurigos, avec prurit intense, surtout chez les sujets nerveux, les douches tempérées de 2 à 3 minutes, à la température de 35 à 37° C., — d'après le procédé de Jacquet, — donnent souvent d'excellents résultats.

Dans les eczématisations localisées (cuir chevelu, visage, paupières, narines, conduit auditif, etc.), les pulvérisations ont une action astringente et résolutive très marquée. Ces résultats s'observent dans la plupart des stations que nous avons mentionnées ci-dessus.

Les pulvérisations d'eaux sulfureuses ont une action très favorable dans les eczémas localisés, dont quelques-uns sont particulièrement rebelles : eczéma du mamelon, eczéma des lèvres, si tenace, en raison sans doute des contacts irritants et des mouvements incessants auxquels elles sont soumises.

Les eaux de St-Christau sont indiquées dans les formes variqueuse, acnéique, séborrhéique de l'eczéma chronique.

L'eczéma des narines, l'eczéma ciliaire sont aussi favorablement modifiés par des pulvérisations avec l'eau de St-Christau.

Dans les eczémas anciens généralisés, les bains prolongés ont,

de cas, résiste aussi bien au traitement balnéaire qu'aux traitements ordinaires. Il y a des cas d'urticaire accompagnée de goutte, où l'usage des eaux alcalines et des eaux chlorurées alcalines a donné de bons résultats. Pour d'autres malades les eaux sulfureuses telles que celles de Schinznach et d'Uriage sont utiles. Dans un nombre considérable de cas, il y a dans l'urticaire un élément nettement nerveux ; c'est ainsi que nous avons vu chez certains malades alterner l'urticaire avec des crises d'asthme ou des palpitations cardiaques. Chez d'autres, il suffit d'une émotion pour amener une récidive. Pour ce genre d'urticaire nerveuse, il est important de prescrire un changement de localité et de milieu, et de soustraire le malade autant que possible aux préoccupations. Les eaux thermales indifférentes et les eaux arsenicales de la Bourboule seront utiles aussi. Selon le professeur A. E. Wright, de Netley, certaines urticaires sont accompagnées d'un défaut de coagulabilité du sang, et on pourrait prescrire aux malades du chlorure de calcium pour combattre cette tendance (*Lancet*, 18 janvier 1896). Dans les cas de ce genre, et en admettant la justesse des vues du docteur

comme dans le psoriasis, une réelle efficacité. C'est là un fait observé dès longtemps aux eaux de Loèche.

A Schinznach, à Uriage, on utilise aussi depuis quelques années, et avec succès, ce même mode de traitement, mais sans arriver cependant à des bains d'une aussi longue durée qu'à Loèche.

Le bord de la mer, l'air marin ne conviennent pas en général aux eczémateux : cependant cette interdiction ne saurait être absolue, car dans certains cas l'état eczématique, loin de s'aggraver, s'est parfois sensiblement amélioré. Jusqu'à présent on n'a pas déterminé quels sont les eczémateux qui pourraient faire sans inconvénient un séjour au bord de la mer ; d'une manière générale on peut dire que ce séjour doit être déconseillé.

A. D. — P. S.

Wright, une eau mère diluée, riche en chlorure de calcium, comme celle de Kreuznach par exemple, pourrait être employée avec avantage. Si le malade avait quelque prédisposition à la scrofule ou au rachitisme, les bains salés pourraient exercer une influence heureuse, à condition que la peau ne soit pas trop irritée (1).

Purpura. — Ce que nous venons de dire du chlorure de calcium peut aussi s'appliquer à certaines éruptions purpuriques chroniques et aux enfants à prédisposition hémophilique.

Lichen. — Une bonne partie des affections connues autrefois sous ce nom, sont rangées maintenant avec l'eczéma. Chez les malades atteints de lichen ruber, ou de lichen plan, il y a souvent un certain degré d'anémie. Les eaux ferrugineuses ou arsenicales peuvent alors être utiles (2).

(1) L'urticaire chronique s'observe souvent chez les arthritiques. Suivant la constitution du malade, on conseillera les différentes sources alcalines : Vichy, Vals, Royat.

Si l'urticaire s'accompagne de constipation, les eaux laxatives ou purgatives sont indiquées.

Les malades atteints d'urticaire chronique sont plus particulièrement justiciables des eaux suivantes : Royat, Néris, Plombières, Bagnères-de-Bigorre, Schlangenbad, etc.... ; dans les cas invétérés les eaux de la Bourboule.

(2) Le lichen ou lichen de Wilson est surtout justiciable des eaux peu minéralisées : Néris, Bagnères-de-Bigorre, Plombières, etc.

Toutefois on a observé de bons effets de l'emploi, dans les diverses variétés de lichen, surtout chez les sujets lymphatiques, des eaux sulfureuses : Luchon, Saint-Sauveur, Uriage, Aix-la-Chapelle, etc.

Loèche a donné aussi de bons résultats.

Dans cette affection les douches tièdes de 2 à 3 minutes, ont en général une action favorable, notamment sur le prurit qui est généralement intense.   A. D. — P. S.

Psoriasis. — Le *psoriasis* est aussi incurable par la balnéothérapie que par la médication ordinaire. L'usage des eaux dont nous avons parlé à propos de l'eczéma amène quelquefois une amélioration passagère. Les immersions de longue durée dans les eaux chaudes de Loèche-les-Bains ont donné jusqu'ici de meilleurs résultats que les traitements suivis à d'autres stations balnéaires. Les bains d'une durée de quatre à six heures que l'on prend à Loèche provoquent, après un certain temps, une inflammation cutanée superficielle, suivie presque toujours de la disparition complète de l'éruption squameuse. Mais le retour de la maladie au bout de quelques mois est la règle, plutôt que l'exception (1).

Prurigo. — Le *prurigo*, c'est-à-dire le prurigo de Hebra et non le prurit, peut être considéré comme plus ou moins incurable. Loèche-les-Bains a quelque prétention au succès, mais dans les limites restreintes de notre expérience personnelle de cette maladie, assez rare, nous

---

(1) A côté de Loèche, dont les eaux ont en effet une réputation méritée, il faut encore citer celles de la Bourboule, dont l'eau, prise en boisson et en bains, donne très souvent d'excellents résultats ; outre son action curative, la médication arsenicale rend certainement les intervalles des poussées plus prolongées chez les sujets prédisposés aux récidives. Les eaux d'Uriage, surtout sous forme de bains prolongés (2 heures en moyenne) et de douches chaudes, dans les cas de psoriasis ancien, exercent une action favorable sur les éruptions psoriasiques et sur l'état général, notamment chez les sujets lymphatiques.

Les psoriasiques congestifs seront justiciables des eaux alcalines de Vichy et de Karlsbad, etc. et de celles de Vittel, de Contrexéville, etc. Dans le psoriasis arthropathique (V. sur la nature de cette variété de psoriasis les travaux de M. Ernest Besnier et de ses élèves MM. Duran et Bourdillon) on devra de préférence avoir recours aux eaux d'Aix-en-Savoie, de Plombières, de Néris, de Bourbonne et de Bourbon-l'Archambault.

A. D. — P. S.

n'avons jamais constaté de guérison durable. On peut conseiller des stations climatériques en tant qu'elles sont à même de déterminer une amélioration dans la santé générale des malades (1).

Prurit. — Quand le *prurit* n'est pas dû à une éruption ou à une cause externe d'irritation, il provient en général d'un désordre interne ou d'une disposition goutteuse. Les affections du foie, surtout celles qui s'accompagnent de troubles de la sécrétion de la bile, sont une cause fréquente de prurit. Dans cette variété de la maladie, Karlsbad et Vichy seront utiles. Chez les goutteux on peut essayer des bains chauds, des douches chaudes ou un autre traitement thermal agissant spécialement sur le trouble du *métabolisme*. Chez certains sujets neu-

(1) Le prurigo de Hebra est justiciable des cures hydro-minérales. Au point de vue de la *lésion*, toutes les eaux sulfureuses ou autres, même les plus indifférentes — ainsi que l'a si nettement établi M. le D͏r Ernest Besnier, — qui comportent une balnéation prolongée sont favorables. Pour la *maladie*, l'indication se déduira de l'état du sujet plutôt que de la lésion cutanée ; on aura donc à combattre, *en germe* chez les enfants, celle des tares dystrophiques qui existent chez les ascendants : le lymphatisme, la scrofulose, le rhumatisme, la goutte, etc... ; et, suivant les cas, on pourra conseiller une cure d'eaux salines ou chlorurées sodiques sulfureuses, ou sulfureuses, ou alcalines, ou chlorurées alcalines, ou alcalino-sulfatées, ou arsenicales, etc... Ajoutons que chez tous les malades de cette classe un régime régulier, une hygiène appropriée, le séjour en plein air à une altitude moyenne, seront des auxiliaires puissants dans le traitement de cette dermatose. Les douches tièdes, de courte durée, auront aussi, dans ces cas, une influence salutaire sur le prurit.

Inutile de dire que le choix de l'eau minérale devra varier suivant les complications qui peuvent survenir durant le cours du prurigo, notamment s'il se produit un eczéma suintant sur de grandes surfaces.

A. D. — P. S.

rasthéniques un traitement balnéaire et un changement de climats peuvent être utiles.

Chez la femme le *prurit génital* est en général lié à des affections utérines ou au diabète ; il faut alors le traiter en conséquence. Quant au *prurit anal*, le traitement par les eaux minérales est inutile, à moins qu'il ne soit accompagné de constipation ou d'hémorrhoïdes ; dans ce cas le traitement applicable à ces complications amène quelquefois la guérison. Il est souvent nécessaire de prescrire un régime restreint et peu stimulant.

Le *prurit sénile*, surtout lorsqu'il survient chez les goutteux et chez des personnes nerveuses, est fréquemment atténué par les eaux de Schlangenbad, de Plombières et même par des eaux thermales indifférentes ; il est modifié aussi par les eaux sulfureuses telles que celles de Schinznach et celles des Pyrénées, et aussi par un séjour d'hiver dans un climat chaud et sec, avec la vie en plein air.

D'après le Dr Savill (*Lancet*, 1896, vol. II, p. 300) le chlorure de calcium modifie souvent diverses variétés de prurit. Dans ce cas l'usage interne d'une eau mère diluée, riche en chlorure de calcium, peut être utile.

Séborrhée. — La *séborrhée sèche de la tête* ou *pityriasis capitis*, chez les jeunes sujets et les personnes âgées, est beaucoup plus justiciable des traitements ordinaires que d'une cure balnéaire (1).

---

(1) Dans les diverses variétés de séborrhée l'état général des malades joue un rôle important ; c'est à ce titre surtout qu'elles sont justiciables des eaux minérales. Dans bien des cas les séborrhées se relient à un état anémique ou lymphatique. On les observe aussi fréquemment chez les sujets à constitution arthritique. Il existe encore d'autres causes qui peuvent favoriser le développement de ces affections ; des troubles de la circulation, un mauvais état des voies digestives, de la constipation, une hygiène défectueuse, etc...

Il y aura donc lieu de prescrire, suivant les cas, un traitement

Pityriasis rosea. — Il en est de même pour le *pityriasis rosé.*

Pityriasis rubra. — Le *pityriasis rubra*, dans ses formes typiques graves, n'est nullement justiciable d'un traitement balnéaire. Les eaux thermales simples conviennent jusqu'à un certain point dans les cas bénins liés à beaucoup d'irritation. Dans des cas très chroniques, sans beaucoup d'irritation, les eaux sulfureuses sont quelquefois utiles, spécialement celles d'Uriage. Ordinairement il faut auparavant essayer un traitement à domicile.

Maladies parasitaires de la peau. — Les différentes espèces de maladies *parasitaires* de la peau, telles que *la teigne trichophytique* (ringworm ou teigne tonsurante) et *le pityriasis versicolore*, doivent plutôt être traitées par les moyens ordinaires.

Furoncles. Furonculose chronique. — Les *furoncles* cèdent le plus souvent au traitement local et général fait à domicile, mais dans beaucoup de cas rebelles un changement de climat est utile ; le bord de la mer et l'air des montagnes peuvent tous deux être recommandés. Dans quelques cas d'anémie, le changement d'air, combiné avec l'usage des eaux ferrugineuses ou arsenicales, est avantageux. Nous citerons spécialement les eaux de St-Mo-

à des eaux ferrugineuses, ou à des eaux salines et sulfureuses, ou encore sulfureuses. On pourra aussi avoir recours à des eaux laxatives et recommander le séjour à une altitude moyenne et un exercice régulier au grand air. On sait que le soufre est le médicament le plus efficace dans les séborrhées, aussi les applications locales d'eaux sulfureuses ou chlorurées sodiques sulfureuses, employées sous forme de lotions ou de pulvérisations, donnent-elles de bons résultats dans ces affections, notamment dans le traitement des séborrhées grasse ou sèche du cuir chevelu, de l'eczéma séborrhéique, etc...

A. D. — P. S.

ritz et de Ceresole Reale ; les eaux arsenicales alcalines chlorurées de la Bourboule. En outre on a trouvé utiles les eaux sulfureuses, spécialement les eaux sulfureuses chlorurées de Harrogate et de Llandrindod, en Angleterre et d'Uriage en France et les eaux de Lenk, en Suisse, contenant une grande proportion d'hydrogène sulfuré. Dans la plupart des cas l'influence du climat de la station balnéaire, du changement de régime et d'occupations participe tout autant que les eaux à la guérison du malade. Pour les cas de furonculose accompagnée de glycosurie ou d'albuminurie nous renvoyons aux paragraphes consacrés au diabète et aux affections des voies urinaires (1).

Lupus. — Dans les cas de *lupus*, les prédispositions de l'organisme à cette maladie peuvent en une certaine mesure être justiciables d'un traitement hydro-minéral ou

---

(1) *Furonculose*. L'emploi des eaux minérales est réglé par le diagnostic des troubles de la santé générale qui engendrent la furonculose.

Ichthyose. Les eaux de la Bourboule, les bains de mer agissent favorablement en modifiant la nutrition ; tous les ichthyosiques sont tenus à l'usage aussi fréquent que possible des bains. Dans tous les cas la maladie s'atténue avec l'âge, mais la guérison reste problématique.

Ecthyma. Aux lymphatiques, pour modifier leur état général, on prescrira un séjour au bord de la mer, Uriage, Luchon, Salies-de-Béarn, Salins-Moutiers, Briscous-Biarritz, Kreuznach.

Leucoplasie buccale. Les pulvérisations d'eau de St-Christau et d'eau de Challes exercent une influence favorable sur les diverses formes de la glosso-stomatite leucoplasique sans complications.

Herpès récidivant des parties génitales. Cette maladie de la peau est parfois des plus tenaces ; nous nous bornerons à dire ici que les eaux sulfureuses, et en particulier celles d'Uriage, ont souvent déterminé la guérison de ces poussées dont les récidives font parfois le désespoir des malades.

A. D. — P. S.

climatérique. De cette façon on atténuera les états strumeux et cachectiques (V. ces deux paragraphes). Les localités froides, humides et exposées au vent doivent être évitées, et durant l'hiver il faudra rechercher les climats chauds et secs. Les vents froids et les rayons d'un soleil ardent sont dangereux dans les cas de lupus érythémateux (1).

Maladies syphilitiques de la peau. — Dans les maladies syphilitiques de la peau, le traitement général de la syphilis est le point principal. Le traitement balnéaire peut souvent aider le traitement spécifique, mais il est inutile de nous étendre sur ce que nous avons déjà dit au chapitre *Syphilis*.

57° Défaut de tonicité de la peau (skin weakness). — *Le défaut de tonicité de la peau* est un état auquel on n'accorde, généralement, pas beaucoup d'attention, mais qui est cependant très important. La peau est pauvrement nourrie, elle est le siège de transpirations abondantes ; les changements atmosphériques réagissent sur la peau et sont souvent la cause d'affections rhumatismales ou catarrhales des membranes muqueuses, de la bronchite, de la diarrhée, ou bien de névralgies abdominales ou faciales.

(1) Le lupus est une des formes de la scrofulo-tuberculose tégumentaire. Comme tel il n'est justiciable du traitement hydrominéral qu'au point de vue du relèvement de l'état général du malade. En modifiant la santé générale des sujets lymphatiques, en les reconstituant, en les plaçant dans des conditions hygiéniques meilleures, ce traitement est un adjuvant souvent utile de la médication locale. Les eaux minérales ont une valeur réelle quand il s'agit de combattre la scrofulose ou le lymphatisme. Elles agissent en modifiant la nutrition générale, en favorisant les échanges nutritifs, en augmentant l'activité des fonctions ; à ce titre elles sont un complément important du traitement local.

A. D. — P. S.

Cet état de la peau est, dans beaucoup de cas, la suite de maladies aiguës ; mais dans d'autres il caractérise l'état de faiblesse constitutionnelle du malade. Pour les personnes très délicates, les bains d'eaux thermales chlorurées gazeuses de Oeynhausen et de Nauheim sont préférables à d'autres eaux plus énergiques. Dans d'autres cas, un traitement hydrothérapique adapté à la constitution du malade peut être employé ; les bains de mer pourront être prescrits aux personnes plus fortes. Un changement de climat prolongé, la vie en plein air et, pour les malades qui ont le pied marin, les voyages sur mer, dans de bonnes conditions, sont extrèmement efficaces. Parmi les stations climatériques de l'intérieur des terres, il faut préférer les stations de haute altitude à celles de faible altitude ; ceci est vrai pour les stations d'hiver comme pour celles d'été.

Maladies des organes urinaires.

Ces maladies ne sont guère justiciables du traitement balnéaire.

58° Maladies des reins. — Mal de Bright. — Les formes variées de néphrites exigent plutôt un traitement médical ordinaire qu'un traitement hydrominéral ; les bains de vapeur, les bains d'air chaud et même les pratiques hydrothérapiques sont employées dans ces affections, dans les hôpitaux et à domicile, combinés avec d'autres moyens. Les cas avancés de néphrite ne sont pas justiciables d'un traitement par les eaux minérales.

Quand l'albuminurie chronique conduit à l'anémie les eaux ferrugineuses, accompagnées d'un séjour dans des localités sèches et chaudes, agissent d'une façon efficace.

Au début d'une néphrite interstitielle chronique, chez un sujet goutteux, on aura avantage à prescrire un traitement hydro-minéral analogue à celui dont il a été question pour la goutte (paragraphe 14). Dans les cas de maladie rénale sans complications ou consécutive à d'autres affections, telles que la phtisie et la goutte, les localités très élevées ne sont pas à recommander ; mais des endroits secs, chauds, ensoleillés, d'altitude moyenne, sont bons pour l'été et des stations maritimes bien abritées à climat sec et chaud sont à conseiller pour l'hiver. On peut indiquer l'Egypte ou Alger. Le lait est un des meilleurs aliments que l'on puisse prendre en ce cas et la cure de lait donnera de bons résultats chez certains malades ; au lieu de lait, le koumis et d'autres boissons de même nature sont parfois préférables.

Albuminurie fonctionnelle. — Dans les formes *bénignes et temporaires d'albuminurie* (comprenant celles que l'on appelle l'albuminurie phosphaturique et l'albuminurie dyspeptique décrites, par A. Robin), qui dépendent de troubles nerveux ou digestifs ou d'un vice dans la nutrition générale (parfois d'une sorte d'auto-intoxication), plutôt que d'une maladie chronique des reins, on peut, en se réglant sur l'état de chaque malade, employer le traitement climatérique et hydro-minéral, combiné avec une hygiène et un régime appropriés. Dans des cas de ce genre, lorsque il y a d'une manière évidente surmenage intellectuel et dépression morale, un repos ou un changement d'occupations sont de première importance dans le traitement. Les troubles digestifs et hépatiques qui compliquent la maladie principale doivent être examinés par le médecin et ce sont eux qui le décideront à choisir tel traitement balnéaire plutôt que tel autre. Le massage abdominal ou général, et certains exercices spéciaux, peuvent être ordonnés.

L'*albuminurie* physiologique que l'on appelle aussi *cyclique* des jeunes enfants ne nécessite pas un traitement balnéaire. Mais comme elle se manifeste principalement dans les familles de goutteux, elle doit surtout servir d'indication pour un régime qui bannira autant que possible toutes les causes de la goutte et de la gravelle.

Pour la *congestion* des reins produite par l'hypertrophie du cœur, le traitement indiqué sous cette rubrique peut être consulté.

Dégénérescence lardacée ou amyloïde des reins. — *La dégénérescence lardacée ou amyloïde des reins*, lorsqu'elle n'est pas très accusée, peut accompagner toute néphrite chronique, mais, d'une façon générale, lorsqu'elle est prononcée, elle provient toujours d'une suppuration chronique ou d'une syphilis constitutionnelle. On devra la traiter essentiellement comme l'affection qui l'a produite ; mais, comme toutes les autres maladies des reins, elle sera favorablement influencée par les climats chauds pendant l'hiver. Lorsqu'elle se produit chez des enfants scrofuleux, le séjour dans des localités maritimes ou dans des stations de montagnes bien ensoleillées pourra donner de bons résultats, si la faiblesse du malade n'est pas trop grande.

59° L'*hémoglobinurie paroxystique* n'est pas à proprement parler une affection des reins ; le traitement balnéaire n'est pas applicable dans ces cas, mais plutôt un traitement climatérique ; le séjour dans les pays chauds, exempts de malaria, est très efficace.

60° **Calculs urinaires**. — Les *calculs rénaux* formés d'acide urique ou d'oxalates sont fréquemment éliminés pendant le traitement de Karlsbad, avec ou sans coliques néphrétiques. La tendance à la lithiase rénale est souvent arrêtée par ce traitement ou par les eaux alcalines de Vichy et de Vals, celles de Vidago en Portugal. Contrexéville et Wildungen, les principaux types d'eaux terreuses, sont parfois utiles, quand ces eaux peuvent être prises en grandes quantités, de manière à laver les reins.

Souvent cependant le résultat attendu n'est obtenu ni par ces eaux, ni par celles de Karlsbad. Comme moyen préventif contre la formation de calculs dans la diathèse urique, l'usage de l'eau de Luhatschowitz, à la dose de 2 ou 3 verres en 24 heures, est souvent efficace ; on éloigne ainsi le risque de rendre les urines trop alcalines, ce qui favoriserait le dépôt de phosphates. Ce danger existe quand on fait un usage trop prolongé d'eaux alcalines indifférentes ; cependant quelques personnes peuvent boire pendant des années et journellement une bouteille d'eau de Vichy ou d'eau de Vals sans que leur urine devienne alcaline. Les malades pléthoriques feront bien de boire une dose d'eau salée ou sulfatée, 2 ou 3 fois par semaine, en y ajoutant régulièrement, soir et matin, un verre d'eau chaude ou d'une eau de table légèrement alcaline.

Les calculs vésicaux exigent un traitement chirurgical. Ce traitement est parfois indispensable dans les cas de calculs des reins, des bassinets ou de l'uretère.

61° **Pyélite.** — Le *catarrhe chronique du bassinet* (pyélite chronique), quand il ne provient pas de tubercules ou de calculs est, avec un régime approprié et un exercice modéré, souvent modifié favorablement par un traitement similaire à celui qui est recommandé dans le chapitre précédent ; mais l'état des urines doit être constamment surveillé. Si les urines ont de la tendance à devenir alcalines il faut s'abstenir d'ordonner les eaux de Karlsbad ou de Vichy ; les eaux de Contrexéville et de

Wildungen peuvent être souvent employées avantageusement. Des cures de lait sont quelquefois utiles.

62° Catarrhe de la vessie. — Les mêmes indications s'appliquent au catarrhe chronique de la vessie. Le régime alimentaire (paragraphes 58, 60, 61 et 62) est de prime importance dans toutes ces affections. La viande et les aliments excitants ne devraient être pris qu'avec la plus grande modération. Il faut surveiller attentivement les fonctions de la peau et suivre autant que possible, en ce qui concerne le choix du climat, les conseils donnés au paragraphe 58.

Incontinence nocturne d'urine. — La cause de l'*incontinence nocturne d'urine* chez les enfants et les adolescents n'est pas toujours la même et cette infirmité fort pénible disparaît habituellement sans traitement spécial, ou à la suite de médications fort différentes.

Un traitement tonique par les eaux ferrugineuses, les bains de mer ou l'hydrothérapie, est quelquefois suivi de succès. Quand cette incontinence provient en partie de la qualité anormale ou irritante de l'urine, les eaux minérales, comme celles de Contrexéville (recommandées par Debout d'Estrées (1) et Cruise) (2) peuvent être utiles (3).

(1) « Traitement de l'incontinence essentielle d'urine, chez les enfants, par l'eau de Contrexéville », *Académie de médecine*, Paris, 1880.

(2) Notes sur Contrexéville, 2e édition, 1896.

(3) Le moyen le plus sûr et le plus efficace de guérir l'incontinence d'urine est à coup sûr l'électricité.

A. D. — P. S.

Maladies et troubles de l'appareil génital

a) APPAREIL GÉNITAL DE L'HOMME.

Les maladies génitales sont peu susceptibles d'être traitées par les eaux minérales.

63° Les affections des *testicules* et de la *prostate* sont surtout justiciables du traitement médical et chirurgical ; les troubles généraux de la santé associés à ces affections doivent seuls être soumis au traitement hydro-minéral suivant les indications que nous avons déjà formulées.

Il est cependant nécessaire de dire quelques mots sur les troubles des *fonctions génitales* pour lesquelles un avis est souvent demandé et qui sont fréquemment liés à la diminution du pouvoir sexuel, c'est-à-dire à une *impuissance* plus ou moins complète. Il arrive fréquemment que l'impuissance provient d'un épuisement provoqué par la vieillesse ou par une altération sénile des organes.

Il est quelquefois difficile de convaincre un homme de 50 à 60 ans, et même moins, qu'il est impuissant parce qu'il est atteint de vieillesse prématurée et qu'il y a à cet égard de grandes différences chez des hommes de même âge. Il est inutile d'envoyer ces malades aux eaux. Très souvent, cependant, les fonctions ne sont pas entièrement abolies, elles peuvent même redevenir plus actives sous l'influence d'eaux et de climats fortifiants et surtout par un long repos des organes. Dans les cas d'impuissance partielle ou transitoire, les eaux ferrugineuses et les eaux thermales indifférentes, situées à de grandes altitudes, ont acquis une certaine réputation ; nous citerons spécialement, parmi les premières, St-Moritz ; parmi les secondes, Gastein. L'air marin et les bains de mer sont souvent aussi utiles. Ces remarques sont également applicables aux cas d'impuissance résultant d'excès sexuels ou de masturbation.

L'impuissance temporaire, occasionnée par des maladies fébriles, telles qu'une forte fièvre intermittente, se guérit par le temps, quoique la puissance sexuelle ne se rétablisse qu'après de longs mois. Un traitement tonique, par les remèdes ordinaires, par les eaux et le climat, peut être utile.

L'épuisement physique et mental dû au surmenage et aux inquiétudes est souvent la cause de l'impuissance et le traitement dans ce cas est à peu près analogue.

Il y a d'autres cas où la virilité est diminuée ou entièrement arrêtée pour un certain temps par des états morbides variés, par exemple, par la dyspepsie accompagnée de phosphaturie, l'hypocondrie, le diabète, l'albuminurie, la goutte, la dilatation du cœur, les congestions cérébrales, la paralysie. Dans ces cas il faut d'abord éloigner la cause de l'impuissance, et traiter la maladie générale d'après les indications que nous avons résumées dans les chapitres précédents. Les fonctions génitales se rétablissent ainsi dans la grande majorité des cas.

Il est inutile de parler ici de la *stérilité* chez l'homme (aspermatisme et azoospermatisme) ; cette stérilité ne relève pas du traitement hydro-minéral.

b) Troubles de l'appareil sexuel chez la femme.

64° **Aménorrhée**. — *Troubles de menstruation.* — Seules les variétés de l'*aménorrhée*, dues à l'état général de la santé peuvent être justiciables d'un traitement par les eaux minérales ; il est absolument inutile de parler de l'aménorrhée due à un développement imparfait des organes. Si l'aménorrhée tient à un développement général incomplet ou à l'anémie, on peut, au régime et à l'hygiène, ajouter les eaux ferrugineuses, un long séjour au bord de la mer, avec ou sans bains de mer, selon les circonstances, ou le climat des montagnes ; mais s'il existe de la dyspepsie et de la constipation, les eaux chlorurées ou les eaux thermales chlorurées gazeuses seront probablement utiles. Il faut du temps et de la patience, et il faut aussi s'abstenir de tout traitement excessif ainsi que de toute intervention locale.

Si l'aménorrhée provient de la congestion passive de l'utérus on peut recommander le traitement de l'aménorrhée résultant de la constipation. Quand les règles sont peu abondantes, ou qu'elles ne se produisent qu'à de longs intervalles, on doit baser le traitement sur des considérations analogues.

Dans les cas liés à une atonie prononcée des intestins et de la circulation intestinale, les eaux de Franzensbad, combinées avec les bains de boue de cette station, sont souvent très utiles. Pour les femmes d'âge moyen atteintes d'aménorrhée, accompagnée d'obésité et quelquefois de tendance rhumatismale, le traitement de Franzensbad, d'Elster ou de Marienbad est le plus souvent efficace.

Dans le traitement des troubles des fonctions menstruelles, il faut toujours se rappeler que l'époque des règles varie suivant les différentes personnes ; elles tiennent aux habitudes individuelles et restent dans les limites de la santé sans exiger d'intervention médicamenteuse, hydrominérale ou autre.

Il est probable que bien des cas d'aménorrhée et de dysménorrhée auraient pu être évités, si l'on avait surveillé plus attentivement le développement physique des jeunes filles durant leur croissance, si l'on avait évité de les surmener et si on leur avait imposé une gymnastique régulière, des jeux et des exercices au grand air d'une façon

suffisante ; ces derniers (comprenant la marche, le cyclisme, l'équitation, la natation, le canotage, le lauwn-
tenis et les ascensions, etc.) peuvent aussi être judicieusement employés dans le traitement de certains troubles
de la menstruation, avec ou sans cure balnéaire.

65° Dysménorrhée. — La *dysménorrhée* d'origine
mécanique ou par obstruction ne rentre pas dans notre
cadre.

Dans la forme *congestive*, avec hypertrophie de l'u-
térus, due souvent à une résolution incomplète après
l'accouchement ou l'avortement, les eaux chlorurées donnent de très bons résultats ; dans quelques cas les eaux
alcalines chlorurées ont été jugées efficaces, mais le
traitement dans ces cas ne doit pas être hâtif ; la durée
ordinaire du traitement est de 3 ou 4 semaines ; il est le
plus souvent insuffisant, 8 ou 10 semaines sont en général nécessaires ; ce traitement doit être suivi d'un
long séjour à une altitude moyenne ou au bord de la mer.
Si le résultat obtenu par une saison de 4 à 6 semaines est
encourageant, mais insuffisant, il est fréquemment utile
d'interrompre le traitement balnéaire pendant un mois
que la malade passera dans une station climatérique peu
éloignée, d'une altitude moyenne, en Suisse ou dans la
Forêt-Noire ; il faut ensuite reprendre le traitement. L'u-
térus demande absolument un long repos.

Dans la *dysménorrhée ovarienne*, qui est encore plus rebelle, on a le choix entre les moyens que nous venons de
citer et le long usage d'eaux thermales indifférentes. Dans
les cas tout à fait chroniques, d'origine congestive et ovarienne, les bains de boue de Franzensbad ou d'Elster sont
souvent efficaces ainsi que l'usage interne des sources des
mêmes stations.

La *dysménorrhée pseudo-membraneuse* est peut-être la
forme la plus opiniâtre de dysménorrhée ; mais un traite-

tement prolongé à des eaux alcalines chlorurées ou chlorurées, parmi lesquelles il faut citer surtout les eaux d'Ems et de Baden-Baden, ou à des eaux thermales indifférentes, peut être recommandé avec quelques chances de succès.

La *forme névralgique* est en général presque aussi rebelle. Ici également, on peut conseiller les eaux thermales indifférentes et surtout celles de Franzensbad, s'il y a atonie des intestins.

66° Métrorrhagie. — Ménorrhagie. — La *métrorrhagie* peut avoir plusieurs causes et exige d'ordinaire des traitements différents suivis à domicile ; mais s'ils échouent, il faut, dans bien des cas, avoir recours à un traitement hydro-minéral, et souvent à de longs séjours dans des stations d'eaux ferrugineuses. Les eaux et les bains de Franzensbad sont souvent efficaces. Un long repos dans une station climatérique, à une altitude moyenne, doit toujours suivre une saison thermale.

Le Dr Septimus Sunderland (*Journal de balnéologie et de climatologie*, janvier 1898) parle de l'amélioration temporaire qui semble avoir été produite par un séjour dans des localités élevées telles que celles de St-Moritz et d'Arosa.

La *ménorrhagie*, dépendant d'un fibrome utérin, sera brièvement discutée lorsqu'il s'agira des fibromes.

67° Période cataméniale. — Nous avons déjà fait allusion aux troubles de la santé générale liés à la *période cataméniale* (§ 16). Les troubles sexuels liés à la ménopause sont associés, chez beaucoup de femmes, aux troubles des fonctions gastro-intestinales, de la circulation de la veine porte et du système nerveux. L'usage d'eaux minérales demande dans ces circonstances une plus grande circonspection qu'à d'autres périodes de la vie, mais on obtient souvent un bon résultat après un séjour à Marienbad, à Franzensbad ou à Elster, quand il y a tendance à la constipation et à l'embonpoint ; les eaux chlorurées, spécialement celles de Hombourg, de Kissingen et de Baden-Baden, conviennent aux personnes maigres. Harrogate et Llandrindod sont souvent aussi efficaces. Un long séjour dans une station d'altitude moyenne, ou au bord de la mer, avec l'absence des fatigues mondaines et des ennuis de la vie domestique, s'impose en pareil cas. Pour les personnes délicates, ayant des tendances à la névropathie, les eaux thermales simples sont préférables.

68° Leucorrhée. — La *leucorrhée* présente bien des variétés et peut être le résultat de troubles morbides, généraux et locaux. Les variétés les plus simples sont : la *leucorrhée vulvaire* et *vaginale*, toutes deux plus ou moins de nature catarrhale. Si ces affections ne cèdent pas à un traitement ordinaire à domicile, on peut employer avec succès les eaux alcalines chlorurées telles que celles d'Ems, de la Bourboule, de St-Nectaire, etc. ; si elles sont liées à la constipation, les eaux chlorurées sont préférables et, dans le cas d'anémie, il faut recourir aux eaux ferrugineuses. Un traitement hydrothérapique rationnel est souvent utile. Un séjour dans un climat tonique doit, si c'est possible, suivre la saison thermale.

La leucorrhée *cervicale* et surtout les leucorrhées *intra-utérine* et *tubaire* sont beaucoup moins justiciables du traitement balnéaire, excepté dans les cas où le traitement peut faire disparaître la congestion abdominale (eaux chlorurées et parmi les eaux sulfatées alcalines, Franzensbad et Elster) ; s'il faut améliorer l'état du sang, on prescrira les eaux ferrugineuses ; pour soulager les douleurs et l'hyperesthésie, les eaux thermales simples et les eaux thermales chlorurées gazeuses.

69° Maladies de l'utérus et des annexes. —
La plupart des *maladies de l'utérus* ne se prêtent pas au traitement par les eaux minérales. Il faut en exclure toutes les affections aiguës aussi bien que les prolapsus utérins et autres déplacements, excepté si ces derniers sont légers et dus au relâchement des tissus ; dans ce dernier cas, pour les personnes obèses, les eaux alcalino-sulfatées et les bains de boue de Franzensbad donnent quelquefois de bons résultats ; pour les personnes anémiques il faut prescrire l'usage interne d'eaux ferrugineuses avec des bains d'eaux ferrugineuses gazeuses ou les eaux chlorurées. Beaucoup d'affections chroniques de l'utérus et de ses annexes sont, comme le dit le Dr T. M. Madden (1), associées à des maladies goutteuses et scrofuleuses constitutionnelles ou dépendent de ces dernières. Ces maladies chroniques, aussi bien que l'anémie et les affections nerveuses fonctionnelles, peuvent souvent être combattues par des eaux minérales appropriées et par une cure balnéaire.

Dans la résolution incomplète, après l'accouchement ou l'avortement, dans les endométrites, les métrites et les péri-paramétrites chroniques, dans les cas de reliquats d'inflammations pelviennes, l'usage circonspect des eaux chlorurées, telles que celles de Kreuznach, Woodhall, Kissingen, Chatel-Guyon, Reichenhall, etc., et des eaux alcalines chlorurées d'Ems, Royat, St-Nectaire, etc., avec un long repos des parties malades, est fréquemment suivi de succès. A l'occasion, après les eaux de cette classe, les eaux ferrugineuses (Spa, Schwalbach, Pyrmont, etc.) peuvent être recommandées comme traitement complémentaire.

70° Fibromes de l'utérus. — Les eaux de Kreuznach jouissent d'une grande réputation dans le traitement

____

(1) *The Scalpel*, avril 1897.

des fibromes utérins. Il est difficile de comprendre comment des eaux et des bains chlorurés peuvent réellement exercer de bons effets sur ces tumeurs, mais beaucoup de gynécologistes impartiaux (parmi eux feu le Dr Matthews Duncan) nous ont assuré avoir maintes fois retiré de grands avantages de ce traitement pour leurs malades ; ils ont surtout constaté une diminution notable des ménorrhagies.

Une telle expérience doit être acceptée, et nous sommes disposés à l'expliquer par l'amélioration survenue dans la circulation de tous les organes abdominaux, y compris l'utérus, et peut-être aussi par l'absorption des produits inflammatoires situés autour de la tumeur. Nous n'avons cependant jamais constaté la disparition complète d'une tumeur fibreuse par suite du traitement par les eaux minérales, avant l'entière cessation de la menstruation.

71° Tendance à l'avortement. — Les femmes demandent souvent un conseil pour combattre la tendance à l'avortement. Si cette disposition est liée à l'anémie et à la débilité générale, les eaux recommandées pour ces maladies sont souvent utiles ; mais il importe de continuer le traitement pendant longtemps, et il faut absolument obtenir une guérison complète avant de risquer une autre grossesse.

Si les avortements proviennent d'une maladie des reins, le traitement par les eaux minérales ne peut être utile que dans des cas exceptionnels, tandis que le régime et l'hygiène générale sont quelquefois plus utiles.

Si c'est une affection valvulaire avec dilatation du cœur qui est en cause, on peut essayer le traitement recommandé pour cette maladie (§ 36). Nous avons observé deux cas où, après des saisons thermales répétées, et deux ans de repos, la grossesse suivit son cours naturel.

S'il y a un soupçon bien fondé de syphilis, celle-ci

doit être soignée, et nous avons alors à nous décider soit pour un traitement à domicile, soit pour un traitement spécial lié au traitement balnéaire.

Hystérie. — L'*hystérie* est fréquemment associée à des affections du système nerveux de la femme. Il a déjà été question de cette maladie à propos des troubles du système nerveux (§ 50) parmi lesquels il faut probablement la ranger.

72° Stérilité. — La *stérilité* chez la femme n'est susceptible du traitement hydro-minéral que dans certains cas déterminés. Si les *ovaires* ou les trompes sont altérés ou très malades, ou si l'utérus ou le vagin font défaut, il est inutile d'essayer une cure balnéaire. La plupart des maladies de l'utérus, telles que le développement défectueux ou les déplacements, ne peuvent pas être améliorées par le traitement hydro-minéral. Le maximum de ce qu'on peut obtenir par la balnéo-thérapie dans les états chroniques congestifs ou inflammatoires de l'utérus et des annexes, a déjà été indiqué au paragraphe 69. Quelques eaux, comme les eaux alcalines chlorurées, peuvent être employées dans le traitement de la leucorrhée et neutraliser l'acidité de la sécrétion destructrice des spermatozoïdes ; l'usage prudent de douches vaginales que l'on peut y joindre, améliore la circulation et la nutrition de l'utérus. Les eaux d'Ems ont acquis une grande réputation dans ces cas.

En dépit de ces considérations, qui prouvent combien le traitement thermal a des indications restreintes, nous devons reconnaître qu'il est des cas nombreux dans lesquels un traitement balnéaire bien dirigé et continué longtemps et un traitement climatérique ont été suivis de fécondation ; ajoutons qu'une première grossesse a été suivie en temps normal d'autres grossesses avec ou sans l'aide d'un nouveau traitement balnéaire et climatérique.

On nous a souvent dit que ces résultats amoindrissent ou contredisent nos restrictions sur l'usage des eaux dans le traitement de la stérilité ; mais les quelques considérations qui vont suivre pourront peut-être montrer que ces bons résultats peuvent, dans quelques cas du moins, être interprétés d'une autre manière. Nous avons constaté les excellents effets produits par l'usage d'eaux très différentes, telles que celles d'Ems, Spa, Schwalbach, St-Moritz, Kissingen, Hombourg, Franzensbad, Rippoldsau, Griesbach, Baden-Baden, Buxton, Plombières, St-Sauveur, Gastein, Wildbad, Ragatz.

Il en a été de même après un long séjour au bord de la mer, avec ou sans bains. Nous avons encore constaté des résultats très favorables après un séjour prolongé dans les Alpes, la Forêt-Noire, les Pyrénées, en Egypte et en Algérie, sans l'usage d'aucune eau minérale, et aussi après de longs voyages en mer.

Nous devons ajouter que, dans presque tous les cas auxquels nous avons fait allusion, nous avons obtenu les mêmes résultats en provoquant de longues séparations entre la femme et le mari, et c'est à cette circonstance que nous sommes tentés d'attribuer une grande part du succès. Cette interprétation, nous pouvons le dire, était partagée par quelques médecins que nous avons consultés à ce sujet, et avec lesquels nous avons plus tard discuté les résultats ; nous pourrions citer entre autres, le Dr Addison et sir William Gull. Ce dernier avait l'habitude de dire qu'au moyen âge les grandes dames qui n'avaient pas d'enfants, et désiraient un héritier, étaient souvent envoyées avec leurs suivantes, mais sans leurs maris, à des pèlerinages éloignés pour demander la cessation de leur stérilité, et que leurs prières étaient souvent exaucées, c'est-à-dire que quelque temps après leur retour elles devenaient enceintes.

La comparaison de ces données avec les résultats obtenus par le traitement balnéaire et climatérique, permet d'expliquer les faits de la manière suivante. Par le voyage à des sanctuaires consacrés et par le traitement balnéaire et climatérique, la santé des femmes s'améliore et cette amélioration est grandement secondée par l'influence puissante de l'espérance ; par la longue séparation du mari et l'absence d'excitation, les organes sexuels ont bénéficié d'un repos complet ; la vigueur du mari s'en accroît d'autant, et de cette manière l'union sexuelle devient féconde.

CHAPITRE XXI

Stations pour cure complémentaire
après le traitement balnéaire.

Il est très important d'étudier la nature et la position de la station climatérique à choisir, comme lieu de repos, pour faire une cure complémentaire après les divers traitements d'eaux minérales. Mais il est difficile de formuler des règles générales ; chaque cas doit être envisagé d'une façon spéciale, suivant la constitution et le tempérament des malades. Ceux qui ont suivi des traitements dans des stations d'eaux assez actives, doivent se reposer plus longtemps, dans une localité de transition, que ceux qui ont pris des eaux moins énergiques ; mais on observe de grandes différences chez les malades eux-mêmes, et ce sont ces conditions individuelles qui guideront le médecin dans le choix d'une station climatérique ; il devra se baser sur ces données pour fixer la durée de la cure complémentaire. Quelques malades sont si faibles, au début du traitement que, même après un traitement hydro-minéral très court, ils ont absolument besoin d'un long repos. Dans ce cas la localité choisie pour la cure complémentaire ne devra pas être trop éloignée de la station thermale.

Stations de grande altitude. — Quoique l'altitude d'une station soit très importante, il y a beaucoup d'autres circonstances qui méritent également d'être prises en considération. Il faut savoir, par exemple, si elle est située sur le versant sud ou sur le versant nord d'une chaîne de montagnes, ou sur un sommet, si elle est exposée aux vents froids ou abritée ; si l'atmosphère y est ordinairement calme ou agitée, si le sol y est sec ou humide, s'il y a des forêts dans le voisinage immédiat et encore si ces forêts sont formées de pins ou d'arbres à feuillage caduc, si l'eau est pure et abondante, si elle est dure ou douce, si le ciel est généralement serein ou s'il est obscurci par des nuages, si les brouillards sont fréquents, si l'air est pur de toute poussière ou chargé d'impuretés à cause du voisinage de routes poudreuses, si l'air est aseptique ou s'il est impur en raison du voisinage de grandes villes, d'usines ou de marais. Dans presque tous les cas, il sera encore nécessaire de s'informer au préalable si les aménagements sont bons et hygiéniques, si la nourriture et la cuisine sont satisfaisantes. On devra encore s'enquérir des moyens d'accès, par chemin de fer, par bonne route carrossable ou par simple sentier muletier, et de la longueur du trajet ; des excursions variées à faire dans le voisinage, et des facilités de locomotion ; il faudra savoir si l'on aura à sa disposition des voitures, des mulets, des ânes, ou si l'on sera dans l'obligation d'aller à pied ; il faudra se renseigner aussi sur la nature des promenades, savoir si elles sont en terrain plat, s'il y a des montées et des descentes ; tâcher d'apprendre si l'on mène dans la station une vie mondaine, si on peut y faire de la musique, y danser, y jouer ; enfin si l'on peut y canoter ou s'adonner au plaisir de la pêche ou de la chasse. Nous avons à peine besoin de dire qu'il est très important de savoir si on pourra rencontrer un bon médecin dans la localité.

Cette liste de desiderata est longue. Il serait néanmoins aisé de l'augmenter encore. Le médecin qui indique à son

malade une station climatérique pour une cure complémentaire, devrait connaître la station qu'il recommande,
soit par une visite personnelle, soit par les rapports de
gens compétents.

Il y a cependant quelques points sur lesquels nous
pouvons demeurer dans le doute. Ainsi les aménagements
hygiéniques peuvent, du jour au lendemain, ne plus
fonctionner régulièrement ; une épidémie peut régner
dans la localité choisie ; le personnel des hôtels peut être
modifié ; une station habituellement agréable peut changer du tout au tout par suite des mauvaises affaires de la
direction.

Quand il s'agit de malades chez lesquels le cœur et les
vaisseaux sanguins fonctionnent bien et qui sont indemnes de toute maladie organique grave, il n'y a pas à
craindre un voyage un peu long et on peut recommander
des localités dont l'air est stimulant, et qui sont à une
grande altitude (de 1.100 à 2.150 mètres) même s'il n'y
a pas de promenades à terrain plat. Nous devons cependant nous rappeler que certaines personnes ne supportent
pas le séjour des grandes altitudes qui produit chez elles
de l'excitation, de l'inappétence, de la perte de poids et de
sommeil. Ce sont surtout les personnes nerveuses qui
subissent cette influence. Il ne faut pas conseiller les
grandes altitudes à ces malades.

A l'exception de cette classe de malades, presque
toutes les localités mentionnées au chapitre XVIII,
groupe I, conviennent en tant que climat considéré en
lui-même.

Cependant comme il importe toujours de tenir compte
de l'état psychique des malades, on recommandera à tous
ceux qui sont déprimés moralement, des localités où ils
peuvent trouver des distractions. Les stations climatériques de la Haute-Engadine possèdent non seulement de

bons hôtels, fréquentés par beaucoup de personnes agréables, mais aussi de bonnes routes carrossables, permettant de faire de belles promenades en voiture dans différentes directions. Sous ce rapport l'Engadine n'est égalée par aucune autre contrée de l'Europe. On trouve aussi de bons hôtels, de beaux panoramas et une société agréable dans quelques autres stations de grande altitude du Tyrol ou de la Suisse, mais on n'y a pas tout à fait les mêmes facilités pour les promenades en voiture. Nous citerons Sulden et Trafoi dans le district d'Ortler ; la vallée de Davos et Arosa dans les Grisons ; Belalp, Eggischhorn, Riffel Alp et Zermatt, Montana et Caux dans le Valais ; Mürren et le Gurnigel dans l'Oberland Bernois ; Rigi-Scheideck, Rigi-Kaltbad et Rigi-First sur le Rigi.

Pour toutes les personnes qui se contentent d'hôtels paisibles et ne recherchent pas la société anglaise, il faut recommander la plupart des autres stations climatériques mentionnées dans le groupe I du chapitre XVIII.

Stations d'altitude moyenne. — Si le cœur du malade est dilaté et faible, il faut éviter les grandes altitudes et les stations où il n'y a pas de promenades à terrain plat. Les altitudes moyennes (de 300 à 1100 mètres), avec possibilité de faire de l'exercice sur un terrain horizontal ou en pente très douce sont préférables aux stations situées à de faibles altitudes et même au bord de la mer. Nous recommandons surtout les localités suivantes ; dans la Forêt Noire : Badenweiler, Rippoldsau, Griesbach, Petersthal, Freudenstadt, Titisee, Wildbad, Herrenalb et Teinach ; dans la Forêt de Thuringe : Friedrichroda, Tabarz, Liebenstein, Ruhla, Oberhof, Ilmenau, Elgersburg, etc. ; dans les montagnes du Harz : Harzburg, Wernigerode, Ilsenburg, Gernrode, Alexisbad, Blankenburg, Ballenstedt, Clausthal, Andreasberg ; dans les montagnes des Vosges : le Hohwald, Gérardmer ; dans le Fichtelgebirge : Alexandersbad, Berneck ; dans le Taunus : Kœnigstein, Schlangenbad, Schwalbach et Hombourg.

Au nord des montagnes de la Bavière, il y a quelques stations agréables pour cette classe de malades, telles que Starnberg et Tegernsee, sur les lacs de ces mêmes noms ; le Salzkammergut et son voisinage contiennent des localités utiles et charmantes : Salzburg, Gmunden, Ischl, Aussee et Alt-Aussee, St-Wolfgang (sur le lac de St-Wolfgang), Hallstatt, Zell-am-See ; les régions centrale et septentrionale du Tyrol (avec les parties avoisinantes de la Bavière) sont très riches en stations de ce genre ; nous mentionnerons seulement Innsbruck, Achensee, Bruneck, Partenkirchen, Garmisch et Kaïzenbach (les trois dernières en Bavière).

En Suisse (et dans la partie de la France qui l'avoisine) on peut utiliser un certain nombre de localités d'altitude moyenne pour une cure complémentaire, quoiqu'elles n'offrent pas toutes des promenades à terrain plat pour les malades atteints d'une grande faiblesse cardiaque. Nous citerons le Grindelwald, St-Gervais (village), Chamonix, Argentière, Les Avants et Glion (au-dessus de Montreux), Macolin ou Magglingen (au-dessus de Bienne), Engelberg, Bürgenstock, Axenstein, Axenfels, Seelisberg, Seewis, Thusis, Ragatz, Le Prese et Heiden. On pourrait beaucoup augmenter cette liste.

Chez les malades atteints d'hypertrophie du cœur, les différences individuelles sont parfois très grandes ; il est des malades qui ne supportent pas une altitude au-dessus de 400 mètres, tandis que d'autres se trouvent très bien à 900 mètres d'altitude et au-dessus. Dans les affections mitrales bien compensées les grandes altitudes sont souvent aussi bien supportées que si le cœur était parfaitement normal.

Stations pour les malades atteints de malaria. — Les paludéens qui ont subi un traitement thermal devraient toujours faire un long séjour dans quelque localité indemne de malaria.

Les stations de grande altitude produisent ordinairement de meilleurs résultats que les stations de faible altitude, principalement celles qui sont situées dans le voisinage immédiat de grands glaciers, telles que le Montanvert, Belalp, Rieder-Furka, Eggischhorn, Pontresina, et Arolla.

Stations pour les malades atteints de rhumatisme chronique et d'arthrite rhumatoïde. — Les malades atteints d'arthrite rhumatoïde chronique et de rhumatisme chronique méritent une grande attention. Si le cœur est sain, il n'y a pas à redouter les grandes altitudes, quoique chez beaucoup de malades les altitudes plus basses soient préférables ; mais il est essentiel de choisir des stations sèches et ensoleillées telles que : Les Avants, Glion et Caux (au-dessus de Montreux) ; St-Beatenberg (au-dessus du lac de Thoune) ; le Gurnigel ; Seewis ; Pontresina ; Maloja ; Rigi-First et Rigi-Kaltbad ; et les localités situées sur les hauteurs dominant la vallée du Rhône, qui ont été déjà mentionnées, ainsi que Bormio, Courmayeur et Monte-Generoso, au sud de la chaîne principale des Alpes. Comme altitudes plus faibles, nous citerons Les Corbières (au-dessus d'Aix-les-Bains), Badenweiler, Hombourg, Royat et la plupart des stations des Pyrénées.

Pour bon nombre de malades atteints de rhumatisme un long séjour au bord de la mer, après une saison d'eaux minérales, est préférable à un séjour dans des stations climatériques de montagnes ; cette action favorable est due aux influences toniques de l'air de la mer sur la peau. Il faut, toutefois, s'abstenir de prendre des bains de mer après l'emploi d'eaux actives, telles que celles de Karlsbad, Marienbad, Tarasp, Franzensbad et Kissingen.

Stations pour les malades atteints d'emphysème et de bronchite. — Les malades atteints d'emphysème et de bronchite chronique ne supportent que les altitudes moyennes et il est nécessaire de choisir pour eux des localités à l'abri du vent et de la poussière, situées autant que possible au milieu ou dans le voisinage de grandes forêts et de préférence de forêts de sapins. Telles sont : Flimser Waldhäuser (trop élevé dans les cas très graves), Ragatz et Weissenburg en Suisse ; Alt-Aussee, Kreuth et Achensee, et Zell-am-See, dans les Alpes Orientales ; les stations de montagnes du Hartz mentionnées ci-dessus ; Badenweiler, Baden-Baden, Wildbad, Teinach, Griesbach, Rippoldsau, etc. dans la Forêt-Noire ; le Hohwald et Gérardmer, dans les Vosges ; Alexandersbad dans le Fichtelgebirge ; Friedrichroda et Liebenstein dans la Forêt de Thuringe ; Schlangenbad et Kœnigstein dans le Taunus ; Brückenau en Franconie.

Stations qu'on peut recommander après une cure tardive. — Quand le traitement thermal a eu lieu à l'arrière-saison, on peut choisir pour la cure complémentaire une des localités les plus abritées, voisines des versants méridionaux des Alpes : Meran et Botzen dans le Tyrol ; Locarno et Pallanza sur le lac Majeur ; Cadenabbia, Bellagio et Menaggio sur le lac de Come ; Lugano, Varèse, etc. ; ou encore les stations voisines des bords des lacs de la Suisse : Ouchy (Lausanne), Vevey et Montreux sur le lac de Genève ; Lucerne, Brunnen et Gersau sur le lac de Lucerne ; Interlaken et Thoune près du lac de ce nom.

Stations du Royaume-Uni. — Il est important parfois que la cure complémentaire se fasse près du domicile habituel du malade : il y a, en Angleterre, en Ecosse, dans le Pays de Galles, en Irlande, de nombreuses localités qui conviennent comme résidence après une cure thermale, quoique leur altitude ne soit pas en général assez grande dans quelques cas. Beaucoup d'entre elles se trouvent dans la liste des stations maritimes ; d'autres sont indiquées dans le chapitre XVIII, groupe III, parmi les stations climatériques de l'intérieur : Buxton, Harrogate, Tunbridge Wells, Gilsland Spa, Llandrindod, Llangammarch, Llanwrtyd, Strathpeffer et Bridge-of-Allan (toutes ces stations sont aussi comprises dans les bains ordinaires) ; Ilkley, Ben Rhydding, Malvern, Pitlochry, Crieff, etc. (mentionnées également au chapitre I, parmi les stations destinées au traitement hydrothérapique). On trouve aussi des stations appropriées dans différents districts du comté de Surrey, y compris les environs de Leith Hill et les collines voisines de Red Hill, Reigate, Dorking, Guildford, Godalming et Haslemere et le plateau élevé s'étendant de Red Hill vers l'est à Westerham et Sevenoaks dans le comté de Kent. Plus loin de Londres nous avons : les environs de Clifton dans le Gloucestershire et de Dartmoor dans le Devonshire ; Llanberis (près Snowdon), Llangollen, l'Hôtel du Lake Vyrnwy, l'Hôtel de la vallée de l'Elan, et d'autres localités dans le Pays de Galles ; Braemar, Ballater, Forres, etc. en Ecosse.

Nous dépasserions les limites de ce livre en nous étendant davantage sur les conditions climatériques pour lesquelles on peut recommander ces stations comme séjour de cure complémentaire à différents malades ; mais nous espérons en avoir dit assez pour guider le médecin dans cette importante question.

Précautions à prendre pendant la cure complémentaire. — Quelle que soit la localité recommandée, le malade doit toujours se rappeler qu'il est essentiel de rester le plus de temps possible au grand air, d'éviter la fatigue, de suivre un régime sévère et de se vêtir de manière à se préserver de tout refroidissement (1).

(1) Ce chapitre XXI figure déjà en grande partie dans la première partie de l'ouvrage, mais les auteurs l'ayant complété, nous avons cru qu'il y aurait avantage de le reproduire ici.

A. D. — P. S.

SUPPLÉMENT (1)

Température des sources.— Les températures des
sources diffèrent beaucoup les unes des autres. Chaudes-
Aigues (Cantal) a des eaux dont la température est au
moins de 82° C., et Ax-les-Thermes dans les Pyrénées
possède une source qui a 77° C. Plus rapproché de l'Angleterre il y a une source à Burtscheid, à côté d'Aix-la-
Chapelle, dont la température atteint 75° C. Quelques
eaux de la Russie sont encore plus chaudes. Selon le
Dr F. G. Clemow, la température des eaux de Goriatchevodsk et de Bragoun, dans le Caucase, varie de 88° à
92° C., tandis que les eaux de Bananin, dans le Kamt-
chatka, de Kalvadjar, dans le Caucase, et la source chaude
de Karkin, dans le Transbaikal, sont toutes, dit-on, au
point d'ébullition, ou près de ce point ; mais elles sont
dépassées par le grand Geyser d'Islande dont l'eau, à
vingt mètres au-dessous de la surface du sol, a une température de 124° C., beaucoup au-dessus du point d'ébullition ; à la surface, la température correspond au point
d'ébullition. L'autre extrème est marqué par les sources
de Yamarof, dans la Sibérie Orientale, dont la température n'est que de 1°9 C., et par conséquent légèrement
au-dessus du point de congélation.

(1) L'ouvrage était en cours d'impression, lorsque les auteurs
anglais ont fait paraître une nouvelle édition augmentée d'un
certain nombre d'additions. Nous les donnons ici sous forme de
supplément.

A. D. — P. S.

Le débit considérable de quelques-unes des sources chaudes est extraordinaire, et pendant l'hiver les habitants des villes comme Ax peuvent les utiliser pour chauffer leurs maisons. Au point de vue médical les hautes températures sont, bien entendu, sans utilité, et exigent des appareils spéciaux pour refroidir l'eau avant de pouvoir l'employer en bains ; pour des usages domestiques variés, cependant, et pour certains métiers, ces eaux, surtout si le débit est abondant comme à Ax-les-Thermes, peuvent avoir une grande utilité.

Bains de soleil, bains de lumière et bains d'air. — Pendant les vacances on vit d'ordinaire une partie du temps en plein air ; la lumière du soleil, comprenant les rayons chimiques invisibles, qui pénètrent probablement plus profondément que les rayons de la lumière ordinaire, joue un certain rôle dans les bons résultats obtenus par la vie au grand air, sans doute en augmentant la nutrition générale du corps et en rendant l'air plus aseptique (1).

On a cherché à obtenir les effets maximum de la lumière et de l'air pur dans certaines localités, telles que Veldes, où, durant le temps chaud, les malades, en réalité non vêtus ou très légèrement habillés, prennent des bains de soleil ou d'air (On imite aujourd'hui artificielle-

(1) Le Dr N. R. Finsen, de Copenhague, a eu l'ingénieuse idée d'utiliser l'action antiseptique des rayons concentrés de la lumière (du soleil et de l'arc électrique) dans le traitement du lupus vulgaire. Les rayons chimiques pénétreraient probablement la matière semi-gélatineuse des granulations lupiques et atteindraient les bacilles tuberculeux qui sont la cause de cette affection. Quelques résultats en apparence satisfaisants sont indiqués par Finsen dans la *Semaine médicale*, 1897; p. 468.

On a obtenu des résultats analogues avec la radiographie.

A. D. — P. S.

ment la chaleur et la lumière des bains de soleil par des
bains de lumière électrique) (1). Le traitement de la tuberculose pulmonaire, l'un des plus grands fléaux de l'hu-
manité, par la vie en plein air, l'air pur et l'altitude est
heureusement déjà bien connu. Nous avons indiqué ce
point spécial et l'emploi des bains de soleil pour montrer quelle est l'influence du climat et du changement
d'air dans le traitement thermal ordinaire.

St-Amand (Nord) . — La ville (altitude d'environ
30 mètres) est située, entre Lille et Valenciennes, dans cette
vaste plaine du nord de la France. L'établissement thermal est environ à 3 kilomètres de la ville, sur le bord
d'une large forêt dans laquelle il y a de nombreuses promenades ombragées.

Ses eaux fort peu minéralisées, dont la Fontaine
Bouillon était probablement connue des Romains, ont,
suivant l'analyse de Willm de 1895, une minéralisation
totale de 1, 3 pour mille (0,6 de sulfate de calcium), et
sont mieux classées dans le groupe des eaux indifférentes,
bien qu'elles aient une légère odeur d'hydrogène sulfuré.
La température est environ de 21° à 26° C., mais il est
à supposer qu'elle sera plus élevée quand les sources
seront mieux captées.

L'eau est utilisée en boisson aux repas, etc. ; mais
St-Amand est principalement connu par ses bains de

(1) Relativement aux bains de lumière électrique ou de chaleur rayonnante le lecteur peut consulter l'article du Dr J. H.
Kellog, surintendant du Battle Creek sanatorium, Michigan, in
Fortschritte der Hydrotherapie, *Winternitz Festschrift*, Vienne
et Leipzig, 1897, p. 126 : ainsi que la description par Kuehner
dans l'*Internat. klin. Rundschau*, avril 1894. Le Dr W. S. Hed-
ley de Londres a aussi inventé un appareil avec lumière électrique pour l'administration locale de la chaleur rayonnante
(*Journal of Balneology*, janvier 1898, p. 88).

boue pour lesquels on emploie une terre spéciale extraite du voisinage des sources. Cette terre renferme du
carbonate de fer et une proportion considérable d'hydrogène sulfuré ; elle est préparée pour être utilisée avec
l'eau thermale. On donne les bains à une température
d'environ 37° C. ou même plus élevée. On les prend le
matin de bonne heure ; on les fait chauffer la veille.

La plupart des malades prennent leurs bains de boue
dans un vaste bâtiment circulaire (la rotonde). Le plancher est divisé en un grand nombre de compartiments ;
chaque compartiment est rempli d'une certaine quantité
de boue destinée à chaque baigneur au commencement
de son traitement ; un malade ne peut ainsi se baigner
dans de la boue déjà utilisée par un autre baigneur ; un
lot unique de boue suffit à un malade pour sa cure balnéaire complète. Les malades séjournent de une demi-
heure à cinq heures dans la boue ; ils peuvent y lire et
écrire ou bien causer ou jouer aux cartes avec leurs voisins ou se distraire autrement. La partie du corps non
immergée est recouverte d'un vêtement ample. Pour entrer dans le bain et le quitter on peut baisser des rideaux
autour de chaque compartiment ; les malades peuvent
aussi, s'ils le préfèrent, se baigner dans des salles particulières. Les bains sont nécessairement suivis d'un bain
ordinaire très court ou d'une douche destinée à entraîner
la boue.

On peut également faire usage d'un traitement hydrothérapique, de massage, etc. d'après les indications du
médecin.

On emploie les bains de boue dans le traitement de
l'arthrite rhumatismale et des affections rhumatismales
chroniques, des névralgies, des raideurs articulaires d'o-
rigine traumatique et dans certaines maladies chroniques
de la peau. H. Thiroux signale les excellents résultats

qu'il a obtenus pour atténuer les troubles trophiques associés à l'état variqueux des membres inférieurs (eczéma variqueux, etc.). Dans le traitement de quelques affections nerveuses et surtout des douleurs du tabes les bains de boue donnent également des résultats satisfaisants.

Saison : De juin à la fin de septembre.

Accès : La station de St-Amand est sur le chemin de fer de Lille à Valenciennes. Il y a aussi une station plus rapprochée, Fontaine-Bouillon, sur une ligne locale.

Installation : satisfaisante. Il y a en projet des additions et des modifications considérables.

Plombières (Vosges). — La ville (altitude 400 mètres) est bâtie sur les bords de l'Augronne, dans une vallée assez resserrée des Vosges. Les eaux appartiennent à la classe des eaux thermales simples ($25°$ à $68°5$ C.), mais elles renferment de faibles quantités d'arsenic. Quelques sources donnent une sensation onctueuse particulière, due à la présence de silicate d'aluminium; pour cette raison on les désigne sous le nom de sources savonneuses.

Il y a plusieurs établissements de bains ; le mieux installé est celui construit sous le règne de Napoléon III. Un ancien sudatorium romain, réuni maintenant à l'établissement Stanislas, est encore utilisé comme bain de vapeur chaud ; la vapeur chaude est fournie par l'eau thermale naturelle. C'est grâce, en grande partie, à l'influence de l'empereur Napoléon III que l'établissement est redevable de ses améliorations modernes.

Les indications sont celles du traitement thermal simple en général. Les eaux sont employées dans une certaine mesure en boisson et en inhalation, mais principalement sous forme de bains chauds sédatifs et de douches chaudes sédatives. On prescrit le massage quand il est nécessaire ; les bains de vapeur sont utilisés dans quelques cas de rhumatisme. Les salles d'inhalation sont installées d'après le système Wassmuth, introduit d'abord d'Allemagne en France à Menton. Parfois on emploie comme boisson, à la place de l'eau thermale ordinaire, la source de Bourdeille, ferrugineuse, peu minéralisée, non gazeuse.

Plombières a une bonne réputation dans le traitement de la gastralgie, de la dyspepsie nerveuse, de l'entérite catarrhale chronique, de la diarrhée chronique et des troubles nerveux fonctionnels, principalement chez les sujets arthritiques.

On a employé aussi les bains dans le traitement des reliquats chroniques des péritonites localisées, et surtout des suites de la périthyphlite (appendicite).

La saison de Plombières dure de la fin de mai au milieu d'octobre. Les matinées sont le plus souvent occupées par le traitement thermal, et le temps entre le repas de midi (à 11 h. ou midi) et le dîner (à 6 h. ou 7 h.) est ordinairement employé à des promenades, excursions, etc. Il y a d'intéressantes excursions à faire dans le voisinage. Parmi les plus courtes il y a la promenade en pente douce d'une heure et demie à travers une belle forêt jusqu'à la fontaine du roi Stanislas.

Accès : Laon, Reims, Nancy et Epinal. Plombières est le terminus d'un embranchement de chemin de fer qui part d'Aillevillers, station de la ligne d'Epinal à Belfort.

Installation : bonne.

Vicarella, 25 kilom. 5 de Rome, possède des eaux thermales dont la température est de 45° C. ; elles sont, dit-on, les Aquæ apollinares des Romains.

Rheinfelden (Suisse) est une ville ancienne, agréablement située (altitude 270 mètres) dans le canton d'Argovie. Elle est placée sur la rive gauche du Rhin, à 14 k. 5

au-dessus de Bâle, dans la portion large de la vallée du Rhin, bornée au nord par la Forêt Noire et au sud par les montagnes du Jura. Le climat est doux et assez chaud en été ; mais les forêts avoisinantes et le courant du fleuve donnent de la fraîcheur.

Rheinfelden, comme Droitwich en Angleterre, possède une des eaux salines concentrées les plus fortes. D'après l'analyse du professeur Bolly, son eau saline contient 31 pour 100 de chlorure de sodium, avec 5 pour 1000 de carbonate de chaux ; le poids spécifique, pris à la température de 14° C., est de 1,205. L'eau saline de Rheinfelden est en réalité une solution saturée de chlorure de sodium. L'eau-mère renferme 31 pour 100 de chlorure de sodium, avec 3 pour 1000 de chlorure de magnésium et 2 pour 1000 de chlorure de calcium, et pour cette raison diffère de l'eau saline originelle beaucoup moins que les eaux-mères qui proviennent d'eaux chlorurées plus faibles.

Le traitement de Rheinfelden consiste principalement en bains et en douches d'eau salée ; le docteur Keller et d'autres auteurs ont montré que l'eau saline concentrée peut, dans un grand nombre de cas, être utilisée sans produire d'irritation excessive. On peut aussi faire usage de l'hydrothérapie et du massage, quand il y a lieu. Quelquefois on prescrit des applications locales avec une serviette imbibée d'eau salée ou d'eau-mère, et à l'occasion on peut prendre en boisson l'eau salée, mais très diluée.

Les bains sont indiqués dans le traitement de bon nombre d'états anémiques et cachectiques qui exigent un traitement stimulant, chez les enfants scrofuleux et chez les malades lymphatiques. Suivant A. Robin de Paris et Keller de Rheinfelden, les bains d'eau saline concentrée conviennent dans les cas de chlorose où les processus d'oxydation organiques se font incomplètement et où les matières azotées ne sont pas suffisamment utilisées. Rheinfelden peut être utile aussi dans le traitement des convalescences prolongées, dans les cas où il y a des reliquats d'inflammation pleurétique ancienne et dans beaucoup d'affections rhumatismales chroniques. La saison est de mai à la fin de septembre.

Accès : Rheinfelden est une station du chemin de fer de Bâle à Zurich ; tous les trains s'y arrêtent y compris les express.

Installation : excellente ; dans la ville même ou de préférence sur le côté du fleuve, au-dessus de la ville. Il y a aussi un hôpital très bien dirigé pour les malades indigents ; il est situé près d'une forêt où ils peuvent séjourner en plein air.

Bourbonne-les-Bains (Hte-Marne). — Bourbonne est une petite ville agréablement placée (altitude, environ 274 mètres) sur un terrain montagneux, appartenant aux Monts-Faucilles ; cette petite chaine est reliée aux montagnes des Vosges. Par suite de sa position montagneuse et boisée il pleut beaucoup dans cette partie de la France.

Les eaux thermales ont une température de 43° à 66°C., et, suivant l'analyse (1881) de Willm et de Wurtz, elles contiennent 5,2 pour 1000 de chlorure de sodium, 1,3 pour 1000 de sulfate de calcium, 0,08 pour 1000 de chlorure de lithium, 0,06 pour 1000 de bromure de sodium, et de petites quantités de fer et de manganèse. Tout au contraire des eaux de Wiesbaden, elles ne sont pas gazeuses.

Les eaux sont employées en boisson et pour l'usage externe. Les adultes peuvent absorber deux ou trois verres d'un quart de litre chacun par jour ; on boit l'eau chaude ou froide.

Pour l'usage externe l'eau est principalement utilisée sous forme de bains chauds et de douches chaudes. Les douches (5 à 10 minutes de durée) sont, en général, données au malade qui est allongé sur un plan incliné ; la pression est considérable ; il se produit ainsi un effet mécanique, bien qu'on ne fasse pas de massage manuel conjointement avec la douche comme à Aix-les-Bains. On emploie les douches dans le traitement de l'arthrite rhumatismale chronique, de la sciatique, des névralgies, etc., et on les dirige principalement sur les régions malades. On applique un traitement semblable aux différentes lésions résultant d'anciennes affections des os et des articulations. On pratique le massage, en dehors des douches, si cela est nécessaire.

Outre l'arthrite rhumatismale, on traite à Bourbonne beaucoup d'états scrofuleux chez les enfants et certaines affections des organes pelviens chez la femme. Les bains chauds ont aussi, comme ceux de Barèges, une ancienne réputation pour la guérison des plaies et des ulcères chroniques.

En outre de l'établissement thermal, destiné à la population civile, il y a un excellent établissement et un hôpital militaires. La saison est du mois de mai au milieu d'octobre.

Dans le voisinage il y a deux sources froides terreuses faiblement minéralisées, la source Bayard (Larivière-sous-Aigremont) et la source Maynard. Ces deux sources ont un total d'éléments solides d'environ 2,6 pour 1000 ; elles ne sont pas gazeuses. La première contient un peu de fer. Elles sont utilisées comme eaux de table à Bourbonne et on suppose qu'elles ont une action spéciale analogue à celle des eaux de Contrexéville dans le traitement des affections des voies urinaires.

Accès : Bourbonne-les-Bains est le terminus d'un petit

embranchement de chemin de fer qui part de Vitry, station du chemin de fer de Chaumont à Vesoul.

Installation : bonne.

Lons-le-Saunier (Jura) est une petite ville agréablement située, à une altitude d'environ 250 mètres, dans une large vallée montagneuse sur la lisière des montagnes du Jura. La gare est sur la ligne de Besançon à Lyon. A une extrémité de la ville on a récemment construit un établissement de bains avec bains d'eau saline concentrée, installations hydrothérapiques et petites piscines de natation d'eau salée. L'eau saline concentrée, provenant des salines de Perrigny, est une des plus fortes, après celles de Droitwich et de Rheinfelden ; elle contient 305 pour 1000 de chlorure de sodium, avec une minéralisation totale de 319 pour 1000. L'eau-mère, avec une minéralisation totale de 370 pour 1000, contient 6,9 pour 1000 de bromures. Il y a aussi une eau chlorurée ferrugineuse, provenant d'une source appelée le Puits salé : on la prend en boisson ; elle renferme 10 pour 1000 de chlorure de sodium, 1,1 de chlorure de magnésium, 1,6 de carbonate de magnésium, 0,09 de carbonate de fer, avec une proportion modérée d'acide carbonique et des traces d'hydrogène sulfuré.

La Motte-les-Bains (Isère) est située dans une agréable vallée du Dauphiné, à une altitude d'environ 600 mètres. La gare, qui est un peu plus élevée que l'établissement, est à 37 kilomètres de Grenoble sur la ligne de La Mure. Les deux sources chlorurées très chaudes (51° et 58°5 C.) émergent à peu de distance des bains ; elles contiennent environ 3 pour 1000 de chlorure de sodium, environ 1,3 pour 1000 de sulfate de calcium, et 0,02 pour 1000 de bromure de sodium.

Les eaux sont employées en boisson et pour l'usage externe. On les utilise principalement, sous forme de bains et de douches, dans le traitement des affections rhumatismales chroniques et douloureuses, de la sciatique et des névralgies, ainsi que de différentes maladies chroniques des organes pelviens de la femme. L'établissement thermal, qui est aussi un hôtel (un ancien château transformé), est ouvert de juin à septembre.

Salsomaggiore (Province de Parme) est à environ 8 kilomètres (36 minutes en tramway à vapeur) de Borgo san Dannino, gare située entre Piacenza et Parme. Il est agréablement situé, à 160 mètres d'altitude, au pied des Apennins ; on peut faire dans le voisinage d'intéressantes excursions. Ses eaux chlorurées froides, suivant l'analyse faite en 1871 par A. Gibertini, contiennent 131 pour 1000 de chlorure de sodium, 13 pour 1000 de chlorure de calcium, 4,9 pour 1000 de chlorure de magnésium, 0,2 pour 1000 de bromure de magnésium, 0,06 pour 1000 d'iodure de magnésium, et 3,7 pour 1000 d'une substance bitumineuse. L'eau-mère renferme surtout du chlorure de calcium (176 pour 1000), du chlorure de magnésium (80 pour 1000), et (44 pour 1000) du chlorure de sodium non précipité. Une source ferrugineuse, située près des bains, contiendrait, dit-on, 0,05 pour 1000 de carbonate de fer.

Borjom (Russie, Tiflis), non loin d'Abbas Tuman dans le Caucase, est appelé en raison de ses eaux alcalines simples, le Vichy russe. D'après l'analyse du Dr F. G. Clemow, la source Catherine (total des éléments solides = 6,3 pour 1000) contient 5 pour 1000 de bicarbonate de sodium et 0,01 de bicarbonate de fer ; sa température est de 29°C.

Gabernig en Styrie, à 2 h. 1/2 de Rohitsch, possède

plusieurs eaux alcalines gazeuses, dont quelques-unes sont exportées.

Vidago, dans le nord du Portugal, a des eaux alcalines employées dans les mêmes cas que les eaux de Vichy. Suivant l'analyse du professeur Lourenco, la source Vidago contient 4,6 pour 1000 de bicarbonate de sodium, 0,9 de bicarbonate de calcium, 0,03 de bicarbonate de lithium, et 0,01 de bicarbonate de fer, avec une bonne proportion d'acide carbonique libre. La saveur de cette eau n'est pas désagréable; on l'exporte en bouteilles. Les autres sources de Vidago sont moins fortement minéralisées. La saison dure du commencement de juin à la fin de septembre.

San Marco dans l'Italie centrale, à 5 kilom. environ de Castiglione della Pescaja, possède une eau alcaline gazeuse qui est exportée avec ou sans addition d'acide carbonique. Suivant A. Nannini Tanucci, 1884, elle contient 1,3 pour 1000 de bicarbonate de sodium, 1,6 pour 1000 de bicarbonate de magnésium et 0,26 pour 1000 de bicarbonate de lithium (total des éléments solides = 5,3 pour 1000).

Palerme en Sicile, possède l'Acqua Santa, source chlorurée froide.

Offenbach sur le Mein, à 6 kilom. 1/2 de Francfort, possède une eau chlorurée alcaline contenant environ 2,4 pour 1000 de bicarbonate de sodium, 1,2 pour 1000 de chlorure de sodium et 0,019 pour 1000 de bicarbonate de lithium.

Sanct Lorenz, gare de la Rudolfsbahn dans la Haute-Styrie, possède deux sources chlorurées alcalines gazeuses, utilisées pour l'exportation. La Sanct Lorenzquelle, suivant l'analyse de Goddeffroy, contient 1 pour 1000 de carbonate de sodium, 0,5 pour 1000 de carbonate de calcium, 0,07 pour 1000 de carbonate de fer, 2,7 pour 1000 de chlorure de sodium, et 0,06 de chlorure d'aluminium. La Fentscherquelle, appelée eau de seltz autrichienne, est un peu moins minéralisée (total des éléments solides 4 pour 1000) et ne renferme que 0,03 pour 1000 de bicarbonate de fer. Ces deux sources, mais surtout la première, méritent aussi une place dans le groupe ferrugineux ; la dernière pourrait être utilisée comme boisson diététique dans bon nombre de cas.

Czigelka (Hongrie) possède des eaux chlorurées alcalines gazeuses. L'eau exportée de la Ludwigsquelle contient environ 4,6 pour 1000 de chlorure de sodium, 8 pour 1000 de bicarbonate de sodium et 0,015 d'iodure de sodium.

Kovaszna Vajnafalva, villages voisins dans la Transylvanie (altitude 850 mètres), possèdent des eaux chlorurées alcalines gazeuses et des bains d'acide carbonique.

Essentuki (Russie), dans le Caucase, est situé à environ 16 kilomètres à l'ouest de Piatigorsk et a, dit-on, à peu près la même altitude et le même climat. Il possède des sources chlorurées alcalines gazeuses froides. D'autres sources sont sulfureuses et on les emploie seulement pour l'usage externe. La plus connue de ces eaux chlorurées alcalines est la source n° 17 qui, suivant le Dr F. G. Clemow, a été appelée la perle du Caucase ; suivant Thomin (1888) elle contient 4,3 pour 1000 de carbonate de sodium et 3,6 pour 1000 de chlorure de sodium avec de faibles proportions de sels de barium, de strontium, et de lithium. On prépare avec les eaux de la source des sels secs et des pastilles.

Pozzuoli (Italie), l'ancien Puteoli, dans la baie située entre Naples et Baïa (Baiae), possède des eaux thermales chlorurées alcalines faibles, connues des anciens et encore employées aujourd'hui. La « solfatara », cratère à demi éteint près de Pozzuoli, qui était très en usage pour des bains de vapeur naturels à l'époque romaine, dégage des vapeurs sulfureuses et un peu d'acide carbonique. Sur les collines situées au-dessus de la Solfatara se trouvent les sources Pisciarelli (fontes Leucogaei de Pline), mentionnées au chapitre XII. Non loin de Pozzuoli il y a les sources chaudes de Bagnoli et les bains de vapeur naturels ou étuves, appelés les bains de Néron. Les bains de vapeur sulfureux de San-Germano sont situés sur le bord méridional du lac d'Agnano (cratère éteint), tout près de la célèbre Grotte du chien (*Grotta di Cane*).

Ischia. — Cette île admirable de la baie de Naples possède plusieurs sources thermales connues des anciens. La plus célèbre est la source chlorurée alcaline faible de Gurgitello près de Casamicciola, dont la température varie entre 55° et 65° C. Suivant Palmeri et Coppola (1879), l'eau de Gurgitello (qui se vend aussi à Naples) contient 2,7 pour 1000 de chlorure de sodium et 1,5 pour 1000 de bicarbonate de sodium (total des éléments solides 5,8 pour 1000). C'est à Casamicciola qu'on trouve, dans l'île, l'installation la plus satisfaisante ; mais il y a également des hôtels à Porto d'Ischia (ou bain d'Ischia), à 5 kilomètres et demi de distance. Dans cette dernière localité il y a un établissement thermal pour les militaires, fondé en 1875, ainsi que l'établissement municipal inauguré en 1881. Des bains de vapeur naturels existent à Castiglione et dans d'autres points de l'île. On peut prendre des bains de sable et des bains de mer sur la côte. L'île et les installations balnéaires ont terriblement souffert par suite du tremblement de terre de 1883.

Salins Moutiers ou **Moutiers en Tarentaise**
(altitude 500 mètres) est situé plus bas que Brides, dans
la vallée qui s'étend de Brides à Moutiers, à environ
1 kil. 5 de la gare de Moutiers. Les eaux chlorurées
(température 35°C.) contiennent, suivant Willm (1890),
13 pour 1000 de chlorure de sodium et une petite proportion de sulfates de calcium et de magnésium. Elles
sont assez riches en acide carbonique et on les emploie
principalement en bains (bain pour une seule personne,
piscine pour familles et bains de natation) chez les scrofuleux et les rachitiques, les convalescents et les débilités et dans quelques maladies de la peau. Les bains
sont indiqués pour certaines variétés de rhumatisme et
on pourrait peut-être les adapter, comme ceux de Nauheim
en Allemagne, au traitement des affections cardiaques.
L'eau-mère de Salins Moutiers, qui contient 25 1/2 pour
100 de chlorure de sodium et 1 1/2 pour 100 de sulfate
de magnésium, peut être utilisée pour renforcer les bains,
si cela est nécessaire.

Brides et Salins ont aussi des installations pour le traitement hydrothérapique ordinaire, des douches ascen-
dantes (rectales), des bains de vapeur en caisse (système
Berthe) etc. On emploie le massage et la gymnastique
suédoise dans des cas déterminés. Les ressources de la
station sont très grandes et on peut varier le traitement
pour l'adapter à divers cas pathologiques.

La station alpestre de Pralognan (1426 mètres) est située à 3 h. 1/2 en voiture ; elle convient dans beaucoup
de cas comme séjour de cure complémentaire.

La saison de Brides Salins est de juin à septembre.

Installation : bonne, surtout à Brides. Outre la table
d'hôte ordinaire on doit instituer prochainement une table avec régime spécial dans les principaux hôtels.

Termini-Imerese sur la côte Nord de la Sicile (les

thermae Himerenses des Romains), possède des eaux minérales chaudes, à 43° C., qui, d'après une ancienne analyse, appartiennent à la classe sulfatée chlorurée. L'établissement est petit, mais peut devenir plus tard une station climatérique utile. La température annuelle moyenne est de 18° 5 C.

King Arthur's Well, à 8 kilomètres de Carnavon, contient, suivant Muspratt, 0,05 pour 1000 de carbonate de fer.

Haarlem, en Hollande, possède des eaux ferrugineuses chlorurées froides (source Wilhelmine) contenant 3,2 pour 1000 de chlorure de sodium, suivant l'analyse de Gunning.

Langenau ou **Niederlangenau** (Silésie prussienne), dans le Comté de Glatz, se trouve dans une position abritée, dans une agréable vallée, à environ 340 mètres d'altitude. Suivant Poleck (1883) l'Emilienquelle ferrugineuse gazeuse froide contient 0,049 pour 1000 de bicarbonate de fer. On peut aussi prendre des bains de boue ferrugineuse et faire un traitement hydrothérapique. Cette station climatérique tranquille est située à un quart d'heure de la gare de Langenau.

Steben, un des plus anciens établissements de bains de la Bavière, est situé dans une vallée, sur le versant d'un plateau boisé de la Haute-Franconie, à une altitude d'environ 600 mètres, à une demi-heure en voiture de la gare de Marxgrün-Steben. Les deux sources ferrugineuses très gazeuses, froides, selon l'analyse de Hilger de 1889, contiennent respectivement 0,05 et 0,06 pour 1000 de carbonate de fer, avec une faible proportion de bicarbonate de manganèse. On y emploie aussi des bains de tourbe ferrugineuse. L'installation est bonne et l'établissement de bains est bien organisé.

Krynica (Galicie) est admirablement situé dans les Carpathes, à une altitude d'environ 600 mètres, et possède des eaux ferrugineuses alcalino-terreuses gazeuses froides. La source principale contient 1,3 pour 1000 de carbonate de calcium et 0,029 de carbonate de fer. On a recommandé son emploi dans le traitement des dyspepsies, accompagnées d'atonie, d'anémie, et du catarrhe chronique de l'estomac. L'établissement de bains et l'installation sont satisfaisants. La gare la plus rapprochée est située à une demi-heure environ.

Juventa. — La source chlorurée alcaline gazeuse de Juventa, près Hitzacker, est exportée en Angleterre comme eau de table, bien que, suivant l'analyse du Dr Ulex (1895), elle paraisse être plus fortement minéralisée que la plupart des eaux utilisées dans ce but.

Renlaigue à St-Dierry (Puy-de-Dôme) se distingue parmi les eaux françaises comme une eau assez pure, très ferrugineuse et gazeuse.

Buzias (Hongrie) est agréablement placé à une altitude d'environ 130 mètres dans une région montagneuse, à 3 h. 1/2 de la gare de Temesvar. Les sources ferrugineuses sont très gazeuses, et les plus minéralisées contiennent, dit-on, de 0,08 à 0,1 pour 1000 de bicarbonate de fer.

Dans le voisinage de *Recoaro* (v. p. 242) on trouve les eaux contenant du sulfate de fer de Civillina, de Vegri di Valdagno, etc. Suivant Bizio (1878) les eaux de Civillina renferment 3,21 pour 1000 de sulfate ferreux, 1,28 de sulfate d'aluminium, 0,02 de sulfate de manganèse, 0,001 de sulfate de cuivre, 1,3 de sulfate de calcium, et 0,008 d'arséniate de fer, avec une faible proportion d'acide sulfurique libre.

St-Olafs est situé tout près de Modum, station climatérique très fréquentée de la Norvège. Elle est pittoresquement placée à une altitude d'environ 150 mètres et possède une source contenant du carbonate de fer, elle est pauvre en acide carbonique. On y emploie aussi des bains de boue.

Dans le Caucase (Russie) il y a les sources ferrugineuses chaudes de **Jeleznovodsk**, agréablement situées dans des forêts sur le versant sud d'une colline appelée Jeleznui (c'est-à-dire la colline de fer). Le climat est plutôt fortifiant. La température des sources est de 20° à 44° C, mais comme les proportions de carbonate de fer données par le Dr F. G. Clemow varient de 0,007 à 0,01 pour 1000, il paraît probable que quelques-unes au moins des sources seraient mieux classées dans le groupe thermal simple. On peut comparer les sources à celles de Lamalou en France.

Lipetsk (Russie, Tambof) est placé d'une manière pittoresque sur la rivière Voronezh, et possède des eaux ferrugineuses froides et des bains de tourbe ferrugineuse, que le Dr Clemow compare à ceux de Franzensbad.

Ronneby en Suède ; la nouvelle source, contenant environ 2,5 pour 1000 de sulfate de fer et 1,5 de sulfate d'aluminium, n'est employée qu'en bains, tandis que la source ancienne plus faible (0.33 pour 1000 de sulfate de fer, et 0,38 de sulfate d'aluminium) est parfois prise en boisson : il y a aussi des bains de boue.

Linda Pausa, dans le royaume de Saxe. Il y a trois sources minérales différentes. Le sulfate de fer de l'eau contient, dit-on, 0,003 pour 1000 d'acide arsénieux.

L'établissement de bains de Linda est à une altitude de 530 mètres, dans le Vogtland Saxon, à une demi-heure de la gare de Pausa.

Ilidze (Bosnie) est admirablement placé à une altitude d'environ 500 mètres, à 9 kilom. de Serajevo, la ville principale de la Bosnie. Ses eaux terro-sulfureuses chaudes (température 51°C.) contiennent 1 pour 1000 de bicarbonate de calcium, 0,8 de sulfate de sodium et 0,039 en poids d'hydrogène sulfuré ; elles ont une ancienne réputation pour le traitement de l'arthrite rhumatismale, etc.

Laurvik (Norvège), sur le Laurvikfjord, près l'embouchure de la Laagen, à 5 ou 6 heures en chemin de fer de Christiania, possède des sources sulfureuses et ferrugineuses, et un établissement thermal bien connu en Norvège. Une élégante plantation de hêtres embellit cette station. Outre les bains sulfureux, on emploie, comme à Sandefjord, des applications de boue sulfureuse et de méduses dans le traitement des maladies.

Reliquat des pleurésies et d'épanchements pleurétiques. — Après une pleurésie aiguë, surtout quand elle a été associée à une pneumonie ou à une broncho-pneumonie, la résolution peut être très tardive et l'expansion du poumon ne se fait qu'incomplètement.

L'état général peut également laisser à désirer. Le traitement climatérique est indiqué dans ces cas. Les grandes altitudes, pourvu que les stations soient abritées contre les vents, méritent en général la préférence. Aux malades d'un tempérament éréthique, ou aux cardiaques qui supportent péniblement les grandes altitudes, il faut recommander les stations abritées, d'altitude moyenne ou basse, ou même une station estivale au bord de la mer. Pendant l'hiver, si les stations alpestres sont contre-indiquées, on conseillera la Riviera ; pour les malades atteints de toux sèche, quinteuse, on donnera la préférence à un climat humide, plus égal, tel que celui de Pau ou d'Ajaccio. Dans certains cas, on peut appliquer le traitement balnéaire pendant l'été ; les bains favorisent la résorption de l'exsudat inflammatoire. On donnera la préférence aux bains d'eau thermale gazeuse (Nauheim, OEynhausen, Brides-Salins). Des bains d'eau saline concentrée, tels que ceux de Reichenhall ou des bains d'eau chlorurée sodique sulfureuse, tels que ceux d'Harrogate, Landrindod et Uriage, peuvent également être indiqués pour faciliter la résorption des exsudats.

Quand il y a lieu de redouter la nature tuberculeuse d'une pleurésie, ou quand elle survient chez un scrofuleux, les grandes altitudes peuvent avoir une action très favorable. Le Dr Théodore William et d'autres auteurs ont indiqué l'influence des hautes altitudes sur l'expansion thoracique. Dans certains cas cette expansion peut être favorisée par l'emploi judicieux de douches locales, de pratiques hydrothérapiques ou par l'emploi de la gymnastique pulmonaire.

Quant aux épanchements passifs de la plèvre, compliqués de faiblesse cardiaque, on peut leur opposer un traitement balnéaire, à condition qu'il soit soumis à un contrôle médical sérieux (V. paragr. 35 et 36).

Deux nouveaux sanatoria français ont déjà été inaugurés, le sanatorium de Trespoey, près Pau dans les Pyrénées, et le sanatorium de Durtol, près Clermont-Ferrand en Auvergne.

BIBLIOTHÈQUE NATIONALE — B.F. — IMPRIMÉS

TABLE DES MATIÈRES

TABLE DES NOTES

INDEX ALPHABÉTIQUE

Imp. G. Saint-Aubin et Thevenot.— J. Thevenot, successeur, Saint-Dizier (Hte-Marne).

www.ingramcontent.com/pod-product-compliance
Lightning Source LLC
Chambersburg PA
CBHW051225050726

47594CB00001B/28